版权声明

Psychoanalytic Couple Therapy: Foundations of Theory and Practice

Copyright © 2014 to David E. Scharff and Jill Savege Scharff for the edited collection, and to the individual authors for their contributions.

Authorised translation from the English language edition published by Routledge, a member of the Taylor & Francis Group, LLC.

All rights reserved. No part of this book may be reprinted or reproduced or utilised in any form or by any electronic, mechanical, or other means, now known or hereafter invented, including photocopying and recording, or in any information storage or retrieval system, without permission in writing from the publishers.

Copies of this book sold without a Taylor & Francis sticker on the cover are unauthorised and illegal.

保留所有权利。非经中国轻工业出版社"万千心理"书面授权,任何人不得以任何方式(包括但不限于电子、机械、手工或其他尚未被发明或应用的技术手段)复印、拍照、扫描、录音、朗读、存储、发表本书中任何部分或本书全部内容,以及其他附带的所有资料(包括但不限于光盘、音频、视频等)。中国轻工业出版社"万千心理"未授权任何机构提供源自本书内容的电子文件阅览、收听或下载服务。如有此类非法行为,查实必究。

PSYCHOANALYTIC COUPLE THERAPY
Foundations of Theory and Practice

当代精神分析伴侣治疗
——理论与实践基础

[美] 戴维·E. 沙夫（David E. Scharff）
吉尔·萨维奇·沙夫（Jill Savege Scharff） / 主编

高 隽 / 译

中国轻工业出版社

图书在版编目（CIP）数据

当代精神分析伴侣治疗：理论与实践基础／（美）戴维·E. 沙夫（David E. Scharff），（美）吉尔·萨维奇·沙夫（Jill Savege Scharff）主编；高隽译. —北京：中国轻工业出版社，2024.2
ISBN 978-7-5184-4338-3

Ⅰ.①当… Ⅱ.①戴… ②吉… ③高… Ⅲ.①精神分析 Ⅳ.①B841

中国国家版本馆CIP数据核字（2023）第030407号

责任编辑：刘 雅　　　　　责任终审：张乃柬
文字编辑：朱胜寒　　　　　责任校对：刘志颖
策划编辑：刘 雅　　　　　责任监印：吴维斌

出版发行：中国轻工业出版社（北京鲁谷东街5号，邮编：100040）
印　　刷：三河市鑫金马印装有限公司
经　　销：各地新华书店
版　　次：2024年2月第1版第1次印刷
开　　本：710×1000　1/16　印张：28.25
字　　数：325千字
书　　号：ISBN 978-7-5184-4338-3　　定价：108.00元
读者热线：010-65181109
发行电话：010-85119832　　010-85119912
网　　址：http://www.chlip.com.cn　　http://www.wqedu.com
电子信箱：1012305542@qq.com

如发现图书残缺请拨打读者热线联系调换
221692Y2X101ZYW

with the collaboration of

David Hewison
Christel Buss-Twachtmann
Janine Wanlass

特别贡献者：

戴维·休伊森
克里斯特尔·巴斯-特瓦克特曼
贾妮娜·万拉斯

译者序

2021年2月我接受了这本书的翻译工作。在此之前，我曾信誓旦旦地表示不再做任何书面翻译工作，也的确推掉了几个邀约。但是面对这本书的翻译邀请，我发现自己难以拒绝。

本书的主编戴维·E. 沙夫（David E. Scharff）和吉尔·萨维奇·沙夫（Jill Savege Scharff）是精神分析伴侣治疗界的一对传奇伴侣。他们不仅各自都是精神分析师，从事儿童和成年人的个体精神分析以及精神分析与动力学取向的伴侣治疗和家庭治疗，是上述领域多产的作者（其中被翻译成中文的著作就不少于五种），是国际心理治疗学院的联合创始人；还是一对携手人生超过四十载的夫妇。本书是他们作为人生和工作伴侣在精神分析伴侣治疗领域深耕四十余年的成果，有着他们的著作一贯的鲜明风格——理论与临床案例并重——读来既有理性的深度，又充满情感的张力。

但与以往不同的是，本书中他们的角色不仅仅是作者，更是主编。除了二人亲自撰写的章节外，他们邀请了来自不同国家和地区、同样活跃在这个领域的同行，就各自最擅长的主题撰写了相关章节，呈现出了在当代精神分析伴侣治疗领域中，临床工作者会面对的在伴侣生命周期出现的各类丰富（也令人焦虑）的主题：从结婚到离婚，从生育到空巢，从衰老到丧亲。本书的作者们也以精神分析取向治疗师擅长使用的两种媒介——复杂的理论概念与细微的临床案例——向读者展示了伴侣治疗师独特的工作方式。

此外，就像前言中提到的那样，本书的设计和主要章节内容来源于国际心理治疗学院与英国塔维斯托克伴侣关系中心联合举办的、经过多次打磨的伴侣精神分析心理治疗课程。所以本书尤其适合有兴趣学习伴侣精神分析心理治疗的学生和从业者阅读。相信各位读者不仅能从本书中获得该领域的基础知识，尝试培养出与伴侣工作所需要的"伴侣心态"，也能从不同案例中描述的伴侣们的人生故事以及治疗师真诚而富有洞见的治疗叙事记录中发展出多维的、慈悲的（compassionate）视角来观察和理解处于复杂关系网络中的自己，以及自己与所爱和所恨之人产生的各式伴侣关系。

对我个人而言，应邀翻译本书的原因并不仅仅因为它是一本值得阅读与收藏的好书。2010年5月30日，我以学员和翻译的双重身份开始参加沙夫夫妇与北京大学校医院心理咨询与治疗中心方新主任联合举办的首届中美精神分析动力学夫妻与家庭连续培训项目。至此，我的人生有幸和他们交汇。此后的每一年里，我都会和他们一起面对面地密集工作至少10天。每年的3月和9月，他们和他们所邀请的一两位客座外教会如期出现在北京大学西门附近一家名为邮电疗养院的宾馆里，和来自全国各地的中国学员开始持续五天的集训。直到新型冠状病毒疫情的爆发，第六届培训在经历了第一次集训后暂停，最终从线下改为线上，他们犹如候鸟一般准时的中国之行才被迫戛然而止。

在这似乎漫长但又感觉十分短暂的十三年里，与他们的相识和合作见证了我个人的伴侣生命周期的开始和转换。他们作为一对充满爱和富有创造力的伴侣，修复了我内心中的那对伴侣，让我能放下对自己父母关系的执念，哀悼他们夫妻伴侣关系的破裂，感激他们作为一对父母伴侣给我的爱与支持；也让我更有勇气与我的人生伴侣一起经历伴侣生活的爱恨情仇（柴米油盐）。我翻译的这本中文简体版是我给沙夫夫妇，以及我与他们这段关系的一份礼物，谨以此感谢这对存在于我的外在世界与内心世界中的双重客体。

2021年3月，我创建了关于这本书的第一个翻译文档。直到2021年9月，第六届中美精神分析动力学夫妻与家庭连续培训项目才在线上"重启"，距离2019年9月的第一次集训已有两年。2022年6月，我的女儿倪意葭出生了。2022年10月，我把本书的全文译稿交给了编辑刘雅女士。2023年8月8日凌晨2点，这篇拖延了许久的译者序终于写到了尾声。上述这一连串由日期开启的流水账背后披着的、浮动的五味杂陈，都只能先搁置一边。最后，我想要感谢一下我的先生倪剑青。在我们一起"遛"女儿的时候,我们时不时会牵着手,我仍然真切地感觉到,他的手和我的手是如此不同。

高隽

于上海家中

作者简介

苏珊娜·阿布斯（Susanna Abse）：英国伦敦塔维斯托克伴侣关系中心（Tavistock Centre for Couple Relationships, TCCR）的高级伴侣精神分析治疗师和首席执行官。她是英国伴侣心理治疗师与咨询师协会的前任副主席、会员。最近，她和同事针对因子女养育议题而出现严重冲突的伴侣新开发了一种基于心智化的干预方法，这些伴侣中有许多已经处于分居后期。她撰写了数篇有关临床工作以及英国家庭政策的文章和论文。

卡尔·巴格尼尼（Carl Bagnini）：认证临床社会工作者，在美国纽约州华盛顿港私人执业。他是位于美国马里兰州切维蔡斯和纽约州长岛的国际心理治疗学院（The International Psychotherapy Institute, IPI）的创始人和教员。他是阿德菲大学德纳高级心理学研究所以及纽约大学儿童与家庭治疗硕士研究生认证项目的临床教员，并在叶史瓦大学费尔考夫临床心理学研究生项目中担任临床督导。他的新书《让伴侣留在治疗中：由表及里地工作》（*Keeping Couples in Treatment: Working from Surface to Depth*）由贾森·阿伦森（Jason Aronson）出版社出版。

克里斯特尔·巴斯-特瓦克特曼（Christel Buss-Twachtmann）：科学学士、心理学硕士。她是英国伴侣心理治疗师与咨询师协会会员，TCCR的临床治疗师和培训部前主任。她与同事共同组织了"伴侣心理治疗基础培训"的国际课程，这一课程就是以本书为基础的。

皮埃尔·卡夏（Pierre Cachia）：临床心理学家、私人执业的个体心理治疗师和伴侣精神分析治疗师。她是TCCR的个体与伴侣咨询博士后项目以及英国萨里大学心理咨询与治疗心理学博士项目的教员。

诺尔玛·卡鲁索（Norma Caruso）：心理学博士。她在美国弗吉尼亚州理查蒙德地区私人执业。她是弗吉尼亚医学院精神医学系的临床副教授，IPI 教员，美国性学教育者、咨询师与治疗师学会认证的性治疗师。她在评估和治疗伴侣的性功能障碍领域已经发表了数篇文章。

克里斯托弗·克卢洛（Christopher Clulow）：博士，TCCR 高级教员和前主任。他是《性与关系治疗》（*Sexual and Relationship Therapy*）这本国际期刊的编委会顾问以及《伴侣和家庭精神分析》（*Couple and Family Psychoanalysis*）期刊的编委会成员。他在婚姻、伴侣、为人父母以及伴侣心理治疗领域发表了大量文章。作为主编和作者之一，他最新出版的著作是《性、依恋与伴侣治疗：精神分析视角》（*Sex, Attachment and Couple Psychotherapy: Psychoanalytic Perspectives*）。他在英国圣奥尔本地区私人执业并从事培训工作。

戴维·休伊森（David Hewison）：TCCR 伴侣精神分析治疗师、研究部前主任。他是一位认证的荣格学派分析师。他为英国国家健康服务系统开发了一种针对抑郁症的短程伴侣治疗整合模式。他发表了众多有关精神分析和荣格学派的文章，并在世界各地讲学。

塔马·基奇利-博罗乔夫斯基（Tamar Kichli-Borochovsky）：她是一位认证的婚姻与家庭治疗师和阅读治疗师。她在海法大学获得了硕士学位，目前在攻读博士学位。她是 IPI 在特拉维夫开设的国际伴侣心理治疗课程的学员。她是私人执业的家庭和伴侣治疗师，并在海法大学为从事阅读治疗的学生提供督导。她的著作《促进复原的故事》（*Rehabilitation Stories*）正在出版过程中。

汉妮·曼-沙尔维（Hanni Mann-Shalvi）：博士，毕业于以色列耶路撒冷的希伯来大学。她是以色列国际精神分析伴侣与家庭治疗培训学院院长，该学院隶属于 IPI。她也是 IPI 的伴侣、儿童和家庭项目的兼职教员。她在希伯来大学任教，是国际伴侣与家庭精神分析协会的理事会成员。她在特拉维夫从事个体及伴侣精神分析、心理治疗和督导的私人执业工作。

达米安·麦卡恩（Damian McCann）：TCCR 伴侣精神分析治疗师，英国国家健康服务系统认证的家庭和系统心理治疗师。他是平克治疗服务机构（Pink

Therapy Services）的临床教员，教授性别和性多样性的项目课程。他在系统心理治疗领域进行的临床博士研究探讨了男性同性恋群体的伴侣关系中出现的暴力和虐待问题。他在同性伴侣治疗领域有丰富的经验。

玛丽·摩根（Mary Morgan）：伴侣精神分析治疗师、精神分析师、英国精神分析学会成员。她是TCCR伴侣精神分析心理治疗硕士项目主任，国际精神分析协会精神分析取向家庭和伴侣工作小组成员。她在伴侣精神分析治疗领域著作颇丰。她在包括瑞典和美国在内的数个国家开展了伴侣心理治疗培训项目。

詹姆斯·波尔顿（James Poulton）：博士。他是一位在美国盐湖城私人执业的心理学家。他是犹他大学心理学副教授，IPI教员。著有《伴侣治疗中的客体关系和关系性质》(Object Relations and Relationality in Couple Therapy) 一书。

戴维·E. 沙夫（David E. Scharff）：医学博士。他是IPI的联合创始人和前任联合主席，TCCR荣誉教员，英国伴侣心理治疗师与咨询师协会荣誉会员，国际精神分析协会伴侣和家庭工作小组组长，国际伴侣和家庭精神分析协会前任副主席。他撰写和编辑了三十本著作和多篇文章。他最近与吉尔·萨维奇·沙夫合作出版了《人际无意识》(The Interpersonal Unconscious)，与斯维勒·瓦文 (Sverre Varvin) 合作出版了《精神分析在中国》(Psychoanalysis in China)。

吉尔·萨维奇·沙夫（Jill Savege Scharff）：医学博士。她是IPI的联合创始人和前任联合主席，IPI下属国际精神分析培训学院的创建主席。她是美国华盛顿州乔治敦大学的精神病学临床教授，TCCR荣誉教员，英国伴侣心理治疗师与咨询师协会荣誉会员。她撰写和编辑了二十五本著作和多篇文章，包括与戴维·E. 沙夫合作出版的《治疗人类关系的新范式》(New Paradigms for Treating Relationships) 和《人际无意识》(The Interpersonal Unconscious)，以及最近出版的《线上精神分析》(Psychoanalysis Online)。

凯特·沙夫（Kate Scharff）：社会工作硕士。她是一位与儿童、伴侣以及家庭工作的临床社工。除了心理治疗实践，她的工作重点是有别于分居和离婚的传统顾问模式的多领域合作模式。她创立了大华盛顿地区合作实践中心，著有《解密治疗：圈内人教你如何寻找到合适的帮助》(Therapy Demystified: An Insiders Guide to Getting the Right Help)，合著出版了《在合作式离婚中渡过情绪的潜流：强化团队工作指南》（*Navigating Emotional Currents in Collaborative Divorce: A Guide to Enlightened Team Practice*）。

简·西摩（Jane Seymour）：她是一位经验丰富的性心理治疗师、伴侣咨询师。她是TCCR性心理和关系治疗硕士项目的前任主任。她是一位治疗师、督导和培训师，在伦敦南部地区私人执业。

约兰达·德维拉（Yolanda de Varela）：博士。她是巴拿马国际精神分析学会成员、培训分析师。她是IPI的创始教员，IPI巴拿马分院创始人。她发表了许多文章，从事成人精神分析和伴侣治疗的私人执业工作。

克里斯托弗·文森特（Christopher Vincent）：他是一位私人执业的伴侣精神分析治疗师，TCCR的客座讲师，研究亨廷顿病的诊断对伴侣关系的影响。他最近和玛丽·摩根以及安德鲁·鲍尔弗（Andrew Balfour）合作编辑了《伴侣如何影响我们的世界：临床实践、研究和社会政策视角》（*How Couples Shape Our World: Clinical Practice, Research and Social Policy Perspectives*）一书。

贾妮娜·万拉斯（Janine Wanlass）：博士。她是一位在美国犹他州盐湖城工作的心理学家和精神分析师。她是威斯敏斯特大学的教授，专业咨询硕士项目的前任主任。她是美国马里兰州切维蔡斯IPI的国内教员，是该学院伴侣、儿童和家庭项目的主任，也是IPI下属国际精神分析培训学院的教员。

理查德·M. 蔡特纳（Richard M. Zeitner）：博士。他是美国大堪萨斯城精神分析学院院长，培训分析师和督导师。他在密苏里大学堪萨斯城医学院任临床助理教授，是IPI的兼职教员。他著有《婚姻中的自我：持久关系的根基》（*Self Within Marriage: The Foundation of Lasting Relationships*）一书。

系列丛书序

许多年前，我成了英国伦敦塔维斯托克婚姻研究所的一名学生，接受"精神分析婚姻治疗"的培训，有幸师从几位英国最富经验的从业者。尽管我和我的同学们非常享受那些启发人心的临床和学术研讨会，但我必须承认——或许让人有些丢脸——在整个为期五年的受训过程中，我们的导师从来没给我们布置过阅读整本书的作业！当然，我们如饥似渴地阅读了大量的文章和章节，其中许多是由我们享有盛名的教师们自己写的，所有这些文章和章节都非常出色。但我们从来没有被要求去阅读完整的一本书，因为在当年，我们手头并没有任何真正适合作为一本完整教材来使用的书籍。在必读材料之外，我自然会从数百本有关心理治疗、精神分析以及心理病理学的著作中细细挑选自己的补充读物，但这些都是我在自己的"业余"时间里做的事情，它从来都不是培训的一部分。我当年如果能够阅读《当代精神分析伴侣治疗——理论与实践基础》(*Psychoanalytic Couple Therapy: Foundations of Theory and Practice*) 这本书那该多好啊！如果当年有这本书在手，我估计我内心那幅有关伴侣精神分析实践的复杂地图就能更迅速地变得清晰。

这本新书由戴维·E. 沙夫和吉尔·萨维奇·沙夫主编，他们二位都是我们这个领域令人敬仰的领袖人物，与他们合作的还有三位在伴侣精神分析领域极有成就的实践者和教师：来自英国伦敦塔维斯托克伴侣关系中心（TCCR）的戴维·休伊森和克里斯特尔·巴斯-特瓦克特曼，以及来自国际心理治疗学院（IPI）的贾妮娜·万拉斯。本书无疑是一本佳作。尽管心理健康专业人员已经在半个世纪里出版了无数本有关"伴侣治疗"的书籍，但作为一本最为全面、严谨且可读性极佳的新书，再加上精神分析视角所传达的思想深度，它值得享有放在我们床头柜上的荣耀。我预计《当代精神分析伴侣治疗——理论与实践基础》会在很短的时间里当之无愧地成为我们行业的一本标准教材。

在他们漫长而卓越的职业生涯中，戴维·E.沙夫博士和吉尔·萨维奇·沙夫博士除了在个体精神分析和性心理治疗领域做出了诸多贡献外，他们也是伴侣和家庭精神分析领域中开创先河的人物。沙夫夫妇不仅以一种广博而细致的方式探索这一领域并开辟了一片新天地，还完成了几近不可能的任务，撰写了一系列书籍、章节和文章，不仅有经验的临床工作者可以阅读，初出茅庐的受训者也可从中获益。多年来，作为兢兢业业的从业者和教育者，沙夫夫妇深知如何满足背景多样的读者的需求。

心理健康领域的参考书籍往往采用一种相当乏味无趣的，甚至是居高临下的写作风格，将复杂而微妙的观点简化为简单的公式，但这本大部头的著作是精心写作、用心编辑的产物，全无上述常见的弊病。二十位专家级别的作者在伴侣精神分析领域都具有丰富的临床经验，并且他们中没有人是用一种呆板或夸夸其谈的方式来写作的。因此，尽管本书体量不小，我们仍能从阅读中获得良多乐趣。或许本书之所以具有上佳的可读性，是因为所有作者都深知如何创造伙伴关系，更不用说作者和读者之间的伙伴关系。事实上，在沙夫夫妇撰写的"编者序"中，他们将读者们称为"同行的旅伴"；本书的二十九个章节和之后的"后记"涵盖了治疗从评估到结束的每一个阶段，而这种编辑的心态也充分体现在每一章的内容中。

本书这些卓越的作者们邀请读者们踏上一段无疑会令人极为满足的旅程，一览这一领域的根基。本书的第一部分"精神分析伴侣治疗的基本原理"收录了这个行业一些真正的"明星"的佳作。沙夫夫妇亲自上阵，在大师级的一章中奠定了本书的基调，以令人倾慕的广度与深度概述了整个领域。在后续引人入胜的章节中，他们那些知名的同事们展开了多元的主题，例如，在亲密感和攻击性之间的挣扎，伴侣中无意识幻想的功能，依恋的作用，创造性面对的障碍，释梦的使用，同性伴侣的特殊需要。第二部分"评估与治疗"涉猎了广泛的话题，充满了令人悦目的反思，从建立联系和伴侣心态，到三角化、防御机制、移情的角色、自恋的危险以及喜悦的重塑。

作者们本可以在此为本书画下句点，因为他们已经为我们呈现了那么多需要消化的章节。但是作为在精神分析伴侣治疗以及精神分析专业人员中率先开诚布公地谈论性议题的先驱，他们又呈上了第三个部分"理解和治疗性议题"，其中包含了如此关键的主题，首要的便是对性困难和外遇的评估。本书的第四部分，也是最后一部分，"特殊议题"，包括了为人父母的角色、离婚对伴侣和子女的影响、创伤和精神疾病的后果以及结束。在"后记"中，戴维·E. 沙夫和吉尔·萨维奇·沙夫分享了他们对于伴侣心理健康领域持续一生的热忱，并且鼓励我们所有人能够继续为这一心理工作的核心领域做出贡献。

《当代精神分析伴侣治疗——理论与实践基础》不仅将这个专业领域的整个图景尽收其中，它本身的结构与内容也揭示了，当伴侣们——甚至是心理健康领域的工作伙伴们——能以一种拓展彼此伙伴关系的方式工作时，便能产生如此多的创造性。没有沙夫夫妇这种亲社会、亲伴侣的姿态，本书就不可能问世。作为年轻的精神科医生，沙夫夫妇曾于20世纪70年代在英国塔维斯托克临床治疗中心受训。自此，他们一直与TCCR的同事们维持着深厚的关系。因此，TCCR也将代表其高度认可的称号——荣誉教员——授予戴维·E. 沙夫和吉尔·萨维奇·沙夫。之后，为了认可他们对这一领域做出的独特贡献，TCCR的专业学会——英国伴侣心理治疗师与咨询师协会也聘任二位为荣誉会员，这一荣誉的确极为罕见。

沙夫夫妇一直都致力于在心理健康专业人员和心理健康专业机构之间推动伙伴合作关系。本书一方面代表了戴维·E. 沙夫在创建国际视频教学项目和国际暑期学校领域所做的开创性努力，在这些项目中，来自美国的贾妮娜·万拉斯和来自英国的卡罗琳·梅达沃（Caroline Medawar）和卡特里奥纳·罗特斯利（Catriona Wrottesley）是他主要的合作者。另一方面，本书还代表了由戴维·E. 沙夫、克里斯特尔·巴斯-特瓦克特曼、戴维·休伊森以及贾妮娜·万拉斯共同设计，由TCCR的首席执行官苏珊娜·阿布斯授权的伴侣心理治疗综合课程的最高水平。这一至关重要的合作也包括邀请沙夫夫妇以及他们的美国同事定期访问伦敦，以及塔维斯托克的同事们定期访问IPI，最终得以诞生了这样一个激动人心的、跨越大西洋的英美合作项目。因此，《当代精神分析伴侣治疗——理论与实践基础》代表了一段真正意义上的伙伴关系——不仅是在两个机构之间，也是在两个国家之间。

在如今这一人类历史阶段，我们不断目睹周围伴侣关系的破裂，而沙夫夫妇和同事们则投身于创造、修复和增益伴侣关系的事业中。无论是已经在伴侣心理健康领域工作多年的人，还是在这个领域刚起步的人，我们都要衷心感谢戴维·E. 沙夫博士和吉尔·萨维奇·沙夫博士，以及他们在IPI和TCCR工作的众多合作者，感谢他们将这样一本丰厚的著作呈现在我们面前，它一定能成为一个真正的安全基地，促进我们未来的成长与成熟。

布雷特·卡尔（Brett Kahr）教授

系列丛书主编

伦敦

前　言

戴维·E.沙夫和吉尔·萨维奇·沙夫

精神分析伴侣治疗始于六十五年前，当时伊妮德·巴林特（Enid Balint）和她的同事们开创了家庭讨论部（Family Discussion Bureau）这一先河。从这个组织中随后诞生了婚姻研究院，该机构不断在临床革新和研究领域开辟新的天地。如今，这一事业的继承者便是塔维斯托克伴侣关系中心（TCCR）。作为年轻的精神科医生，四十年前，我们在TCCR受训，临床诊所和中心的同事们——亨利·迪克斯（Henry Dicks）、亨利·埃兹里尔（Henry Ezriel）、鲍勃·戈斯林（Bob Gosling）、海厄特·威廉姆斯（Hyatt Williams）、萨莉·博克斯（Sally Box）和安东·奥布霍尔泽（Anton Obholzer）——让我们备受鼓舞。二十年前，我们和一群美国同事们在美国华盛顿特区一起创立了国际心理治疗学院（IPI）——一个精神分析学习的社群，并邀请我们受人尊敬的英国同事们来这里讲学，和我们共同学习。2008年，戴维·E.沙夫提议开发一套精神分析伴侣治疗的课程，由TCCR和IPI合作完成。来自TCCR的戴维·休伊森、来自IPI的贾妮娜·万拉斯和戴维·E.沙夫一同设计并开设了第一轮课程。之后，克里斯特尔·巴斯-特瓦克特曼成为该课程在TCCR的负责人。在她退休之后，卡特里奥纳·罗特斯利接替了她的职位。这一合作关系不断拓展，如今，英国伴侣心理治疗师与咨询师协会也成为该课程的主办方，利兹·哈姆林（Liz Hamlin）是其现任主席。

本书旨在为学生和从业者提供有关伴侣精神分析心理治疗实践的基础知识，这些知识传承了上述机构的传统。本书内容来源于2009—2012年IPI和

TCCR的课程中开设的各类讲座和工作坊。该课程的参与者通过视频会议的方式每个月会面两次，这些视频会议让来自华盛顿特区、伦敦、盐湖城、长岛、印第安纳波利斯、中国台湾地区、巴拿马以及以色列的教师与学生们在同一时刻隔空相聚。其他来自全美和世界各地的学生则通过电话接入课程。一个大型团体研讨会就此诞生，不同文化和背景的参与者的交汇着实令人兴奋，也让所有人的思考变得更为丰富。虽然持不同理论立场的参与者们并非总能达成一致，但是我们的确在能够帮助临床工作者为实践精神分析伴侣治疗做好准备的核心理论、胜任力、知识和经验上达成了共识。

本书核心观点均来自现代精神分析：无意识组织和幻想的核心地位；无意识沟通的机制；早年生活和客体关系对个体及伴侣功能的持续影响；治疗师作为焦虑容器的角色；移情和反移情的重要性；性在伴侣生活中的角色；早年创伤或成年后创伤对伴侣产生的不良影响；使用诠释（interpret）帮助配偶或伴侣发展出对彼此的理解、促进彼此的联结。

除了上述核心观点之外，理论的许多方面都需要进行拓展和修正，从而符合伴侣的需求，并让伴侣治疗成为一种真正意义上的精神分析实践。我们必须探索伴侣如何形成一个特殊的团体，这个团体不仅由小团体动力所驱动，也同样被形成伴侣关系的两个个体自身的议题所影响。在过去几年里，相关的发展理论不断演化，将焦点放在早年的依恋模式上。我们追踪这些依恋模式如何影响伴侣，继而如何体现在孩子们的人生中，而孩子们又会反过来影响伴侣。我们开始看到伴侣共享的组织如何影响形成这对伴侣的每个个体的人格，并导致伴侣陷入功能不良的模式，或是支持伴侣继续成长。我们想知道什么能够促进伴侣产生亲密感和表达创造性的潜能，什么会让这些潜能枯竭，从早年依恋的问题到失控的攻击性。伴侣之间的性关系在促进或破坏亲密感之中会起到何种作用？为什么某些早年问题如此顽固，以至于让促进成长的努力付诸东流？

当我们作为临床工作者和前来寻求帮助的伴侣顶着巨大压力共处一室时，这些有关个体和伴侣成长的根本过程的问题旨在助我们一臂之力。有时候，这趟航程风平浪静，但这种情形实属罕见；另一些时候，也是大多数时候，一路颠簸，阻碍重重。本书的绝大部分内容是为直面临床挑战服务的：发展和维持伴侣心态，作为容器行使功能，评估我们的反移情，寻找到恰当的方式向伴侣谈及常常难以言说且更难以入耳的话题。我们会着手处理伴侣的壁垒，这些壁垒本是为了保护他们共同的生活，不幸的是却造成了各式各样的僵局。这些壁垒不可避免地混杂着多种来源：个体的发展议题、创伤、丧失以及在独特的伴侣关系进程中产生的渴望和恐惧。因此，提及和探索这些壁垒便会引发痛苦。某个僵局在多大程度上源于伴侣中的一方，多大程度上来源于双方？我们发现，尝试弄明白伴侣中的每一方如何独立影响伴侣动力，如何作为伴侣共同影响伴侣动力以及如何与我们一同工作从而创造出一条通向健康伴侣关系的道路，是如此引人入胜。

为了达成这一目标，本书会论述基础理论、从治疗开始到结束的临床方法以及特殊议题。戴维·E. 沙夫和吉尔·萨维奇·沙夫撰写了精神分析伴侣治疗的概述，将来自混沌理论（chaos theory）、依恋研究和创伤理论的观点进行了整合；戴维·休伊森回顾并举例说明了共享的无意识幻想的概念；苏珊娜·阿布斯探讨的是亲密感的议题；克里斯·克卢洛则分享了他对依恋理论及其如何在伴侣治疗中用于理解和治疗伴侣的浓厚兴趣；戴维·E. 沙夫回顾了攻击性的相关理论以及如何管理攻击性；紧接着的一章是克里斯·文森特对于一对伴侣中的攻击性进行的细致入微的审视。在本部分的最后四章中，达米安·麦卡恩讨论了在与同性恋伴侣进行治疗工作时的核心议题；理查德·蔡特纳描述了伴侣中的自体二人对（selfdyad）；吉尔·萨维奇·沙夫和戴维·E. 沙夫概述并举例说明了在伴侣治疗中进行梦的工作的原则；玛丽·摩根论述了创造性的伴侣以及创造力的障碍。

第二部分开启的是有关评估和治疗的内容。玛丽·摩根在开篇一章中探索了伴侣心态的概念，以及它对于伴侣及与伴侣工作的治疗师的价值；吉尔·萨维奇·沙夫论述了如何建立一段治疗关系；卡尔·巴格尼尼探讨了构成伴侣治疗的三角化空间中的容器议题；戴维·休伊森检视了不断变化的投射所具有的复杂性；而詹姆斯·波尔顿呈现了他在联合移情和个体移情中寻找出路的方法；随后，卡尔·巴格尼尼所撰写的第二个章节探讨了存在可卡因成瘾问题的一对伴侣所具有的自恋问题；塔马·基奇利-博罗乔夫斯基论述了她与一对以色列伴侣进行的梦的工作所呈现出的特定构型；本节的最后一章是皮埃尔·卡夏对伴侣治疗的一段临床对话所进行的细致的过程分析，吉尔·萨维奇·沙夫也参与了对此的讨论。

在第三部分，我们面对的是伴侣治疗中性的角色和性议题。戴维·E.沙夫描述了生命周期中的发展议题，这些议题为亲密感和性关系提供了支持；简·西摩、诺尔玛·卡鲁索和约兰达·德维拉所撰写的章节从不同的视角探讨了性在伴侣生活中的重要性，聚焦于那些从中产生的特殊议题以及治疗方法；戴维·E.沙夫论述了不忠的不同方面以及如何在治疗关系中对此加以处理。

每一对伴侣的动力都是独特的。来自不同家庭和社会文化的伴侣们会创造出独特的（伴侣）文化。主诉、动力和文化层面呈现出的多样性数不胜数。持有不同的治疗手段、保持对广泛的议题和情境的觉察，这些能让我们胜任这份工作。在第四部分，贾妮娜·万拉斯论述了为人父母的伴侣生活所具有的挑战；凯特·沙夫向我们介绍了当代有关离婚的法律和心理工作领域的一些发展；吉尔·萨维奇·沙夫和汉妮·曼-沙尔维讨论了创伤在伴侣与文化中具有的破坏性和组织性的力量；在她撰写的第二个章节中，贾妮娜·万拉斯探讨了精神疾病和物质滥用给伴侣关系以及治疗带来的复杂后果；吉尔·萨维奇·沙夫和皮埃尔·卡夏再次提及了她们在第三部分呈现的治疗，这一次她们探讨的是在成功治疗后如何结束治疗。在全书的最后，我们撰写了一则简短的后记来描述与伴侣工作的性质。

我们想要感激的人有许多，没有他们，这本书就不可能问世，或者不可能达到现在这样的质量。除了每一章的作者之外，还有许多TCCR和IPI的同事们对课程做出了贡献；来自TCCR和英国伴侣心理治疗师与咨询师协会的苏珊娜·阿布斯、布雷特·卡尔和利兹·哈姆林，一直都为我们共同的项目提供宝贵的支持；IPI的院长杰夫·安德森（Geoff Anderson）和受人爱戴的行政官安娜·英尼斯（Anna Innes），让我们的项目得以持续进行；贾妮娜·万拉斯，作为IPI儿童、伴侣和家庭治疗项目的负责人，在位于盐湖城的威斯敏斯特大学的中心负责我们的视频技术管理。我们要感谢项目的参与者们，感谢他们在视频会议和电话连线间或出现不稳定时保持耐心,感谢他们投入地讨论所呈现的议题。他们为视频会议中的教学以及我们呈现的材料赋予了活力。感谢所有这些参与者。我们也要感谢所有读者以及与我们同行的旅伴们,感谢你们的工作让我们在本书中呈现的观点能为世界各地的伴侣提供帮助。

致 谢

戴维·E. 沙夫和吉尔·萨维奇·沙夫

我们衷心感谢以下出版机构允许在本书中重印已出版的章节和修订已出版的材料。

由戴维·E. 沙夫和吉尔·萨维奇·沙夫撰写的第一章修订自二人于2007年发表的《心理动力学伴侣治疗》[*Psychodynamic couple therapy*. In: G. Gabbard, J. Beck & J. Holmes（Eds.）, *The Oxford Textbook of Psychotherapy* (pp.67—75). Oxford: Oxford University Press.]。
已获得牛津大学出版社许可。

在第三章中使用的13世纪诗人管道升撰写的《我侬辞》一诗的译文已获得新方向出版公司（New Directions Publishing Company）许可。

第五章、第十八章和第二十九章均是为本书撰写的章节，曾发表在期刊《伴侣和家庭精神分析》（*Couple and Family Psychoanalysis*）中，本书重印这些章节已获得卡纳克（Karnac）出版社许可。

由诺尔玛·卡鲁索撰写的第二十一章的部分内容曾出现在她过去发表的两篇文章中：
2006年的《性治疗中的一段问题婚姻》[*A troubled marriage in sex therapy.*

In: J. S. Scharff & D. E. Scharff (Eds.), *New Paradigms for Treating Relationships* (pp.385—396). Lanham: Jason Aronson.]。已获得贾森·阿伦森出版社和罗曼-利特菲尔德出版社（Rowman-Littlefield Publishing）的许可。

2003年的《客体关系理论与技术在性和婚姻治疗中的应用》[*Object relations theory and technique applied to sex and marital therapy*. Journal of Applied Psychoanalytic Studies, 5（3）：297—308]。已获得与该杂志出版商斯普林格出版社（Springer Publishing）签署的版权协议许可。

我们想要感谢奥利弗·拉斯伯恩（Oliver Rathbone）和他在卡纳克出版社的团队的支持与鼓励，团队成员包括凯特·皮尔斯（Kate Pearce）和罗德·特威迪（Rod Tweedy）。最后，我们想要感谢众多的伴侣愿意与我们工作以改善自己的关系，他们教会了我们如何认识与理解伴侣，以及如何传达我们的理解。本书描述的所有案例或已获得伴侣的许可，并修改了可能识别伴侣身份的信息，从而保护他们的隐私；或是将不同的伴侣信息加以组合，创造出一对伴侣，以代表所探讨的伴侣动力与文化。

目　　录

第一部分　精神分析伴侣治疗的基本原理……………………… 1

第一章　精神动力学伴侣治疗概述………………………………… 2
第二章　伴侣中的共享无意识幻想………………………………… 30
第三章　亲密感和伴侣：漫长而曲折的道路……………………… 42
第四章　依恋、情感调节和伴侣心理治疗………………………… 52
第五章　伴侣之间的攻击性：客体关系入门……………………… 69
第六章　回归还是报复：理解伴侣之间外显的攻击性…………… 84
第七章　回应同性伴侣的临床需求………………………………… 97
第八章　伴侣动力组织中的自体二人对…………………………… 109
第九章　分析性伴侣治疗中的梦…………………………………… 121
第十章　为何成为一对有创造力的伴侣如此艰难？
　　　　早期焦虑对关系的影响…………………………………… 140

第二部分　评估与治疗……………………………………………… 149

第十一章　伴侣心态以及论伴侣心理治疗中的设置……………… 150
第十二章　在分析取向伴侣治疗中建立治疗关系………………… 157
第十三章　伴侣涵容的三角关系场………………………………… 180
第十四章　投射、内摄、侵入性认同、依附性认同……………… 194

第十五章　处理伴侣治疗中的个体移情和联合移情 …… 209

第十六章　一方可卡因成瘾时伴侣之间的自恋 …… 221

第十七章　分析取向伴侣治疗中梦的空间 …… 233

第十八章　临床叙事和讨论：一对失去喜悦的伴侣 …… 246

第三部分　理解和治疗性议题　263

第十九章　人类发展如何形塑性关系 …… 264

第二十章　对性关系的评估 …… 282

第二十一章　伴侣治疗中性议题的处理 …… 293

第二十二章　流产在伴侣生活中的无意识原因和后果 …… 304

第二十三章　与外遇工作 …… 314

第四部分　特殊议题　333

第二十四章　作为父母的伴侣：孩子在伴侣治疗中的角色 …… 334

第二十五章　离婚和父母之战 …… 348

第二十六章　伴侣中的创伤 …… 370

第二十七章　代际创伤的治疗：在我身上爆炸的炸弹
持续轰炸着我的家庭 …… 380

第二十八章　伴侣"就是"问题：在精神分析伴侣治疗中对成瘾、
心境障碍以及精神疾病的处理 …… 389

第二十九章　与一对找回喜悦的伴侣结束治疗 …… 406

后　　记 …… 421

参考文献 …… 423

第 一 部 分

精神分析伴侣治疗的基本原理

第一章

精神动力学伴侣治疗概述

戴维·E.沙夫和吉尔·萨维奇·沙夫

    精神动力学伴侣治疗是精神分析理论的一种应用。它汲取了心理治疗师在个体、团体和家庭治疗中与人类关系打交道的经验。精神动力学伴侣治疗师与伴侣建立深刻的关系,亲身暴露在他们的防御及焦虑之中,并通过诠释这些防御和焦虑来促进成长。最为完整的精神动力学治疗模式是客体关系伴侣治疗,这种治疗的基础是将移情和反移情作为核心指导机制加以运用。伴侣治疗师随后会基于情感联结做出诠释,而非仅基于一种纯粹理智的立场。客体关系取向的伴侣治疗使得精神动力学治疗师能够在共振的(resonating)无意识过程的水平上和伴侣在一起,继而为伴侣提供情感上的抱持(holding)和涵容(containment),而伴侣会认同这种抱持和涵容。通过这样的方式,治疗师就能够增益伴侣本身具有的治疗性的潜能。基于他们与伴侣共享的内在体验,客体关系取向的伴侣治疗师会诠释曾经让伴侣无法承受的焦虑,从而重新释放他们建立伴侣关系的能力。

伴侣治疗的发展

    伴侣治疗主要从英国的精神分析和美国的家庭系统理论发展而来。起初,经典精神分析理论和技术的限制阻碍了精神分析师将伴侣当作一个治疗单元来思考。为了应对在同时面对一个以上个体时的能力不足,家庭系统研究应运而生。不过，许多早期的系统理论家都接受过精神分析的训练，或者曾经接受过个人分析。因此，精神分析影响了系统理论对家庭治疗所做出的贡献，也影响了系统理论在美国发展出的延伸领域，即伴侣治疗（J. Scharff & D. Scharff, 2003）。随着英国精神分析领域中客体关系理论的传播，一种更丰富的精神分析形式诞生了，这种形式可用于伴侣的治疗。

在当年，精神分析理论一直都强调性和攻击性的内在驱力（Freud, 1905）。弗洛伊德（Freud）很少提及父母的真实行为对儿童发展的影响，除非出现了虐待行为（Breuer & Freud, 1893—1895）。弗洛伊德后期的结构理论的确涉及了个体认同父母的特定方面在心理结构形成中所扮演的角色，但是这些认同被认为源于儿童对家庭浪漫关系以及对竞争对象的攻击性的幻想，而非源于父母的人格特点和教养方式（Freud, 1923）。这就好像儿童会正常地成长，完全不受到他们所依赖的那些对象的影响，直到俄狄浦斯情结（Oedipus complex）产生。并且，即便到了那个时期，精神分析的焦点也仍全然聚焦于个体的内心生活。

在美国，家庭系统理论家的观点是，配偶是一个人际系统，因此要设计出改变系统的方式。然而，若不去理解无意识对于行为的影响，他们便无法处理驱动该系统的非理性力量。此外，多年以来，这些理论家们更感兴趣的是家庭系统，而非伴侣系统。

英国的情况

客体关系理论起源于英国，它本身也是一种个体心理学理论，但鉴于它被发展为一种处理分析师-被分析者关系变迁的理论，因此它十分适用于对伴侣的思考，就像在TCCR的家庭讨论部中伊妮德·巴林特和同事与学生们所做的那样。随着客体关系理论在英国继续发展，它提供了理论层面的基础，让塔维斯托克的同行们可以从精神动力学的视角来探索婚姻动力。在20世纪50年代，当年的TCCR叫作塔维斯托克婚姻研究院（Pincus, 1955）。随后在1957年*，亨利·迪克斯（1967）出版了一本里程碑式的教材《婚姻关系紧张》（*Marital*

---

* 疑原文有误。——译者注

Tensions），将费尔贝恩（Fairbairn）有关内源性心理结构（endopsychic structure）的理论和克莱因（Klein）有关投射性认同（projective identification）的概念进行了整合。这本书对发展出一种临床上有用的伴侣治疗方法起到了关键的推动作用。当年，在塔维斯托克临床治疗中心的成年人部，两位治疗师治疗了一对已婚夫妇，其中一人治疗丈夫，另一人治疗妻子。随后，在与同一位督导的同次会面中，他们一同报告了治疗情况。这个小团队能够看到，已婚伴侣双方具有的个体心理结构如何对彼此造成影响。这一观察让迪克斯意识到，通过投射性认同这一核心机制在意识和无意识层面互动的心理结构会形成一个"夫妻联合人格"，它不同于，并且大于伴侣中任一方的人格。这样一来，伴侣就会通过与另一个人的关系重新发现自己失去的部分。之后，迪克斯和同事们意识到，由单个治疗师亲自体验伴侣的互动更有效率，于是，我们如今所知晓的伴侣治疗便诞生了（Dicks, personal communication*）。

美洲的情况

推动伴侣治疗发展的下一个力量来自南美的精神分析，现代移情和反移情的概念在那里得到了详细阐释。拉克尔（Racker, 1968）认为反移情是分析师在无意识层面接受了患者经由投射性认同传达的一种移情沟通。他认为这种反移情可能有两种类型：一致性（concordant）反移情和互补性（complementary）反移情。一致性认同指的是分析师与患者的一部分自我（ego）或客体（object）产生共振，而互补性认同是分析师与患者客体的一部分产生共振。比如，患者曾被他的父亲虐待，他就很容易感觉到处在权威位置上的、颇有攻击性的男性会羞辱自己。他觉得自己在敬仰的分析师面前就像是一条蛆虫，因此通过吹嘘自己的收入来防御这种弱小和无足轻重的感受。如果分析师在和患者的对比之下感觉到了羡慕，觉得自己很穷，那么分析师就认同了患者的自我（一致性认同）；如果分析师的反应是戳穿这些自我吹嘘，那么他就认同了患者的客体，这一客体源于患者和父亲相处的经验（互补性认同）。在拉克尔提出上述观点之

---

* 私人通信。——译者注

后，分析师不仅能够将自己不断变化的反移情视为对移情的一种反应，还能将其视为对患者的内在客体关系具有的特定自我或客体端的反应。

这一来自精神分析的洞见加深了我们对于关系如何构建的理解，关系中的每一方都会或多或少地与投射性认同的某些方面产生共振。将这一洞见用于理解亲密伴侣关系的伴侣治疗师能更好地理解伴侣是如何对待彼此的。他们也能够以某种方式去使用自己对伴侣的每一方产生的独特反应，从而理解伴侣是如何与治疗师产生联结的。

在20世纪60年代的北美洲，津纳和夏皮罗（Zinner & Shapiro, 1972）并未沿着系统理论的主流脚步，而是转向研究出现困扰的青少年的家庭系统与他们的个体心理结构之间的关系，并将迪克斯的理念作为一种联结概念来诠释这种关系。津纳（Zinner, 1976）将重点放在了作为一对伴侣的父母的身上，拓展了迪克斯有关婚姻互动的观点，将其用于探索婚姻议题如何成为破坏青少年发展的源头。他们的研究发现进一步支持了伴侣治疗的价值。另一个推动力来自20世纪70年代在理解和治疗性议题上取得的进展（Masters & Johnson, 1970; Kaplan, 1974; D. Scharff, 1982）。伴侣治疗的客体关系理论进而包含了对性亲密关系的理解（J. Scharff & D. Scharff, 1991）。此外，在20世纪90年代，基于鲍尔比（Bowlby）的开创性工作，依恋过程研究表明，早年的婴儿期依恋联结会影响成年期的依恋模式，而成年依恋模式会对伴侣的生活以及子女的依恋风格产生深刻的影响。数位临床工作者和研究者已经将婴儿期和成年期的依恋概念用于研究伴侣的复杂依恋模式（Clulow, 2000; Bartholomew, Henderson, & Dutton, 2000; Fisher & Crandall, 2000）。

精神动力学伴侣治疗的理论基础

费尔贝恩的心理结构模型

费尔贝恩认为,对关系持续终身的根本需求组织了个体的心理结构(见图1-1)。婴儿会寻求和母亲(或主要照顾者)建立一段关系,但不可避免地会遭遇一些失望,比如,母亲无法全天候地陪在婴儿身旁,或无法应对婴儿过于强烈的痛苦。若一位母亲能吸引婴儿但不至于过于诱惑,能够设定界限但不至于迫

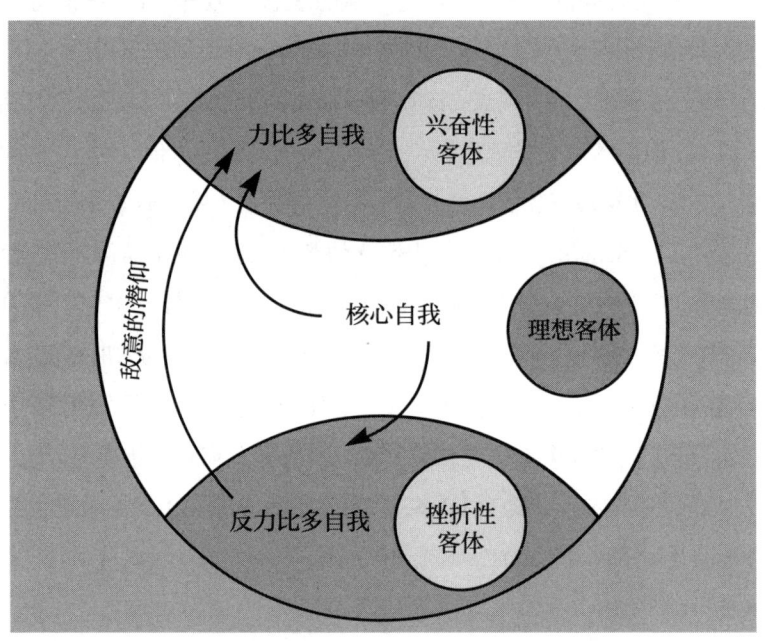

图1-1 费尔贝恩的心理结构模型

注:和理想客体联系在一起的核心自我会在意识层面与照顾者进行互动。核心自我会潜抑体验中被分裂出去的力比多(libidinal)和反力比多(anti-libidinal)的方面,连同它自身相应的部分以及相关联的情感,这些部分会保留在无意识中。如图所示,当愤怒占据上风,压过了渴望的情感时,反力比多系统就会进一步潜抑力比多系统;但情境也可能逆转,即当过度的依赖情绪掩盖了愤怒和拒绝时,力比多系统就会进一步潜抑反力比多系统。(Copyright David E. Scharff reproduced courtesy of Jason Aronson.)

害或过度拒绝婴儿，她便能在婴儿的自体（self）中注入安全、富足、爱与满足的感受。若一位母亲总是逗弄婴儿，过度喂养，整日焦虑地围着婴儿转，过度照顾，或者展现出让婴儿兴奋但过于强烈的性诱惑，那么婴儿就会感到焦虑、匮乏，对慰藉充满渴望。若一位母亲对婴儿的需求表现得过于抑郁、精疲力竭和愤怒，那么婴儿就会感到被拒绝、愤怒和被抛弃。若一位母亲能基本做到足够好，那么婴儿就会感到放松、满足，觉得自己是被爱的。

当出现挫败性的体验时，婴儿会将母亲的意象（image）纳入或内摄（introject）入自己的头脑，作为一个在某种程度上并不令人满意的内部客体，这个意象可能是兴奋的类型，也可能是拒绝的。婴儿的下一个反应是将那些无法忍受的、不满意的部分从这个拒绝性客体的核心分裂出去，并予以潜抑，因为这些部分过于痛苦，无法保留在意识当中。然而，每当客体的某个部分被分裂和潜抑，与这个部分关联的自我或自体的一部分也随着客体一并从核心自我中分裂了出去。这种部分自我和部分内在客体的关系（如今被潜抑）可由一种情感来描述。拒绝性客体是和悲伤、愤怒的情感联系在一起的。兴奋性客体则与渴望、渴求的情感联系在一起。保留在意识中的是与核心自我联系在一起的理想客体，二者的关系可由满足的情感来描述。

这就产生了三层自体的三重结构：自我中的核心、拒绝性和兴奋性内在客体关系，以及每一个内在客体关系中的组成部分：一部分自我、一部分客体以及将二者联系在一起的情感。

在健康的状态中，客体关系组织中的这些元素会处于一种内部动态流动的状态；而在受到病理问题限制的状态中，某个元素会以一种相对固着的方式占据主导位置，使得其他元素无法发挥功能。因此，若一个人的内心世界被拒绝性客体的特性所占据，那么这个人就可能在与他人交往时冻结在某种愤怒的、拒绝性的姿态；而另一个人可能会固着于一种令人兴奋的、诱惑性的、性欲化的关系模式中。在某些扳机情境（trigger situation）中，这些通常情况下被潜抑的关系模式可能会以一种自动化的、重复的形式占据主导地位。

克莱因和比昂（Bion）有关投射性和内摄性认同的理论

克莱因提出的观点是，人们会通过投射的方式将自己某些觉得危险或濒危的部分置于另一个人，以此在无意识层面通过一种非言语的方式与他人建立关系。这一无意识机制是所有亲密关系的特点，始于婴儿-父母关系，并持续终身。通过面部表情、语音语调、各式眼神和身体姿势的细微变化，我们每个人都在不断地沟通微妙的无意识情感信息，哪怕在意识层面、在理智上、在言语之间，我们传达的是不同的信息。这些情感信息由个体大脑的右侧额叶发起，向另一个个体的右侧大脑传递，它们在人的意识水平之下，却会彻底地影响所有沟通信息的接受方式（Schore, 2001）。它们将一个人的某些部分传递到另一个人的内在世界，同时，还会和接受者的无意识组织（发生一次投射性认同）共振，并可能激发这个人对投射者的某些特性的认同。接受者通过投射性认同纳入了另一个人的某些部分。

例如，一个对自己的愤怒感到害怕的孩子会将愤怒置于他的母亲，觉得她等同于自己的愤怒，然后对她感到害怕，就像感受到了自己的怒气一样。又比如，一位软弱的妻子既渴望力量，但又对此心怀恐惧，她会选择一位暴君般的丈夫，并对丈夫具有的权力感到又惧怕又敬畏。一位觉得同情预示着软弱并因此害怕表露同情心的丈夫会将温柔置于自己的妻子或孩子，于是他可以对此既嗤之以鼻又视若珍宝。

比昂（Bion, 1967）论述了一个投射性认同和内摄性认同的持续循环，这个循环在母亲和婴儿双方身上不断发生。他研究了母性的涵容过程，在这个过程中，父母的头脑接收到孩子无结构的焦虑，与此同时，这些焦虑会和父母的心理结构在无意识水平上产生共振，随后父母将更具结构化的、经过"解毒"的理解反哺给孩子，以此为孩子的头脑赋予结构。这样一来，孩子不断发展的头脑便是与父母进行情感和认知互动的产物。同样的过程也发生在伴侣之间：不断通过投射性认同和内摄性认同的循环彼此反馈，这就是通常的无意识沟通的机制，也是深刻的原初关系的基础。比昂（Bion, 1961）还论述了效价（valency）的概念，即在团体框架下陌生人之间自发产生的情感上的链接，这一过程受控于他们的无意识需要的匹配程度。一对伴侣是一个由二人组成的、特殊的小团体,基于他们的无意识需要,双方在还是陌生人时能"一见如故",继而选择"日益亲密"。

迪 克 斯

迪克斯(Dicks, 1967)通过整合来自费尔贝恩和克莱因的理论元素(我们还补充了比昂关于效价和涵容的理论观点),建立起了他自己有关婚姻的理论。婚姻是一种持续的、相互的投射性认同状态(见图1-2)。伴侣之间的互动既可以从双方意识层面的需要的角度来理解,也可以从共享的无意识假设和工作共

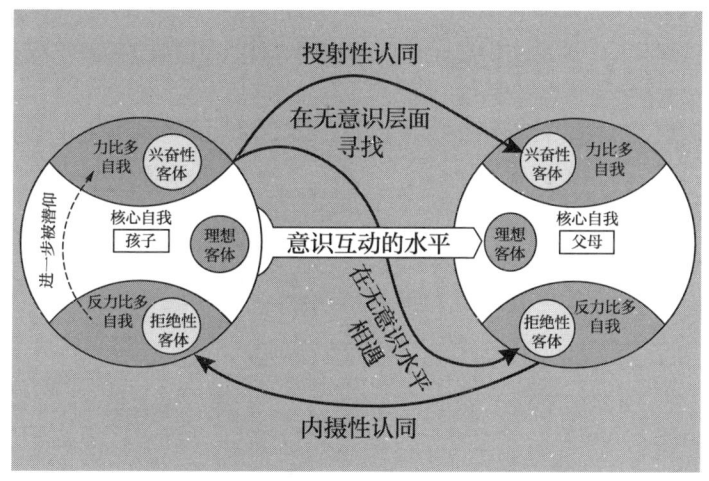

图1-2 婚姻中的投射性认同和内摄性认同

注:让我们从丈夫的视角来看这幅伴侣关系的图式。这位丈夫极其渴望来自他那位迷人但忙碌的妻子的感情。他希望她对自己的渴望一如自己对她的渴望那样强烈,但是她沉浸在自己的心事中,把他推开了。他的反应是在妻子拒绝自己之前就拒绝她,并且粉碎了自己对她的爱意。用术语来描述上述情境,就是丈夫的兴奋性客体关系试图通过对妻子的兴奋性客体关系进行投射性认同,以从潜抑中回归意识体验。然而,它却进一步被妻子的拒绝性客体关系所潜抑,出于自我防御,他认同了妻子的拒绝性客体关系。结果是,丈夫的拒绝性客体关系得以进一步增强,对兴奋性客体关系的继发潜抑也被加强。他的拒绝性客体得到增益,而兴奋性客体被打压。而在一段有着健康的无意识匹配的婚姻中,丈夫的拒绝性客体和兴奋性客体是可以被修正并整合入核心自我之中的。

识的角度来理解。文化因素是婚姻选择中最为明显的决定因素——共享的背景或价值观是意识层面择偶决策的一部分——但迪克斯的研究表明，一段婚姻关系的长期质量主要取决于伴侣双方的内部客体关系组之间的无意识匹配程度。

温尼科特（Winnicott）的父母-婴儿关系理论

在迪克斯对费尔贝恩和克莱因理论进行整合的基础上，我们还增加了另一些部分。首先，我们借鉴了温尼科特对母婴关系的研究（Winnicott, 1960）（见图1-3）。他描述了三个基本元素，即"环境母亲""客体母亲"和"身心伙伴关系"。环境母亲提供了一种"臂弯环抱"式的抱持，母亲将婴儿置于其间，提供了一种安全、安定、安康和成长的背景。在这一"臂弯环抱"的氛围下，客体母亲让自己成为在"聚焦的"关系中供婴儿使用的直接客体，在这段关系中，双方都将对

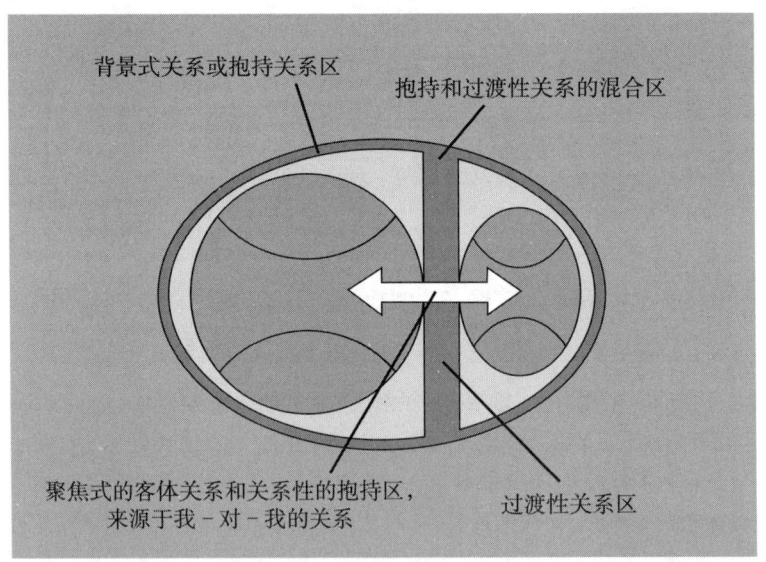

图1-3　温尼科特有关母婴关系的概念展示出背景式抱持、过渡空间和聚焦式的关系

注：聚焦式（或核心的、"我-对-我"的）关系发生在过渡空间内并跨越了这一区域。过渡空间同时连接着背景式（或"臂弯环抱"的）关系以及聚焦式关系，也是将二者混合在一起的区域。对于母亲和婴儿来说，过渡空间也是在内心和外在世界之间的空间，以及在他们各自的内在世界之间进行交换的空间。（Copyright David and Jill Scharff.）

方作为内部客体纳入内心之中。在母婴关系的背景式和聚焦式方面之间存在一个过渡区。父母和婴儿的身心伙伴关系始于孕期，它主要是躯体层面的联结，也会具有一小部分心理元素，后者是基于父母对未出生的孩子的幻想以及对自己为人父母角色的想象。随着婴儿的发育，他逐渐被作为一个人来对待，这一躯体元素就会被纳入一种心理联结，但总会保留原初的躯体联结的印迹，因此也可能导致心理冲突的躯体化。在之后的人生中，原初的身心伙伴关系成为青春期和成年期性关系的基础（J. Scharff & D. Scharff, 1991; D. Scharff, 1982）。在一段有承诺的性关系的背景下，享受着安全和亲密的伴侣会体验到一种聚焦的心与身的相互渗透。他们成为彼此的内部客体，在寻找到彼此之前从内部客体关系中汲取养分，继而根据新的经验修正关系，由此建立新的内部组织。

依恋理论和伴侣治疗

鲍尔比（Bowlby, 1969, 1973, 1980）使用了一种行为学的取向来探索费尔贝恩提出的观点，即关系是人类动机的驱动力。在回顾了众多动物种群的母婴行为研究之后，他发现所有的灵长目动物的婴儿都会表现出本能行为——寻找、吮吸、黏附、哭泣、微笑——而且这些行为与释放攻击性或获得性快乐毫无关系。在鲍尔比的理论中，这些本能模式的目的是确保获得保护、亲近以及情感上的联结感，而当这些获得亲近的需求无法被满足时，就会导致病理性问题。鲍尔比的理论后来被称为依恋理论。

安斯沃斯（Ainsworth）和同事发展出了一种可用于人类的研究模型，以此探究和改进早期的依恋理论。他们设计了一个名为"陌生情境（Strange Situation）"的测验，在这个测验中，母亲和婴儿分别在有陌生人在场和没有陌生人在场的情况下经历一段短暂的分离，然后研究者对婴儿和母亲重聚时的反应进行研究、计分和分类（Ainsworth, Blehar, Waters, & Wall, 1978）。婴儿在1岁时的依恋风格可以被归为四种类型：安全型、焦虑-不安全型、回避-不安全型以及混乱/紊乱型。如果婴儿以一种直接而自信的方式对待回到自己身边的母亲——哪怕在母亲离开时婴儿表现出了愤怒的抗议行为——这种依恋关系会被评为安全型；如果婴儿表现出黏附、抗议和拒斥再次分离，就会被评为焦虑-不安全型；如果婴儿转过身去，或多或少地避开母亲，就会被评为回避-不安全型；如果婴儿先是远离母亲，然后又靠近母亲，在回避她的同时又时不时瞥向她，并且表现出一种在恐惧和需要之间迅速切换的混乱行为模式，就会被评为混乱/紊乱型。混乱/紊乱组的婴儿被认为与创伤以及父母直接施加在婴儿身上或在无意识中传递给婴儿的攻击性有关。尤其重要的是，婴儿会和每一位父母或照顾者发展出一种独特的依恋关系。例如，一个婴儿和母亲之间的依恋可以是安全型的，和父亲的依恋则是混乱型的。

福纳吉和同事（Fonagy, Gergely, Jurist, & Target, 2003）的观点是，依恋本身并非目的，而是一个背景，自体可以在其中发展出和其他人的关系，这与萨瑟兰的观点（Sutherland, 1990）类似。他们认为，在这些关系中，一个重要的变量是母亲的一种能力，即她能够镜映（mirror）孩子的感受，并将其标记为属于孩子而非自己。这种省映（reflect upon）和心智化（mentalize）婴儿体验的能力有助于孩子读懂他人的感受和意图，发现和调节在互动中体验到的情感，并发展出一种个人动因（personal agency）感和自我感。

近年来，梅因（Main）发展出了一种通过分析成年人在描述个人史时言语叙事的连贯性来编码其依恋风格的方法（Main, 1995; Main & Solomon, 1987）。这些个人史的内容本身是否安全并不重要。决定编码结果的是讲述的风格。成年人的依恋分类能够相当准确地预测婴儿与这位成年人所形成的依恋关系，即便这个孩子尚未出生。

研究者们沿着上述进展已经开始将依恋理论应用于对伴侣动力的研究。在塔维斯托克婚姻研究院（现名为"塔维斯托克伴侣关系中心"），克卢洛（Clulow）和同事已经对伴侣之间的复杂依恋加以描述。伴侣各自为对方提供了一个依恋客体，同时也需要与对方产生依恋。对伴侣来说，这些模式会随着时间和境遇发生变化。巴索洛缪和同事（Bartholomew, Henderson, & Dutton, 2000）描述了与健康的关系有关的各种依恋模式以及与虐待或暴力风险有关的模式。例如，双方都被评定为安全依恋的伴侣风险最低，而双方都表现出不安全的、专注的（preoccupied）、焦虑的依恋模式的伴侣风险最高，当存在混乱和恐惧的模式时，风险还会进一步扩大（Clulow, 2000; Fisher & Crandall, 2000）。

伴侣常常将距离或争吵体验为拒绝，这等同于婴儿所感受到的情感分离。类似的是，他们会将治疗会谈的间隙体验为分离和重聚。这种对治疗的片段式特性的体验折射出伴侣自身有关丧失和重聚的历史，并让这些议题加速进入移情之中。伴侣治疗会利用这一关联，即治疗师会根据伴侣先前的经历来诠释他们对治疗框架的反应。

伴侣治疗中有关移情和反移情的理论

对精神动力学取向的伴侣治疗而言，移情和反移情的核心地位与在个体分析性治疗中的无异。为了理解它们，我们使用温尼科特对环境母亲的描述，即环境母亲负责确保一个能获得安全和成长的背景，而客体母亲的功能是作为儿童内部客体世界的材料。在背景式移情中，如果移情是正性的，那么患者会将治疗师视为一位能很好理解自己的父母；如果移情是负性的，那么治疗师会被视为误解患者的、失职的父母。在背景式反移情中，当一切顺利的时候，治疗师觉得自己理所当然地被视为值得信任的、善良的父母客体；而若反移情是负性的，则会遭致拒斥、怀疑或诱惑。在聚焦式移情中，患者可能会将治疗师视为苛责的母亲、珍视的兄弟姐妹或是诱惑的父亲，即患者独特的内在客体的投射，而患者的自体又与这一投射进行互动。她也可能会把治疗师当作无知的孩子、贪婪的婴儿或是不负责任的青少年来对待，即自体中让她憎恶或渴望的部分，而她将这部分置于治疗师。在聚焦式反移情中，治疗师觉得自己被以某种特定方式对待——憎恨的、渴求的、被攻击的或是被回避的——取决于通过投射性认同而活现的内在客体关系中独特的自我极或客体极（J. Scharff & D. Scharff, 1991）。

在个体治疗的早期阶段，当患者试图进入治疗空间，并尝试确定这个空间是否安全、可靠时，背景式移情是关键。随着治疗的推进，以及患者对背景式移情的信任有所增加，独特的聚焦式移情开始浮现。治疗师接收这些独特的客体移情并与之共振，其所带来的反移情为治疗师提供了通达患者内在组织的途径，并成为解决内在组织冲突的媒介((J. Scharff, 1992)。

　　类似的是，在伴侣治疗的开始，背景式移情是重要的，但它不只源于伴侣每一方自身，更重要的是源于伴侣对彼此的抱持，即他们共享的环境性的抱持。因为存在某个导致他们寻求帮助的问题，因此在伴侣看来，他们共享的抱持已经不足够了。这一缺陷会通过背景式移情进一步传达给治疗师。图1-4展现的是移情情境以及它在背景式抱持（我们会通过他们的夫妻联合人格感受到）与核心抱持（即他们固定的相互的投射性认同以及将彼此作为内部客体使用的总和）中的来源。他们会一同将各自的以及共享的无意识生活的某些部分投射给治疗师，而治疗师会以反移情的方式接收这些投射。虽然个体移情必然会在伴侣治疗中发生，但我们对此的理解是，它们主要还是作为某类补偿机制出现，以弥补双方在伴侣关系中失去的部分。在治疗伴侣时，我们会使用反移情来理解伴侣

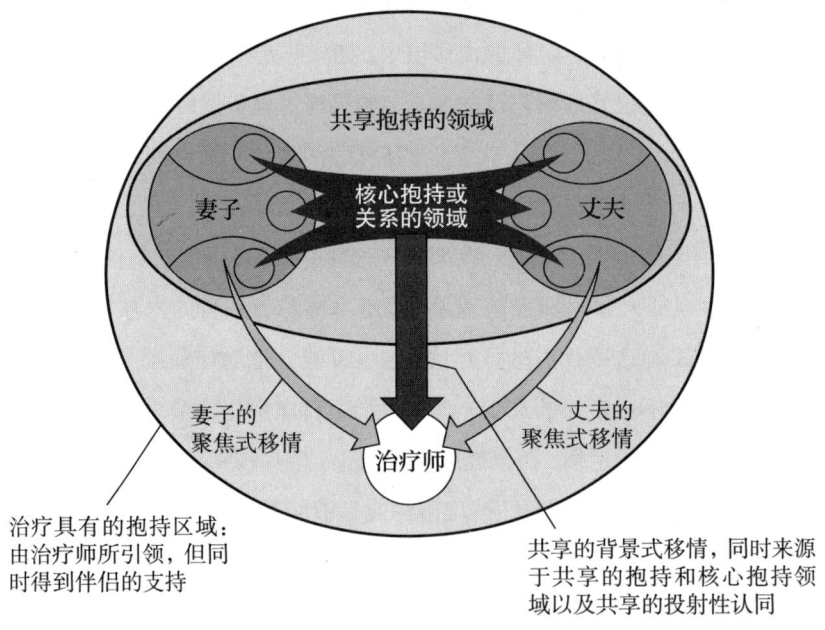

图1-4　伴侣治疗中的移情和反移情

注：尽管聚焦式移情源于伴侣个体，但伴侣移情中最为重要的来源是其共享的背景式移情，这一移情传递了他们共享的抱持能力所具有的优势和缺陷。对伴侣治疗师的反移情最有益的诠释，就是将其视为与这一移情领域产生共振的结果。（Copyright Jill and David Scharff.）

共享的抱持中的缺陷，这些缺陷使他们难以提供安全感，满足彼此的需要并涵容焦虑（见后文对一对伴侣进行评估的例子）。

内在伴侣是一个无意识的心理结构，由两个处于关系之中的内部客体组成。它代表了每一方累积的有关伴侣的体验和幻想——相亲相爱的伴侣，相互憎恨的伴侣，难以联结在一起的伴侣，无法相互分化的伴侣，有性关系的伴侣和无性的伴侣。每个治疗师都携带着一对内在伴侣，这个构型是由治疗师本人成长过程中与伴侣相关的经历累积而成的，也是治疗师对伴侣产生反移情的关键决定因素。治疗中的任何一对伴侣都会在无意识层面与治疗师的内在伴侣的某一个面相产生共振，这种共振对伴侣和治疗师而言都是独一无二的。

伴侣评估和治疗中的技术

- 维持框架
- 保持一种有卷入但不偏不倚的态度
- 跟随情感
- 在核心情感时刻采集客体关系历史
- 评估依恋风格
- 评估投射性认同系统
- 使用反移情来甄别移情
- 将性治疗作为治疗的一部分
- 与梦及幻想工作
- 诠释防御模式和亚组的形成
- 理解基本焦虑

图1-5 伴侣治疗的技术

框架

在评估和后续的治疗中，伴侣治疗师是从设立一个坚实但灵活的框架开始的，这个框架的边界由双方同意的有关治疗会谈的频率、长度和费用确立，并由一种专业的态度来维持，这种态度能够保证伴侣的隐私，尊重治疗师和伴侣之间的伦理边界，展现出关切、兴趣、技艺和对时间的良好把握。伴侣尝试改变框架的行为被理解为一种沟通方式，传达了有关他们的伴侣关系所提供的抱持、当前各自的心理结构以及过去的原生家庭的信息。

抱持和涵容

伴侣治疗师维持一种有卷入但不偏不倚的立场，同时创造一个工作的心理空间，在这个空间里提供安全和稳定（治疗性的抱持），并开启涵容的过程（心理反应性、消化以及无意识的共振）。

跟随情感、收集历史、与无意识工作

治疗师会搜寻客体关系历史的相关信息，但并非通过某种程序化的或是家谱图的形式，而是在强烈情感涌现的时刻询问历史信息，从而理解先前的经历是如何在当下得以表达的。通过这种方式，历史信息提供了背景和语言，帮助治疗师理解内在客体关系，以及它们对当前的互动产生的影响——不仅在治疗中，还在伴侣的生活中。伴侣治疗师在会谈中会跟随情感线索，因为情感会揭示对伴侣而言难以处理的、被分裂掉的客体关系。

与反移情工作

伴侣治疗师使用反移情来甄别驱动这些核心情感时刻的移情。他们会分析接受治疗的伴侣在自己内心扰动起的感受，并去寻找自己的反应与伴侣当前的或是在原生家庭中的反应之间的匹配。在回应伴侣的某一方时，治疗师会从内在体验中获得关于另一方可能会有什么样的感受的观念。治疗师会与从妻子或丈夫的某个内在客体关系所投射出的各式各样的自我或客体的部分进行共振，随着上述过程的累积，治疗师能通过接收伴侣的客体关系组映射出的意象来明确双方各具有的客体关系组。

与梦及幻想工作

与梦及幻想工作是治疗师触及伴侣关系的无意识水平的另一个途径。如果

伴侣一方报告了一个幻想，治疗师会更多地去询问并帮助他分享感受和其他的幻想。如果一方在伴侣治疗中报告了一个梦，它会被认为是伴侣的一种沟通形式，双方对这个梦的联想都是有价值的。治疗师将所有的元素结合在一起，通过对防御、焦虑和内在客体关系做出的有技巧的诠释来传达理解。

评估过程

在评估中，治疗师会尝试在好几个水平做出诠释——从将记忆和当前的经历联系在一起（伴侣始终未能将这两部分联结），到对伴侣相互的无意识投射性认同所具有的防御成分做出更深层的诠释，或是诠释童年期的互动模式如何维持至今日。这些工作检验了伴侣的防御以及接受治疗的能力。随后，治疗师会提出案例概念化，以此来支持自己向伴侣提出的治疗建议。在这个阶段，知道过多的信息或是把所有显而易见的信息都讲出来都为时过早，否则伴侣会感到不堪重负。但是，治疗师仍然需要给出足够的信息，让伴侣能够品尝到治疗的滋味，并决定治疗是否对他们有帮助。

治疗过程

在接下来的治疗中，伴侣治疗师持续努力地去理解并在合适的时机做出诠释。他们持续地提供心理抱持和涵容，与伴侣共同合作，尝试通过理解促进成长和疗愈。占据治疗舞台核心的是对于冲突、防御的诠释，以及对于基本焦虑的理解。反复修通以各式各样的伪装呈现出来的议题最终会让伴侣进入治疗的后期阶段。到了这个阶段，伴侣双方已经能够彼此支持，识别议题，分享感受、梦和幻想，甄别产生干扰的无意识因素，并维持一种亲密的联结。伴侣已具备足以应对未来可能成为阻碍的发展性挑战的技能，也做好了结束的准备。

一对伴侣的评估案例

下面的案例片段演示的是一对伴侣接受评估的过程，在案例中，我们二人作为协同治疗师，组成评估团队与这对伴侣进行了会谈。独自工作的治疗师也可以同样有效，但是出于教学的目的，我们选择了协同治疗的例子，因为它很好地展现了移情的效应。

评估伴侣的依恋风格

米歇尔（Michelle）和莱尼（Lenny）寻求咨询会谈的原因是，莱尼想要结婚而米歇尔想要分手。他们在会谈中的举止具有戏谑、反常、轻浮、诱惑的特点，但又很具有娱乐性。米歇尔一直在嘲笑莱尼，但无论她如何贬低他，莱尼似乎都甘之若饴。他们解释说，她的冷酷无情只针对他，他们的朋友们并不喜欢他们的互动方式，但就像米歇尔所说的那样："是他招惹我的。"当戴维·E. 沙夫问他们为什么仍然能在一起时，莱尼回答说："我是河里的一块石头，当她在河道里四处流动时，我会一直停留在那里。"他觉得自己坚如磐石，而米歇尔指责他像一块顽石般无法推动。米歇尔声称伴侣间所有的活力都来自自己，莱尼赞同说自己从她身上获得了生命力，但也觉得她反复无常。

米歇尔具有回避型的依恋风格，而莱尼的依恋风格是焦虑黏附型的。他们的投射性认同系统陷入了这样一种模式：莱尼理想化了米歇尔的活力和自己的坚毅，而她因为觉得他固执被动和理想化她而蔑视他。虽然米歇尔因为莱尼崇拜爱慕自己而蔑视他，但她也极为需要他理想化自己（因为她无法爱自己）；而莱尼需要米歇尔给他带来活力。

注意到伴侣的投射性认同系统

米歇尔穿着一件分外华丽的亮蓝色上衣，上面点缀着红色、绿色和黄色的叶子，与其相呼应的是莱尼穿着的蓝色Polo衫*，衣服上有着暗黄色和绿色的条纹和一抹红色点缀。他们在穿着上的异同给戴维留下了深刻的印象，于是他问起了他们的衣着。

米歇尔因为觉得他的评论很可笑而大笑起来。她说："这完全是一个巧合！衣服是我买给他的。他绝对不会买这件衣服。这不符合他的人格特点；这是我

---

* 英文全称polo shirt，一种网球衫。——译者注

的人格特点。"

但是莱尼说:"我喜欢这件衣服,即便我很可能会买纯色的。"

两件衣服生动地描绘出他们相互的投射性认同系统。莱尼从他与米歇尔的关系中吸收了某种色彩绚丽的人格特点,而他自己的版本更稳定、单调。米歇尔从莱尼那里获得了稳定性,尽管她将他贬低为"无法推动"。莱尼从米歇尔那里获得了活力,代价是要忍受她的苛责。米歇尔说莱尼来自一个宠爱他的家庭,家人们从不挑战他,而她来自一个混乱的、深感自己十分特殊的知识分子家庭。莱尼补充说,在他的家庭中,他从母亲和姐妹那里体会到的是男人们没有善待女人们。在他成长的过程中,他一直都在尽全力"拨乱反正"。

使用移情和反移情

随着会谈的推进,治疗师们使用移情-反移情的交流来更有效地理解和说明他们的关系所具有的反常的特性。

吉尔·萨维奇·沙夫注意到,戴维变得越来越沉默,这完全不是他的特点,而且似乎和自己相比,他显得更困倦——很像是莱尼相较于米歇尔显得更沉默。她推测自己和戴维之间的差异是对这对伴侣内在关系的一个反移情反应。她公开说,自己注意到,尽管她能够迅速地接收会谈中正在被讨论的事情并做出回应,但戴维似乎显得异乎寻常地困倦,或许这是对于那些没有被说出来的话所做出的反应。她说,她觉得如果能够理解戴维的心理状态,那么或许有助于理解米歇尔和莱尼的处境。这番话使得戴维让自己回到一种觉知状态,并讲述他一直以来的感受。他说,米歇尔对他的观察所做的驳斥,加上莱尼对米歇尔言语虐待的容忍让他败下阵来,即,让他在心理层面无法再履行自己的职责。而如今,通过吉尔支持性的提示,他能够将这种无意识层面的溃败意识化,并且说,对她之前谈到的这段关系的死亡而言,米歇尔言语中乐观的调子似乎是在演奏错误的乐曲。面对戴维说自己的话语听上去就像是一首挽歌的评论,米歇尔很快一笑置之,莱尼却认真严肃地做出了反应。他说:"这就像是新奥尔良的葬礼上演奏的爵士乐。"*

莱尼有能力又一次以类似的丰富隐喻做出回应，展现出了一种情绪上的调谐和力量，这必然是他吸引米歇尔的部分理由。同时，也让我们有信心预测，他对于后续的治疗具有良好的工作能力。

询问伴侣的性亲密关系

我们直接询问了这对伴侣的性生活。

起初，米歇尔显得不知所措，她说："亲爱的，你来讲！"

很快我们发现，米歇尔憎恨性活动，因为她憎恨自己的身体，但是莱尼稳定的爱意和小心谨慎的行为，让她平生第一次能够容忍性交，并享受性生活的其他方面。当她描述性生活的情况时，她的语调立即发生了变化：她仍然会在性交时因为骨盆肌肉紧张而出现疼痛，但她已经在二人的性生活情境中学会了如何获得高潮。她充满感激地在性的方面直接赞赏了莱尼。

就二人令人迷惑的关系图景而言，上述讨论提供了另一块解惑的拼图。性让他们的依恋关系变得稳定。在这一领域，莱尼是一个足够好的客体（就像一块石头），他可以修正米歇尔对性体验的拒绝（像是流过石头的水），因此性对于他们来说都可以是一种乐趣。我们建议继续延长评估的过程，目的是理解他们在表面上展现出来的"追—逃"的动力，以及他们在深层情感层面的无意识联结，以便帮助他们决定是否要寻求伴侣治疗。

将性治疗技术整合入伴侣治疗

坦诚地讨论性功能应该是对每一对伴侣进行评估的一部分。在一开始就针对性的方面就事论事地询问能够开启一个空间，随着治疗关系的深化，双方能够坦诚地谈论性话题。起初，伴侣可能会接受有关他们性生活的那些表面的、具有安慰性质的信息，但之后就会表达失望。他们需要伴侣治疗师具有足够的

---

* 在葬礼上演奏爵士乐是新奥尔良地区的传统。——译者注

知识对性议题进行工作。伴侣治疗师必须足够了解有关性发育和功能失调的知识，知晓性研究方面的进展以及当代的临床方法，以拓展马斯特斯和约翰逊（Masters & Johnson, 1970）提出的方案，例如卡普兰对性的行为治疗和精神动力学伴侣治疗进行的整合（Kaplan, 1974），以及沙夫（Scharff, 1982）针对性欲、性功能失调和伴侣亲密关系中的性功能失调提出的发展性的客体关系取向。

伴侣的性困难源于不同的领域：在性功能学习方面的缺陷——这常常是因为文化或家庭层面有关性的束缚；在伴侣一方或双方个人情感发展方面所具有的问题——这些问题在性的舞台上制造了困难；以及，累及伴侣性功能的婚姻压力。诸多生活事件和变迁——确立关系或结婚的时刻、第一个孩子出生或是某个特定性别的孩子的出生、青春期的孩子离开家庭、失业、绝经——都可能激发焦虑继而损害性功能。最后，还有干扰性功能的生理因素：年龄、疾病或药物——尤其是精神类药物。会在性层面引发困难的因素通常也会对伴侣的整体关系产生负面影响。

当性困难在伴侣问题中最为突出时，或者当它与伴侣关系整体上的困难同步存在但并未因为伴侣治疗而有所改善时，治疗师就需要使用性的行为治疗的技术，将其整合入精神动力学治疗方法中（Kaplan, 1974; Scharff & Scharff, 1991）。伴侣需同意将他们的性互动局限于一组在私人环境中进行的、程度逐渐递增的练习范围内。练习最初从触摸开始。伴侣与治疗师回顾每次练习的情况，治疗师会在其中寻找困难的模式，这些模式提供了进行动力学工作的机会。治疗师会将练习中细微的失败与伴侣的整体困境及历史联系在一起，诠释其背后无意识水平上的个体议题和伴侣议题，并将它们进一步整合入后续的练习作业之中。伴侣逐步加深性互动的深度，直到他们准备好进行性交。至此，完整的性功能不仅嵌入了治疗师提供的背景式支持之中，也蕴含在治疗师与伴侣合作努力诠释那些曾妨碍或抑制了性激情的议题的工作之中。

在伴侣治疗中与梦进行工作

梦给伴侣们提供了一个独特的机会，让他们可以对自身系统和伴侣系统中发生的无意识沟通进行工作。梦能够让伴侣知晓对方的内在自体-客体关系，同时也提供了重要的线索，揭示了伴侣双方如何将对方作为外在客体使用。来自伴侣一方的梦显然反映出了这个个体内在的客体关系，但如果是在伴侣治疗中讲述的，那么这个梦就会被视为一则能够代表伴侣的沟通信息，因此，它常常会引发对伴侣双方议题的探索。当伴侣双方都报告了梦时，意识层面和无意识层面的理解之间可能会产生丰富的、紧密联结的材料。

一则在性治疗中对梦进行分析的临床案例

下面的这个例子不仅演示了性治疗的过程，还展现出梦在帮助伴侣打破治疗僵局方面扮演的关键角色。在对梦进行工作时，伴侣治疗师会让双方都去产生自由联想，并将梦的元素和情感、个人史、性渴望以及亲密关系联系在一起。

T医生和T夫人都是35岁，他们在收养了一个女婴之后被转介到我（戴维·E. 沙夫）这里。二人在不孕不育的评估过程中备孕失败，在这一过程中T医生曾偶尔出现无法勃起的状况。在之后针对收养进行的评估中，社工明显注意到双方都缺乏性欲。T医生提到了两件让他觉得十分创伤的事情：他在寄宿学校时曾经参与过同性性行为，以及七年前他的父亲突然离开了母亲。T夫人有两个哥哥，她从小就被迫要像男孩一样擅长体育运动，这导致她觉得自己不是一个合格的女性。在一次个体会谈中，我鼓励T医生把自己的表现焦虑和勃起困难告诉妻子。而在伴侣会谈中，我指出，他们共享了一种对性的回避，因为他们对自己作为有性欲的个体而感到不安。我描述到，二人共有的低性欲乃是源于他们的内在伴侣——T医生的内在伴侣是一对处于战争中的伴侣，而T夫人的内在伴侣是一个压抑女性性欲的家庭。他们同意我提出的让他们接受精神动力学性治疗的建议，以此来治疗性困难，并探索和解决他们在情感上的距离感。

这对伴侣依恋中不安全的和回避的部分被投射在了他们的性关系上。二人都抱有一种开放和信任的态度。我对他们有不错的感受，并且对他们的进展心存希望。但没过多久我就意识到，我对他们的希望乃是自己对一种兴奋性客体移情的反移情，它很快就会遭遇它惯常的命运，那就是失望。

当T医生发现自己难以在日程表里安排我们的工作时，我的希望泡泡就此破灭了。受挫的我对峙了T医生，强度更甚于T夫人曾经的所为。他最终改变了自己的日程安排，并报告说如释重负，因为觉得自己度过了一次承诺危机。他第一次觉得自己不同于父亲。

早期的练习进展顺利，这对伴侣在其中能放松下来。他们感觉对彼此有了一种全新的投入感。但当被要求做刺激生殖器的练习时，T医生不断报告没有被唤起的感觉，自己一无所获。为了帮助他们打破僵局，我向他们的无意识寻找线索。我问T医生有没有做过什么梦。他很快就反馈了一个：

"我梦见在医学院遇到了完全不熟悉的一位教授，他走过来，坐在我边上。而在现实生活中，他很自负，是不会这样做的。上周我听说他自杀了。当我妻子的哥哥抑郁的时候，我们也曾担心过他会自杀，但是他没有死。我们也担心过她哥哥的抑郁有器质性的原因，就像我担心我的勃起困难也有器质性的原因一样。"

我说，鉴于T医生可以正常地自慰，他的勃起功能并没有任何器质性的损害。所以我们应该探索一下梦，去理解他勃起困难的源头。

T夫人说："我担心他觉得我没有吸引力。我从来不觉得自己像一个真正的女人那样性感。我是一个发育很晚的跑步运动员，直到23岁才来月经。我觉得我卡在了16岁。"

我说，他们都像大多数青少年一样，觉得自己的身体是有缺陷的，而这个梦表明，他们觉得这一点对自己来说是生死攸关的大事。这个梦还提示，他们觉得我像是一个傲慢的、难以接近的医学院教授，无法相信我会站在他们那一边。

之后的练习与之前并没有什么不同。T医生即便在刺激生殖器的时候也无法感到被唤起，实际上，他在自慰练习中也丧失了被唤起的感受。我开始失去了对他们的希望。我想，"或许他们终究是治不好的！"若用术语来理解上述情况，则可以说，我通过我的内摄性认同在反移情中吸收了他们的疑虑，因此开始感觉到我对他们的希望"被杀死了"。此刻，我把他们体验为一个失败的兴奋性内在伴侣。划过我脑海的念头是，如果他们在没有改善的情况下离开治疗，我可能会感到松了一口气。用与他们的隐喻相一致的话来说，我觉得"对治疗他们感到厌倦"，以及"失去了"帮助他们的"渴望"。起初，我觉得自己被诱惑，成了兴奋性客体，随后又因他们也恐惧的失败而失望。

之后，T医生带来了第二个梦，并向我保证这个梦与治疗无关：

> "我和一些人一起站在一个大屋子里，背冲着墙。我们将会被一一处决。一开始，我觉得自己是一个失败者。我脱下了夹克，就像我刚刚在这里做的那样。我想：'我希望他们快点动手'。然后又想：'我不想死。所以，战斗吧！'他们正在演示如何在床上用一氧化碳来杀死我们——这也是我过去的老师自杀的方式。我要求打电话给我的母亲。没有人回应我，但是我就这么走出了房门。我脱下了衬衫，因为它会暴露我的身份。当时是凌晨两点。我开始沿着一条林荫大道奔跑。一个骑摩托的警察追上了我，但就在那个时候，一个坏人出来了，并且向他射击。那个警察开始追他，而我就逃掉了。"

T医生对这个梦的联想表明，他所恐惧的处决或是窒息与我所布置的性练习引发的令人窒息的焦虑有关，在这个练习中，他要脱掉衣服，而且是在一张床上。当我说，他所恐惧的警察和老师代表的是我的时候，他说："那是肯定的！我开始意识到，我害怕被你控制，害怕被我的妻子控制——如果她能控制我的阴茎。"他说，他面对处决的那栋建筑物和他的寄宿学校很相似，这让我们开始讨论他在青春期时离开家所感到的痛苦。他解释说，自己曾经想要远离母亲，但上学之后，他就开始想念她，并且觉得当年长的男孩在性方面嘲笑他时，他毫无招架之力。他记得，离家之后，他才突然意识到父母曾经有过性生活。

在梦里，T医生给他的母亲打电话，就像在寄宿学校里，当感到被孤独和同性恋的诱惑威胁时，他也会给母亲打电话。我意识到，他对治疗的阻抗是一种对我的恐惧反应，他把我视为一个对他可能有诱惑的年长男孩，以及一个可能被他过分需要的母亲。

这个时候，T夫人回应了T医生"意识到父母有过性生活"的这一席话，她说："他们在你离开之后的确又生了一个孩子，也就是你的妹妹，而且我们也用她的名字作为我们女儿的名字。当我意识到，如果我产生性欲，我的丈夫就会害怕我在床上让他窒息，我就把性欲藏了起来，这也挺契合我的需要的，因为我非常害怕性。他可能会把我当成一个像他母亲一样的警察。我们都害怕有性欲，所以我们也一直害怕你，或者说，害怕我们想让你为我们做的事。但是我觉得，如果我的丈夫能够尝试去承受他的恐惧，我也能够承受我的恐惧。"

T夫人对于投入性活动的不情愿来自她的恐惧，她害怕产生性欲可能让自己成为一个拒绝的母亲。就像她的丈夫那样，她害怕一个会阉割自己阳痿丈夫的、充满控制的女人。治疗针对这一共享的内在伴侣，以及它所唤起的无意识恐惧进行了工作。

在这次会谈之后的练习中，T医生第一次轻松地体验到了唤起，治疗在之后迅速取得了成功，这对伴侣获得了满意的性生活，最终T夫人如愿以偿地受孕成功。

是什么打破了僵局？T医生和T夫人意识到，各自的投射性认同是彼此契合的。他们重新回顾了青春期时因为有性欲而感受到的焦虑。他们各自在移情中找到了一个苛刻的父母，并对此进行了工作。他们发现自己受制于一对陷入"瘫痪"状态的内在伴侣。T医生允许父母作为一对有性欲的伴侣的意象重新出现在意识中，也允许自己成为一个有性欲的人，并且消除了妻子的疑虑，让她觉得自己是被他渴望的。一对有性欲的无意识内在伴侣的复苏，促进这对现实中的伴侣重新进入婚姻的亲密生活。若能有足够的时间、承诺以及与梦和幻想工作的意愿，许多伴侣也会对治疗有良好的反应。

伴侣治疗师的挑战

在伴侣治疗中与创伤工作

儿童期躯体虐待、性虐待和年幼时接受创伤性的医疗干预，会在心理世界中创造创伤性内核与间隙，进而严重地影响个体的发展。成年的创伤幸存者可能会将创伤带给伴侣，或是回避任何可能导致创伤重现的事情。在伴侣关系中，性虐待常常（但并非总是）以性症状的形式浮现，哪怕伴侣在结婚前或婚姻早期曾经有过相对正常的性生活（J. Scharff & D. Scharff, 1994）。成年期创伤也会让伴侣受困，尤其是如果它重新唤起了有关童年期伤害的记忆。在童年期经历过创伤的成年人出现成年期创伤的风险也会增高。

在一次治疗哮喘的注射之后，托尼（Tony）的右上臂出现了危及生命的感染，为此他在截肢手术中失去了右臂和右肩膀；之后，托尼和特雷莎（Theresa）来寻求治疗。尽管托尼的雇主支持他进行物理治疗和假肢的安装，但他抗拒康复治疗，并且因为抑郁而丧失了活力。在接下来的一年里，特雷莎和托尼对彼此的愤怒不断增加。在对他们的愤怒进行探索的过程中，治疗师得知，二人在成长的过程中都曾遭受过躯体暴力。双方都扮演了保护兄弟姐妹不受父母躯体攻击的角色，并且在此过程中经常挨打。结婚后，他们发誓绝不对彼此动手，目前他们甚至愤怒到了捶墙的程度，宁愿打烂自己的拳头，也不愿意对彼此动手。他们宁愿骨折，或是作为一对伴侣分手，也不愿意冒险直接表达愤怒——他们害怕自己会完全失去控制并伤害彼此。

成年期经历的创伤让这对伴侣共有的儿童期躯体虐待史从幕后进入台前。在婚姻早期，他们的成年依恋关系似乎是安全的，但是创伤产生的威胁会颠覆他们目前的复原状态，让过去的不安全感重现。一方遭受的创伤会让他们对彼此的抱持和涵容不堪重负。治疗师必须先花时间作为一个见证者去看见创伤，然后才有可能帮助这对伴侣以一种象征性的、修复的方式工作（J. Scharff & D. Scharff, 1994; D. Scharff, 2002）。

与棘手的伴侣工作

棘手的伴侣是治疗师害怕见到的伴侣类型。治疗师甲可能无法容忍沉默，治疗师乙无法忍受无情的争吵，而治疗师丙可能对笑里藏刀的场面心生厌恶。另一种棘手的情况是伴侣一方坚信治疗师偏爱另一方。致力于保持一种有卷入但不偏不倚的态度的治疗师，可能会因为这种不公正的指责而感到极为难过，无法诠释这种被挑起的同胞竞争——或许因为治疗师的个人议题就是因父母偏爱自己的兄弟姐妹而体验到的痛苦感受。无论棘手的伴侣表现为何种形式，他们都会触及治疗师的内在父母伴侣，并搅起不安甚至绝望的感受（J. Scharff, 1992）。治疗师抱持和涵容的能力被拉扯至极限。这些棘手的表现乃是伴侣的防御，在防御背后是一种无望感，只有当治疗师能够开放地、完全地体验反移情中的无望感时，伴侣才有康复的希望（Scharff & Scharff, 1991）。有些时候，最佳做法是承认治疗师与伴侣彼此之间不匹配，并将伴侣转介给其他同行。对某一个治疗师来说有问题的伴侣，可能另一个治疗师会更容易与之工作。另一方面，一对棘手的伴侣可能会将所有消极方面都扔给一位治疗师，在和下一位治疗师工作的时候又似乎表现得不错，但实际上，这对伴侣并没能发展出整合好客体和坏客体的力量。

处理对伴侣治疗的阻抗

有时候，伴侣的一方并不想接受治疗，但通常让伴侣分开接受一次单独的会谈还是有可能做到的，在这次会谈中可以就拒绝接受治疗的理由做一点工作。精神动力学取向的伴侣治疗师并不会使用劝说技术或悖论处方来让伴侣进入治疗，而是会接受出现阻抗必然有充分的理由，并尝试让阻抗进入意识，让其能够被理解，从而允许伴侣在很好地体验到反思的价值之后，自由地做出决定。一旦达成了进行伴侣治疗的约定，伴侣治疗师就会和伴侣，而非和伴侣中的个体成员工作。他们会明确这种工作方式，并维持这一标准，以此为基础与伴侣协商治疗的频率，尝试处理伴侣提出进行个体会谈的要求以及理解伴侣。

与有外遇的伴侣工作

正在应对不忠的伴侣可能满腹失望、嫉妒、暴怒和悲伤。伴侣治疗师的首要任务是抱持婚姻无法抱持的所有这些感受。随后，她需要知晓外遇的细节，因为情人所具有的吸引力以及保守秘密本身就包含着重要的信息，能揭示那些在婚姻内无法被表达和涵容的、被潜抑的客体关系。将好客体和坏客体分裂并分别置于配偶和第三者身上，这是一种重要的防御，也并不会因为外遇行为的终止而停止。有些伴侣治疗师坚持外遇必须终止，理由是自己并不想过一种两面派的生活，但大多数治疗师会像患者那样接受婚姻和不忠的现状。他们会着手工作，看看婚姻在未来是否会继续，在什么时候情人的确需要被放弃。亲密关系中的伴侣在其中一方另有伴侣的情况下无法再着手处理彼此的关系。虽然外遇对于婚姻来说是一种背叛和威胁，但它也是一种通过在他处满足需求从而维系婚姻的尝试。有时候，其中一方会在电话中或（伴侣双方都同意的）个体会谈中向治疗师透露这个秘密。在这种情况下，治疗师最好能承认问题已经出现了，并邀请这位伴侣进行更多的个体会谈来修通这一问题。治疗师并不强迫一方向对方坦白，但是如果这段婚姻打算在伴侣治疗期间继续下去，治疗师需要了解外遇对这位伴侣的意义以及为何需要保密，然后着手推动一个在双方都在场的情况下揭露秘密的计划。类似上述情况的个体工作可能会导致伴侣治疗的结束，但也可能成为伴侣治疗的开始。

处理急性的伴侣应激

急性应激的例子包括突然暴露的外遇、新生儿的死亡、自杀威胁、急性精神病发作、因为物质滥用而出现的急性中毒等。急性应激需要治疗师进行一次时长足够的紧急会谈来评估当下的情况，给伴侣时间去表达应激，以及让治疗师发展出足够的抱持能力并做出必要的工作安排——或是将伴侣转介给能够胜任的某个同行。服用药物、让暴力的伴侣从家中离开、急救以及伴侣咨询会谈可能会同时开展，从而避免住院治疗。能利用系统中的潜在疗愈资源来应对危机的关键在于速度。治疗师有必要给予足够长的时间，来表明伴侣那些压倒性的情绪是可以被理解的，并且在伴侣离开之前，应确认本周内第二次会谈的时间。

结　束

在结束每一次有时间限制的治疗会谈以及面对疾病、工作安排或是假期导致的治疗中断的情况时，处于治疗中的伴侣就已经在进行治疗结束的预演了。伴侣治疗师会就伴侣处理分离的习惯性方式进行工作，以此为最后的分别做好准备。当上述目标达到之后，伴侣将做好结束的准备（见表1-1）。伴侣会回顾治疗早期阶段的议题，但如今他们已经具备了更强的能力去表达感受，允许差异的存在，从艰难的时刻恢复过来，面对丧失，带着尊重去对峙和理解防御性的姿态以及掌控焦虑。

表1-1　结束的指标

- 治疗空间被内化为一种足够安全的抱持能力
- 无意识的投射性认同被识别、认领和收回
- 作为人生伴侣一同合作的能力被修复
- 亲密感和性令双方感到满足
- 抱持的环境能延伸至整个家庭
- 伴侣双方都有各自的、独特的需求
- 能够接受、理解和哀悼婚姻的丧失

第二章

伴侣中的共享无意识幻想

戴维·休伊森

在本章中，我将回顾有关个体和伴侣的无意识幻想（unconscious phantasy）的观点的发展历史。我将深入考察幻想（fantasy, F）和幻想（phantasy, P）之间那些真实的和虚假的区别，以及在人类生活中幻想（P）何时产生。在伴侣关系中起作用的幻想（P）会被各式各样的症状性的互动所防御，但症状性的互动要好过于令人恐惧的灾难。我将深入考察一个针对灾难所做出的防御——不忠。

幻想（F）或幻想（P）

"无意识幻想（P）"一开始就是一个备受争议的说法——在这个概念的本质被深入研究之前便是如此：它是20世纪20年代末、30年代初，弗洛伊德著作的英文本译者詹姆斯·斯特雷奇（James Strachey）一次尝试下的产物。他试图将弗洛伊德使用的两个德文词汇变成合适的英文词汇：其一是名词"Die Phantasie"，其二是动词"phantasieren"（均为"想象"之意）。这两个词并非由弗洛伊德生造，它们自身就在欧洲思想界有着复杂而丰富的历史——弗洛伊德很了解这段历史，但在英语译文中，这段历史的潜台词并不能够总是被知悉。斯特雷奇当年尝试在反复无常和异想天开的事物与更具想象性和预见性的事物之间做出区分。在这一点上，他关注到，柏拉图（Plato）的"phantasia"和"phantasthein"（与外在现实毫无关联的、纯粹的心理活动）在从希腊文到拉丁文再到欧洲语言的借用和翻译过程中，产生了不同的支线意义。如斯特雷奇自己所说的那样，他想要把握住"技术性的心理现象"（Strachey, 1966）。其困难在于弗洛伊德使用的德文术语的意思是"想象，其内容以及赋予其活力的创造性活动"（Laplanche & Pontalis, 1973, p.314）。据拉普兰奇（Laplanche）和庞塔利斯（Pontalis）所言，"弗洛伊德使用了不同于德语惯常用法中的内涵"。"phantasie"和"phantasieren"被年轻的弗洛伊德所熟悉的那些作者使用过——"歌德（Goethe）、席勒（Schiller）、霍夫曼（Hoffman）、蒂克（Tieck）、莱辛（Lessing）、方丹（Fontaine）和海涅（Heine）……他们用它来指代创造力，也用来指代发生在梦中、疯癫状态和坠入爱河时的事情"（Steiner, 2003, p.3）。这些显然并非如斯特雷奇的"技术性心理现象"那么简单。

苏珊·伊萨克斯（Susan Isaacs, 1948）延续弗洛伊德的用法，以自己的方式区分了幻想（F）和幻想（P）。她认为，幻想（P）"是无意识心理过程的主要内容"（Issacs, 1948, p.84），而幻想（F）指的是意识中的白日梦和假想。拉普兰奇和庞塔利斯（Laplanche & Pontalis, 1973）指出了这种说法的一个问题，即弗洛伊德使用幻想（P）和幻想（F）的方式并不像伊萨克斯假设的那样。在弗洛伊德的用法中，幻想（P）介于"愿望/驱力"和"记忆"之间。弗洛伊德将其定位于快乐原则和现实原则之间的某处。婴儿必须能够处理"想要的"和"能够拥有的"之间的缺口。但是弗洛伊德（Freud, 1918）还引入了两个其他术语——"Urphantasien"［原初幻想（P）］和"Nachträglichkeit"（延迟行动，在法语中也被称为"après-coup"，即在一个事件之后发生的事情）。有些幻想（P）是无意识的，而且一直都是——它们并非从意识中被潜抑到无意识中的产物，而只能通过延迟行动的效果被知晓，即在当下对过去曾体验过的事进行再加工，在这个过程中产生了某种心理上的影响，而原初的体验则没有。这些是在出生时就伴随着我们的意象，是我们作为一个种族的系统发育遗传的一部分——有关阴茎、子宫、性交、乳房、婴儿的意象，当我们尝试理解人生意义时，这些意象就会被激活。即便并没有真正看到过，我们也会自然地理解到父母曾经性交过。

当一位妻子将一段记忆带入伴侣会谈中时，我们究竟是在倾听一个真实的事件，还是以事件形式出现的一个原初幻想（P）？这个问题最初是因有关乱伦的报告而被提出的。比如，在思考狼人的处境时，弗洛伊德（Freud，1918）指出，在狼人的情结中，重要的并不是他曾经在1岁半时看到自己的父母做爱，而是他在4岁半时回忆起了这段经历——在那个时候，他知道这意味着什么，并感到创伤。

无意识幻想（P）是从何时开始的？

在弗洛伊德和安娜·弗洛伊德（Anna Freud）尝试在位于伦敦的英国精神分析学会安顿下来，或者说是强行介入学会事务不久后，在伦敦进行的"富有争议的讨论"就演变成了安娜·弗洛伊德和她的追随者们与克莱因和追随者们的一场辩论；这场辩论关涉到无意识幻想（P）究竟是人类发展后期阶段出现的，还是更早阶段的产物（King & Steiner, 1991）。在英国，当代弗洛伊德学派将幻想（P）视为与过去的无意识和当下的无意识有关的产物（Sandler & Sandler, 2003）。他们的一种观点是，儿童生活最早的方面存在于一个潜抑的屏障之后，因此，当和年幼的孩子工作时，他们要做的是调节这个孩子目前的情绪状态，而这些情绪状态源于当下的无意识幻想（P）。克莱因学派认为，幻想（P）是非常早期就出现、活跃的和无所不在的。对克莱因（Klein, 1936）及其追随者而言，无意识幻想（P）是一种处理死亡冲动的方式，这样一来婴儿才能够在内部和外部的迫害中幸存下来。克莱因学派认为，在生命伊始，幻想（P）就已经出现了，它们出现的形式与拥有一个身体意味着什么有关。我们本质上是一个心身消化道，以咬合的方式吞噬或是吐出、消化、储留或排泄，以此攻击他人。婴儿具有一个类似于某种消化系统的头脑——这个观点是克莱因学派有关幻想（P）的概念的基石。因此，年幼的儿童将性交的影响当作一个有关口唇的事件来处理，一个有关咬合、咀嚼的事件，而随着它之后在幻想（P）中成为有关生殖器的事件，儿童必然会明白，性交是一件好事。

莫尼-克尔（Money-Kyrle, 1971）有这样一种观点，即作为人类的我们无时不在和乳房的至善、父母性交的至善以及无法逃避的时间斗争。如果我们接受乳房的善，我们就能够接受，我们并不能随意塑造自己，我们无法全能地掌控生活，我们会变老、会死亡。对伴侣而言，尤其重要的是知晓我们是会死之人。如果能够理解乳房的善，他们就能够获得良好的创造力，能够享受和彼此在一起，哪怕身体状态日渐消逝，对方也不再是自己当年爱上的模样。所有的关系都必须围绕这三个不可改变的人生事实进行。我们怀有一种感激，感激我们的父母结合在一起并孕育了我们。我们可以否认这一点，但永远无法摆脱它。

在克莱因学派重要的理论家苏珊·伊萨克斯看来，"幻想（P）（首先）是心理的必然结果，是本能的心理代表物。任何冲动、本能欲望或反应都是作为无意识幻想（P）被体验到的"（Issacs, 1948, p.83）。它就那样存在着。它就在我们之中。这种观点的一个问题是，它引发了一个对包含一切的理论的幻想（F）。她定义的无意识幻想（P）也包含了防御过程：投射、内摄、全能式的否认和分裂，并且都是以具身的形式被体验到的。对这一观点的指责是，它包含了太多的东西。因此，当代克莱因学派试图区别不同类型的幻想。比如，汉娜·西格尔（Hanna Segal, 2003）指出了白日梦［幻想（F）］和想象［幻想（P）］之间的区别。白日梦是基于快乐原则的"仿佛（as if）"现象，是幻觉，是对现实的否认。比如，我们可以把自己想象为超人，不受身体或性别的限制。另一方面，想象是一种有关本可能发生之事以及将来可能发生之事的一种"倘若（what if）"的观点。它并非是全能的，并且可以被检验，因为它基于现实原则，并受制于抑郁心位。你可以想象一对伴侣，他们会在想象中做任何想做的事情，想象拥有完美的关系，并且拒绝承认自己实际并不是那样的伴侣，或拒绝承认自己的生活不是那样的，仿佛生活就应该是他们想象的样子。他们并不立足于现实，也不去面对自身的限制，因此无法前进——除非他们在治疗中能够面对失望，并容忍悲伤的感受。

荣格学派倾向于将"幻想（F）"作为一种想象，因为他们相信想象本身是一种原始的活动，是作为人而存在的一部分，因此没有必要使用"幻想（P）"这一特殊术语。幻想（F）所具有的原型层次对应且类似于弗洛伊德的未被潜抑的无意识的概念。荣格将原型意象定义为"本能的自画像"（Jung, 1948, para.277），这和伊萨克斯在上文中定义的无意识幻想（P）几乎如出一辙：即，在所有的心理过程背后将心理和身体联系在一起的意象。一切都是围绕着原型意象建立起来的。克莱因和荣格学派的理论将一种重复出现且持久的意象或场景用作婴儿和成人头脑中的结构化元素和内容,将心理和身体经验联结起来。两个学派都认为,头脑是由头脑中存在的元素以及来自头脑之外且塑造了头脑结构的元素组合成的。唯一的区别是,克莱因学派认定的与生俱来的"场景"更少。对荣格学派来说,场景的数量是无限的。因此我们可以认为,无意识幻想(P)的观点,或者说相似的等价物是无所不在的。在所有的深层心理学观点中都可以看到它的不同版本(尽管就如何在临床中使用它仍存在争议——见Colman, 2005)。它为经验赋予结构,为我们阐明经验的意义。我们使用幻想(P)来理解关系,而它们同时也塑造着我们的关系。

无意识关系的伴侣版本

作为分析取向的伴侣治疗师,我们会仔细审视配偶各自的内在结构是如何塑造他们的互动,又是如何被互动塑造的。我们感兴趣的是无意识的结构和过程如何与自我及他人发生关系,我们也会看到,每一对伴侣都有其独特的无意识关系模式。莉莉·平卡斯(Lily Pincus)和同事在她主编的书《婚姻:有关情感冲突和成长的研究》(*Marriage: Studies in Emotional Conflict and Growth*; Pincus, 1960)中写到,在每一位配偶或伴侣的身上,我们注意到了成年人存在的童年期幻想(P),这些幻想(P)与伴侣身上的幻想(P)相呼应,要么相一致,要么彼此相反。在1960年,这些作者还没有意识到,这些幻想(P)是"被共享"的。

在1965年以后,人们开始意识到,存在一种"伴侣在无意识层面达成的一致,维系了彼此的误解,并且作为一种防御,让他们无法意识到背后的问题"(Woodhouse, 1965, p.5)。这种让伴侣无法意识到彼此之间正在发生着什么的防御阻碍了发展。伴侣之所以进入治疗,是因为这种防御不起作用了,或者是它损害了伴侣(关系)。在《婚姻问题中共享的幻想(P)》(*Shared Phantasy in Marital Problems*)一书中,班尼斯特(Bannister)和平卡斯发展出了有关幻想(P)如何被共享的观点。共享的幻想(P)是基于伴侣各自的投射性认同和内摄性认同系统。伴侣会持续对彼此做一些事情。班尼斯特和平卡斯是这样描述的：

> 伴侣各自将意识层面和无意识层面的驱力、态度和需要带入婚姻之中，这些驱力、态度和需要中的一部分是他们自己能接受的，一部分是不能接受的。双方都试图把不能接受的那部分归因于对方。个体与自己的冲突越多，就越可能投射出自己的部分，也越可能依赖他投射的容器。在婚姻中，与被自己侵入的伴侣之间的关系就成为与自己的关系，而伴侣也不再作为一个有着独立身份的个体而存在了。
> （Bannister & Pincus, 1965, pp.61-62）

换而言之，存在一种无意识关系的形式，即伴侣之间的区别消失了，结果是个体与自己发生了一段自恋的关系。他们继续写道：

> 在婚姻关系内，这些投射和认同必须是一个相互的过程。伴侣各自在某种程度上愿意接受对方不想要的某些部分……当防御模式过于脆弱或过于僵化时，伴侣可能会各自牢牢抓住一个关于自己和对方的虚假意象，导致能够带来成长和发展的现实检验机制无法进行。
> （Bannister & Pincus, 1965, p.62）

在伴侣一方拒绝听另一方如何描述自己，或者拒绝去意识到对方实际上是如何和自己发生关系的情境中，我们会看到上述现象。

班尼斯特和平卡斯得出的结论是："伴侣共享的错觉可能成为一种令人无法动弹的联结，让二人一起处于痛苦和挫败之中。共享的幻想（P）和错觉存在于所有的婚姻内——但是在那些焦虑更低和灵活性更高的伴侣中，双方共谋的互动是会随着生活境遇带来的不断变化的要求被修改的"（Bannister & Pincus, 1965, p.62）。

伴侣各自都被要求扮演一个出于各种原因而需要被保留的角色，我们的任务就是理解这一点。有时候我们会询问伴侣："你们当初为什么在一起？当时存在什么样的吸引力？"有些伴侣对上述问题有自己的看法，但在拉开大幕的过程中你会发现，背后的故事更长。另一些伴侣完全说不清楚，除了说这是命中注定("这就是真爱!")之外,他们无法理解为什么对方突然"变成了混蛋"。这些伴侣无法将当前的冲突状态和最初的狂热阶段联系起来,因为在一起的选择本身充满了对某些事情的否认,而另一方必须立刻接受。之后,伴侣之间会出现危机,以此理解他们的关系,理解无意识层面的关系背后的结构和过程所具有的功能。作为分析取向的伴侣治疗师,我们的兴趣并不在于帮助伴侣变得更快乐、更高效,或成为更出色的父母:我们的兴趣仅在于他们的关系是如何在无意识水平上发生的。

在克卢洛和卡德莫尔(Cudmore)的著作《婚姻治疗——局内人的视角》(*Marital Therapy—an inside view*, 1985)中,一个显而易见的观点是:伴侣共享某个系统,这个系统会对彼此以及彼此的关系产生影响。到了1985年,伴侣作为一个共享心理系统的观点已经站稳了脚跟。这包括有关共享的防御的观点,即伴侣在婚姻中会各自采取行动来证实和支持另一方的投射。换言之,共享的无意识幻想(P)产生了共享的防御。他们治疗的一对伴侣,约翰逊(Johnson)夫妇,无法允许彼此之间出现任何分化,因为他们害怕如果分化发生,自己就会破碎,而他们的婚姻也会解体。约翰逊夫妇共享的防御基于二人对婚姻存亡的共享焦虑,这一共享的焦虑本身依赖于一种共享的幻想(P),即他们的婚姻"无法承受让彼此知晓并表达不同感受和需要的分离"(Clulow & Cudmore, 1985, p.45)。

到了20世纪90年代,拉斯津斯基(Ruszczynski, 1993)在他的著作《塔维斯托克婚姻研究院的理论和实践》(*Theory and Practice of the Tavistock Institute of Marital Studies*)中谈到了伴侣的依恋。他说,伴侣对彼此的无意识层面的依恋是由"共享的内在幻想(P)和共享的防御"构成的(Ruszczynski, 1993, p.9),如果伴侣各自对自我和他人的觉知缺乏足够的灵活性,那么这些共享的幻想(P)和错觉"将会界定且限制关系的特征"(Ruszczynski, 1993, p.9)。他指出,这种关系本身就是一种无意识幻想(P)。这一幻想(P)将"成为伴侣治疗师治疗干预的焦点。在这个意义上,伴侣心理治疗师的患者其实是伴侣关系——伴侣双方之间的互动——而不是任何一个个体"(Ruszczynski, 1993, p.9)。

詹姆斯·菲舍尔(James Fisher, 1995, 1999)是另一位英国的精神分析取向伴侣治疗师，对理解伴侣中共享的无意识幻想（P）做出了更多贡献。他使用了唐纳德·梅尔策的观点（Donald Meltzer, 1983），即将思维视为某种当下发生的、梦一般的生活，在其间我们通过幻想（P）与自己的以及他人的情感生活发生关联。菲舍尔提出，临床工作可以被理解为被邀请加入一对伴侣生活的无意识过程之中，而他也发出了这样的疑问：当谈及一对伴侣的无意识幻想（P）时，我们究竟在谈论一个梦，还是一个噩梦？当我们关注到一对伴侣在会谈中重新讲述的一个互动所具有的象征性细节时，他提出，询问自己如下问题是有益处的：我们究竟在处理婴儿期内容（本质上是来自伴侣过去的客体关系的某些事物）的重现，还是处于对当下的情绪冲突进行某种象征化的过程——这种过程更类似于在梦中进行的工作？在后续的著作中，菲舍尔（Fisher, 1999）赞同对于过度使用无意识幻想（P）这个概念的某些担忧，他描述了在伴侣材料中过于刻意地去寻找某个共享的无意识幻想（P）带来的风险。作为治疗师，我们如果把上述工作当成一件理所当然的事，那就只是在将伴侣所说的一切翻译为一些似是而非的东西，这可能让伴侣丧失了一个能理解他们的他者（治疗师），并且错过他们（反复）带来的故事。对于菲舍尔而言，有关无意识幻想（P）的观点只是为了提醒我们这样一个事实：当下发生的事情要比我们或是伴侣目前能理解的更复杂，而不是直接向我们展现要寻找的到底是什么。

针对灾难的防御

作为分析取向的伴侣治疗师，我们常常会遇到什么都做不了而只能分手的伴侣。我们经常会发现，他们一直搞不清楚情感上的分离和物理上的分离是不是一回事。他们之所以离婚，是因为无法设想一种彼此仍然留在关系中但情感上相互分离的状态。他们的目标是说服我们为什么他们应该分道扬镳。对于治疗师而言，很难坚持认为这是伴侣内部的事务，而非必须被外化和带入治疗中。另一方面，如果分居或彼此变得更疏远被视为一种灾难，那么伴侣就会以一种相互依赖的方式待在一起来避免灾难的发生。比如，若双方的家庭中都曾出现过生孩子会带来灾难的情况（例如，母亲在生产后出现抑郁，或是一位父母丧失了亲人,或是双胞胎中的一个夺取了过多营养而另一个瘦弱不堪),他们内心就会出现这样一个念头,即孩子会带来灾祸,因此要和一个不想要孩子的人在一起。但之后,他们涌起了其他对孩子的渴望,或是他们的性生活开始变得令人不满意,并对彼此感到挫败——灾难开始发生了。尽管如此,这仍然要好过于发生那个令人恐惧的灾难——怀孕,否则一切都会变得乱糟糟的。症状本身就蕴含着他们试图回避的那个灾难。这引导我们去回看,最初是什么让这对伴侣结合在了一起。它可能是一种共享的对灾难的回避。

亨利·埃兹里尔(Henry Ezriel, 1956)在他和团体的工作中发展出了一个观点,我们可以将其用于伴侣工作。他将需要的关系描述为对令人恐惧的关系的防御,而令人恐惧的关系又是对伴侣尝试回避的某种灾难的防御。伴侣承受的压力与解决问题的尝试之间存在着冲突。当我们尝试帮助伴侣去理解极端的应激时,他们可能会被要求处于更强烈的痛苦和应激之中,因此,我们作为临床工作者的工作可能会变得不舒服。

不　　忠

让我们来思考一下不忠这种灾难。外遇的发生需要三个人的参与。动力并非仅存在于不忠之人身上。外遇对于个人和关系都有其意义。对那些父母有过破坏性的外遇经历的伴侣而言,仅仅留在一段二人关系中会带来焦虑——他们可能会超越自己的父母,赢得俄狄浦斯式的胜利。因此而承诺永不出轨的伴侣恰恰最有可能发生外遇。他们无法在头脑中想象一个"倘若"式的问题,即"倘若"外遇发生,它对自己、伴侣和婚姻会有什么影响。他们只能重复不忠的行为,以此来尝试理解父母的处境,以及在这一背景下自己在无意识层面建立关系的方式。当外遇发生时,被背叛的那一方难以聚焦在关系对他们意味着什么这个问题上。而若没有这个焦点,那么他们也难以反思自己如何推动了背叛的发生——通过当前的行为,或是通过选择与某位可能会有外遇的人结成伴侣,甚至可能在一开始就相信对方会出轨。深受打击的那一方会想要反击,摆出受害者的姿态,谴责第三者是问题的来源。他们会发现自己难以恢复对婚姻基础价值的信赖。对有些伴侣而言，不忠是在尝试将一种不同的情感特质带入婚姻之中，或者是带给自己。弄明白第三者是什么样的人是有益处的。这或许能够揭示，伴侣对某种类型的体验存在强烈的渴望，这种特质或许在最初的伴侣关系中是存在的，之后却消失了，或者从来都没有被发展出来过。将外遇作为推动发展的尝试是危险的，因为它们会突然爆发且具有破坏性。我们不得不询问，为何这对伴侣无法找到一种不那么危险的方式来引入这个渴望，以及为何无法意识到，在一段关系中，并非一切都能被满足。无论如何，外遇可以是某种新的开始。

第三者并不一定是一位成年的情人，也可能是一个完全"占有"母亲的孩子，因而被视为对伴侣的某种强烈攻击。第三者还可能是丈夫整日沉湎于与一台计算机的关系，或是一种屏蔽一切的个人幻想、与对某种自青春期开始的理想的投入，抑或是沉迷于色情制品而非与伴侣拥有性生活。问题在于：在他与情人的性关系，或是与计算机的关系中，在他就此拥有的第二种人生里，有什么是无法从妻子那里获得的？下面这个例子或可说明其中潜在的复杂性：2008年，一对英国夫妇离婚，原因是在虚拟世界中，二人扮演的线上角色也过着虚拟的伴侣生活，但有一天妻子的线上角色发现丈夫的角色出轨了另一个角色（Morris, 2008）。这导致了离婚诉讼，就好像虚拟角色的背叛完全等同于丈夫与一位真实的女性发生外遇。灾难会以不同的形式出现，有些对发展不利，有些则会促进发展。理解它们绝非易事。

如何理解一对伴侣共享的无意识幻想（P）

我们并不把一对伴侣当成两个个体分开治疗，而是将他们作为在一段伴侣关系中有着亲密联系的双方来治疗。我们聚焦于伴侣各自是如何在意识层面与婚姻发生关联，然后探索他们在无意识水平上的关系。理解共享的无意识幻想（P）的方式之一是考察共享的防御，即婚姻的匹配度以及问题是如何开始的。治疗师的反移情在很多时候都可以成为探针。上述方面和伴侣防御策略之间的反差将会非常有力，因为伴侣各自的策略是互补的，组合在一起就会加强各自的防御姿态。这是一个普遍的现象——其自身并无决然好坏之分。当伴侣能够自由地选择彼此时，一个必要的联结点就会显得尤为重要——一定存在某些东西让他们在一起，而不是选择其他人。通常在一些生活事件发生时，如父母去世、失业、不忠、疾病、流产、死产等，这种共谋的模式就会不堪重负，在这种情况下，伴侣的无意识匹配带来的潜在好处反而可能成为负担。

共享的防御本身可能就是伴侣共享的无意识幻想（P）的一部分，也就是说，伴侣在无意识水平上活现了一个幻想出来的场景，目的是保护自己免于经历其他令人恐惧的关系场景的重复发生或活现。尽管严格来说，无意识幻想（P）指的是对关系的幻想（P），在伴侣治疗的实践中，经常会聚焦在伴侣对亲密关系以及对某种特定形式的关系会带来何种后果的无意识信念上。鉴于共享的无意识幻想（P）指的是伴侣的一种无意识意象，这种意象是关于伴侣关系是什么样子、应该是什么样子或者应该不是什么样子的，因此这个概念能够将婚姻匹配度和共享防御的概念桥接在一起（或者甚至涵盖了二者）。这不是一个轻易能确认的概念，不同的临床工作者可能会强调其不同的元素。

作为TCCR的一个研究项目的一部分（Hewison, 2003），我们邀请了一些伴侣治疗师描述他们对共享的无意识幻想（P）的理解。他们的反应有着不同的重点，分别会强调认知的、系统性的、想象的或是一般的元素。当尝试说明无意识幻想（P）的概念时，有些分析取向的伴侣治疗师强调认知元素，认为其指的是对某种特定的事物或经验的知识或信念：性交、亲密关系、创伤或者是对创伤做出反应的方式。这可以和弗洛伊德（Freud, 1918）提出的系统发育遗传的观点以及桑德勒斯（Sandlers, 2003）提出的当下的无意识会寻求稳态的观点联系在一起。另一些治疗师把无意识幻想（P）当作一个"系统"、一个重复的"主旨"来看待，这个"主旨"塑造了人们对伴侣的选择以及他们会拥有什么类型的关系。上述影响或是通过活现或是防御的形式来达成的。这些起到形塑作用的元素可以与一种原型观以及一种克莱因学派的观点联系在一起。当无意识的幻想（P）被作为想象性的元素加以描述时，它被认为与防御一起构成了一个幻想场景的系统，或是共同起作用，或是彼此对抗，因此它与伴侣对"何为伴侣"的意象有关。这种看法可以与精神分析理论中有关父母性交（原初场景）的意象以及荣格学派理论中有关"融合（coniunctio）"的观点联系在一起。还有一些治疗师以一种更一般的意义来看待无意识幻想（P），认为它并没有完全被共享（即，伴侣各自独立拥有但聚合在一起），而是"共谋""一致"或"互补"的，如果伴侣一方产生改变，冲突就会由此产生。

总的来说，共享的无意识幻想（P）有许多面向和层次。它在心理内部和人际间都会起作用。它桥接或涵盖了"婚姻匹配度"和"共享防御"的概念。它会受到外在事件的影响。它会在移情关系中活现，在治疗中主要通过反移情被发现。我们通过聚焦在关系而非个体身上来工作。我们始终心怀伴侣。我们会注意到伴侣如何与彼此发生关系，如何与他们的婚姻发生关系，以及，如何与我们发生关系。

在与伴侣的临床工作中，我们如何触及共享的无意识幻想（P）？治疗师可以留意以下问题：

1. 是什么让他们彼此吸引？
2. 无意识的选择是什么，它对伴侣各自起到了什么作用？
3. 投射系统和伴侣匹配度是什么样子的？
4. 它从何时起以及为何无法再为伴侣服务了，为什么是现在？
5. 与个人史存在什么关联？
6. 他们内在发展出了什么样的伴侣的共享无意识意象？他们无法发展出的共享无意识意象又是什么？

实际上，我们需要回答这样的问题："在此刻，哪个版本的无意识幻想（P）正在起作用？它的内容是什么？是以何种方式被共享的？使它被共享的心理过程是什么？以及，为什么我们在此刻能够看到它的存在？"共享的无意识幻想（P）是伴侣正常生活中的一部分，构成了彼此之间的吸引力，并让伴侣结合在一起。最后，当我们在治疗中触及它的时候，它也能成为改变的途径。

第三章

亲密感和伴侣：漫长而曲折的道路

苏珊娜·阿布斯

我侬词

尔侬我侬，忒煞情多，情多处，热似火。

把一块泥，捻一个尔，塑一个我，将咱两个，一齐打破，用水调和。

再捻一个尔，再塑一个我。

我泥中有尔，尔泥中有我。

我与尔生同一个衾，死同一个椁。

——管道升，中国元代画家、书法家和诗人

大多数伴侣治疗师都会赞同，亲密感是所有令人满意的关系中的关键成分，而寻求亲密感的驱力是难以抗拒的，让我们终生都在创造、拆毁和重塑关系。尽管这一探索充满激情，但实际上，亲密感的定义几乎像这种体验本身那样难以捉摸。这一矛盾使得对亲密感的追求就像是去寻找彩虹尽头的那罐金子：捉摸不定、令人兴奋，而当彩虹突然出现时，它似乎就近在咫尺、触手可及。但正如爱尔兰著名的民间传说提醒我们的那样，寻找彩虹尽头的金子得要点花招——实际上，彩虹并没有尽头。按照物理学定律，彩虹实际上是一整圈的——只是地平线阻止了我们看到整圈的彩虹。

这种对幻觉的追逐或许阻碍了伴侣去寻求亲密感，也可能真正的亲密感只有在对金子的追寻以及伴随的理想化破灭之后才能被发现。

我常常向来访者呈现两幅有关伴侣的画面：一幅是一对赤裸着身体亲密相拥的年轻伴侣，另一幅是一对分享私密时光的老年伴侣。在过去的几年里，我曾经把这些图片展示给数以百计的人看，问他们哪一幅让他们感觉更亲密。我的调查发现，人们会一致选择更年长的伴侣。这是为什么呢？在那对更年长的伴侣的脸庞上，我们看到了什么——是那对明显充满性意味的年轻伴侣身上所缺少的？

尽管界定亲密感显然是困难的，但我们仍可以尝试勾勒出一些核心成分。一个有关亲密感的模型（Reis & Patrick, 1994; Reis & Shaver, 1988）将亲密感描述为交互的人际过程的产物，这些过程的核心成分是自我暴露和伴侣的反应性。根据这一观点，亲密感是从一个动态的过程发展而来的，在这个过程中，个体会向伴侣透露自己的信息、想法和感受，并接收到一种被体验为理解、确证和关心的反应。此外，亲密感似乎是在一段时间中随着重复的互动累积起来的。个体内摄对这些互动的体验后，就形成了整体性的表征，这些表征能够反映这段关系在多大程度上是亲密的和有意义的（Reis, 1994）。

例如，一段亲密关系很可能包括，伴侣各自在某种程度上相信自己是被对方知晓和理解的。亲密关系还常常包含共同分享的乐趣，无论是性方面的，还是日常生活中相当平常的乐趣，比如遛狗！同时，还可能包括一种安全和安定的感受，从而让依赖变得可能——这也肯定是必要的因素吧？感觉到亲密的伴侣大概率可以舒适地展现自己的脆弱，感觉到对方能认可自己的开放，并做出相应的回馈。最重要的是，他们的脆弱能被对方接纳。最后，或许深刻的亲密感需要的是一段共享的历史叙事——这对年长的伴侣之所以让人如此明显地觉得比年轻的伴侣更为亲密，是因为旁观者感受到他们有着一系列共同的人生经历，这些经历影响了他们看待世界的方式以及他们共享这一看法的方式。

那么，难道坠入爱河这种令人兴奋的经历并非真正的亲密感，而不过是场幻梦吗？抑或是早期性爱的激情会导致一种误解，让人将性激情以及浪漫的情愫误以为是亲密感？但或许亲密感并不是一种固定的状态，而是二人之间的一段旅程，会随着不断变化的外在生活境遇以及内心世界的执愿而起伏、深入和淡去。画面中的年长伴侣已经在这一旅程中同行了许久，尽管我们可能会想象，他们如今已经停留在了某种令人满意的亲密状态，但这种状态并不比深情相拥的年轻伴侣间转瞬即逝的亲密感更真实。

因此，亲密感是一种聚了又散的东西。这种状态并不比其他任何人类乐趣来得更持久。不过，伴侣之间在一生内重复出现的、令人满意的经验，会在他们内心建立起一个内在客体，在需要的时候他们可以求助于这个客体——在个体的内在世界中，作为容器和经验的加工机制发挥作用（Colman, 1993）。

这一内在客体，或者说"伴侣容器"，对亲密感是至关重要的，因为若没有一个共享的空间用来体验和处理各类感受，那么伴侣就无法真正了解对方。没有了这种情感上的知识，伴侣就会退回到一种充满幻想的关系中，这种关系会被各种假设和信念主导（Morgan, 2010）。这些假设和信念常常受制于个体主导的客体关系、对彼此的移情以及在源于儿童期经验的重新活现的关系模式中对对方的利用。

多数爱情最初的特征被描述为一体感（feelings of oneness）。这种共生的目的之一是通过一种全能的幻想来保护自体。"如果我们是一体的，你就无法伤害我。如果我们是相同的，永远锁在爱的环抱之中，你就永远无法离开我。"一段关系越是新鲜，有关积极互动的真实体验就越少，也就越需要融合的幻想以及全能防御机制的保护。在健康的关系中，成年伴侣会经历一段逐渐发生的幻想破灭和分离的过程。伴侣不再是理想的幻想客体，而是一个真正的他者。虽说丧失无瑕的一体感的状态是痛苦的，但主体间性（inter-subjectivity）具有的益处会弥补这一丧失。

人类似乎天生就会寻求这种共生状态，但相应的，这种驱力和渴求会被对自主性的驱力和渴求所平衡——性交后甜蜜黏稠的拥抱经常被对睡眠的渴望终结——一项需要个体退回到自体之中的活动。简而言之，大家都想要幸福的融合，但他们也想不让爱人继续靠在自己的手臂上，尤其是当手臂开始发麻发胀的时候！

不过，就像下面的例子那样，有些伴侣会被灾难化的焦虑所驱使，始终无法彻底地放弃有关融合的全能幻想，或者是在面对生活事件的威胁时，会退行至一种共生的状态。

B夫妇对保持调谐状态的需要如此强烈，以至于他们大多数的能量都被用来维持一种完美的匹配状态。他们最主要的焦虑可以通过他们的习惯来减轻：不断地彼此触摸、抚摸和拥抱对方。他们曾经告诉我，他们对触摸的需求如此强烈，以至于有时候他们不知道自己如何在没有身体接触的情况下从楼下的接待室走到咨询室，并且开玩笑说如果在这段路上他们失踪了，我们或许会发现他们在某个壁橱里"相互依偎"。在同一次会谈中，他们把自己的关系形容为行驶在一片危险海域上的一艘漏水的救生船。在后来的治疗中，B夫人说，自己就像是曾在电视上看到的一个实验里紧紧抓住一片布不放手的幼猴，以此来获得安慰。她觉得自己需要不惜一切代价黏在B先生身上，这是生死攸关的大事。

为了维持这种完美的调谐状态并且不被解体的恐惧所困，所有的渴望都必须被否认，所有关于个体性的迹象都被憎恨，所有的欲望都被根除。在B夫妇的案例中，他们告诉我，他们从未有过任何争吵，他们是如此契合，就像是贴合紧密的手和手套。

如果早餐的食物只剩下一个蛋糕卷，那么B先生会吃上半部分而B夫人会吃下半部分。一切都能得到完美的解决，甚至不需要协商。

温尼科特论述到，母亲具有能够和婴儿融合的能力是很重要的。没有这种几乎完美地适应婴儿需要的融合，婴儿就无法实现发展中最基本的步骤——"活下去"。在最早期的阶段，婴儿只有两种可能性："生存和毁灭"。无法适应和无法调谐婴儿的需求会被婴儿感觉为一种冲击，继而引发有关灭绝的焦虑。在文章"过渡性客体和过渡性现象（Transitional objects and transitional phenomenon）"中，温尼科特进一步描述到，对婴儿脆弱的自我来说，全能感是一种必要的防御，而母亲需要支持这种对权力的幻觉。婴儿在现实中处于完全无能的状态，这驱使婴儿创造出一种保护性的幻想，那就是自己和母亲是一体的，自己能够控制乳房。

梅兰妮·克莱因也探讨了婴儿对于全能幻想的需要，这与被她称之为偏执-分裂心位的阶段有着密切关系。在偏执-分裂心位模式下占据主导地位的客体关系是以投射性认同的形式展开的（Klein, 1946）。投射性认同是一种机制，是自体的一部分（受到了威胁或者威胁到了个体）在幻想中被归结为属于另一个人。为了摆脱这部分自体，婴儿会排出这个威胁到自体完整性的经验，目标在于支撑脆弱的全能控制感。在伴侣中，投射性认同带来的是人际间的活现，这些活现强化了最初的幻想，即伴侣通过无意识层面的压力，发现他们充满了仅部分属于自己的感受。尽管投射性认同是一个早期的心理过程，而且是最为原始的防御机制之一，它也被视为一些更成熟的心理过程（比如共情和直觉）的基础。

讽刺的是，投射性认同的使用会极大限制产生亲密感的能力，因为它会阻碍伴侣之间真正意义上的联结。个体将自体的部分归结到伴侣身上，这种为了达成全能感的防御而使用投射性认同的做法会导致自体和他人边界的混淆，使得伴侣对彼此的知觉因为投射性认同而被扭曲。在这种情况下，会发生另一种形式的融合，但这并不是与理想客体的幸福结合，而是基于同一性混乱和混淆的融合。

不过，投射性认同并非总是为了全能地控制客体，有些时候它的目的在于沟通（Bion, 1962），被当作一种无意识的分享未被加工的感受的方式。这一现象与共情有密切的关系，因为在上述情境下，暂时性地混淆自体和他人是被用来促进伴侣之间的理解，而不是让自体摆脱不想要的部分。有趣的是，神经科学研究（Gallese, 2003）发现，当我们与他人共情时，会激活和对方相同的神经系统，也就是说，暂时地复制他们的体验。不过，为了获得亲密感，需要的能力既包含能暂时地认同他人的体验，同时又能与他人分离。这种分离会带来一种认可和接纳的人际体验，若没有这一点点的距离感，一个人是无法真正体验到被他人认可和接纳的。

不过，回到有关融合和共生的话题上，似乎有关生存的焦虑越强，个体就越会彻底地抓住融合幻想，结果是承认并容忍伴侣之间差异的能力受到了极大的限制。在下面的案例中，伴侣之间发生的创伤事件迫使他们进入了一种被投射主导的关系模式，这种模式回避任何差异，也让他们无法获得自己渴望的亲密体验。

伴侣和他们的主诉

马克（Mark）和波莉（Polly）是一对30岁出头的伴侣，他们已经接受伴侣治疗有近四年的时间了。

在波莉坦白自己七年前和丈夫的好友发生外遇之后，他们决定寻求帮助。这段外遇持续了几个月，此后波莉似乎一直独自对这件事心怀内疚和羞耻。这一坦白彻底击垮了马克，他陷入了一种深度的、无望的抑郁之中，间或出现无法控制的暴怒，其间他会威胁要杀掉自己的朋友。

第一次会谈的氛围已经预示了未来两年内他们和我以及彼此之间建立关系的模式。每一次会谈，马克和波莉落座之后，波莉就会以相当开心的口吻详细地报告马克的心理状态。她会代表他来告诉我，他这一段时间过得怎么样，如果马克在会谈中似乎出现了卡顿，她也会帮助他去沟通，并且不断地向他保证，自己是清白而忠诚的。

波莉的这一举动表面上似乎充满着关爱和关切，但我对她的反移情一直以来都是恼火，马克则是在偏执的幻想、无能的暴怒以及因为觉得自己永远无法克服这一骇人的背叛而感到的深深的绝望中沉浮。他会不断抱怨波莉的所作所为，要求她晚上和朋友外出时一定要早归，或者要求她不要化妆或穿着任何会增加她性吸引力的衣服。

他们的历史以及为何会选择彼此

马克的童年不忍卒听。他的父亲是一位战地摄影师，生前一直是一个滥用暴力的男人，让家人不寒而栗，习惯性地殴打妻子和孩子们，马克是他的长子。马克对双亲的强烈憎恨令人不安，他愤愤地讲到，当父亲外出工作时，他的母亲如何陷入抑郁和绝望之中而动弹不得。在那段时间，作为长子的马克（尽管自己还十分年幼）不得不充当小大人来支持他的母亲和妹妹们。父亲回家之后，夫妻二人会将孩子们锁在自己的房间里，重回二人世界，马克坚信父母会在那段时间里进行长时间的施受虐式的性行为。马克尤其憎恨母亲的软弱，因为她维持着和这个暴力的施虐者的婚姻关系。我诠释了马克感受到的背叛，即，他热忱地关心着母亲，但母亲每次都在父亲回家后抛下他而选择父亲。

另一方面，波莉很难详细地描述自己的个人史。她形容自己有一个美好的童年，还有一个妹妹。她告诉我，小时候，她和父亲的关系特别亲密，当她十几岁的时候，父母离婚了，自此她和父亲的关系就发生了改变。这个事件是她唯一能够开始描述的创伤或困境，而且在她的感受中，父母离婚完全是一个谜，对她来说，这件事无法和自己光辉美好的童年产生任何联系。

在一次又一次的会谈中，马克不是断断续续地讲述他害怕自己会失控，就是在谈及童年经历或感到波莉背叛自己时无法抑制地大哭，而在这样的时刻，波莉会一直尝试安慰和安抚他，表现出令人不解的焦虑、内疚和惊恐。

我有一种可怕的感觉，觉得什么改变都不会发生，马克似乎变得越发控制波莉，而随着他的愤怒和悲伤占据了这段关系，波莉似乎在消失。这种互动的核心是这对伴侣回避任何情感上的联结，无论是与双方对破损的关系感到的哀伤联结，还是与对彼此强烈的愤怒联结。

理解这对伴侣共享的嵌套在一起的恐惧和执念绝非易事，尤其是波莉似乎对自己的情感生活知之甚少，更不用说详细了解她的童年经历。

当然，或许在某种程度上，这正是波莉选择马克作为伴侣的原因？马克的头脑被自己的情感痛苦所占据，尤其是他觉得父母一直在利用和虐待自己。我猜测，在马克所有的关系中，他反复体验到的核心主题就是这种被利用和背叛的感受，这不仅与他的童年经历相呼应，也许在某种程度上还与波莉的童年处境产生了联系。

的确，此时此刻，关于一方无情地利用另一方的主题正在我眼前的这对伴侣身上上演。马克以一种全能的方式要求波莉无休无止地向自己做出保证，给自己顺从的安慰，而发生这种情况时，双方似乎都无视了波莉的痛苦和应激，也无视了波莉正如此完美地扮演着"照顾者"的角色。

随着治疗的进展，波莉变得更能够触及自己的情感，而她自己的童年处境也清晰地在伴侣之间的活现中呈现出来，得到了证实后，她开始能够谈论母亲的抑郁。她描述了母亲会如何退缩到一种愤怒的绝望之中，威胁要自杀或杀死父亲，而自己又是如何感到受制于母亲的行为，必须承担起管理、保护和维持母亲生命的责任。她开始探索难以承受的可怕的焦虑，每当她觉察到母亲将要陷入某种暴怒状态，焦虑就会产生；而暴怒之后母亲会抑郁地退缩到自己的房间里，把小波莉独自撇下，让她处于害怕、孤独和迷惑的状态。

这一探索让人清晰地看到，波莉对于灾难化的遗弃的恐惧在她身上创造出了一种强有力的需要，让她产生了全能的融合幻想，在这种幻想中，她相信自己能够控制马克的心理状态。尽管这显然是在重复她对童年时期与母亲的关系的体验，但是她相信自己至少部分地能够控制局面，这种信念缓解了由此激发的焦虑。

起作用的投射系统

显然，对马克和母亲负责的这种感觉会在某种程度上让波莉产生非常愤怒和不快乐的感受。在会谈中，这些感受显然也是缺席的，因为虽然波莉很焦虑，但她主要表现出的是一种关心别人的姿态，并且带着一种百折不挠的正能量——这种积极完全不符合现实情况。与此相反，马克充满着愤怒，而渐渐变得清晰的是，这种不平衡是投射性认同的结果。

我逐渐开始理解，波莉如何因自己被利用和背叛的经历而产生抑郁和愤怒，又如何将它们都投射给马克，而这种投射让马克不仅拥有了自己的愤怒感受，还拥有了属于波莉的愤怒。这种现象有时候会被称为"双份剂量"，即伴侣一方承载了双方的感受，让另一方（即波莉），能够相对较好地行使功能。但是，在这对伴侣中，投射系统是双向作用的，因为在波莉让自己摆脱了背叛体验的同时，马克也摆脱了他的一部分，将其投射给了波莉，那就是觉得自己有责任和内疚，并因此需要修复和照护——在童年期，他因为母亲而体验过这种感受。这样，马克就将所有让自己幸福的责任都交给了波莉，而觉得自己对她——一个背叛了自己的人——无须挂怀。

在此时的治疗中，我能够和他们一起探索他们共享的童年经历，即他们都觉得要对一位受到伤害也制造了伤害的母亲负责，同时，他们又都觉得，自己的生存依赖于让母亲活下去并且行使她的功能。

这样一来，伴侣通过自体和他人大面积的混淆而深深地联结。他们绝望地需要着彼此，在心理上纠缠于共享的无意识执念之中，但因为这些感受被分裂和投射，这对伴侣无法真正地帮助彼此处理这些可怕的恐惧。

从自体与他人混淆通向真正的亲密感和治愈的旅程？

所有人都可能有做白日梦的倾向，但我猜测诗人比大多数人更容易暂时地穿越至其他想象中的世界。就像约翰·济慈（John Keats）曾经写道："汝乃梦中之物（Thou art a dreaming thing）"（Keats, 1819, p.435）。此外，诗人们似乎具有一种增强了的共情能力，甚至到了自我和他人出现混淆的地步。一位治疗师需要保持警觉和调谐的状态，但至多只能暂时处于与患者一体的状态。治疗师需要保持一定的距离——当然，是有同情心的、敏感的距离——有一定的距离才能对患者提供帮助。济慈无法认同一只在他窗外啄石头的小鸟，但他承认，他可以和一只台球联结在一起，联结在"它的圆润、光滑以及它那流畅而迅捷的运动之中"（Bate, 1963, p.261）。难怪他会逃离学医带来的创伤。这种诗人般的共情能力并非济慈所独有。其他的诗人们也似乎有同样的天赋和诅咒。伟大的德语诗人赖内·马利亚·里尔克（Rainer Maria Rilke）就曾经谈及自己如何为一块留在旅馆房间里的肥皂担忧，生怕它感到孤独。

从融合和自体与他人混淆走向真正的亲密感的旅程是非常艰难的。对波莉和马克来说，这意味着他们必须亲自拥有属于自己的令人痛苦和艰难的感受，而当马克能够拥有和管理自己的感受时，他对波莉的关心又回来了。他一直重历的那些令人害怕和无法忍受的童年经历的景象开始退去，波莉对他来说再次变得真实起来，作为一个有着自己的艰难往事和需要的人而存在。相应的，波莉也能看到马克更多地从治疗中获得了涵容，她也开始离开那个焦虑的照顾者角色，因而觉得自己能和马克建立更现实的关系。但是，放弃能够控制马克的感受的全能幻想当然也意味着，波莉不得不去拥有自己的抑郁和愤怒，这是一个艰难而漫长的过程。她和我与马克较劲，为的是避免面对自己的痛苦，但是当痛苦最终决堤时，对我们所有人而言都是悲痛而令人感动的。一个更为"真实的"波莉的出现迫使马克不再以一种自恋性的方式沉迷于自己的内心状态，而这对伴侣也开始更为开放地、诚实地与对方展开更真实的关系。

治疗师知道，在什么时候他们面对的东西是真实的，知道在什么时候患者允许别人真正地认识自己，知道在什么时候他们是真诚的、是鲜活而脆弱的。对与伴侣工作的治疗师而言，看到上述过程不仅在治疗师与患者之间鲜活地呈现，也在伴侣之间展开，是一种特别动人的体验。

在一对伴侣之间建立起更强烈的亲密感的过程涉及治疗师帮助他们彼此之间获得一种更真实的理解，而通过这种理解，他们能采取更好的姿态，以更共情的视角来看待自己和伴侣在共有的困难中扮演着何种角色。除了建立起能更好地相互理解的感受之外，还有被接纳的需要，这反过来会促进一种情感背景的形成，这种背景会更有益于亲密与合作的产生。随着时间的推移，这些重复发生的、有关相互共情和接纳的经验会创造出一个起到涵容功能的客体，这个客体会被内化，并被称为"我们的关系"。

第四章
依恋、情感调节和伴侣心理治疗

克里斯托弗·克卢洛

心理治疗或可定义为应用发展心理学来理解和改变有问题的关系方式——与自己的关系,以及与他人的关系。本章的目的在于,将最初用以增益我们对人类发展的理解的视角带来的洞见应用于伴侣治疗领域,在这些视角中,我们尤其关注的是依恋理论。

依恋理论

依恋理论的创始人鲍尔比认为,人类是与生俱来的社会动物,自出生就有寻求和维持与他人的联系的动机。正是通过这些联系——关系——人类的发展得以发生。鲍尔比将习性学(在生物学基础上对动物行为的研究)和精神分析(在临床基础上对无意识过程的研究)结合在一起,他认为,在母婴这对原始伴侣之间发生的事部分塑造了成年生活中的关系模式。其结果是,它对于社群的心理健康有着巨大的影响力。物理上的接近和调谐的情感反应性是婴儿在照顾者那里最需要的东西,能保护他们不受痛苦的或令人威胁的经历的影响,并且给他们的内心注入一种安全感(Bowlby, 1969, 1973)。这种安全感为成年期的良好关系提供了基础。没有这种安全感,分离和丧失的体验就会成为病理性问题的致病因素(Bowlby, 1980)。他的理论的核心观点始终十分坚挺:正是通过关系,我们吸收了作为人类所具有的安全感、发展的潜能以及自体感的核心——这个自体本质上是关系性的。同样，通过关系，我们学习了如何调节自己的情绪状态，并且能够活在他人的情绪状态中。

鲍尔比使用非常精确的术语将依恋界定为一种动机性的、能够调节情感的行为系统：

> ……能使一个人靠近可被清晰识别的、被视为能更好地应对这个世界的其他人或维持与他的亲密的任何行为形式。出现上述行为最为明显的情况是，当这个人处于恐惧、疲倦或生病的状态下，上述痛苦能够被安抚和照顾减轻……若一个人知道，自己可以获得依恋对象，而且对方对自己是有反应的，就会有一种强烈的、普遍的安全感，并因此受到鼓励而珍视和继续这段关系。（Bowlby, 1988, pp.26–27）

虽然依恋行为在婴儿期和童年早期最为突出和明显，但鲍尔比明确指出，它在个体的一生中都可以被激活——在个体感觉到被威胁或焦虑的时候。显然，在这些方面，除了父母，伴侣和治疗师也可以成为潜在的依恋对象。母婴之间最初的关系模式也可能会迁移至成年伴侣和心理治疗关系中（C. Clulow, 2001）。

情感调节和依恋安全

情感调节和依恋是以一种循环的方式彼此联系的：情感调节的经验有助于依恋的形成，而依恋的核心功能之一就是调节情感。来自婴儿身体内部和外在环境的感觉刺激激发情感，而神经生物学的研究已经向我们展现了早年的父母-婴儿关系对大脑发展出情感调节的能力是何等重要（McGilchrist, 2012）。

将大脑作为一个单一的实体来论述或许是一种误导，因为我们知道大脑有两个半球，每个半球会以不同的方式加工信息。在语言和象征化的能力形成之前，大脑的右半球在生命的前两年里起主导作用。在发展的这一阶段,(事实上)在整个人生中，右半球都专长于加工包含在面部表情、语音语调、触摸和其他感觉信号中的内隐信息。

从二三个月开始，婴儿枕叶的视觉区域就已经发展到足以让婴儿聚焦和跟随环境中的物体，并能越来越紧密地追踪母亲的面孔和眼睛。母亲的目光会传递情感信息，并激发婴儿身体中的生化改变，这些改变会负责大脑中神经元联结的发展和塑造。当母亲对婴儿半成型的微笑和声音回以微笑和温柔的低语时，她就放大了彼此之间积极的情感联结。这种令人愉悦的互动会进一步让婴儿感到兴奋，激活婴儿的交感神经系统，释放与愉悦唤起有关的内啡肽。这个过程通常会明显地体现在婴儿的行为中，例如，婴儿会不协调地挥动手臂和蹬腿。如果兴奋变得过于强烈，婴儿就会中断和母亲的对视，并把头转向一边。母亲若能识别出这个过度唤起的迹象，就会放弃刺激者的角色，转而去安抚他们之间的互动。当婴儿重新和她建立关系时，她会将他给出的信号作为线索，重新启动二人之间游戏般的刺激-唤起循环。当一切顺利的时候，上述过程大部分是情感协调和受控的无意识互动，这种不断重复使得婴儿能够和母亲或是其他主要照顾者形成一种安全的依恋（Schore, 2003b）。

调谐的母婴互动会带来受到良好调节的情感状态，这些状态奠定了安全依恋形成的基础；而调谐失败则会导致调节不良的状态和不安全依恋。一位抑郁、焦虑或出于其他原因对婴儿没有反应的母亲，可能无法有效地发现婴儿存在未加工的情绪状态，或者说，"活力情感"的信号（Stern, 1985）。几乎不表露情感并阻止婴儿接近自己的母亲，可能会引发婴儿的抗议和应激。如果这个模式在一段时间里重复出现，结果可能是孩子在儿童期以及成年之后，也几乎不表露情感并回避接近他人，因为他们预期他人会对自己做出拒绝或忽视的反应。对他人的需要以及对他们不接近自己的抗议并没有消失，它只是从意识的觉察中离开了。不去意识到这些的存在给了个体一些保护，让他们不必面对痛苦的感受，也可能在无意识层面起到惩罚他人的作用（"你对我一点都不重要，就像我觉得我对你不重要一样"）。回避目光和其他类型的接触成了一种自我安抚的策略，目的是处理失望，而个体本希望能够从他人那里获得一种令自己感到慰藉的反应。参与调低活动、情感和兴趣水平的副交感神经系统会压制驱动兴奋和唤起的交感神经系统。这种生存方式有如下特点：过度控制的行为、很低的情感表达以及过度的自我依赖。若上述存在方式反复出现，则个体会形成特定神经通路，以支持这种内化的模式并调低情感状态。

相反，一个母亲如果过度刺激婴儿，在婴儿的情感状态变得过于兴奋时却很少有能力提供调谐的、安抚的反应，那么这位母亲也无法给婴儿提供太多机会来学习如何调节情绪。失调的唤起加上不一致的反应性，会让婴儿处于一种焦虑的状态，不断地扫视母亲的面孔、阅读她的心境，并衡量如何根据她的状态来表现自己的情绪状态。独立于母亲进行游戏和探索世界的过程会受到限制。这些个体在儿童期以及成年之后会发展出一种模式，即过分依靠他人来了解和调节情绪状态，这些状态可能过于活跃，为的是吸引和维持他人的注意力。个体在应激的情境下自我安抚的能力、自我调节情绪的能力始终没有得到充分的发展。在这种情况下，偏倚的模式是，交感神经系统被激活而副交感神经系统被抑制。随着时间的推移，这可能会塑造出与控制不足及冲动的人格特点有关的神经元传导模式，这种模式会外化和调高情感状态，通过一种无意识的手段来招揽他人为自己调节情绪。

当处于发展之中的儿童（以及他们成年之后）感觉到与他人不协调的情绪感受时，这两种"有组织"的不安全依恋模式（"有组织"的意思是，它们会在不佳的情绪处境下提供与他人相处的策略）会帮助他们处理这些感受：或是回避他人，或是追逐他人。更为复杂的困局是，母亲让婴儿感到恐惧或者对婴儿感到恐惧，又或者，母亲无法保护婴儿免于其他令人感到威胁的经历。在这种情况下，随之出现的是感觉刺激超载，这使得交感神经系统超速运转——对警报出现一种过度警觉的"战或逃"反应。如果无法重建情绪稳态，那么副交感神经系统就会取而代之，将有机体的反应全面关闭至一种冻结的解离状态：从世界的恐怖中撤离。解离不仅出现在曾经因重复出现的创伤或虐待而被过度唤起的婴儿身上，也见于与极端忽视有关的唤起不足的婴儿（Schore, 2003a）。

在婴儿和照顾者之间受调节的（以及失调的）情感状态逐渐印刻和存储在早年的程序记忆中——在意识觉察之外。它们构成了一个关系世界的模型，影响着对未来关系的非意识化的期待。不仅如此，它们还塑造了婴儿大脑中的神经联结模式——促进或抑制某些神经元的生长，影响由环境刺激激发的突触联结。由此，母亲通过照顾关系将自己的情感调节机制"下载"至婴儿的头脑之中。在婴儿1岁左右的时候,这会变成一种自体-他人关系的内在表征系统,鲍尔比(Bowlby, 1980)称之为"内在工作模型"。"下载"一词所隐含的电子通信的意味并不完美,因为婴儿也会起到形塑父母反应的作用。内在工作模型是由关系所塑造的,而不是一种单向的信息迁移。

鲍尔比在下文中描述了内在工作模型的功能:

> 我们在人生中遇见的每一个情境都是根据我们具有的、关乎这个世界以及关乎我们自己的表征模型构建而来的。通过感觉器官获得的信息是根据这些模型选择和诠释的。信息对我们以及我们在乎的他人的重要性是基于这些模型评估的,我们会根据这些模型在头脑中执行行动计划。此外,对每个情境的评估和诠释也会激发我们的感受。
> (Bowlby, 1980, p.229)

内在工作模型具有的关键功能(上段文字中标注了着重号的那句话凸显出了这个功能)在于,通过调节情感来获得和维持一种内在的安全感。内在世界的假设和外在世界经验之间的不匹配会带来应激,这种应激并不单纯是一种认知失调,还是一种情感失调。在这种处境下,个体面对的(无意识)选择是:究竟是通过与他人及他人呈现出的异己性(otherness)相遇(一种对现实的检验,具有促进成长的潜力)来重建稳态,还是从这样的关系中撤离,因为威胁过于巨大(调动防御)。鲍尔比将心理治疗的任务视为创造出某种条件,在这些条件下个体或许可以和他人一起审视自己的内在工作模型,从而让他们能更好地适应所处的环境(Bowlby, 1988)。

在正常发展的过程中,从母亲那里"下载"至婴儿身上的情感调节能力最初是在前语言水平上发生的。母亲通过追踪婴儿的情绪状态并与之调谐,调节了婴儿的情绪状态。当婴儿进入人生的第二年时,母亲的角色超越了一个附属的、帮助增强他的体验的存在者,而是兼具了更主要的社交功能。这是通过二人共生的情绪调谐状态的中断达成的,这会在婴儿身上引发因处于情绪失调状态而产生的应激。尽管与调谐的母亲融为一体的感受会让处于发展之中的学步儿童因自己具有的功能和能力而陶醉不已——这种认同会引发一种全能感的错觉——他仍可以与她分离，探索周围的世界、拓展自己的成就，并带着一种兴奋的状态回到母亲身边，而母亲则会回应他的自豪和自信。当母亲没有回应的时候，自己的体验和母亲的反应之间的失调会让婴儿感觉像是遭受了一次对自恋的打击，这会挑战有关二人融合的情绪状态的错觉。自我欣赏的心理状态和觉察到他人的消极评价之间的不协调的确会令人感到应激。从大约18个月开始，这可能会激发一种羞耻感——社会化过程中的一种主要情绪。在羞耻状态下，面对不赞赏自己的他人的面孔，（个体的）目光会移开且兴奋会消退。羞耻起到了阻断唤起的功能，调低了得意洋洋和自高自大这种过于强烈的情绪状态（Schore, 1994）。

当母亲并没有让婴儿继续处于失调的状态，而是重建了二人之间的情绪联结的时候，情感同步性的中断就变得可以容忍。破裂由此被修复，情绪的平衡和关系的同步性得以重新建立。如果重复出现的关系中断体验都能获得被成功修复的结局，那么婴儿就能因此学会容忍情绪失调，并摄入一种自信的期待，即破裂是可以被修复的，并且可以从中吸取教训。之后，情绪联结的破裂变得不那么令人应激，关系也具有了更高的灵活性和自发性。这一充满希望的结果是安全依恋的一种标志。不安全的依恋则可能表现为关系中具有更低的灵活性，对于潜在的破裂有更多的焦虑和警觉，或正相反，表现为与可能引发关系破裂的他人的一种僵化的失联状态。

儿童发展研究已经为我们提供了有关这些过程的大量证据。针对婴儿在与母亲分离以及重聚时的反应进行的细致研究表明，婴儿的行为与照顾者的行为之间存在着极为紧密的关联。仿佛从一开始，婴儿就会通过探索父母的情绪状态来使用自己的依恋对象，从而调节自己的情绪状态。重复出现的相遇过程创造出的模式在儿童的行为（Ainsworth, Blehar, Waters, & Wall, 1978）以及成年人的行为（Clulow, 2003）中都清晰可见，这些模式在人们谈论自己早年家庭经历的方式中也能够被捕捉到（Hesse, 1999）。身体唤起、行为活现以及语言表征，所有这些都能提供窥见无意识的窗口。它们传达出了人们有多大的自由能在环境中对自己进行探索和评估，又在多大程度上可以信赖他人能够帮助自己确立和维持一种情绪稳态。

情感调节和成年伴侣

　　一位母亲在面对婴儿时所具有的情绪调节能力一部分来源于她自己的情绪安全感，当她与婴儿之间的关系唤起了她的感受时，这种情绪安全感能够让她知晓和监控自己的感受。她可以由此获得与自己生活中重要他人之间的依恋的支持，尤其是，若她处于一段伴侣关系之中，她可以获得自己与伴侣之间的依恋的帮助。父母之间的安全关系会直接和间接地影响婴儿日渐增长的安全感。此外，伴侣能为对方提供一种不同于各自成长过程中经历的情感调节体验，从而有机会阻断不安全的依恋模式的代际传递。因此，在尝试促进儿童的身心健康时，我们不仅要支持亲子关系，也有理由为伴侣提供支持（Balfour, Morgan, & Vincent, 2012; Cowan & Pape Cowan, 2009; Schulz, Kline Pruett, Kerig, & Parke, 2010）。

　　如果伴侣关系会影响儿童的依恋安全感，那么理解这些过程——他们通过这些过程内化一种能力来调节与成人伴侣关系有关的情绪——又会有何启发呢？上述过程是否与在由依恋、照顾行为、性行为和兴趣分享系统构成的成人浪漫关系中运作的过程有相似之处呢？

　　如果从依恋视角尝试探索这些问题，那么我们可能发现这些过程极为相似，但存在一个明显的差异：对称性。安全的成年依恋关系具有对称性，即在面临应激时，伴侣彼此会以一种流动的、双向的方式产生关系：例如，他们可以自由地照顾彼此，也可以自由地接受来自对方的照顾。他们可以觉察到自己和对方的情绪状态，当二人之间的情感联结被破坏时，双方也都具有修复破裂的能力（Crowell & Treboux, 2001; Fisher & Crandell, 2001; Gottman, 1999）。相反，不安全的伴侣关系会保留部分亲子关系的不对称性质。接近-回避谱系的排斥型一端的特征是尽少表达情感，并弱化求助对象的重要性。谱系的另一端，即专注型，特征是尽可能多地表达情感，从而避免情感联结破裂这一灾难般令人恐惧的状况。在上述两种情况下，维持情感上的联结都存在困难。在第一种情况下，过度的自我依赖削弱了关系对情绪障碍进行修复的可能性；而在第二种情况下,过于依赖他人阻碍了重建情绪平衡的自我调节能力的发展。

在面对应激时,安全的伴侣关系显然比不安全的伴侣关系具有更高的韧性。在自我调节的能力和有信心从他人那里获得帮助之间找到平衡,能够增加伴侣应对挑战的能力,而不至于过度耗损关系的资源。与之相反的是,回避从彼此那里获得帮助的伴侣,或者在无意识层面招揽"另一半"来替自己解困的伴侣,可能会在面对压力时感到被孤立和负担过重。他们可能会在无意识中依赖自己的身体发出求助信号,比如,通过身心疾病的方式。另一方面,那些过度依赖他人来调节自己情感状态的人可能会让伴侣关系背上难以承受的沉重包袱。无论是哪一种情况,僵化的反应都可能干扰急需的适应过程。这样一来,伴侣就会遭遇困境,也更可能会因此向治疗师求助。

情感调节和伴侣治疗

上述对涉及情感调节和依恋发展的过程进行的总结,可以给针对伴侣的心理治疗实践带来哪些启发呢?为了回答这个问题,我们或许需要将来自发展心理学和神经科学的知识与温尼科特(Winnicott, 1974)提出的重要概念——母亲的"镜映"——联系在一起。

温尼科特认为,婴儿会在母亲的脸上发现自己的情绪体验,因为母亲看上去的样子与她在婴儿的脸上看到的样子密切相关。母亲不仅给婴儿提供物理的、身体上的抱持,也会"抱持"婴儿的情感体验,从而对塑造了婴儿存在性的自体感产生影响:"当我看到我被看到的时候,我就存在了"(Winnicott, 1967, p.114)。他对治疗过程的描述很大程度上是从母亲镜映的角度出发的:

> 婴儿和儿童在母亲的脸上看到自己的自体,之后在镜子中看到自体,这种"看见"提示了一种看待精神分析和心理治疗任务的方式。心理治疗并不在于做出聪明的、灵巧的诠释。总体而言,它是一个将患者带来的一切还给患者的长期过程。它是面孔的复杂派生物,反映出了能看到的一切(Winnicott, 1967, p.117)。

在一生中，我们会从人际关系以及艺术、宗教、戏剧中寻求对我们情绪体验的镜映和赋形——就像婴儿一样，我们寻找的是共振（Wright, 2009）。心理治疗会提供一种类似的关系，对未加工的情绪体验给予共振和赋形（Beebe & Lachmann, 2002）。

无论是在为人父母还是在心理治疗的背景下，镜映一词都并不是描述母亲和婴儿之间发生的事情的最佳术语，但或许一种例外情况是在病理形式中。它无法充分地涵盖镜映过程具有的双向的、共同构建的性质，而是意味着母亲要对婴儿的表情提供一个准确无误的反映。在追踪婴儿兴奋和唤起程度的变化时，它将抱持和省映体验的途径限制在了面部表情上——婴儿研究人员已经将这一点拓展到了其他的前语言交流形式（例如，最早期"母亲语"的语言形式，以及抱持和被抱持体验中的触觉接触——这些体验在母婴和浪漫伴侣关系中都存在）。从温尼科特的角度来看，在母亲所做的事情中，最好的就是准确地阅读婴儿给出的信号，并且以与婴儿内在状态相协调的方式给予反应，但并不是完全复制。当她的反应和婴儿相协调时，这些反应会被描述为"一致的（contingent）"，但同时她也在"标记"（区别）她的反应，因此划分出了哪些部分是属于她的，哪些部分是属于婴儿的（Fonagy, Gergely, & Target, 2002; Gergely & Watson, 1996）。她在准确地阅读体验和恰当地联结体验上是成功还是失败，被认为与不同的依恋模式有关。安全依恋与一致的、恰当地进行标记的反应有关，不安全-疏离型依恋与被标记的（有所区别的）但缺乏一致性的体验有关，而不安全-专注型与一致但缺乏标记的（无分化的）反应有关（Holmes, 2001）。

临 床 案 例

上述现象在伴侣心理治疗中会如何呈现呢？让我给大家介绍一对伴侣，我会称呼他们为塔姆辛（Tamsin）和汤姆（Tom）。

塔姆辛是一位育有一个5岁男孩的、迷人的母亲。汤姆是她的富有进取心的、从商的丈夫。他们因为总是发生剧烈争吵而来寻求帮助。最近的导火索是有关塔姆辛母亲的一次争吵,塔姆辛的母亲时不时会来照顾他们的孩子,而汤姆对她有诸多批评。

相较于收集完整的病史,我更喜欢从伴侣带入治疗的话题开始,寻找他们主诉背后的核心情绪体验。因此,我们询问了他们成为父母的经历,然后听到他们一直在努力平衡父母的角色和工作任务。在讲述的过程中,他们描述了一连串事件,都与寻求他人的帮助及支持有关:要么被对方辜负,要么被对方批评。这些再加上关于有缺陷的父母形象的其他材料,让我觉得,在面对他们时,我必须以一种谨慎的方式来呈现自己,以免成为只会批评他们或令他们失望的人群中的一分子。在这一节初始访谈中,我做的评论的主基调总体上是支持性的,我会说,听上去好像他们在此刻忙得晕头转向(一致性的镜映),他们谈话的大部分内容似乎是有关成为父母的担忧(一致性且伴随某种标记)。不过,我做了一个主要的伴侣诠释,希望能以此与他们共享的情绪体验发生共振:听起来好像双方都觉得,在管理压力这方面,对方都抛弃了自己(标记且伴随一定的一致性)。在这个阶段,关于他们害怕被求助对象(包括我)批评或求助对象最终令他们失望这一点,我没有做任何评论,虽然反移情提醒我,他们存在这种恐惧。

当回来进行下一次访谈时,他们告诉我,能被倾听而不是被提建议,这让他们很感激,并希望能做更多次的治疗。然后,塔姆辛描述了一直以来自己和母亲之间存在的问题,她觉得自己很难和母亲建立关系。她说,她会告诉母亲,自己在生活中都发生了些什么,但是觉得母亲要么充耳不闻,要么就是试图批评自己。当她发现母亲之后会把自己曾经告诉过她的事情转头讲给朋友听时,她会感到恼火,就好像母亲会吹嘘她,但似乎从来对她没有什么反应,也不给她任何积极的肯定。她说,与父亲谈话会让人满意得多,但是父亲更倾向于隐于家庭生活的幕后。

听到这些话后,汤姆插话说,塔姆辛的母亲的确是一个一门心思只考虑自己的人,而塔姆辛需要保护自己不受母亲的打扰,不要陷入母亲的套路中。尽管他感激在照顾孩子方面她时不时给予的支持,但是,当她以他们不喜欢的方式照顾孩子的时候,他觉得她有时候会搅乱他们夫妻之间的关系。他的反应让塔姆辛开始哭了起来。我很疑惑，问她这些眼泪意味着什么，因为我觉得汤姆的话呼应了她的一些情感体验。她说，她不喜欢丈夫这样插话，因为他对自己和母亲关系的描述比实际的状况更差。她说，汤姆无法意识到，自己仍然部分地需要母亲，她流泪是为他无法理解这一点而感到挫败。她知道，母亲让自己感到挫败，而成为母亲也让她更清楚地意识到，那些她如此渴望却没有从母亲那里得到的东西是什么。但同时，她需要保护母亲不受汤姆的批评。

在这次互动中，问题似乎在于，尽管汤姆觉察到了塔姆辛因母亲而感到的挫败，也做出了一致的回应，但是他在其中加入了某些在自己的父母那里感到的挫败（即他的反应并没有进行充分的标记），因此这让塔姆辛觉得，自己被给予了某种陌生的体验，或者说某种不完整的体验，而她需要做出抵抗。用依恋的术语来说，我认为塔姆辛描述的与母亲的关系是在专注型的一端。她描述的是一段矛盾的、卷入的关系，这段关系始终让她觉得愤怒，同时也有一些迹象表明存在着某种角色反转和投射，即她渴望保护母亲不受到愤怒和批评的伤害，她把这些愤怒和批评归结为来自汤姆，但也在自己身上体验到了这些情感。这样一来，汤姆似乎要么变成了不理解孩子的母性内在客体，要么变得具有侵占性——塔姆辛需要对抗这种入侵，并保护自己不受伤害。

我要注意的是，塔姆辛和母亲之间的关系不应成为唯一的焦点，以至于汤姆和她们的关系无法得到充分关注。因此，为了从他们作为伴侣的角度来接住这个母亲关系的主题，我提出的假设是：一方面，塔姆辛可能觉得必须保护自己的体验不受侵犯，因此她要把汤姆一直挡在心门之外；另一方面，汤姆的体验似乎是，自己是一个尝试进门的外人，而这种模式似乎与他们自己成为父母的经历有关。他们承认，这是他们之间经常出现的模式，即汤姆特别强烈地感受到，塔姆辛把作为父亲的他排除在外。汤姆对这件事尤其敏感，因为他不想重复成长过程中曾经历的家庭模式，即父亲是一个外人，与自己关系疏远并抛弃了自己，以至于自己成了家中的"妈宝"。

考虑到专注型的心理状态和纠缠的关系模式之间的联系，并且存在一种将不同的关系界定为似乎具有"心理等同性"的倾向（Fonagy & Target, 1997），我在这次会谈中把精力花在了确立边界上。我坚定地表达了以下观点，即塔姆辛和母亲之间的关系是她自己的事情，与汤姆无关；而教养儿子是他们作为一对夫妻要做的，与塔姆辛的母亲无关。对我来说，确立并支持上述区分是在以一种方式传达，我理解塔姆辛的焦虑——担心别人会去定义自己的体验，我也理解汤姆觉得自己被排除在外的感受，以及，我想要加强将他们界定为一对伴侣的边界。这可以视为对他们作为伴侣而做出的一致性标记：既点出了他们共享的焦虑的一个核心领域，又给了他们一些回应，这样的省映有助于澄清他们弥散的、未分化的体验。从我的这些区分之中，他们都能感到一些鼓励，这也缓解了我的部分焦虑，因为我曾担心，如此强调边界可能会让他们觉得我在定义他们的体验，即，侵入他们的体验。

无论以何种操作化的方式来定义镜映这个概念，治疗师的一部分角色显然是作为辅助者协助伴侣管理他们的情感体验，作为一个容器来承载未被代谢的情绪状态，以及帮助他们找到一种情绪稳态，让伴侣双方都能觉得和对方在一起是安全的。当面对不安全的处境时，焦虑会封闭一个人的能力，让他无法以省映的态度去关注自己，也无法以这种态度去关注伴侣。前来求助的伴侣通常都是焦虑的，因为他们觉得自己和主要依恋对象——即伴侣的另一方——之间的关系遭受了威胁。那么，治疗师如何做好这个辅助者，并克服在重建安全感的路上成为绊脚石的依恋焦虑呢？以下八点原则或许能帮助伴侣治疗师们应对这一挑战。

作为"安全港"和"安全基地"的治疗师

鲍尔比描述了父母可扮演的一种核心角色，即孩子在受到惊吓或感到难过时可以向父母寻求帮助 [安全港 (safe haven)]，同时父母也给孩子提供了平台和动机去探索 [安全基地 (secure base)]。这一描述很好地勾勒出了如何从依恋视角来界定治疗师的角色。对于任何心理治疗，基本的要求就是能提供一个安全的、可预测的、起到鼓励和促进作用的环境，在这个框架中，行为、感受和经验可以得到关注和反思。每一次成功的治疗努力都有赖于在患者和治疗师之间建立起一种同盟，这一同盟的基础是信任感以及共同理解双方一起努力想要达成的目标是什么。对于"安全港"和"安全基地"这两个功能而言，治疗的"框架"和"同盟"都是至关重要的，这让人们能够从经验中学习，提升能力和信心。在这个过程中，治疗师的作用并非做出诠释，而是鼓励探索——就像鲍尔比对他的患者所说的那样："你是知道的，请你告诉我"（Bowlby, 1988, p.151）。这段关系中发生的一切都是共同创造的产物，患者和治疗师都会在这样的相遇中有所收获。

在促进探索行为时，父母并不仅仅是作为"安全港"来安抚焦虑，而是会主动地激发孩子的积极情绪，投入由婴儿取得的成就而产生的愉快的互动行为之中。情感调节的这一部分在治疗过程中可能会被忽视。因为会谈中的情绪强度常常包含着痛苦的感受，治疗师的注意力很可能被导向如何调低情感、涵容焦虑和重建安全感。但值得记住的是，主动激发情绪唤起以及放大情绪也可以促进探索。

或许听起来有些奇怪，但确立一个安全基地不仅仅是治疗过程的前提条件，也是衡量其结果的一个指标。提升将一段关系作为安全基地来发挥功能的能力——无论是在伴侣之间还是在他们与治疗师的关系之间——都可以被描述为治疗的一个目标。一旦达成这个目标，那么无论是否有第三方的帮助，发展过程也可能会持续。

作为治疗师的患者的伴侣

对于伴侣治疗师而言，作为"安全感"和"安全基地"的功能还有一个额外的方面，这对于治疗尝试的成败极为关键。"患者"尽管包含了作为个体的伴侣双方，但主要是二人之间的关系。伴侣治疗的一个目标是让这段关系涵容伴侣的能力得到发展（Colman, 1993）；用依恋理论的术语来说，就是让他们的关系成为彼此的安全港和安全基地。维持这一焦点需要治疗师均匀平衡地将注意力置于三角关系（由伴侣各自以及二人的伴侣关系组成）上，并去追踪任何可能导致注意力失衡的原因。这要求治疗师能够在两种思维间摆动，一端是依恋理论背景下典型的二人对的心理定势，一端是产生对立和竞争焦虑的三角关系构型。治疗师需要具有一种安全感，才能避免非此即彼地只关注个体或关系，而将伴侣的每一方以及他们作为伴侣共同创造的关系一起作为焦点来关注。

作为情感破裂的修复者的治疗师

为了维持平衡,在和伴侣建立的情绪联结中不可避免地会出现破裂。与其将这种情况视为治疗过程的一种限制,不如将其视为治疗过程和伴侣关系得以发展的必要途径。治疗师的目标不是达成一种疏离的中立状态,而是鼓励情绪层面的投入,并让这个过程变得安全。识别"错误"并从中恢复是一种引发改变的方式。若希望能通过经受情绪断裂的挑战来调节情感,治疗师需要能够在追踪会谈的情感进程的同时进行感受和思考。

作为"镜子"的治疗师

正如我们已经说过的,依恋理论特别关注个体生命最初两年在学习调节情感方面的发展的重要性,在这个时期,依恋安全是通过非言语线索和他人的反应发展而来的。同样,在这个时期,婴儿始终在努力地识别外在世界以及他自己的身体所产生的体验。母亲在这个过程中会以如下的方式来为婴儿提供帮助:她要接受婴儿的情绪信号,在无意识水平上对这些信号的重要性进行调谐,并且提供一个可以为婴儿的自体赋予形态并最终让婴儿识别自体的反应,在最初,这个自体是以具身化的情绪的形式被体验到的。

若将母亲的镜映和治疗师的角色类比,就像我之前做的那样,带来的启示就是,非言语线索和反应在沟通情绪体验时尤为重要。面部表情、语调、身体姿势、心率以及其他的感觉沟通信号成为传递和接收情绪信号的频道。这些信号并不受意识的控制,但会向一位调谐的照顾者开放,让他们能够体验和思考。若将此应用于指导伴侣治疗师如何扮演自己的角色,则需要伴侣治疗师:聚焦于镜映伴侣之间的情感(Clulow, 2010)并关注由会谈产生的共享的情绪氛围(Clulow, 2007)。

作为"胼胝体"的治疗师

能够接收无意识的主体间的沟通信号需要治疗师关注自己的情感和身体状态,因为在自己的情感和身体状态中最有可能捕捉到非言语信号的迹象。当情绪在身体层面得到表达时，或许首先应该将注意力放在身体状态上，鼓励对身体状态的觉察——"自下而上"地涵容情感——再将其与"自上而下"的诠释取向联系在一起，而后者需要更高水平的皮质功能。神经精神分析师告诉我们，具身化的情绪是通过大脑右半球在无意识水平上在人际间传递的，它绕过了语言和其他的象征化加工形式。

移情和反移情的沟通也被认为是右脑半球内部联结的产物，它提供了机会，让治疗师能够将被体验到的和被知晓的东西进行联结，这经常是通过为特定体验命名以及提供可以理解特定体验的背景来完成的。这既行使了联结的功能，又行使了分化的功能（在自体和作为移情客体的表征之间做出区分），目的是为了完成整合。用神经生物学的术语来说，这就好像治疗师表现出了胼胝体的功能，这个组织将大脑的左右半球联结在一起，它的功能不仅是抑制数据的传送（保护各自半球不被另一方的数据淹没，从而让它们能够各自行使不同的功能），同时还允许二者之间的沟通得以发生。这使得右侧半球做出的整体性加工和左侧半球做出的更聚焦的抽象加工既能保持分化，又能彼此联结。精神病学家和哲学家伊恩·麦吉尔克里斯特（Ian McGilchrist）引用了印度教典籍中的一段话来描述胼胝体对于大脑两个半球具有的相互矛盾的重要作用（他很可能会用"大脑"代替下文中的"心"）："在心的空间中居住着一切的掌控者……他是一座桥梁，作为边界，让不同的世界得以分开"（McGilchrist, 2012, p.213）。按照依恋理论的原则，对这一过程的促进会被描述为"心智化（mentalization）"（Fonagy, Gergely, Jurist, & Target, 2002）。

作为解码者的治疗师

精神分析经常被誉为"谈话治疗（the talking cure）"，这意味着语言对起效机制起到了核心作用。尽管神经精神分析家提议，或许是时候将这个过程重新命名为"沟通治疗（the communication cure）"（Schore, 2012），语言仍可以传达无意识层面的情感和焦虑，就像非言语的沟通形式一样。在这一点上，成人依恋访谈（Adult Attachment Interview, AAI）或许是最著名的例子（George, Kaplan, & Main, 1985）。这是一个研究工具，尤其被用来"让无意识警觉"以及激发出个体与依恋有关的心理状态——他们的内在工作模型。治疗师可以从这个访谈程序中获得的收获是，语言的潜在价值并不仅在于传递信息（内容），也不仅是以更为细微的方式在一个依赖诠释展开的叙事框架中隐藏情感（诠释学），还在于通过语法、连贯性和谈话风格来揭示心理状态。这一视角让语言本身可以被视为一种情绪调节形式，或是让他人无法触及说话者的情绪世界，或是迫使他人深入他们的情绪世界（Alexandrov, Cowan, & Cowan, 2005; J. A. Crowell & Waters, 2005），而治疗师可能需要考虑，在何种范围内可以直接使用这些价值，将其作为治疗过程的一部分。

作为叙事建筑师的治疗师

在鲍尔比看来，心理治疗的核心是触及并重塑患者的内在表征世界的过程，而我也已强调了上述过程的情感调节功能。认知学派治疗师的工作假设是，如果能改变思维方式，就能改变感受。依恋取向的治疗师更可能会将上述公式颠倒，即，将触及情感体验并对此进行的重新加工视为产生改变的关键。无论采取何种取向，在一位依恋对象面前一再讲述人生经历——这个人对自己是感兴趣的、是尊重的，并且有能力接收自己的情感内容——就为让表达变得更自由、修正叙事结构以及讲述不同的故事铺平了道路。鉴于故事提供了意义的框架，它们会起到调节情感的功能。修正故事也让修正意义变得可能，也有助于调节情感状态（Holmes, 2010）。

对伴侣而言，这个过程涉及了双方，通过叙事来重新加工感受也就存在双重维度，而治疗师在处理这个双重维度时会表现出差异。以情绪为焦点的治疗师采取的主要姿态很可能是成为伴侣的顾问，鼓励伴侣直接对彼此表达自己的感受（Johnson, 2004）。精神分析取向的治疗师则很可能主要聚焦在伴侣对彼此和对治疗师的移情以及治疗师对两个个体和他们所创造的关系的反移情上（Ruszczynski, 1993）。关系取向的精神分析师可能会优先处理团体过程，关注伴侣和治疗师所共同创造的主体间的体验，无论这些体验的主要来源是哪里（Poulton, 2013），这些治疗师在究竟更偏重当下还是过去的"故事"上也会表现出差异。但无论治疗师是什么取向，情感焦点都是治疗共同的核心成分，且重塑叙事都会在调节未被加工的情绪上起到部分作用。

作为环境的治疗师

鲍尔比坚持认为，婴儿的内在世界以及他们成年之后的内在世界并不来源于无意识幻想，而是来自真实的生活经历，这一点对伴侣治疗师而言有着特殊的意义。环境可能将极端的压力置于最优质的伴侣关系上——贫困、疾病、丧亲和其他来自伴侣关系之外的事件会让伴侣的情绪稳态失衡，无论他们的关系有多灵活、互惠。在过去的五十年中，西方世界在性与性别假设的层面发生了文化变革，这些变革也改变了支撑伴侣关系的假设。我们不应仅将这些假设视为每对伴侣带入治疗中的内在客体关系剧场的外化之物，还应重视这些假设本身的价值。

作为治疗师，我们不只是伴侣潜在的移情客体，也是伴侣环境的一部分。无论我们是黑人还是白人、男人还是女人、富裕还是贫穷、安全还是不安全、是否有伴侣、是已为人父母还是单身、是同性恋还是双性恋，抑或是任何上述或其他身份描述的组合，作为环境的一分子，我们提醒着伴侣现实环境的存在，为伴侣提供内在和外在的参照点。如果无意识具有人际特征，就像所有证据所表明的那样（Scharff & Savege Scharff, 2011），那么它也很可能具有社会、文化和政治的特征。这对受到依恋理论启发的伴侣心理治疗有什么影响，需要我们在每一个案例中发现，但总之，这些影响始终是存在的。

第五章

伴侣之间的攻击性：客体关系入门

戴维·E. 沙夫

伴侣间的攻击性给临床工作者带来的是几乎最为困难的临床问题。一些近期发表的论著为理解伴侣间的暴力和攻击性提供了有益的启发，但是它们并没有聚焦在攻击性的起源上（Monguzzi, 2011; Ruszczynski, 2010, 2012）。为了理解在有症状的伴侣之间出现的攻击性以及心理和躯体暴力，我将从攻击性的发展起源谈起。随后，我会检视普通伴侣和有问题的伴侣中攻击性和暴力的表达方式。最后，我将提供一些用以理解和治疗存在攻击性症状的伴侣的指导原则。

首先，我需要承认的是，对于攻击性的精神分析研究是一个复杂而丰富的领域，在这个领域中已经存在了诸多论著。如标题所示，本章只是一个入门级的论述，并不能全面涵盖这一主题下所有有价值的文献或是对这一主题进行的所有复杂的思考。本文旨在作为一个概述，一个或许能组织某种思考方式和临床工作方式的指南，因此必然具有其偏见和不完整性。恳请读者谅解。我希望对该领域的一些重要趋势所做的综述能为经验尚浅的执业者做一些澄清。

两种基本的攻击性

在我看来，生命之初就存在两种基本的攻击性。首先，是可能被称为"温和的攻击性（benign aggression）"，它为儿童提供了能量，让儿童能去探索、去趋近新异体验、去照顾自己、去产生好奇心。此外，还存在一种"反应性攻击性

(reactive aggression)",既可以为善,也可以作恶,这种攻击性是面对障碍或拒绝时产生的反应。在自我防御中就涉及这一攻击性,但是在极端的忽视、侵犯或虐待情况下,它会超越自我防御的功能。当这种反应性攻击性的需要持续存在且变得极端,就会导致一种攻击性人格的发展,在这个过程中,它合并了温和的攻击性,成了最为重要的个人动机,继而引发恶性的愤怒和破坏性人格的产生。

弗洛伊德和克莱因:死本能

弗洛伊德有关生本能和死本能的理论(Freud, 1923)提出的观点是,攻击性是原始的、与生俱来的,其本质是破坏性的。梅兰妮·克莱因(Melanie Klein, 1957)进一步发展了这一观点,她认为,因为死本能的存在,儿童生来就具有过多的、与生俱来的攻击性。因此,儿童在无意识中会感受到一种需要,需要对这一内在威胁做些什么,并且会通过投射性认同来处理这一威胁。也就是说,儿童会在无意识中从天生的攻击性和憎恨中知觉到这种内在威胁,并将这一威胁的攻击性倾倒在母亲身上,随后将其识别为具有上述攻击性特征的人,因此,母亲对儿童来说就成了一种威胁。罗森费尔德(Rosenfeld, 1971)在弗洛伊德和克莱因的观点之上又做了一个精巧的补充,描述了在以攻击性为特征的自恋性人格中出现的各类生本能和死本能融合的情况,并且提供了例子来说明这些自恋性人格的特征:他们的人格被"黑手党"一般的内在帮派组织所侵占。

不过,本章试图不只是将攻击性的理论建立在本能以及有关本能的融合和去融合的复杂观点之上,这也是罗森费尔德尝试将弗洛伊德的观点与发展性的考量相结合的一种方式,但许多人觉得这样的理论建构有其局限性。认为攻击性建立在死本能之上并且持续处于与性本能或生本能的碰撞之中的观点,削弱了关系在塑造一生中出现的攻击性上起到的作用。此外,我认为,关系不仅位于攻击性的发展和表达的中心位置,在伴侣治疗的临床实践中,它的作用也是最为关键的。

费尔贝恩：攻击性关系的内化

如果攻击性并不只是某种与生俱来的本能，那么在儿童的成长过程中，它又从何而来呢？罗纳多·费尔贝恩（Fairbairn, 1952; Scharff & Birtles, 1994）相信，儿童在出生时并没有天生的攻击性。他认为，组织儿童内在世界的是与生俱来的对关系的需要，尽管存在本能或驱力，但他相信，本能和驱力只有被关系塑造才能获得意义。他将攻击性作为一个例子来说明，当自己依赖且需要与其建立一种爱和关切关系的人不在身边时，儿童不可避免地会失望，而攻击性就是失望的产物。费尔贝恩相信，当儿童遭遇这些失望时，她会纳入或内摄关系令人失望的方面，这些过程会塑造头脑的结构，将这些关系中最为痛苦的部分分裂掉，并通过潜抑将它们深埋于无意识中。

由此，一个心理组织的模型产生了，在这个模型中，自体的一部分和内在客体的一部分通过情绪联结将彼此联系在一起，具有攻击性的内在客体构型所具有的情感联结是悲伤、挫败、失望和愤怒。这一内在客体关系构型（他称之为"内在破坏者"或反力比多客体关系）会对自体展开内在攻击。以一对伴侣为例：一个内在客体在攻击与之绑定的自体的一部分。比如，一种愤怒的反力比多客体构型会攻击整个自体，或是攻击自体中渴求爱的那一部分。无论在哪种情况中，愤怒的、破坏性的一部分自体都会占据人格的主导地位，无论是暂时的，还是长期和普遍的。

科恩伯格（Kernberg, 1992）拓展了费尔贝恩的观点，他提出，爱和恨在被潜抑的自体-客体结构中形成了情感联结。在攻击性的连续谱中，暴怒是最为全面且往往最难以驾驭的表达形式，就像完全的色欲之爱是力比多情感的连续谱中最强烈的表达形式一样。这些情感在内在客体构型中既产生了联结，又构成了动机性的结构。正是情感赋予了关系以意义。

费尔贝恩（Fairbairn, 1943）还发展出了另一个对诸多个体、伴侣和家庭案例而言都极为关键的理论——"道德防御"。发展出这一理论是为了回答下面这个问题："被父母虐待的儿童为什么会倾向于责备自己，认为自己要为虐待负

责呢?"他说,答案在于,儿童在无意识中相信:

> 与其生活在一个由"魔鬼"所统治的世界中,不如作为一个有罪之人活在由"上帝"统治的世界中。在"上帝"统治的世界中,一个有罪之人可能是恶的,但始终存在某种安全感,这种安全感来源于一个事实,那就是周遭的一切是善的——"'上帝'居于他的天堂之中——世间一切皆安好!"无论如何,总是存在被救赎的希望。在一个由"魔鬼"统治的世界中,个体或许能够逃脱作为罪人的恶,但是他仍是恶的,因为他周围的世界是恶的。此外,他也没有安全感,没有被救赎的希望。唯一的未来是充满死亡和毁灭的未来。(Fairbairn, 1943, pp.66-67)

如果世界本质上是善的,那么即便儿童是恶的,也存在着被救赎和宽恕的希望。如果世界本质上是恶的,那么即便自己是善的,也没有希望可言。因此,儿童选择的是怀有希望。

费尔贝恩(Fairbairn, 1958)不赞同克莱因曾提出的观点,即基于死本能和与生俱来的过多攻击性而产生的恶性组织。他提出,自己的观点——攻击性是内在迫害性客体关系产生的,而内在迫害性客体关系则是个体在面对真实的拒绝和虐待时形成的——能更好地理解攻击性。但是,他也注意到,一位具有过多攻击性特征的患者,在临床上可能会表现得好像与生俱来就具有过多的恶性攻击性一样,因此掩盖了主诉中失望扮演的角色。

温尼科特的综合观点

温尼科特(Winnicott, 1970)关于攻击性的观点有助于解决这样一个争议,即究竟是人类生来就具有过多的攻击性,还是说攻击性的发展完全是失望和虐待导致的。温尼科特认为,儿童有两种基本的攻击性。首先,存在一种正常的、温和的、对探索和成长来说必要的攻击性,这种攻击性会为好奇心和掌控感提供动力。带着这种攻击性,儿童可以"无情"地"使用"与母亲(父母)的关系,也就是说,无须担忧母亲的福祉。对母亲而言,一位正常的母亲能允许孩子如

第五章　伴侣之间的攻击性：客体关系入门 | 73

此"使用"自己，而不对孩子进行报复，她能凭直觉理解，孩子必须"使用"她来获得成长。

其次，温尼科特提出，存在一种反应性的攻击性，这种攻击性——正如费尔贝恩所说的那样——来自对失望、挫败或虐待的反应。尽管每个孩子都具有这样种反应性攻击性的成分，当这种攻击性过度发展时，也就是说，愤怒、憎恨以及恶性的无情，我们才会将其与关系中的破坏性以及暴力联系到一起。不过，我注意到，正如温和的攻击性对孩子的发展至关重要——它让孩子与父母建立起了一种关系联结，反应性的或恶性的攻击性也会与客体之间建立起一种愤怒的、破坏性的联结，当失望、拒绝和虐待持续存在且十分严重时，这一联结会成为人格的主要特征之一。在实践中，在临床上区分温和的攻击性和恶性的攻击性并不那么容易。以青少年为例，正常的攻击性被调动起来用于促进独立，他们会"滥用"自己的父母，好像这是获得自主性所必要的。仿佛这些青少年觉得，只有跨过父母的尸体，自己才能够成功地离开家庭。

之后，格拉瑟（Glasser, 1998）区分了两种攻击性的类型，尤其是暴力，他的分类在某种程度上与前面的略有不同。一种是"自我保护型暴力"，这种暴力与动物的狩猎非常类似，它与将他人作为真正的人来对待的内在感受无关。他人更像是非人的物体，与自我保护的个人目标有关。而另一方面，"施受虐型暴力"总是指向另一个人。它涉及的是个体与另一个人的关系的性质（以及对关系的性化），不仅是外在的，也是内在的，因为这个人代表了一个内在客体。格拉瑟的区分与温尼科特的观点相似的地方在于，被他称为自我保护型暴力的类型并不一定与虐待史有关。但是格拉瑟的分类也不同于温尼科特的观点，因为它针对的是暴力而非攻击性本身。

神经科学和发展的人际方面

为了拓展我们对攻击性起源的探究，下面我会描述神经科学的发现。儿童在面对当下与关系有关的信息时，首先做的事情之一是监控是否存在危险。右侧杏仁核——一个核桃状的小结构，负责完成这一过程，它监控当下的所有刺激是否存在危险的迹象（Schore，2003）。当早期关系存在严重的危险时，这一功能会过度发展，变得更为自动化、更普遍。通常情况下，在积极的早期关系的氛围下，更高级的中心会调控杏仁核，尤其是右侧眶额叶皮质（右眼上方的大脑部位），这将降低将一切视为潜在危险的倾向。当存在高风险的迹象时，这些更高级的脑区无法获得最佳的发展。因此会出现两个后果。首先，来自杏仁核的对危险的反射性反应占据主导。其次，处理应激的下丘脑会产生高水平的皮质醇，让个体对应激产生条件化反应。

从人际层面来看，受到虐待的儿童的父母，或与儿童建立关系的其他成年人会攻击儿童。儿童学会的是，危险是亲密人际关系固有的一部分。这可能会通过普遍的攻击模式传递给儿童：喊叫、踢打甚至是更令人迷惑的行为——在诱惑和惩罚之间快速更迭。这可能通过以下信号来传达：父母对彼此的愤怒、父母对同胞的攻击性或儿童自己的攻击性缺乏限制，或者是殴打和性虐待。还可能存在一种无所不在的攻击氛围，因为父母会打架——即便双方实际上并没有对儿童叫嚷或殴打儿童。总之，存在许多公开的攻击性的场景和行为，它们向儿童传递的信号是，人际环境中的危险是无所不在的。儿童对这些外在情境会产生何种幻想，在很大程度上与儿童对家庭场景或其他场景中的威胁知觉有关。

让我们再回到神经科学的贡献，来看一看镜像神经元（Gallese，2003）。这些细胞位于动作皮质的动作神经元边上。当个体做出一个动作时，比如从杯子里喝水，这些神经元会放电。当个体看到或听到其他人也在做同一个动作时，这些神经元也会放电。它们是观察学习和模仿学习的单细胞基础。镜像神经元系统的影响是复杂的，神经元对观察做出反应时的简单放电行为受到更高等级的大脑中心的调节。尽管如此，镜像神经元的存在决定了人类（以及其他动物）生来就会通过观察来学习，因此，婴儿会通过观察亲近的人展现出的情绪来学习情绪。

因此，当早期的互动染上了攻击性的味道，儿童会将造成这类行为和情绪沟通的攻击性心理组织纳入内心深处。当这个儿童长大成人，并拥有了成年伴侣和家庭关系时，她的内在世界已经深深地镌刻上了重新创造上述关系的倾向。这种倾向是和一个能够对这种组织进行反应并共享这一组织的伴侣结对。

这样的伴侣不仅是在彼此身上发现一个可以与自己共振的镜像神经元系统,还会通过相互的投射性认同建立一个共振的攻击性循环,这个循环会继续强化和放大这种维持关系的方式。当这样的伴侣建立起各种各样振荡的攻击性循环时,他们在双方的大脑和心理水平上都强化了最初的这种倾向,即寻找和重现攻击性的关系。

比昂的容器/涵容模型

当然,在发展过程中也存在缓和的力量。比昂(Bion, 1970)的容器/涵容模型从理论上描述了父母的头脑如何接收儿童原始的、无结构的体验,将其转化为更可处理的形式,再以一种经过代谢的形式反馈给儿童。在这里,我们处理的是可以被转化和涵容的攻击性以及超过父母和子女的消化与涵容能力的攻击性之间的平衡。儿童需要父母以这种方式来调节他们正常的发展性的攻击性,将其集中在成长需要上,并让其与儿童日益增长的、对他人怀有关切之心的能力混合在一起。若缺少上述过程,未经驯服的攻击倾向就会夺取儿童爱和关切的能力,继而成为无法被约束的发展性需要。

情 感 调 节

福纳吉和同事(Fonagy, 2003)向我们展示了早年的依恋关系在情感调节过程中扮演的核心角色。在最初,婴儿无法安抚或理解自己具有的强烈情绪。依恋对象的作用正是接收这些未经加工的情绪,通过父母的涵容功能来容忍它们,然后以更平静的、受到更好调节的形式返还给婴儿,让双方都更能忍受和应对。以愤怒和攻击性为例,母亲可以吸收攻击性,在直觉水平上让它在自己的内心共振,并通过无意识水平的理解,知晓它具有的情绪意义。然后,她通过"调低"的方式将其返还给婴儿,也就是通过加入理解以及使用具有安慰作用的语言和声调。渐渐地,在最初的几个月和几年里,攻击性能够被容忍,能够被赋予的意义影响。这一过程也适用于伴侣:二人之间那些原始的和无法理解的经验——或许是受到杏仁核驱动的狂怒——在治疗这个得到强化的容器中,被治疗师接收、容忍和理解,再以被调低以及被赋予更多意义的形式返还给伴侣。

攻击性伴侣关系的一些类型

早年经历会在不同程度上导致后期阶段不同程度的攻击性。但总体而言,早期攻击性调节不良会导致成长中的儿童无法调节攻击性。如果早年存在被创伤和忽视的经历,上述问题会加剧,造成涵容受损。也就是说,处理失望和挫败的能力出现缺陷,此外,还会在之后的人生中出现寻求更为创伤的经历或卷入创伤的关系的倾向。当这种情况发生时,伴侣倾向于将彼此视为威胁的来源,这一点在亲密关系这种近距离的关系中会更突出,伴侣会害怕,处于一段亲密关系带来的结果是再次经历创伤。

攻击性伴侣关系有各式各样的类型。有些关系中会出现攻击性不断累积的循环。另一些伴侣则可能出于自我保护的需要而远离彼此,以避免出现令人恐惧的破坏性结果。还有一些关系呈现出长时间平静之后突然产生攻击性爆发的特征。每一种关系都需要基于以下方面来理解:形成伴侣关系的个体所具有的发展背景,二人形成的关系的性质以及伴侣以何种方式引发了让他们困扰的攻击性。

例如,一位饱受创伤的男性成长于一个暴力的环境中,他的父亲会殴打他的母亲和姐妹。这位男性在殴打自己的妻子后并无悔意。他认同了自己的父亲,觉得妻子需要听从自己的吩咐。同样,因为对父亲的认同,他在无意识中觉得妻子可能给自己带来危险;而在意识层面,他又理所应当地觉得通过殴打她来让她表现出正确的行为和服从是他的义务。如果这对伴侣寻求帮助,那么这位女士需要人身安全保护,但是许多这样的女性都来自类似的暴力家庭,因此在无意识层面会觉得自己理应受到这样的攻击。

另一种类型的例子来自这样的伴侣:丈夫在暴力行为后出现悔恨,但之后仍会使用暴力,如此成为循环。通常来说,妻子会原谅这样的男性,这位男性随后也会表现出服从和温柔的行为,直到下一次爆发,紧接着是又一轮的悔恨和忏悔。这样的伴侣也成长于暴力的环境中，因此也会带来危险，所以需要被保护。我要说的是，尽管我使用的例子中都是丈夫表现出攻击性，在一小部分伴侣中是妻子表现出躯体暴力行为，受到惩罚的则是丈夫。

在所有这样的伴侣中，攻击性都会形成一种关系联结。我们习惯于认为，将亲密伴侣联结在一起的是爱或性。对具有攻击性的伴侣而言，行使上述功能的则是恨或暴力，它们主导了伴侣的心理，就好像在战争中一个国家被暴力主导了一样。伴侣可能也会有其他版本的内在结构——或许是充满爱的版本——但是让他们进入伴侣治疗的内在结构是处于战争中的心理状态，在这种伴侣关系的模式中，攻击性被置于台前的位置。

蒙古齐（Monguzzi, 2011）从主体间的立场探讨了伴侣治疗中的愤怒和攻击性。他将伴侣表现出的攻击性症状视为缺乏省映性的心智化功能，在临床互动中，治疗师可以通过共情性共振充分理解上述情况，也势必在头脑中参与这一攻击性的人际循环，也就是说，她必须也染上伴侣的疾病（J. Scharff & D. Scharff, 1998）。因此，反移情成为获得理解的必要条件，并成为诠释行为的工具，从而修复和提升伴侣个体对有损关系的攻击性情感及伴随的暴力情感的自我调节能力，以及相互调节上述情感的能力。

拉斯津斯基在施受虐、暴力和伴侣中的性反常行为方面发表了大量文章，他（Ruszczynski, 2010; 2012）的观点是，被普遍的攻击性所主导的伴侣活现了一种异常的关系形式，其特征是无法进行心智化和缺乏象征功能，继而导致精神或躯体暴力的反射行为。这些行为逐渐形成了关系模式，在多数时间里，尤其是在有压力的时刻，伴侣退行至更为原始的处理情绪僵局的方式。在面对这类被带入咨询室中的情绪暴力时，临床工作者必须维持自己的省映功能，并提升共情能力，去共情伴侣内心这种无路可走的处境。所有这些努力都是为了将经过"解毒"的理解和省映能力返还给伴侣，让他们随后慢慢地产生新的、非暴力的行使功能的方式。

社会态度的角色

有关暴力的社会态度在暴力的传播中起到了一定作用。有些文化态度甚至支持使用暴力。西方文化直到20世纪还支持男性有权选择虐待自己的妻子。如今，我们在各类亚文化中仍然目睹这类对女性的歧视。有些宗教激进主义者仍然认为，男性对女性的统治是上帝赋予的，是不容置疑的。对女性的歧视导致了对妻子的虐待，包括婚姻中的暴力、忽视或杀死女孩，以及让女性在家中一直处于更低等级的地位。我的观点是，歧视的社会氛围可能纵容了暴力或淡化了在关系中使用暴力的严重性，正如我们从不同文化对待女性和妻子的态度中看到的。当社会氛围被野蛮的行为主导时，就像在战争、贫困或残暴的政权中发生的那样，亲密关系中的攻击性表达也会有上升的趋势。世界上的社会系统对这些不平等做出的反应是非常缓慢的。在过去二百年里，保护女性和儿童、促进他们的平等权利的法律在西方得以发展。而在日常的新闻报道中，我们看到，在世界上的许多其他地方，改革的迹象才刚刚开始。

评估伴侣的暴力

当在心理治疗中见到这些伴侣时，我们要评估的首要维度是攻击性的程度、表达方式和危险程度。伴侣的攻击性是躯体层面的暴力行为，还是"仅仅"表现为持续不断的争执和对彼此恶言相向？它是持续不断的，还是间断的？它只发生在伴侣之间，还是也会严重干扰其他情感关系？

测评的下一个方面是对攻击性表达的反应。在伴侣关系中，过于严重的攻击性会引发伴侣不同程度的反应。是毫无悔意的自我辩解，还是存在后悔和悔恨？施暴的伴侣一方是想改变，还是觉得自己是正当的？以及，是一方施暴还是双方都施暴？

然后，我们想要评估的是，伴侣一方或双方是否有能力在心理水平上对攻击性的原因进行反思。伴侣是否能看到自己在产生攻击性或暴力的关系方式中所扮演的角色？或者更高的期待是，双方是否能持续合作来发现关系中的困难和失望如何导致他们用攻击性代替了爱和尊重？在最佳的情况下，伴侣在我们的帮助下能持续合作发展出这种类型的理解。在有些案例中，伴侣一方比另一方具有更好的心理学头脑，但也可以帮助另一方朝着这个方向进步。在最糟糕的情况下，伴侣双方都不愿意或者都没有能力使用洞见去改变他们的关系模式。这并不意味着我们完全无法提供帮助，但我们会受到限制，只能给出行为上的处方，或者希望我们温和的立场和理解能够在某种程度上渗透伴侣关系，从而为他们的处境"解毒"，哪怕无法得到伴侣的心理支持。

与伴侣的工作常常始于治疗师的观察——让他们的关系变得有毒的是一种威胁，即伴侣觉得愤怒和攻击性即将出现——甚至在暴力或攻击性并没有真的爆发的时候。因为伴侣一方觉得整体上缺乏安全感，总是警惕着危险的出现，即便危险实际并不存在。她必须保护自己。她或许会让自己保持一种情绪上的距离感，或者假装服从命令来防止愤怒的产生，或者发展出一种受虐的姿态。愤怒或暴力爆发带来的间断出现或持续存在的威胁会以这样那样的方式将爱"杀死"。

一种例外的情况是伴侣之间的关系以一种施受虐的联结为主导，在这种关系中，暴力和痛苦也是令人兴奋的。对那些会对攻击性表示后悔的伴侣而言，这也可能是一个重要的主题。不过，在另一些伴侣中，只要施受虐的联结对他们而言是行得通的，他们就不会寻求帮助。我在这里无法对这个宏大的话题进行充分的论述。处理在性层面上有施受虐行为的伴侣超过了本章作为概览的范围，但是我们必须注意到，对躯体攻击性在关系中扮演某种角色的众多伴侣而言，存在一种攻击性的色欲化，让他们深受吸引，哪怕实际上不存在性层面的施受虐行为。当存在这种情况时，暴力、施虐和痛苦对伴侣的吸引力必须成为治疗探索中的核心部分。

在评估完伴侣获得新的理解和灵活性的能力后，我们可能就需要转而询问导致这对伴侣进入这种攻击性状态的背景。在他们成长的过程中，各自家庭中的攻击性和暴力是什么样的？他们会经常被吼叫、挨打、遭受躯体或性虐待吗？他们是否生活在社会暴力的处境下，例如遭受严重的歧视、居住在充满暴力的贫民区或处于战争之中？

此外，我们还要评估另外两个维度。一是在伴侣各自身上，攻击性组织的闭锁（encapsulated）程度有多大？在严重创伤的案例中，很可能伴侣一方或双方都具有处于闭锁状态的、创伤性的内部客体组织，因此它们常常无法被伴侣意识到。也就是说，攻击性的内在客体构型可能被封闭了起来，无法被日常的觉察触及，只有在被激惹的时候才会突然表达出来，然后消失，好像这些暴力的组织从来都不存在一样。

这就引出了另一个有关伴侣互动的评估议题：在伴侣关系中，存在多大程度的激惹因素？有些时候，是一方激惹另一方，而另一方表现出明显的攻击性；但在许多具有攻击性的伴侣中，双方会轮流扮演激惹方和反应方的角色。这些伴侣被这种共享的、具有攻击性的、反力比多的客体关系构型主导，轮流处于受害者和主动攻击者的伴侣位置。比如，丈夫在无意识中将自己具有的受害者自体置于妻子身上，而妻子将无意识中的攻击者部分置于丈夫身上。这是施受虐伴侣的一种常见模式，即攻击性的循环将二人联结在一起。

对攻击性的防御

有些伴侣深受攻击性的困扰，他们的应对方式却非常不同，他们会筑起高墙来抵御愤怒和躯体暴力的表达。比昂认为，这种组织对攻击性的防御是如此之强，以至于攻击性几乎从头脑中被擦除了。他将有攻击性的心理表征标记为"+H"，而将擦除攻击性的心理结构标记为"-H"（Bion, 1962）。让我们来看一对在无意识水平上共享着"-H"心理状态的伴侣。比如，伴侣中的一方告诉我，他们在成长过程中都曾经遭受过躯体虐待。丈夫曾经在自己无法保护姐妹时被父亲殴打，也数次目睹父亲殴打母亲。妻子是几个兄弟姐妹中最小的，曾经目睹母亲殴打自己的哥哥姐姐，她常常会冲到母亲和哥哥姐姐中间，为了保护他们而遭受过头骨骨裂的伤害。起初，这对伴侣立下约定，永远不对彼此和孩子动手。他们决心要成为与施虐的父母完全不同的人，反而在彼此之间筑起了高墙。因为他们拒绝在躯体层面表达愤怒——但愤怒不可避免地存在——他们都会用拳头砸墙，还经常在这个过程中弄伤自己的手指关节。他们管教孩子的方式是对他们说："去面壁。"这意味着孩子需要站在墙边，用头抵着墙，直到能够重新控制住自己。对这对伴侣的关系来说，最糟糕的伤害是他们不知不觉地在彼此之间筑起的这堵墙。随着时间的推移，这堵情感的高墙不断变厚，以至于再也无法被打破。这对伴侣出于利他的目的，希望保护对方不受自己内心感受到的危险的伤害，由此尝试保护他们的伴侣关系。但不可避免的是，被压制和潜抑的部分仍会回来，通过抑郁、无望和二人之间日益增加的距离以及当愤怒再也无法被否认时出现的愤怒爆发对关系造成困扰 (Fairbairn, 1943)。

对婚姻暴力的临床处置

在治疗伴侣关系中的暴力时，我们要做的第一件事就是设置界限。我们无法治疗一段仍然受到真实存在的躯体暴力威胁的关系——任何时候安全都是第一位的。只有当伴侣停止躯体攻击行为时，我们才可以继续。如果他们无法停止，那么受到虐待的那一方就需要得到切实的保护：与施虐的一方分居，去一个临时的或永久性的保护所，或者搬去新家，还可能需要获得法律上的限制令。

如果存在愤怒但没有躯体攻击行为，或者如果伴侣可以停止实际的虐待行为，那么心理治疗就可以开始了。我们的工作旨在帮助伴侣各自以及共同理解他们在攻击性和暴力循环中的角色，我们需要平衡视角、保持中立，即同时考虑伴侣双方——我们对抗的是他们共享的破坏性。我们尝试去理解，他们早年生活中过度的攻击性源于何处，他们的社会环境和日常生活中有哪些攻击性和创伤，以及他们共同的亲密生活中愤怒的来源。我们会帮助攻击者理解，在什么情况下以及为什么攻击成为唯一可选择的反应；同样，我们也会帮助起到激惹作用和将愤怒转移到对方身上的那一方承担起自己在循环中的责任。

在所有攻击性的模式背后，存在一些共同的、根本的因素，这些因素会激发愤怒和攻击性。对伴侣双方而言，危险的潜流始终存在，呈现出伤痛和伤害，悲伤和失望的底色。此外，还存在某种无望感，（伴侣）不知道是否有更好的反应方式或生活方式。在所有这些的背后，是一种双方伴侣共有的感受——觉得不被爱和不可爱——正是这种感受，在最根本的层面上驱动他们用愤怒和攻击性取代了爱和温柔。

治疗师的反移情的角色

我们的工作在尝试让伴侣关系中的暴力和恨能潜入治疗会谈和我们的内心之中。我们会邀请伴侣与我们合作，让他们将失望、争吵和误解带入治疗会谈中，而在这个过程中，如果顺利，上述问题在他们日常生活中出现的频率和强度就会下降。这样一来，在工作中，我们就会暴露在这些攻击性的力量之下。不仅如此，我们还会将它们吸收到自己的体验中。通过反移情，我们"邀请"这种具有过度攻击性的关系联结来影响我们，在这种影响发生的时候，我们会在内心进行工作，理解它并"解毒"，然后将它从一种在内心世界里无法用语言表述的情绪体验转变为某种可以思考、继而能够与伴侣讨论的东西。这对治疗师来说通常是一个痛苦的体验。但正是这个过程——将自己作为治疗工具来使用，愿意容忍攻击性、与其共存并将其转化——我们才能向伴侣传达新的可能性。上述与他们交谈以及与他们在一起的方式借由培训和经验才得以可能。在不断重复上述工作的过程中，随着时间的推移，他们建立起了对我们的信任。正是这种信任——对我们以及对治疗过程——伴侣会基于这种信任的力量逐渐建立起信任彼此的能力。

最后的例子

一对年轻夫妻来寻求治疗，因为妻子抱怨丈夫顽固不化，他拒绝认真地回应自己的愿望或苦恼，还会出现愤怒爆发的情况，包括两次推搡自己，这让她无法忍受。她完全没有意识到自己在某些程度上也造成了二人的困境，但希望心理治疗能够治好丈夫。而丈夫被勉强来接受治疗，不知道心理治疗如何起效，也不知道是否有效。在他们和我以及我的协同治疗师贾妮娜·万拉斯连续五天的一系列访谈中，我们得知，丈夫会对自己的行为感到羞耻和悔恨，认为这些行为是不可原谅也无法理解的。他不知道为什么自己会以如此糟糕的方式做出反应，也直截了当地告诉我们，这种愤怒的表达，尤其是所有躯体暴力必须停止。

我们获悉，丈夫有一位贬低女性的父亲，父亲一直坚持认为他的母亲需要以一种贬低自己的方式来照顾自己；妻子有一位十分崇拜的父亲，这位父亲同样贬低女性，而且多次殴打她的母亲。我们的理解是，社会态度助长了贬低女性的观点，并纵容了上述行为。尽管在当前的生活中，双方都希望能够以一种与父母不同的方式对待彼此，但在压力情境下，这些认同仍然会突破他们的防线，进而主导了二人的关系。

随着访谈的进展，我们开始看到妻子是如何激惹丈夫的：她把丈夫贬低成那位自我中心的父亲，"阉割"了他，以此作为对父亲的某种无意识的复仇。在发现这部分的伴侣模式如何工作之后，我们开始看到，丈夫的这种反应性的攻击性和退缩如何创造出了一个偶尔发生却极具破坏力的攻击性循环，进而破坏了这对伴侣建立一种充满爱的关系的可能性。

令人吃惊的是，我们发现，相比于妻子，丈夫更容易接受我们提供给伴侣的洞见。起初的图景——一位僵化的丈夫和一位尝试寻找答案的妻子——演变为开放的丈夫和僵化的妻子的新图景。这是一个开始。在评估的尾声，丈夫表示，自己如今似乎可以不受困于愤怒爆发了。在咨询临近尾声时，让我们感动的是，丈夫对妻子说："我觉得，如果我们能慢下来，我们就能够理解得更多，让事情变得更好。当我们刚来的时候，我不明白为什么要做治疗，但是现在我明白了。我觉得它的确能帮助到我们。"这足以让妻子产生更多的信任感，继而允许伴侣有空间和时间来获得成长。

在最好的情况下，我们在工作中能遇到类似上述案例中的机会。这是我们所希望并为之努力的。在与伴侣工作时，事情并不总会像这样发展，但通常我们仍能够找到方法给予伴侣新的机会，在曾经被恨意占据的关系中寻找到爱。这也是我们坚持努力的原因。

第六章

回归还是报复：理解伴侣之间外显的攻击性

克里斯托弗·文森特

背 景

在20世纪80年代对英国家庭法庭福利官员及他们的委托人进行的研究中，我们观察到，在许多难以调解的有关离婚后儿童照顾安排的诉讼中，很难判断父母持续争执的目的是想"回归"彼此的关系，还是对彼此的"报复"（Clulow & Vincent, 1987, p.211）。也就是说，我们不清楚所目睹的这些极为愤怒的互动是为了惩罚前任，还是在尝试重新回归一段亲密关系，抑或是具有上述双重目的的、让人迷惑的混合体。

我们与之工作的多数提出诉讼的伴侣都特别容易发生争吵，正如报告所说的那样，"对这些父母而言，心理上的生存受到了威胁。提出离婚诉讼可能带来的影响就像是宣战，自此之后，世界就被分为朋友和敌人两个阵营（Clulow & Vincent, 1987, p.209）。"外露的攻击性会通过一系列渠道表现出来，这常常始于最初的离婚诉讼，且在相当高比例的案件中，引发了被告"不可理喻的行为"。"责怪游戏"就此开场，在委托人后续向法庭提出不同法律处置申请的整个过程中，它都会持续存在。例如，在儿童照顾安排上的变化是最有可能让我们以"福利官员-转变（为）-研究者"的身份参与到这类诉讼中的理由，但同时我们也意识到一直存在（且常常是同时存在）其他诉讼程序，比如禁止前任伴侣进入之前的共同住所，寻求法庭令以防止骚扰行为的发生以及寻求经济事务方面的裁决变更。在这些诉讼程序中，愤愤不平的父母会指控对方不合理的攻击行为或者家庭暴力，这些常常被用来作为设法将另一方逐出婚内共有住所或要求法庭下令禁止其进一步的骚扰行为的理由。此外，一旦开启法律程序，无论多么正当，它本身经常被体验为一种攻击行为，因为它不可避免地会威胁到既有的生活模式、经济福祉以及儿童的照顾安排，让它们就此失衡。

在结束上述项目后，我仍然维持着与那些打算进入分居及离婚诉讼程序或者正在经历上述过程的伴侣一同工作的临床兴趣（Vincent, 1995, 2012）。我目前已经不在家庭法庭系统内工作了，在私人执业的工作中，我遇到的愤怒伴侣大多数处于分居过程的早期阶段，事实上，许多人在伴侣工作的过程中会决定不再继续诉讼。在这类工作中，"回归还是报复"这句话仍一直萦绕在我的脑海中，很好地诠释了这类伴侣内心深处的矛盾：他们一直都对彼此充满愤怒，但似乎既无法满意地分手，又无法放弃争斗。理解这一互动从而进行有益的干预是很困难的。和彼此争吵的伴侣待在一起的体验是，他们的相互指责会不断激化，以至于对他人所说的话进行的缜密反思会被对方回击，就好像语言成了挑衅的导弹一样。难以清晰思考的体验不仅对来访者而言是一个问题，对治疗师也是如此。弄明白伴侣各自相互冲突的故事以及在截然相反的方向之间被扯来扯去无疑对治疗师提出了相当高的要求，但是通过干预来打破这种模式是必要的，以便了解带有指责意味和防御性的叙事是否能够暂时被搁置，并确定一些"停火"的条件，以此带来不同的、更深思熟虑的建立关系的方式。同时，治疗师也不应带有任何有关伴侣应该决定分开还是继续在一起的偏见。

伴侣治疗师应给予这些处境和背后的动力仔细的思考和关注，这一点有充分的理由。例如，据统计，英国至少1/5的女性和1/10的男性会经历家庭暴力（Walby & Allen, 2004）。并且，虽然这一犯罪行为的报案率一直被严重低估，但英国最大的伴侣咨询机构["关系（Relate）"]表明，他们的来访者中仍有1/3曾经历过某种形式的家庭暴力或虐待（Relate, 2011）。

这些发现对于与伴侣工作的咨询师和心理治疗师来说是极为重要的，因为这些数据证实了，家庭暴力相关议题出现的概率是相当高的。或者说，在我的经验中，更为普遍的情况是，随着工作的进展，来访者觉得能够更公开地讲述并处理攻击行为。在这些令人不快的处境中，成年人和他们的孩子的福祉都会受到威胁（Jones & Bunston, 2012）。因此，伴侣治疗师有义务深入思考愤怒的互动具有的性质和意义，而这些理解会影响他们做出反应和干预的方式（Monguzzi, 2011）。那么，如何理解攻击行为或暴力行为具有的意义及其源头呢？

一个复杂的领域

首先，界定我们所说的愤怒行为或攻击行为的内涵，本身就是一个困难的任务，其一端可能是被视为"健康"的愤怒，而另一端则是"不健康"的愤怒。针对愤怒具有的健康的功能已经有了很多论述，它被视为寻求个体化以及从压迫的关系中解脱出来的一个重要成分（Zulueta, 1993）。温尼科特在他被多次引用的一段话中就指出了这一点："一个社会处于危险之中，造成这一处境的并非是人具有的攻击性，而是个体的攻击性受到了潜抑"（Winnicott, 1958, p.204）。青少年的愤怒可以部分被理解为驱使他们尝试与家庭分离的燃料，支撑着他去尝试初显的成人身份认同——虽然这一认同可能很脆弱。愤怒也可能的确是放弃一段糟糕的或失败的婚姻的必要成分，就像在我们的离婚研究中的一个案例里，一位男性谈到他不想失去前妻，带着某种伤感说："为了让她走，我不得不去恨她"（Clulow, 2012）。类似的，如果伴侣施暴的受害者想要离开一段破坏性的关系，却缺乏离开所需的情绪资源，那么这些人就需要集结一些健康的、能支撑生命的愤怒，从而找到重获自由的方式。在这些情况下，我们或许会说，愤怒是溶剂的一部分，能够溶解将二人粘在一起的胶水。

但是愤怒也可能存在创造性或发展性更低的方面，也可以具有彻头彻尾的破坏性，是暴力甚至可能带来致命后果的。攻击性所具有的这些消极方面在过去的几千年里已经获得了哲学家、神学家和心理学家的关注，在他们所做的思考中，一个反复出现的、坚定的立场是，攻击性具有的消极方面是我们本性的一部分。圣·奥古斯丁（St Augustine）有关原罪的教义就是这一看法的早期例子之一。查德威克是其作品最有名的当代译者，他对奥古斯丁的立场做了如下阐释：

> 奥古斯丁对人类处境的判断是黯淡的。亚当（Adam）堕落之后，所有人在降生到这个世界时都带着一种败坏的自恋，一种超越了童年期正常的无知限度之外的无知，以及一种极为失调的情感生活。人类转向了更低劣的对象、更具动物性的爱。因此，人发现自己的爱堕落为色欲，愤怒（即便是合理的）变为憎恨，悲伤成了自怨自艾，甚至对他人不幸的同情……也可能轻易地混入一丝令人可怖的满意，成为幸灾乐祸，若觉察到了它，不禁对自己感到鄙夷。（Chadwick, 2009, p.152）

在奥古斯丁看来，只有通过在人生中经历一段漫长而痛苦的精神之旅之后，人才能最终得到救赎。

或许重要的是，一部分主张破坏性的攻击性在基因层面就已经设定好的作者，曾目睹人类行为最具暴力和破坏性的一面。英国政治哲学家托马斯·霍布斯（Thomas Hobbes）于1651年在英国内战期间发表了著作《利维坦》（*Leviathan*）。他坚称人类需要一个君主权威，这位权威能够垄断武力的使用，从而将人民从"本性状态"的恶中拯救出来。他所谓的"本性状态"指的是个体通过暴力手段来实现自私自利的目的。"据此，显而易见的是，在缺乏统一的力量让人类保持敬畏之心的时代，人们就会处于一种被称为战争的处境；这场战争，是所有人对抗所有人的战争"（Hobbes, 1651, p.143）。霍布斯认为，唯一能抗衡人类暴力的自我利益的，就是社会制度所具有的限制力量。

霍布斯的观点是，人类的攻击性只能由外在于自我的社会结构约束；而在二百多年后，弗洛伊德写下的观点是，对天生的攻击性的限制需要通过自我内部的管理来达成。他后期的理论观点是在《超越快乐原则》（*Beyond The Pleasure Principle*; Freud, 1920）一书中首次提出的，此书在一战尾声的阴影下完成，在书中弗洛伊德主张，生命涉及在相互竞争的本能之间的冲突。"我们的观点从一开始就一直是二元论的，如今它们甚至比之前的二元论立场更为坚定……我们所描述的对抗，并不存在于自我-本能和性本能之间，而是存在于生本能和死本能之间"（Freud, 1920, p.53）。弗洛伊德所说的生本能指的是那些指向创造力和将复杂性构建于生命之中的冲动，而死本能指的是那些将复杂的结构还原至最根本的元素或构建基石的冲动。他将死本能视为内在世界中某种倾向于与我们自己对立的东西，就像在那些类似受虐的行为中，对自我的攻击占据了主导地位。但是他指出，当这些破坏性的冲动被转而指向他人时，就像在施虐性质的攻击行为中那样，就会出现人际攻击行为。

弗洛伊德有关相互竞争的一组本能理论表面看来似乎不错，可用来解释"回归还是报复"中蕴含的矛盾性。"回归"到伴侣的身边是否表达了一种创造性的愿望，去重申某些复杂和美好的东西？"报复"带有的惩罚含义是不是一种对死本能的表达？

有些人可能觉得生本能和死本能的解释力是有帮助的，只要这两个概念被理解为一种隐喻，表达了争论者具有的某些现象学意图。在某些情境下，回归到伴侣身边的愿望可能具有一种创造性的元素，或至少是良性的元素——如果其动机在于重新确立一段之前功能良好的关系；而想要报复一位伴侣的愿望常常让人觉得，那是一种真正的恨，在惩罚的愿望背后乃是摧毁他人的愿望。

不过，就我们的目的而言，弗洛伊德界定的死本能理论有一个严重的弱点，即仅仅将攻击性与破坏性的或消极的后果联系在了一起。斯托（Storr, 1968）的结论是，只要弗洛伊德坚持认为，所有本能的目的都在于让身体摆脱紧张并达成一种令人满意的快乐状态，那么他就不会认可攻击性能起到刺激身体的作用，就像需要释放合适的力量来达成特定目的的情况，比如进行一场有益的家庭争论。弗洛伊德不赞同攻击性可作为一种达成某个健康的目的的手段，因此，他也不会同意，在被称为"报复"的行为所具有的负面意图中也可能同时存在积极的意图。

依恋理论的价值

鲍尔比的依恋理论是从对年幼儿童行为的观察中发展而来的，尤其是观察他们如何应对与主要照顾者的分离和重聚。在他对机构中的儿童进行的开创性研究的基础上（Bowlby, 1953），他与詹姆斯·罗伯逊（James Robertson）和乔伊斯·罗伯逊（Joyce Robertson）一起做的观察研究清晰地表明，对年幼的儿童来说，攻击性的重要功能不仅表现在与主要照顾者的关系出现破裂时的抗议行为中，也出现在儿童重新接近主要照顾者的行为中。若学步儿童暂时失去了与成年照顾者之间的必要联系，那么在处于应激状态的儿童身上会观察到焦虑、愤怒以及惩罚，而当照顾者做出恰当的反应，研究者就会观察到行为的有效性：他们会回到儿童身边，给儿童以安慰，然后儿童就能继续玩耍。

再推及成年时期，鲍尔比（Bowlby, 1988）发现，类似的过程也可能在成年人之间发生。在健康的成年关系中，愤怒可以起到重新确立与一位在情感或物理层面缺席的亲密伴侣之间的联结的功能。愤怒的诉求被作为一种痛苦的信号传达给伴侣（即便它很可能带有强烈的指责意味），而缺席的伴侣，如果能够在认同这则讯息传达的痛苦，并且忍受责备的部分，就能够以一种审慎而富有同情心的方式做出回应。我们或许可以认为，在这些情境中，"回归"的渴望胜过了对缺席的伴侣进行"报复"的惩罚需要。愤怒作为一种催化剂，重新黏合了关系。

但事情并非总是如此，也可能出现相反的状况，即愤怒的诉求会激起与其相当的愤怒回应，这种回应中并不存在共情式的认同，随之而来的可能是愈演愈烈的争吵，最终累积成为攻击和暴力行为。鲍尔比认为"暴力……可以被理解为一种潜在功能性行为的扭曲和夸大版本"（Bowlby, 1953, p.81），在被扭曲的形态下无法产生任何建设性的效果。那么，什么能将可能具有积极后果的愤怒与可能固化成为"自我维系的社会互动和情绪调节模式"的愤怒区分开呢（Shaver & Clark, 1994, p.119）？

对于为何有些伴侣无法以建设性的方式使用愤怒并最终诉诸伴侣虐待，巴索洛缪和同事（Bartholomew, Henderson & Dutton, 2001）给出了有益的阐释。他们提出，存在一些特定的成人依恋风格的组合，这类组合与伴侣虐待尤其有关。基于四种依恋模式，即安全型、疏离型、专注型和恐惧型，他们做出了下列结论。

- 不同研究都发现，专注型模式对男性和女性而言，都与接受及实施虐待有关。
- 对男性而言，恐惧型模式与接受及实施虐待有高相关，并且与男性暴力行为的相关最高。
- 尽管事实上男性在身体上比女性更强壮，并且会给对方造成更严重的躯体伤害，但多数虐待在本质上都是双向的。
- 在虐待性的关系中，男性和女性在体验上有很高的相似性，这对使用父权关系模型来诠释伴侣暴力的充分性提出了质疑。
- 嫉妒和对分离以及抛弃的恐惧是虐待事件的常见诱发因素，这一点在菲尼和莫宁（Feeney & Monin, 2008）的研究中也得到了印证。

在分析中，巴索洛缪和同事注意到，四种依恋模式可以聚合在两条相交的轴线上，这两条轴线衡量了个体对自己和对伴侣的看法。安全型个体对自己有高评价，对伴侣也有高评价。在两个似乎最容易遭受虐待的类型中，专注型个体对伴侣有高评价，但对自己的评价较低，这容易让他们过于依赖伴侣；而恐惧型个体对自己和伴侣的评价都较低，这会导致对亲密的恐惧，这种恐惧与过去被拒绝的经历以及对被拒绝经历的预期尤其相关。通过将依恋模式与有关自我的观念联系在一起，巴索洛缪和同事揭示了依恋行为与关于认同和自我的主观观念之间的联系。

对临床工作者来说，这似乎是一个关键的联系。在我的经验中，当伴侣争吵或出现暴力行为的时候，存在一种强烈的感觉——双方都觉得，他们的自我感以及当下和之前经验的统合感正在遭受质疑和攻击。在一场典型的争执中，伴侣各自会以一种截然相反的方式来描述他们共有的经历，同时，他们还会坚持认为对方的体验和感受是错误的，而且错得离谱。本章开始说那些处于离婚过程中的伴侣在心理层面上处于生死攸关的状态，表达的正是上述意思。在这些情况下，个体会觉得受伤和被误解也就并不意外，这继而还会激发指责和"报复"的愿望。但是，也可以通过表达愤怒来尝试改变对方的看法，让伴侣与自己的看法更为相似，这样就可以部分地恢复过去的关系。无论在语言和行为层面多么像是在"报复"彼此，背后都可能深藏着"回归"过去建立的关系这一目标。

联结失败？

在罗伯特（Robert）的治疗师的建议下，罗伯特和萨莉（Sally）前来寻求咨询。他的治疗师认为，罗伯特承认自己在愤怒管理上有问题，为了帮助处理这个问题，有必要聚焦在他的伴侣关系上。二人都年近50，尽管已经在一起同居了三年，二人并未结婚。罗伯特从未结过婚，而萨莉在她认识罗伯特之前已经和前夫离婚一段时间了。两个人都没有孩子。

二人都赞同的问题是，罗伯特会每隔半年左右对萨莉爆发强烈的愤怒。这种状态让他感觉非常糟糕，也想要尽一切可能来克服。在初始访谈中，我让他们都举一个争吵的具体例子，他们告诉我，上周末罗伯特曾经对萨莉非常愤怒，因为萨莉没有为自己的经济事务负责，这表现为，在罗伯特看来，萨莉根本不能处理网上银行业务，而是让自己替她做这些事情。当我们更仔细地审视这次争执时，逐渐清晰的是，罗伯特之所以感到恼火，是因为他觉得萨莉不仅无法让步，还退出了与他共同妥善解决这项财务任务的过程。在争吵中，罗伯特觉得，萨莉不与自己共同完成这项任务在起初让他感到焦虑，然后越发愤怒，他觉得独自承担这个责任并不公平。萨莉的反驳是，罗伯特一触即发的愤怒吓坏了她，迫使她进入一种拉开距离和自我保护的姿态。

萨莉在面对罗伯特令人害怕的、不断升级的愤怒时会退缩，这种模式是我们后续探讨的许多争执背后典型的动力模式。在尝试理解这些争吵的原因时，常见的情况是，难以清晰地发现何为因、何为果。是萨莉的退缩激起了罗伯特的愤怒，还是罗伯特的愤怒是萨莉退缩的原因？或者在不同的时刻、在不同的事情上，这两种情况同时发生？他们的家族史能部分地诠释这一动力过程。

　　罗伯特是两姐弟中的弟弟，他的姐姐比他大几岁。在很小的时候，他就被送去寄宿学校，对此他十分厌恶。他常常想家，而且经常对父母的安全感到焦虑。他的父母都是邮轮上的船员，在离家求学时，他一再出现的焦虑是，父母在周末启航的邮轮都会沉没，于是他成了孤儿。罗伯特意识到，这种非常清晰且直白的儿童期焦虑真切地体现出，如今作为成年人的他，在面对亲近的人时，会如何思考与反应。他常常谈到，维持与生活中重要他人的关系的重要性，以及如果这些关系受到了任何威胁，他都会感觉到非常焦虑。他尤其意识到，当他觉得萨莉和自己拉开距离，或者在情感上远离他时，他就会感到焦虑。这种焦虑会转变为某种惊恐的感受，然后他就会变得愤怒。

　　萨莉是家里五个孩子中唯一的女孩。她父亲的暴躁和易怒对她的成长具有重大的影响。作为囚犯，他曾在战争中遭到日本人的虐待，对此，家人的理解是，正是这段经历造成了他会毫无预兆地爆发愤怒。萨莉说，全家人都会在父亲面前表现得小心翼翼——我们有理由推断，萨莉因此发展出了一种明显的倾向，那就是每当面对感觉无法理解且令人害怕的男性攻击性时，她会退缩至自己的壳里。

　　从对他们家庭背景的简单介绍中，不难得出结论，罗伯特和萨莉主要的情绪防御方式被彼此强化了。当罗伯特在人际情境中变得焦虑的时候，他会靠近他在乎的人，寻求他们和自己都能幸存的保证。相反，萨莉的首要防御是，一旦任何人的行为令她害怕，她就会从与这个人的关系中撤离。不难看到，这些个体防御塑造了这对伴侣的动力，即靠近的冲动和想要远离的冲动匹配在一起，继而创造出一种互动——双方在这些情况下都无法安抚或涵容对方的焦虑。在特定的高应激情境下，二人无法在情感上建立联结。

　　在共同的工作中，我们得以鉴别出在什么时候二人之间的应激可能变得尤其强烈。这些情境包括各种重聚的时刻。例如，工作日结束的时刻被识别为潜在的冲突时刻之一，在那些时候，萨莉会抱怨罗伯特没有办法放下工作，因此他的工作电话占据了他们共同度过的时光。对这件琐事的探索引发了一系列更广泛的问题，关于他们是否能把作为一对伴侣的关系的优先级置于个人独立的利益和关切之上。这些探索让双方都在意识层面努力地给对方留出时间，为对方考虑，因此他们共享的活动领域逐渐变大，这让他们感觉很好。

然而，在治疗进行了一年左右的时候，发生了一次非常愤怒和暴力的争吵。二人都度过了忙碌的一周，萨莉之前因为访友而在外度过了两三个晚上。周五晚上，她回到了他们的家，感觉疲惫且难过。她想要待在家里，好好休息和放松。罗伯特联系了她，他和一群朋友在工作日结束后会例行去酒吧喝上一杯，这次他邀请萨莉一起来。萨莉拒绝了他的邀请，说自己累了，这让罗伯特感到失望。最后，他又一次给她打电话，她也的确去了酒吧，在那里待了一会儿并喝了点酒，但找了个借口，没有继续和他们去一家当地餐厅吃饭。罗伯特再次因为她的离开而感到恼火，当晚回家后，他通过睡在另一个房间来表达自己受到了伤害。第二天，他们原本要去参加一个夏日庭院派对，去那里要开车至少一小时。从醒来到抵达派对的这段时间里，双方都没有主动发起任何有意义的对话。显然，前一晚的误解在二人之间创造出了一种愤怒和退缩的氛围。

他们在聚会上也没有说话，而当罗伯特看到萨莉在愉快地享受派对并且似乎在和一个没有吸引力的男人调情时，他越来越难过。在酒精的助力下，罗伯特殴打了那个男人，然后和萨莉打车离开了现场，去了一家旅馆，在那里随即爆发了一次特别暴力的争执。最终萨莉报了警，警察逮捕了罗伯特并拘留了他一夜。萨莉决定不起诉罗伯特，三天之后，他们一起来见了我。在这次会谈之前，萨莉两次写电子邮件给我，大致描述了一部分问题，并告诉我，罗伯特一直处于非常愤怒的状态。

在这次非常令人痛苦的经历中，可以看到我们之前鉴别并尝试修复的问题被放大了。在各自度过了忙碌的一周后，因为有着不同的放松和充电的方式，二人无法完成一次物理意义上的重聚。萨莉想要独自放松和恢复元气，而罗伯特想要和其他人一起社交，并且让萨莉也加入他庆祝一周结束的活动中。

在这次非常令人痛苦的事件之后的会谈中，这些糟糕的事情以及对他们可能造成的灾难性后果让他们感到丧气、震惊、忧心忡忡。双方都在考虑这段伴侣关系是否应该结束，但他们一同出现在咨询室里表明，这并非他们所愿。他们坚持认为，他们想要一起往前走，但不想让类似最近的争吵那样的事情再次发生。在这次讨论中，我也很清楚地向他们表明，如果暴力行为再次出现，那么我就无法继续与他们工作，因此增加了去切实理解发生了什么以及需要做些什么的紧迫性。

他们讲述了很多造成这次创伤性的暴力爆发的背景感受。萨莉觉得，最近没有感觉到罗伯特对自己的珍视，这让罗伯特震惊不已，因为他觉得自己已经做出了相当大的努力，把萨莉置于比生活更重要的工作任务之上。他觉得她不想和自己待在一起，而是更愿意住在暴力爆发前一周她曾经到访的地方，那里住着许多她的好朋友。萨莉反驳说，这完全不是事实，自己很乐意住在罗伯特的家乡，而且她觉得自己如今已经在这里安顿下来了。

这一材料还可以引发许多讨论，我也省略了不少能够提供背景并帮助理解的信息。但是我认为，它仍然能让我们看到，萨莉和罗伯特在那时难以维持与对方的联结感，尤其是他们在此前经历了一次分离。对罗伯特来说，周五晚上的事让他觉得被拒绝了，尽管他曾试图"回归"到萨莉身边。萨莉拒绝加入罗伯特的活动则是因为，她最近觉得罗伯特不珍视自己，觉得自己的"悲伤"通过独自待着会更好地得到解决。无论萨莉在意识层面是否曾体验到，我们都可以在她决定独处的决策中识别出愤怒或至少是失望的感觉，这可能代表了一种想要"回归"到罗伯特身边的愿望。随后，他们在物理上的疏远以及拒绝对话可能具有多层的潜在意义，但一种合理的理解是，两个人都想通过"冷处理"来"报复"对方。

二人对聚会上发生的事情的描述大相径庭，但是双方都同意，他们并没有作为一对"伴侣"在一起，这导致了随后发生的暴力事件。萨莉坚决否认了有关自己和他人调情的指控，但将二人的感受放在一起审视——罗伯特觉得萨莉更愿意住得离自己的老朋友更近而不是和他住在一起，以及萨莉因为罗伯特把自己的生意看得比二人共同的利益更重要而感到愤怒——就可以发现他们共享的恐惧，那就是相比于其他人和其他利益，他们的重要性只能退居其次。这的确是一种悲惨的体验，让人感到孤独、被贬低和羞辱。或许对彼此的愤怒的诋毁，无论是通过语言，还是通过躯体暴力，都是以一种原始的沟通方式传达了无法通过其他方式传达的感受。如果的确如此，那么通过惩罚一位伴侣来"报复"的行为就具有复杂性，这是一种沟通行为，可以被理解为以一种"变态"的方式"回归"到伴侣身边。

在这一创伤事件过去两年后，萨莉和罗伯特仍然在一起，也在继续与我工作。之后并未再出现暴力事件，我认为，他们已经以创造性的方式从经验中获得了教训，成为一对更稳固的伴侣。

最后的思考

或许，多数家庭暴力发生在伴侣之间。然而，在某些时候，人们并没有遵循治疗应该聚焦在作为一个互动系统的伴侣身上这一原则。对将问题源头视为父权的男性虐待和家庭权力关系不平等的临床工作者和机构（Women's Aid Federation England, 1996）来说，他们一直呼吁把焦点放在男性施暴者身上，因此经常会使用愤怒管理项目。

巴索洛缪和同事的工作表明，实际的因果因素比单纯聚焦在伴侣一方所假设的因果因素更为复杂，并且，重要的是需考虑到伴侣双方对共有困境的影响。但这并不代表所有被愤怒主导的关系都是健康的或可以维持的。的确存在一些情况，出于所有人的利益的最佳考虑（包括孩子），伴侣的二人关系应该结束。坎贝尔（Campbell）提出了一个重要的看法，即一段施虐关系的特征是，在一次施虐的攻击中，与客体的关系必须被保存下来，而不是被消灭（Campbell, 2011）。有许多施虐的伴侣会尝试恢复关系，他们带着意识或无意识层面的期待，期待虐待会继续。

我的看法是，想鉴别出哪些关系能够在愤怒的行为（最糟糕的情况是虐待行为）中幸存，方法之一是考察治疗师实施的特定干预是否会带来积极结果。这种特定干预是治疗师尝试处理通常被隐藏起来的想要恢复关系的愿望，而这种愿望是在愤怒爆发前就存在的。这样的干预意味着能够分别将针对"报复"和"回归"的评论与诠释结合在一起。同时处理两个动机带来的挑战是，治疗师必须鉴别伴侣双方脆弱的、混乱的和高要求的方面，并对此进行说明，而这些方面往往隐藏在指责和暴力行为的愤怒、全能及兴奋的特征背后。

如果这样的诠释能够引发伴侣的共振，继而降低愤怒，并促进双方以真诚、一致的方式展现出关爱和关切，那么就有希望认为采取伴侣焦点的方式是合理的。萨莉和罗伯特能够做到这一点，他们的关系也因此变得更为稳固。我还想感谢罗伯特和萨莉，他们事先阅读了本章中关于他们经历的描述（这一描述在很大程度上隐去了关键信息），感谢他们慷慨地允许发表他们的经历。

第七章

回应同性伴侣的临床需求

达米安·麦卡恩

有关同性伴侣的思考就精神分析领域的发展而言仍处于婴儿期。此外,持续依赖异性恋规范的观点,并以此指导针对同性恋伴侣的实践工作,不仅涉及对差异的理解与应对这一根本问题,还将从业者和专业机构暴露在对同性恋群体一无所知的指控之下。本章旨在提升对同性伴侣的临床需求的觉察,并将此作为一种手段,增进在与前来治疗的同性恋者工作时的敏感性和反应能力。

本章开始会简要论述精神分析专业人员在与同性恋者工作时会面临的一些理论和实践层面的挑战。随后,会考察工作上的差异,即无意识过程如何影响伴侣动力,以及如何影响治疗关系。治疗关注的重点是性别角色的社会化,以此凸显在同性伴侣关系中存在的特定特质和差异。本章的最后会对治疗师因素进行探索。

对精神分析的思考和实践提出的挑战

在历史上,精神分析取向的实践者会使用与病态、不成熟以及不道德有关的语言让同性恋者的生活变得晦暗不清(Gus, 2008)。埃利斯(Ellis, 2010)的看法凸显了这一观点,他认为精神分析关于同性恋的理论发展始终局限在对内在世界的诠释上,在这些理论中,前俄狄浦斯期固着以及俄狄浦斯期的冲突被认为是同性恋的原因。不幸的是,那些持有上述观点的人都有意或无意地倾向于采取某种指导性的建议取向（Mitchell, 1981），给出旨在让人摆脱同性吸引的诠释，这是因为分析理论已经预先假定了一种异性恋的规范（Barden, 2011）。

庆幸的是，如今这一职业领域内部已经开展了众多矫正性的工作，一家接着一家的专业机构被迫"出柜"，申明自己对与同性恋者进行精神分析工作的立场。比如，在1991年，美国精神分析协会发表了一项声明，反对和谴责任何公开或私下针对同性恋个体的歧视行为。1999年，该机构又向前迈了一步，将焦点对准了矫正性治疗，声明称"同性取向不能被认为是一种人格发展上的缺陷，也不是一种精神病理学问题的表现"，这个观点也得到了英国精神分析委员会的背书，该机构在2011年发表了自己的声明，反对"基于性取向的歧视"，并坚称不接受将同性取向视为存在"心理困扰或发展困扰"的证据。

鉴于上述这些强有力的声明，精神分析取向的伴侣心理治疗师显然急需思索，面对前来寻求伴侣治疗的同性恋者，该如何思考和反应。此外，采用一种客体关系取向也迫使我们放弃认为个体处于孤立状态的视角，而是将个体视为会在环境中与他人互动的人（Ruszczynski, 1993）。在这一方面，在治疗关系中，治疗师自己意识和无意识层面的信念、感受和冲突会在与同性恋伴侣工作时提供一个特定的参照点，因为它们也会影响治疗过程的形成和走向。因此，关键的是我们不仅要能够密切地关注同性伴侣关系的特殊性，也需要仔细地审视自己对这些关系的内在反应，从而让这场治疗的相遇保持真诚、安全和有效。

尊 重 差 异

尽管所有伴侣都存在一些普遍的议题，但是以异性恋为常态的思维方式可能会轻易地忽视一些差异，抹杀了那些塑造了同性恋者的生活风格和关系并赋予其意义的文化特异性。例如，康诺利（Connolly, 2004）提出，同性伴侣会提出相当独特的临床诉求，这些诉求源自同性恋恐惧、异性恋主义以及二者的内化的影响。如果无法清晰地理解这些有害影响在个体以及伴侣关系层面的运作方式，尝试与这类伴侣工作的治疗师就可能会发现，自己作为接受方陷入了一段尴尬且令人不适的关系，对自己在创造关系动力中扮演的角色也一无所知。

更糟糕的是，那些没能考虑到差异的治疗师甚至很可能会加剧伴侣带入治疗的问题，这是因为他们会从异性恋的视角与同性恋伴侣打交道，而这种视角只会强化伴侣感受到的异己感，并且加剧他们在确证这段关系的过程中持续经历的挣扎。

换言之，因为异性恋主义、同性恋恐惧和内化的同性恋恐惧的存在，同性恋者被迫接受一种被社会污名化的存在方式。因此，与这样的个体以及伴侣工作的治疗师必须意识到，他们正在与身处（主流）文化边缘的人们工作，这种文化本质上在界定关系和家庭时一直将他们排除在外（Knudson-Martin & Laughlin, 2005）。这种针对同性伴侣的外在矛盾态度被认为会给伴侣关系本身施加一种让其变得不稳定的影响，还有人认为，它造成了这类伴侣表现出更多关系层面的矛盾态度（Green & Mitchell, 2002）。这种矛盾态度常常会体现在双方确立关系时经历的挣扎以及创造合适的边界从而让关系得以发展的过程中，因为他们像周围人一样，对这样一段关系的合法性或者说价值心存疑问。因此，在治疗中向同性伴侣提出的问题，尤其是那些影射病态或缺陷的问题，很可能会激起伴侣原本就抱有的对自己和关系的疑惑，并增加他们体验到的无能、混乱和绝望的感受。鉴于这一点，如果治疗师希望避免在无意识层面疏远这类伴侣或破坏治疗关系，就必须考虑到自己对同性伴侣带入治疗中进行探索的材料产生的移情。

与无意识过程工作

德罗科（D'Ercole, 2008）强调了在和同性伴侣的临床工作中关注与差异感有关的内化经验的重要性。这是因为，消极的社会态度会在个体内心引发冲突，这些冲突会表现为内疚、异化、混乱、敌意等感受。这种内化的同性恋恐惧需要小心翼翼地去"修通"，从而帮助个体发展出认同凝聚和整合，这是因为对一些人来说，发展出一个假自体会让他人无法靠近自己。不过，生存所必需的分裂机制会显现在伴侣关系中，并对这段关系的基石造成威胁。例如，在我的博士研究（旨在探索男同性恋伴侣关系中暴力和虐待的意义及影响）招募的参与者中,有一位参与者谈到了自己的伴侣一直都难以处理性欲望。因为难以在现实世界中与感受到的同性吸引力达成和解,他便将怒火和狂怒猛烈地投射在伴侣身上,仿佛想通过这种方式来灭绝自己的性欲望。马斯特斯(Masters, 2008)也提醒到,对许多男同性恋而言,内化的同性恋恐惧可能无法被意识提取,而是形变为看似自然且熟悉的自我毁灭式的生活方式。这给治疗带来的重要启示是,个体和伴侣可能不会以开放的姿态去探索这类行为的意义,并且可能会通过质疑治疗师的价值体系来进行防御——这些价值体系引导着治疗师去探究个体或伴侣的特定行为方面。

赫茨曼(Hertzmann, 2011)将与同性取向有关的文化和社会态度所扮演的角色与超我功能联系在一起,认为超我作为一个具有禁止和限制功能的内在动因,阻止了个体充分表达性欲。这是因为"内化的同性恋恐惧作为一个无意识的内摄体行使功能,它承载了超我的攻击性的方面,继而可能引发对自己和他人的同性取向的极具惩戒性的态度"(Hertzmann, 2011, p.350)。这或许能部分解释伴侣对治疗师的负面移情,在这样的移情中,治疗师和心理治疗被体验为一种充满评判的、侵入性的存在,并激起伴侣对治疗师的敌意反应。若治疗师有能力从"仿佛"的角度指明这些浮现出来的、棘手的动力,比如"你可能会觉得我仿佛在评判你""我想知道你是不是觉得我在有些方面没有办法完全理解你的处境",可能有助于让伴侣和治疗师从这一特定的束缚中解放出来,并避免伴侣过早地结束治疗。赫茨曼(Hertzmann, 2011)提供了一些有益的实例,说明了内化的同性恋恐惧的上述方面可能导致的治疗僵局。虽然如此,重要的是要承认,与内化的同性恋恐惧工作——无论其采取何种途径或形式——在技术层面上都是富有挑战的任务,因为很大一部分内化的同性恋恐惧都被保留在无意识之中。不仅需要花时间才能触及,当它被带入意识之中的时候,还可能在伴侣间或在伴侣和治疗师之间唤起强烈的感受。

将上述思考进一步延伸至对无意识过程运作的考量,有学者(Vaughan, 2008)提出了有益的观点,让我们关注父母对孩子的内在表征和孩子的自我表征之间的不一致。就同性取向而言,这可能也会导致异化的感受,而这种感受会进一步受到负面的、拒绝性的外部世界的强化。这种不一致可能会切实地限制同性恋者信任自己客体的能力，在日后尝试与伴侣确认彼此的联结时，引发伴侣关系中进一步的冲突。我的观点是，同性取向的儿女与主要照顾者形成的有缺陷的早期联结可能会对当下的伴侣关系施加某种无意识的影响，并在二人是否真的匹配这个问题上引发一些根本性的疑问。同样，能够与个体内心或伴侣关系中的这种"谬误"感工作，可能会帮助伴侣更深刻地意识到爱、恨和矛盾如何在伴侣间发挥作用，以及伴侣是如何管理这些感受的。

对于同性伴侣而言，另一个造成关系紧张的潜在因素是他们与自己的内在父母伴侣的关系，这是因为，与异性恋者同辈类似，同性恋者内化的父母伴侣实际上是一种异性伴侣的模型。在某种程度上，这一难题部分解释了同性伴侣在生活风格和关系模式上发展出来的一些差异。由于缺乏外部的确证和恰当的角色榜样，同性伴侣被迫去创造出自己的模式。然而，他们发展出来的关系模式常常被他人评头论足，因为这些模式并不符合大众接受的异性恋标准。不仅如此，同性关系经常被评判为有着这样或那样的缺陷。近期发布的有关心理学家如何与性和性别少数群体来访者工作的指南（2012）中提出，一直以来人们笃信异性恋的婚姻模式以及对性行为的固化的二元论观点，并据此理解和回应同性伴侣的需要。

另一种可能是，内化的同性恋恐惧会影响无意识层面的伴侣选择，即一位"出柜"的伴侣会发现自己与一位没有"出柜"的伴侣结合，然后发现自己会向这位正在艰难地"出柜"的伴侣表达挫败和愤怒。与此同时，这位难以"出柜"的伴侣在无意识层面选择了一位克服了上述发展性挑战的伴侣，或许是希望伴侣能提供支持和共情，却发现自己接受到的是另一种负面外在力量。不过，我们发现，在承受已经"出柜"的伴侣带来的压力时，没有"出柜"的一方面对这种"阶段差异"会进一步退缩，这被体验为对关系的威胁。根据我与同性伴侣的临床工作的经验，值得注意的是，伴侣之间的差异（年龄、金钱、前一段婚姻等）如何成为挫败和痛苦的来源，而不是某些更具滋养和发展性质的资源。

案 例 一

珍妮（Jenny）和玛莎（Martha）已经同居了两年，如今因为二人关系中的冲突而来寻求治疗。这一冲突与珍妮对玛莎日益增多的批评有关，原因是玛莎与母亲及姐妹之间关系极为亲密，让珍妮觉得干扰到了她们伴侣关系的发展。尽管玛莎的母亲和姐妹似乎能轻松地面对她的同性取向，且表现出支持的态度，珍妮依然觉得自己被孤立了，且心存怀疑。在与玛莎的争执中，一个不断出现的主题是，只有当玛莎和一个男人结成伴侣时，她的母亲和姐妹才会真的感到开心。值得注意的是，玛莎8岁的时候，她的父亲离开了这个家庭，如今他和新伴侣住在一起。多年以来，玛莎几乎和他没有任何联系。

珍妮和玛莎之间的冲突在玛莎决定生育孩子的时候发展成了一场危机。珍妮最近才发现，玛莎已经找到了一个精子捐献人。玛莎也很希望这位精子捐献人能够一直参与她孩子的人生。虽然珍妮对玛莎生孩子这件事持开放的态度，但她又一次觉得自己被排除在了上述过程之外，并且质疑玛莎的孩子是只为她自己而生的，还是她们作为一对伴侣能够共同拥有这个孩子。

在这对伴侣的主诉中，显而易见的张力之一在于，珍妮和原生家庭的关系极为疏离，她的原生家庭难以接受她的同性取向，并且似乎将注意力转而放在了她弟弟的身上。结果是，珍妮在刚有能力离家的时候就离开了家庭，为了自己能独立而努力工作。当遇见玛莎时，她觉得自己终于找到了一个能共享人生的人，所以如今她因为失望而痛苦不已。

这个案例呈现出好几个议题，但我尤其想聚焦在无意识伴侣匹配上，因为这两位女性似乎都选择了与自己截然不同的伴侣。珍妮在玛莎身上寻找的显然是某种她在自己人生中缺失的亲密关系，一个紧密的、接纳的家庭；而玛莎选择了一位能够在某种程度上与家庭分离的伴侣，这和玛莎的经历有着天壤之别。此外，珍妮的家庭拒绝接受她的同性取向，当她把因此产生的未解决的感受投射到玛莎身上，又体验到与在原生家庭中相同的被拒绝和孤立的感受时，这一投射系统似乎威胁到了她们关系的根基。玛莎让自己与男性捐精者的关系的重要性凌驾于与珍妮的关系之上，似乎在某种程度上表达了对自己与女性维持一段关系具有的矛盾感受，且让珍妮觉得自己是不受欢迎的。此外，通过确保捐精者能持续地参与孩子的人生，玛莎还在尝试弥补年幼时被父亲抛弃带来的缺憾，同时又在无意识层面让珍妮承受了自己在父亲因为另外一个女人而离开时曾经体验过的被拒绝的感受。

面对这一主诉，治疗任务在于帮助这两位女性探索成为一对伴侣的可能性。对珍妮而言，问题在于寻找到进入关系的方法。对玛莎而言，问题似乎在于如何在生活中为珍妮创造出一个位置。她们在多大程度上能够舒适地探索同性取向以及探索二人关系的意义，会对她们的关系造成深远的影响。如果她们继续活现未解决的童年创伤，并且回避面对同性伴侣关系具有的特定的发展性挑战，那么，无论是否有孩子，她们都很可能继续在伴侣关系中维持着两个相互分离的个体的状态。

社会性别的影响

与同性恋伴侣工作的治疗师还必须敏感地觉察到社会性别的影响，以及它在意识和无意识层面影响伴侣动力的方式。比如，有大量的思考关注与社会性别角色的社会化有关的过程，这些过程被认为能够解释女同性恋伴侣和男同性恋伴侣之间以及同性伴侣和异性伴侣之间的关系模式差异。关于上述思考的一个例子是，有人认为，因为存在社会性别社会化，女同性恋者似乎表现出"爱情关系至上"的态度，而男同性恋者（以及众多异性恋男性）并非如此。滕内尔和格里南（Tunnell & Greenan, 2004）认为，因为男同性恋伴侣违背了社会对于社会性别角色行为的最强禁令，所以他们的关系模式会与异性恋者以及女同性恋者有所不同。实际上，博伊尔（Boyle, 1993）发现，相比于女同性恋者，男同性恋者的伴侣关系中关于同居和性排他性的规则更不严格。

不过，一直以来，在临床实践中遇到这类差异的治疗师并未表现出对差异的意义或价值的好奇，而是用病理化的理论构建了这些个体和伴侣关系。这里我指的是一些令人担忧的观点，即认为女同性恋者整体而言是过度融合的

（无法容忍差异），而男同性恋者整体而言是多形态的性变态（无法容忍亲密）。令人担忧的是，部分治疗师将异性恋作为标准的思维方式，使用异性恋的特权去审视和对待同性伴侣，认为同性伴侣的形式不如异性伴侣。最明显的迹象就是，治疗师会在一对女同性恋伴侣关系中寻找"男性角色"，在一对男同性恋伴侣关系中寻找"女性角色"。将僵化的社会性别二分视为所谓健康发展进程的标志，会让治疗师和伴侣都无法去探索两位男性和两位女性组合所具有的独特性与意义，也就错失了探索这些伴侣关系的价值和优势的机会。

因此，我主张同性伴侣需要空间和鼓励来探索他们伴侣动力的意义和独特性，只有当治疗师与他们同行的时候，他们才可能去探索。莱塞（Lesser, 2002）建议我们去思考，我们的发展理论会认为哪种依恋类型和风格是"正常"的，哪种关系风格是"正确"的。也就是说，相较于多配偶的关系，或者是质疑吸引力和性激情总是被关联在一起的关系结构，大家更认可单一伴侣的、长期的、情感上亲密的关系。我们的确需要使用理论来帮助自己和我们见到的伴侣去探索已存在的一些关系张力，从而发现能让彼此真正相遇而非产生防御性分裂的机会。

为了说明这一观点，我希望能审视一下精神分析领域内的一个有些争议的议题，即开放式关系，因为它们似乎尤其容易引发关于这类关系的性质的问题和焦虑，尤其是关于无意识伴侣匹配。总体而言，相较于长期的、单一伴侣的关系，开放式关系通常不会被视作可取的和可行的替代形式（尽管事实上许多长期的、单一伴侣的关系是非性的），因为开放式的关系常常存在一定程度的分裂（如，性与情绪的分裂），这种分裂被认为违背了发展的进程。然而，有证据表明，如果男同性恋伴侣能够公开地就开放性关系进行协商，那么非单一伴侣的关系本身并不会产生问题。事实上，斯皮尔斯和洛温（Spears & Lowen, 2010）的研究表明，非单一伴侣是一种可行的选择。就他们访谈的伴侣而言，这种关系模式实际上增加了伴侣之间的信任感，带来的是更坦诚的沟通和个人成长，但他们也承认，这种形式伴随着一定的风险，并且需要不断地去维系。不过，格里南和滕内尔（Greenan & Tunnell, 2003）提出，虽然从理智上来说，开放式的关系可能会具有更高的吸引力，并且常常代表着男同性恋者对主流文化的一种拒绝，但是这些关系固有的边界缺乏可能会给伴侣创造某种身份认同的能力带来挑战，因此开放式关系仍然有待进一步探索。同样，在性方面开放的边界也可能实际上会加剧和强化对关系具有矛盾感受的问题。

案 例 二

拉里（Larry）和彼得（Peter）是一对长期伴侣，有着成功的事业和一个反映出他们共同兴趣的家。表面上，他们似乎有一段相互合作和彼此承诺的关系，但彼得发现拉里在二人关系之外一直与其他人保持着性关系，因此他们前来寻求治疗。彼得觉得自己被背叛了，因为他认为他们原本处于一种单一伴侣关系的状态，因此他期望在治疗场合中修复二人的关系。

彼得从一开始就清楚地表明，除非拉里愿意维持单一伴侣的状态，否则他会认真考虑离开这段关系。这种"全或无"态度的主诉直击这对伴侣当前困境的核心，代表着二人关系根本性的分裂以及面临的发展性挑战。例如，拉里觉得他们的关系停滞不前已经有一段时间了，并强调，事实上他们有好几年没有性生活了。他说，当他过去尝试谈论这个事实时，彼得通常都会防御。尽管提出这个议题似乎能够在短时间里让二人的关系变得更近一些，但事实上也没能恢复他们的性关系。拉里还觉得，虽然他在二人关系之外与他人发生了性关系，但是如果彼得能够允许他在关系内探索这种可能性，他愿意去尝试。然而，彼得关心的仅仅是拉里能够同意不在二人关系之外与他人发生性关系。拉里觉得彼得没有看到问题的实质，觉得自己要花费心力才能让谈话继续，因为他显然想要获得一些更具发展性的改变。

基于科尔曼（Colman, 1993）将婚姻视为一个心理容器的有关思考，考虑以下问题似乎是重要的：对男同性恋者而言，开放式的关系到底代表了容器的破损，还是实际上代表了容器本身，因为它可能允许他们留在一段长期的、相互承诺的关系之中？科尔曼谈及了婚姻中所固有的一种根本性的张力，一边是个体的自主性发展，另一边是对伴侣关系这一共享的世界保持忠诚。换言之，一边是自主性和独立，另一边是承诺和依赖，二者之间的张力永远都无法彻底解决。我的考虑是，开放式的关系是否代表了一种对幻想破灭的回避，伴侣双方不得不在关系进程中对幻想破灭进行协商，以建立一段令人满意和满足的关系。又或者，如我之前提出的观点，开放式关系可能标志着对幻想破灭的接纳和继续向前的发展——尤其是，所谓的容器必须能够容纳张力，而这些张力需要个体不仅在关系内部，还要在关系之外发展自己。在承认这些固有的张力的同时，治疗关系本身以及治疗设置实际上也作为有益容器在发挥功能，提供了探索伴侣关系内部边界性质的可能性。不过，治疗师与这种探索之间的关系也必须成为思考的一部分。

显然，当治疗师与同性恋者工作时，治疗师内心发生的事情以及治疗师会将什么带入工作之中是尤其重要的。因为精神分析师依赖建立在以异性恋为标准的思维之上的理论，在与知之甚少甚至对其充满好奇的人群进行治疗时会造成损害。这需要治疗师更深入地挖掘，让自己为理解和拥抱差异做更充分的准备。在本章的最后，我将论述治疗师与同性伴侣工作时需要考虑的因素。

治疗师的因素

金等人（King et al., 2007）在针对为英国同性恋来访者提供的心理治疗服务的系统性综述中发现，治疗师的态度、知识和实践比他们自身的性取向更为重要。德雷舍（Drescher, 1999）极力主张，在寻求意义时要远离病因学视角，而精神分析在考虑同性取向时一直都沉迷于使用这种视角。换言之，在与同性伴侣工作时，治疗师需要悬置自己的评判，并抱有更多的好奇心。这不可避免地要求治疗师去探索自己的信念和价值观，以及它们对治疗工作的影响。毕竟，这个交互主观性的领域充满着引发移情和反移情的材料，紧跟伴侣谈论二人关系时所使用的语言和赋予的意义是极为重要的。同样，治疗师要密切关注自己内心被激活的一切。比如，马斯特斯（Masters, 2008）强调，当男同性恋来访者在会谈中描述他们的性活动时，无论治疗师的性别和性取向是什么，这实际上都可能会引发大量的反移情。"有时候我们会发现自己感到着迷、厌恶、嫉妒，以及，是的，甚至是性兴奋"（Masters, 2008, p.376）。

虽然治疗师的个人分析能提供一些保护，但问题在于个人分析是否足够深入，从而鼓励治疗师对自己的性别和性欲展开有意义的探索。此外，我在思考的是，什么样的环境能让治疗师有动机去做上述工作，因为如果不进行探索，就会产生这样的疑问：治疗师在多大程度上准备好去帮助伴侣看到，要充分理解内化的同性恋恐惧的本质以及社会性别和性欲对关系动力的影响，他们需要走得多深入。

在和同性伴侣工作时，另一个衍生的问题是，适合与异性伴侣工作的边界在与同性伴侣工作时需要进行多大程度的调整。一个显而易见的挑战在于，面对为了生存不得不终身忍受躲藏和回避的群体，治疗师与他们工作时可能要表现得多透明和"开放"。虽然我意识到，在与伴侣进行精神分析的工作中，有关自我暴露的议题相当复杂，但我相信，与同性伴侣工作的治疗师应该考虑不暴露所隐含的意义，以及当他们受到对治疗立场和位置的挑战时，如何以一种不防御的方式去工作。例如，法尔科（Falco, 1991）说："在执业时，若来访者直接询问我，我总会告知他们我的性取向（男同性恋来访者几乎都会直接询问，而非男同性恋来访者很少）。我这么做是因为，我相信让来访者知道这一点对他们具有治疗意义，因为它会促进示范效应"（Falco, 1991, p.53）。与此同时，法尔科还会探寻这一询问的意义。不过，如果我们希望自己和自己的职业都能够发展进步，那么作为治疗师，我们有责任去恰当地回应我们与同性伴侣的工作提出的特殊要求。

总　　结

　　我已经重点论述了在与同性恋群体开展心理治疗工作时，治疗师需要考虑的一系列同性关系所特有的因素。我尤其强调治疗师需要关注自己对同性恋者的生活方式、关系模式以及社会性别和性欲之间的关系产生的移情反应。这是因为，依赖以异性恋为标准的思维方式并将此作为执业的基础，会产生进一步异化该来访者群体的风险。当治疗师在与同性伴侣工作时，如果发现自己力不能及或情况超过了经验范畴，寻求咨询和督导显然是获得支持的来源，但只限于提供咨询和督导的同行探究过这些议题的条件。最终，无论出于何种原因，如果无法开放地处理同性伴侣带来的议题，又或者没有能力处理，我们必须做好转介的准备。只依凭通用技能，通过诠释来脱离困局，或是假定所有这些都是反移情的材料，已经不再是可以被接受的做法了。这个职业需要承担责任。如今是时候引起从业者的重视，让他们准备好迎接这一富有挑战但也极具价值的任务了。

第八章

伴侣动力组织中的自体二人对

理查德·M. 蔡特纳

随着美国和英国对伴侣治疗和伴侣治疗培训需求的增长,从有关伴侣和家庭治疗文献(私人通信;Clulow, 2012; D. Scharff, 2011)中应运而生的各类心理治疗策略也相应增多。其中包括精神分析取向的策略和基于其他取向的策略。

尽管我使用了"策略"一词,但其中也涵盖了对理解固定的亲密关系——伴侣关系——的功能和心理动力的日益增长的兴趣。然而,讽刺的是,尽管在治疗伴侣方面的兴趣有所增长,针对伴侣关系的治疗仍然是最为艰难的临床任务之一——在整个心理健康行业中,这一领域的实践常常被过度简化,而且时不时遭致误解。在我看来,甚至是"婚姻咨询"一词,或者是"去见婚姻咨询师"的建议,经常带有一种过于简化的意味,比如,当一对伴侣可能在关系中长期存在严重的困难,甚至当伴侣问题是造成伴侣一方的心理疾病的重要因素时,似乎只要获得一些关于如何解决这些问题的老套建议,他们就能好转。不幸的是,上述看法的言外之意常常是伴侣治疗仅起到某种辅助作用,或者只是治标不治本,而真正的"治愈"要从处方药物或个体治疗中产生。

不仅如此,如今大多数培训项目——从精神病学培训、临床和咨询的博士项目,到各类社会工作和其他咨询训练方案——仍然将焦点置于个体治疗模型之上。即便有伴侣和家庭治疗的训练,通常也只包括一两门课程,足够幸运的话,可能会包含针对一两个案例的最低限度的督导。不幸的是,在多数研究生水平的培训项目中,伴侣治疗一直都处于某种被冷落的位置。额外的训练,像是 IPI 以及 TCCR 提供的培训，通常只能在研究生毕业后的阶段才能获得。除了相对缺乏正规的研究生水平的伴侣和家庭治疗培训，行业内较少推荐和实践伴侣治疗还存在其他经济以及心理层面的原因，我已经在之前的著作中进行了许多描述（Zeitner, 2003; 2012）。

因此，精神分析伴侣治疗领域还需要更多的研究、理论著作，以及从事实践工作的、受过良好训练的、有胜任力的心理治疗师，尤其是那些能够在伴侣治疗和个体治疗之间灵活切换的临床工作者，他们知道在何种条件下，与哪些来访者，以何种方式，在何时实施何种治疗。不幸的是，以这样规范的方式从事精神分析治疗工作的情况如今仍很罕见。更为常见的情况是，精神分析取向的临床工作者从事个体心理治疗，通过移情和反移情的变迁将焦点置于个体患者以及治疗师和患者的二人对之上——这对他们来说是更为舒适的工作方式，但这也让他们更不容易意识到，患者可能（且经常）需要伴侣治疗。当患者直接要求进行伴侣咨询，或伴侣咨询的需要已经显而易见，比如，焦点已逐渐从个体治疗转移到伴侣问题上的时候，治疗师可能会将患者转介去接受伴侣治疗。转介决定本身并不是有害的或不恰当的，实际上它经常是最恰当的决策，无论有多晚。

在督导其他治疗师的过程中，或者是当患者和另一位治疗师已经进行了好几个月甚至是好几年的个体心理治疗之后来找我咨询，而这位患者此时已经对亲密伴侣关系有相当清晰的、有意识的、明确的主诉（不幸的是，这位患者在整个个体治疗中也一直有着同样的主诉）的时候，我常常发现，患者实际上在个体治疗中已经就关系议题进行了工作，却鲜有进展。因此，个体治疗常常成为一个主要起到支持作用而失去探索功能的工作领域，且无法带来伴侣关系中的结构性改变——即便个体患者恰在该领域中一直存在困难。支持性治疗或许能起到支持的作用且有一定帮助，但仅限于个体患者，并未触及和修正伴侣关系具有的复杂的动力组织，也存在使关系进一步恶化的风险，尤其是当个体治疗结束的时候。

自体二人对：作为个体与伴侣之间的桥梁

就本章的主旨而言，我希望将焦点放在伴侣的一个方面，在我看来，这个方面还未得到个体治疗师的充分重视，甚至在伴侣治疗师中也是如此，如果在研究生和毕业后的培训项目及督导中，能在理论和实践方面对此有更多的重视，最终就能让更多的从业者更游刃有余地在精神分析伴侣治疗领域从事实践工作。之前我已经谈及，从理解处于治疗中的个体转向理解伴侣及其复杂动力，需要的是概念上的跃迁。我的主张是，在做出这一范式迁移的过程中的固有困境，至少部分是因为只有相对较少的精神分析从业者有自信能够同时与个体和伴侣工作，并能在实施联合治疗时灵活地把握尺度和时机。

在此，我尝试提出我对与伴侣有关的一个概念的理解——这个概念桥接了个体和伴侣治疗之间的裂隙——我将这一构念称为"自体二人对"。我对自体二人对这个概念以及它在理论和临床层面对理解伴侣的重要性的看法并非独一无二。或许更为重要的是，"我"认为，这个概念是理解伴侣的核心，这一核心地位包括在伴侣治疗中将焦点置于仔细探索动力之上，作为一种工具能帮助临床工作者协助伴侣成就关系的成长和改善。

虽然我拓展了这一概念，认为它对伴侣治疗而言是不可或缺的，也将使用临床案例片段的形式提供一些技术指导原则来说明它在治疗过程中的应用，但首先发现它的先导概念——夫妻联合人格——的，是亨利·迪克斯。他是英国的一位临床工作者，在塔维斯托克诊所执业并从事伴侣研究。在他首版于1967年（再版于1993年）的著作《婚姻中的张力：有关人际互动的心理学理论的临床研究》（*Marital Tensions: Clinical Studies Toward a Psychological Theory of Interaction*）中，迪克斯首次提出，亲密伴侣关系（在当时被称为"婚姻"）建立在伴侣各自人格之间的无意识匹配基础之上，用费尔贝恩的内源心理学体系来描述，即由伴侣双方具有的意识层面和无意识层面的内在客体关系系统构成（Dicks, 1993）。

迪克斯强调，如果一段亲密的伴侣关系或婚姻想要发展，首先必须发生一种"无意识层面的互补"(Dicks, 1993, p.69)。这通常始于伴侣的恋爱阶段，在这个阶段中，伴侣首先注意到（通常在无意识层面）并随后创造出一种亲密的联结，这种联结的基础是伴侣各自将对方体验为自己的一部分。

这是一个复杂的过程，包括首先在意识层面觉得对方让人心动，或者具有吸引人的特质或特征；但在无意识层面，这代表了自体和内在客体关系脚本所具有的特质，这些特质在过去一直被压抑、丧失或未得到发展。随着关系的进展，如果伴侣双方自体的边界一直处于足够开放和灵活的状态，让主要建立在现实感之上的沟通得以发生（即极少出现对于对方特质的歪曲知觉），那么伴侣就会形成角色固化。自此，角色关系以及对于对方的响应将会同步地行使它们的功能，伴侣双方能够通过意识和无意识层面的沟通体验到"他们主要的客体关系丧失的方面"(Dicks, 1993, p.69)，如同手与手套一般契合在一起。此时，通过共同创造的"自体二人对"，伴侣被体验为自体的一部分。我在这里强调的是，对伴侣双方而言，一段亲密关系的建立通常代表着一种富有创造力的问题解决方案起到从"孤立"到"亲密"的发展性过渡的功能，而这一切都是在为最终会到来的成年生活阶段做准备(Erikson, 1950)。形成这一转换过程的动力机制，即投射性认同，就蕴含在上述亲密沟通之中。这个概念广为分析取向的治疗师所熟知，不过对其进行理论探讨已经超出了本章的范围。

戴维·E. 沙夫和吉尔·萨维奇·沙夫曾论述了夫妻联合人格形成的前提条件，它涉及"自体和他人之间边界上的模糊"(J. Scharff & D. Scharff, 1991, p.47)。不过我更偏好用系统的术语来理解这个过程，让其显得不那么"病理化"，即伴侣会拥有或发展出一种本质上具有渗透性和灵活性的自体边界。此外，在整个伴侣关系中，必须维系这些自体边界的特征，这样才能让伴侣持续通过亲密的联结来体验到曾经被压抑、丧失或否认的自体和内在客体关系具有的特征。

比如，在许多前来治疗的伴侣中，一方的核心主诉是在和另一方"沟通"时存在困难。治疗对这一困难的理解是，它是因为自体边界无法相互渗透而造成的。在上述困境中，一方渴望更为亲近（常被表达为想进行"更多沟通"），而另一方却相应地变得更封闭，有些时候甚至在焦虑中变得退缩，继而陷入孤立状态。当然，这些自体边界的渗透性越低，双方积攒的挫败感就越强，亲密感也因而变得越发枯竭。此时，一方让另一方做出回应的尝试会不断升级，伴侣常常在此过程中变得甚至更为焦虑、步步紧逼、连哄带骗。更为慢性的一种形式是，前来治疗的伴侣的互动模式和自体边界已变得固着和僵化，彼此的沟通和亲密感几乎荡然无存。

自体二人对：作为夫妻联合人格的拓展概念

那么，读者或许想知道，对夫妻联合人格——如今被称为自体二人对——的重新解读增加了哪些内容呢？在咨询室中，反复给我留下深刻印象的是，那些前来治疗的饱受困扰的伴侣会呈现出一种典型的表现。这些有关婚姻或对方的抱怨常常带着一些无意识层面的信息或回声，仿佛在表达，自己失去了某样东西，伴侣一方或双方会觉得自己有资格拥有它，却被剥夺了所有权。虽然这一主诉有时候被很好地伪装了起来，但它几乎总是存在。因此，在无意识层面，存在于与关系和伴侣有关的挫败感、愤怒、死气沉沉、失望或其他烦躁不安的体验之中的，是一种愿望、呼唤，甚至是强烈的要求：拥有自己最初被承诺（或许是隐含的承诺）能够拥有，却在自体发展过程中丧失了的、被压抑的、未发展出来的或被否认的那个极为关键的部分，伴侣最终能够给予自己这个部分，从而创造出一个主体间空间来获得一种被修正的、更完整的自体感。

作为对夫妻联合人格的一种重新阐释，我对自体二人对做的概念化工作借鉴了海因茨·科胡特（Heinz Kohut）以及自体心理学中一些更为现代的理论观点，以此作为补充和增益，而非代替客体关系视角。此外，我相信这些拓展工作能为咨询技术库添砖加瓦，并为与伴侣的工作带来重要启发（Kohut, 1971, 1977）。

首先，我将简要地对其概念基础进行拓展，加入自体心理学的额外内容，为描述一些技术干预手段做好准备，这些干预能在临床工作者与伴侣的工作中提供帮助，也就是说，除了那些更多指向彼时彼刻的手段——包括投射性认同和其他致力于探索过去的干预——之外，使用更多针对此时此刻的干预手段。

读者会注意到,"自体二人对"并未含有连接符号,即虽然它与科胡特提出的"自体客体"(selfobject)概念不完全一致,但还是参考了这一同样不含有连接符号的概念。对科胡特来说,自体客体指的是个体将另一个个体体验为自体的一部分,其功能是供给或满足自体的需求。根据科胡特的观点,在那些更为原始的自体客体和那些被视为更为成熟的自体客体之间存在一个连续体。重要的是,自体客体对于所有亲近和亲密的关系而言都是不可或缺的,包括整个生命进程中的众多"助人"关系。

科胡特的理论和技术贡献大部分聚焦于对咨询过程的理解,他区分了三种形式的移情,即大家熟知的镜像(mirror)移情、理想化(idealising)移情以及孪生(twinship)或另我(alterego)移情。他提出,这些移情体验对于让患者发展出一种连贯的、稳定的自体感的分析过程而言是至关重要的,此外,它们植根于母亲和婴儿之间早期的发展性阶段,它们的变迁会促进或阻碍儿童自体感的发展。科胡特认为,这些自体客体的移情可能处于不断变化的状态,建立这些移情的关键在于,分析师有能力对患者的自体体验提供共情和理解,即能在与患者的关系中以及通过诠释和所有其他在分析体验中使用的干预表达共情和理解。随着时间的推移,自体心理学理论从分析室推广至其他领域中,这些移情体验的变式(包括对他人的共情),不仅是人生全程中多数亲密关系固有的成分,而且是众多助人关系——包括师生关系——的固有成分;如果没有这些移情,那么关系中的自体就有丧失其内聚力的风险,有时会萎缩,甚至可能崩溃。

因此,通过将迪克斯提出的夫妻联合人格的概念重新阐释为自体二人对,我在原先概念中增添的内容在于,如果伴侣能维持亲密感和爱,包括维持伴侣最初形成无意识"契约"时不可或缺的那些投射性认同(这些契约中包含了最初达成一致并给予彼此的意识和无意识层面的角色),那么在主体间联合构造的这一结构——自体二人对——必须能持续为伴侣提供自体客体体验,同时还需确认在另一方的自体内和通过另一方的自体被体验到的自己的自体的一部分。我的主张是,起到认可作用的关系所具有的这些特征形式各异,但本质上都是镜映的、理想化的和孪生的。其他作者通过描述其衍生机制来拓展科胡特有关自体客体移情的观点,他们尝试说明,当亲密伴侣认可那些对形成和延续亲密关系(从母婴之间的联结到成年人的亲密伴侣关系)而言都至关重要的需求时,他们之间会出现何种动力(Ringstrom, 1994; Stolorow, Brandchaft & Atwood, 1987; Winnicott, 1965; & Wolf, 1988)。

自体二人对的破裂

在引入临床案例来阐释自体二人对是伴侣工作中的核心构念之前,必须先谈谈治疗师如何识别出自体二人对的破裂。如前所述,在因为伴侣关系而寻求临床帮助的诉求中,无论问题以何种形式呈现出来,是外遇,还是对伴侣糟糕的养育行为感到愤怒,或感觉被对方控制和制约,或觉得对方没有支持自己的自主性,或在性关系方面失望,甚至是想有更好的沟通,看似平淡的要求总隐含着这样的意味:在关系中一度拥有过的体验,或者至少是曾经被承诺在关系中能获得的体验,如今已物是人非。在这种情况下,治疗师必须能够识别出无意识层面的表达:伴侣曾一度能满足自己的某种需要,即便没有在现实中被满足,也至少曾承诺过它最终能被满足。如今,由于需要没有得到满足,咨询通常会伴随对伴侣的抱怨和不满这类痛苦的情感表达,治疗师因此能够听到自体客体关系建立的失败。正是通过对自体二人对的探索——调查它的来源和变迁,包括仔细探索那些曾在伴侣"相爱"的主体性中存在过的无意识需求,以及在整个伴侣关系历史中曾取得的成功——治疗师得以在伴侣各自的原初自体客体脆弱性方面(即伴侣曾暗暗"承诺"过能满足无意识需求,如今却拒绝兑现承诺)获得重要发现。

这些痛苦的情感状态在咨询室中会以各式各样的形式呈现出来,但根本上代表的都是科胡特常被认为在本领域做出的最具原创性的贡献之一。在科胡特看来,自体在经历伤害后,会爆发自恋性暴怒,并以此为起点产生众多不同的后续体验,包括接踵而来的破坏行为,所有体验在攻击性、伤痛、愤怒和失望的组合中都可找到端倪。此外,其中许多反应和行为都会让伴侣觉得是对自体感的一种威胁,伴随而来的可能是自体进一步丧失活力和内聚力。

我认为，上述对自恋性暴怒概念的理解可用来阐释伴侣治疗的许多复杂方面，包括一类经常能观察到的现象：当个体处于有问题的关系中，他们会通过不同类型的报复和反击让针对伴侣另一方的攻击变得无休无止，因此延续了破坏性的投射性认同循环，让其似乎永无止境。从这个角度来看，这些循环往复的、充满问题的互动常常会被批评和愤怒点燃，或者有时一方只是单纯地表达希望另一方变得有所不同，这样的愿望也会激起这类互动，结果是经常使另一方做出某种最不想要出现的行为。这些行为可以被视为伴侣在努力获得曾经被承诺可以拥有，如今对方却拒绝提供的体验——虽然上述努力通常都是无效的。因此，自恋性暴怒和它独特的表现可以被视为个体在尝试重塑自体二人对并修复它提供关键的自体客体关系的能力，在关系之初，这种关系是可以得到满足的。

一个治疗模型

在本节中，我将以列表的形式给出一个有关治疗目标的模型，总结了上述有关自体二人对及其在亲密伴侣组织中具有的核心地位的观点。在某种程度上，这个工作模型并不那么独特，因为我相信，凡是做得不错的动力学取向的伴侣治疗总会包含上述工作模型中的某些部分，虽然治疗师并不一定会用我所描述的方式来梳理这些概念。此外，我希望这个模型足够宽泛和高阶，可以包含许多类型的干预方式，而治疗师可以根据个人的工作风格和来访伴侣的特殊需要来选择使用。因此，我认为有众多合适的干预方式。它可能包括大家更为熟悉的诠释和重构类型的干预——对动力学取向的治疗师而言或许是最为熟知的干预方式——澄清、反思、有关内在体验的共情式陈述、提问，也包括教育性质的和启发性质的评论、提供支持和结构、矫正性的话语、布置作业，甚至是行为层面或处方式的干预。不过，这种工作的本质是理解自体二人对，即让伴侣去探索并着重发现伴侣关系为何无法再提供最初具有的自体客体功能，以及如今如何在某种程度上必须去恢复或重塑这些功能。

因此，下面有关治疗过程的指导意见是一个脚手架，在此基础上可以应用许多种类的干预方式，所有这些干预都旨在帮助伴侣修正自体二人对，让其成为一个能更好地提供认可和行使功能的单元。

- 恢复或重塑自体二人对，从而让伴侣双方的自体能够在关系中得到更充分的支持和认可。
- 提升伴侣的自体客体功能。
- 通过诠释和其他必要干预，包括对自体二人对的动力起源进行历史维度上的调查。
- 同时向伴侣展示他们最初的转变渴望和需要曾经通过创造出一段独特的伴侣关系——自体二人对——而得到修复或满足。
- 伴侣曾经向个体提供了与其自体互补的一部分，且通过自体客体功能获得了关键的认可。

性失和的案例：特蕾莎和爱德华

性失和，即在性活动的频率和偏好上存在长期不和，对伴侣而言可能严重到一方或双方都体验到对自体的一种侵蚀，甚至是瓦解。特蕾莎（Teresa）和爱德华（Edward）是一对30多岁的夫妻，他们来电要求咨询，并且表明极为迫切地想见到治疗师。特蕾莎不满于爱德华不断地要求性生活，同时，在为了坚持自己的愿望而拒绝他的时候，她又害怕他的愤怒。在结婚之前，爱德华和特蕾莎在大多数性活动上都能达成一致。然而，随着时间的推移，爱德华的邀请似乎成了强制的要求，特蕾莎开始感觉到这些要求成了"某种强迫性的要求，像是一种性成瘾"。在这里，特蕾莎补充道："爱德华，有时候就好像你是一台机器一样……就好像我并没有和你在一起……这很奇怪……好像你在手淫……有时候他甚至不会射精……"最初寻求咨询的诱因是爱德华在言语上对特蕾莎进行长篇累牍的指责，几乎到了动手的地步。不过，此前，二人已经围绕着权力、控制、愤怒和互惠的议题持续发生了数月的争执。

在婚姻早期，爱德华和特蕾莎曾经有着令双方都满意的性关系，在质量和频率上双方都达成了一致。特蕾莎对爱德华提出的性要求做出的描述——"某种强迫性的要求……就好像我并没有和你在一起……好像你在手淫一样……"给我留下了深刻的印象,因为这听起来有些像解离,于是我邀请爱德华给我讲讲在他们的性关系中他一直以来体验到的失望。显然,对于爱德华来说,他们性关系的变化似乎代表着对于他们最初"协定"的一种背叛。爱德华起初还有些犹豫不决,但他渐渐打开了话匣,带着羞耻谈起了自己的家庭背景。他是在一个封闭的农村地区长大的,在这个社群中,男性有多个性伴侣是一个习以为常的现象,这些性伴侣中有一些被称为妻子。爱德华的母亲是四个妻子之一。爱德华的父亲是这个社区中一位受人尊敬但也令人害怕的领袖人物,爱德华也害怕父亲。

在这个社群中,一种常见的行为是招募男孩和女孩来进行"性接种"活动,在这种活动中,他们被要求和组织中的男性领导者发生性关系。爱德华也被"接种"过。但是和他关系十分亲近的母亲激烈地反对这种行为,在爱德华15岁的时候,她偷偷安排他逃离了这个社群,转而住在阿姨和姨夫家中,二人最终将他抚养成人。爱德华和特蕾莎最初是在读大学时相识的,特蕾莎是第一个听到爱德华的故事的人。爱德华让特蕾莎发誓为他人生的细节保密,永远不能告诉其他人。他的家庭背景就再也没被谈起过,因为他们确立的关系最初是令人满意的,包括性生活。

特蕾莎是长女,有三个弟弟。她在一个父母双全的家庭中长大,她的母亲长期罹患多发性硬化症,最近因并发症去世。因为母亲这种致残性的疾病,特蕾莎一直都承担着父母的角色,是三个弟弟、母亲和父亲的主要照顾者。带着某种坚忍的口吻,她回忆到她因此没有童年,也几乎没有青少年时期。讲到这里时,她说:"但是我并不对此心怀怨恨,因为它让我有了一种真正意义上的责任感和人生目标,包括告诉我照顾其他人意味着什么。"她的话语在我的内心回响,因为它给了我极为重要的洞见,让我知晓了特蕾莎需要被人需要,同时也代表着她否认了自己对个体化和自主性的需求。

我建议他们进行伴侣治疗,同时各自接受个体治疗,通过这些工作,爱德华的性创伤最终得以修通。在治疗的过程中,我们探索了他的羞耻感以及他因为父亲对自己的攻击和侵犯而感受到的对父亲的愤怒。此外,我们也得以理解,在与妻子的退行性质的性关系氛围下,发生的是被潜抑的内容的回归(Fairbairn, 1944),在这个过程中,强迫特蕾莎性交在当前成了对曾经强加在他身上的力量的一种修正。如今,他用自己曾经被对待的方式去对待特蕾莎,让她失去了自主表达她的自体需求的自由。

通过耐心而谨慎的工作,特蕾莎开始接受她曾经否认的自体表达需求,她通过认为这些经历能够恰当地教会她"责任感和人生目标"而合理化了自己的否认。通过双方共同构建的自体二人对,特蕾莎得以将她有众多需求的自体置于爱德华的内心——她曾经在童年期失去了这部分自体,包括让个体化萌芽和发展个人动因感所需的那些青春期体验。在这个案例中我们可以观察到,爱德华和特蕾莎的自体二人对建立在一种无意识层面的共识上,那就是特蕾莎会照顾爱德华,而她在二人关系早期就觉察到了他强烈的脆弱,以及他需要她在他身边给他认可。类似的,爱德华将自体的一部分也置于特蕾莎的内心,即需要被一个充满爱意和有牺牲精神的女性拯救,这位女性会再次通过满足他所有的性要求来保护他的男性气质。

最后,我再补充一些关于与爱德华和特蕾莎工作时使用的具体技术。虽然他们治疗的结果总体上比较积极,并因此让我觉得长期的预后是良好的,但实际的工作过程并非一帆风顺。例如,在回忆和修通他性创伤的细节时,爱德华的功能水平有好几次都变得紊乱。在这种情况下,我通常都会给爱德华提供相当直接的支持,同时,我也会鼓励并指导特蕾莎如何给爱德华的自体功能提供必要的支持。还有一些时候,我会鼓励他们在家中与对方进行结构化的互动,并引导他们不要过快地重新开始性生活,我的意图是,在他们能够充分修通彼此的议题并且重新在对方那里获得安全感之前,保护二人的亲密感。同样,有时候我会对峙爱德华试图控制特蕾莎的特点,与此同时针对他那位具有攻击性和施虐的父亲残留的影响做出主动的诠释。在另一些时候,伴侣往往似乎陷入僵局、退行,甚至双方都感觉毫无希望,此时我会进入一种更为指导和教育性质的模式,在这种模式中,我有时会像做讲座一样,告诉他们在婚姻中表达自体需要是极为重要的而帮助他们不带怨恨地更好地支持彼此的自主性。

总之,我们知道相比于谈论治疗的理论、原则和技术,在咨询室中能够稳定实施它们要难得多。自体二人对提供了一个理论构念，它整合了现存的精神分析观点，尤其是将客体关系视角与自体心理学视角进行整合。此外，我相信，作为一种极有价值的工具，它能组织和理解伴侣亲密关系的复杂内部网络中发生的事情，不仅是关系之初，还包括整个关系进程中持续发生的事情。同时，它也确保，对伴侣双方而言，这段关系是有活力的，能让二人变得更为丰富而充实。

第九章

分析性伴侣治疗中的梦

吉尔·萨维奇·沙夫和戴维·E.沙夫

在为最近受训的个体心理治疗师提供咨询和督导的过程中，我们发现他们中有许多人都听说过"梦是通向无意识的忠诚道路"这句话。但他们并不知道如何与梦工作，尽管从弗洛伊德的著作《梦的解析》(*Interpretation of Dreams*; Freud, 1900b) 开始，在这个主题上已经发表了众多颇有思考深度的文章。不过，也不奇怪分析取向的伴侣治疗师不知道如何在伴侣治疗中与梦工作。他们往往倾向于将焦点放在伴侣关系的背景、关系的投射性认同系统、可追溯至家庭历史的动力根源以及伴侣关系中母婴动力和俄狄浦斯动力的表达之上。鉴于分析取向的伴侣治疗师更偏好通过这些途径去理解无意识动力，他们常常会忽视对梦的分析，因为他们没能意识到在伴侣治疗中梦所具有的"翻篇"的力量 (Quinodoz, 2002) 以及它在治疗性、婚姻以及家庭创伤议题时具有的价值 (D. Scharff & J. Scharff 1991, 2004; J. Scharff & D. Scharff, 1994)。

因此，我们将从头开始回顾，从弗洛伊德提出的对个体的梦的诠释和梦构造的机制开始，然后到客体关系取向对梦的功能和梦的诠释原则的理解。我们将尤其关注伴侣在做梦、报告梦和与梦进行工作时出现的阻抗，我们还同样关注治疗师在分析取向的伴侣治疗中对梦进行诠释时存在的阻抗。我们将以一个临床案例片段来结束本章，这个片段来自戴维·E.沙夫与史密斯 (Smith) 夫妇进行的分析取向伴侣治疗。

梦：从弗洛伊德之前的时代到客体关系

在20世纪之初，梦的分析就等同于精神分析。但是，到了21世纪，梦的分析这一话题已经退居次要地位。梦从最初被高估的、独一无二的位置到成为某种相当死板的、艰难的分析对象，再到偶尔被提及，到近期几乎完全被忽视（Greenson, 1993）。的确有许多不同的方式能够获得对无意识过程的理解，例如，通过聚焦于投射性认同、交互主体性、此时此刻的活现以及身心现象和转换现象。但是梦的诠释在通达真相和获得突破的道路上尤其有用。它依然是分析工作的基石。梦提供了触及前意识水平的愿望满足和无意识冲突的途径。它们能强有力地唤起激情和创造力（Sharpe, 1937）。但并非所有的伴侣都愿意将他们的梦带入共同的工作之中，也并非所有的治疗师都有意愿鼓励对梦进行工作。无法获取梦是分析取向伴侣治疗的重大损失。因此，有必要考虑对梦进行工作的阻抗。

在分析取向伴侣治疗中与梦工作的阻抗

对梦的阻抗可以发生在不同的水平上。阻抗有可能出现在对梦进行回忆时，或者在报告一个能回忆起来的梦时，或者是对报告的梦进行联想时。阻抗可能在伴侣之间，在梦者身上，在梦者的伴侣身上，也可能在治疗师身上。我们需要指出阻抗，致力于理解它的来源，并诠释其背后有关投入分析取向伴侣治疗的焦虑。那些声称自己不记得梦或者完全不做梦的人，可能承受了巨大的创伤，以至于梦的空间崩塌了。有些人可能只是不愿意敞开心扉，而另一些人可能会用一种鄙夷的态度来看待梦。比如，有一位丈夫相信，梦不过是孩子的游戏，不具有作为材料提供任何线索的价值。他拒绝接受梦的精神现实性。那些做了梦但没有报告的个体或伴侣，或许是在思量后认为最好还是对梦保持沉默，以免暴露伴侣间的冲突或与治疗师的冲突，或是某个必须被否认的幻想。那些报告了梦却无法对其联想的人可能在阻抗某个特定的洞见，而梦恰好暗示了这个洞见的存在，又或是在阻抗觉察到即将浮现出来的某种移情。出于对改变和成长的害怕，伴侣阻抗的可能是治疗获得进展的可能性，也可能是不想结束治疗和作为一对伴侣去独立地行使功能，因此有想留住治疗师的愿望。他们可能阻抗大量涌现的梦，就像阻抗可能出现的令人不能承受的性激情一样。最为常见的阻抗来源，也是患者、伴侣和治疗师共有的阻抗，是害怕深入移情－反移情关系之中。如果我们能够让这些阻抗进入意识，或许就能帮助伴侣触及他们的梦的生活，获取它在治疗中的价值。

治疗师对与梦进行工作的阻抗

对梦进行工作的阻抗并不仅存在于伴侣中，也可能来自治疗师。我们对与梦工作的阻抗在我们所做的梦的工作的不同水平上均可表现出来。我们可能完全无法记住梦，因为梦的显意对于我们来说过于沉重，以至于无法保留在头脑中。如果没有接受过与梦工作的训练，我们可能会记得梦的故事，但不知道如何做接下来的工作。我们可能无法或不愿意倾听和收集可以让我们获得梦的潜意的联想。当梦具有强大的影响力且直击要害，我们可能无法甄别和使用反移情来帮助我们更深入梦的体验。一种有益的做法是回顾阻抗的性质，以及这种阻抗到底在保护我们不受什么的影响。我们会求助于梅尔策（Meltzer, 1984）的工作，他让人们关注可能会让那些回避与梦工作的治疗师困扰的各种恐惧：对入侵、对混乱以及对无能的恐惧。

对入侵的恐惧

当一位患者或一对伴侣宣告做了一个梦，一种兴奋感油然而生：这个梦会揭示什么呢？当梦被讲述出来，随之而来的可能是一种叠加在兴奋感之上的亲密感：在梦者、伴侣以及治疗师的合作之下，什么将会被创造出来呢？一种期待之情会就此出现。强有力的意象会被投射至讲述过程中，如果治疗师对梦的内容、讲述的方式以及自己涵容上述体验的能力感到焦虑，那么这些意象可能会让治疗师感到相当不安，甚至感到瘫软。

对混乱的恐惧

梦本质上是一个谜。它的显意支离破碎、荒诞离奇、充满幻想。它通常不是一个连贯的叙事，而是在意象与意象之间跳跃。即便看似连贯，背后的意义也可能并非如此。治疗师可能会因为觉得自己无法解开谜团而焦虑。他感到混乱，甚至不堪重负。这种情况之所以会发生，是因为治疗师并不知道如何通过识别伴侣联想揭示出来的无意识主题的线索来倾听梦。相反，他们强迫性地关注每一个元素，尝试从显意中强行剥离出潜意。也有可能单纯是时间不够，梦将其意义显露给伴侣或治疗师还为时过早，因为治疗关系还不足以应对梦的潜意所隐藏的现实。

对无能的恐惧

当梦的意义依然晦涩难懂时，治疗师可能会感到愚笨、软弱、无知或内疚。当面对一个显然荒诞离奇的梦时，害怕感受到无能的治疗师会想要回避这种焦虑的反应。为了维持控制感，她不会鼓励分享梦，但这么做只会进一步削弱会谈具有的治疗潜能，其矛盾的结果是实际上会造成她的无能。

面对恐惧是理解为什么伴侣不对梦进行工作的第一步。为了建立起继续诠释梦的信心，我们需要学习梦的诠释原则，首先，从弗洛伊德的观点开始。

梦的诠释原则

在弗洛伊德之前，梦一直被认为包含了一系列具有普遍意义的象征。对梦的分析会根据某种密码来进行，每个元素都有特定的意义。我们可以将这种做法称为梦的解码取向。弗洛伊德采用了一种动力学取向来对梦进行诠释。他使用有关神经症和癔症的心理学理论来理解梦，同时又使用梦的诠释来理解神经症和癔症。当他考察个体患者的梦和自己的梦时，他也会将意义赋予某个元素。比如，在朵拉（Dora）的案例中，他假定一个珠宝盒代表了女性的生殖器官（Freud, 1905）。然而，他通过将朵拉针对梦的核心元素所做的联想也纳入分析，揭示了梦具有的个人意义，因此拓展了梦的诠释具有的解释力。

弗洛伊德坚持认为，对一个梦孤立地进行分析是不恰当的。即便能够获得所有的联想并轻松地对梦的显意做出某种诠释，分析师也必须接受这样的事实，即在诠释之外仍存在着未知的黑暗。每个梦都是发现过程的一部分，没有任何诠释是完整的。当治疗师因为一个梦而陷入迷惑时，记住这一点能带来安慰。尽管如此，依然需要更多的知识来指导理解梦的沟通方式，因此，我们接下来将转向梦的构造的基本原理（Freud, 1900c）。

梦是通往被否认的渴望以及害怕渴望进入意识之中而被承认和面对的常见终极路径。但是为了符合审查官的要求，这条路必须难以涉足。来访者报告给我们的梦的显意有许多元素，交织成一个故事或一系列意象，将潜意隐藏起来。无论看上去是否容易理解，梦是通过一系列机制建构而来的，提供了一个出口，让梦思能与被潜抑的渴望以及在此之上的冲突联系在一起，同时保持其伪装。其中最主要的机制是凝缩（condensation）、移置（displacement）、反转（reversal）和象征化（symbolisation）。那么，问题就在于"显意背后隐藏着什么，又是哪些机制构造了这一简单叙事？"

梦的构造机制

凝缩

在凝缩的过程中，梦思被压缩至几个元素中，每个元素都与众多有关愿望和恐惧的不同类型中的梦思联系在一起，对每个元素的选择都是由多重条件决定的。让我们想象一位有两个孩子的42岁的母亲，她开始讲述一个发生在火车站背景下的梦。她梦见自己来得太晚了，没赶上火车，在醒来后对此极为焦虑，即便她仍然有时间赶上公交车。这一情境可以和诸多梦思联系在一起：害怕分离，离开丈夫的愿望，与已经离家的年长孩子重新建立联结的愿望，去未知的地方旅行的愿望，渴望回家，逃离某种处境或无意识冲突的愿望——或者所有这些以及许多其他愿望，一切都压缩在一个由多重原因决定的元素之中。在我们能够将显意与潜在的冲突联系在一起前,我们都无法弄明白这个梦是什么意思。

通过组合和认同创造出一个组合式人物或集体人物

梦中的组合式人物代表的是两个或多个人物,这些人物具有一些共同的令人不快或能唤起强烈情感的特征,而梦者难以单独面对其中的每一个人。比如,一位女性在梦里要求一位站长给自己退款,而当他粗鲁地忽视她时,她冲他大嚷起来。站长这个人物可能集合了她对父亲、丈夫以及她的男性治疗师所怀有的感受。

梦中的集体人物则表达了一个共同的元素。集体人物会让某个特定个体的身份难以辨识,而这个个体具有的令人不快或唤起强烈情感的特征就是梦者的冲突来源。比如,好几个乘客都表达了对于女性情绪爆发的不赞同,这群乘客作为一个集体人物的行动代表的是一种移情——害怕重要他人对自己不满——指向一位特别执着于准时开始治疗会谈的治疗师。

移置、歪曲(distortion)和伪装(disguise)

因为存在着对不可接受的愿望的审查机制,并且这些愿望必须被否认,一些具有"弱载荷强度"的无关痛痒的体验就取代了那些"强载荷"的、在心理上显然不能被接受的体验(Freud, 1900a, p.177)。比如,一位42岁的女性,她的孩子已经十几岁了。她梦见错过了公交车,移置的焦虑可能与月经延期和随之而来的对不良受孕的恐惧有关,她在无意识中将其移置到一个小问题上,从而避免自己和丈夫在意识层面的担忧——他们可能要承担高龄生育的责任,或者她可能不愿意面对生育期即将结束的现实。如果梦者是一位没有孩子的女性,那么这个梦可能表达的是觉得自己错过了成为母亲的机会(火车),即便她的替代选择,即在家庭外的工作足以让她过上满意的生活(公交车)。

反转

这里呈现出的是令人恐惧的愿望的反面,而非其本身。梦否认了这个愿望,从而避免开启一段旅程。比如,一位女性梦到自己在站台上全身赤裸。她注意到其他女性乘客脸上惊恐的表情,并感到羞耻。对梦的加工反转了她关于展示自己的愿望,以及她潜抑的被女性爱慕和钦慕的同性恋渴望,因为她想要继续和丈夫在一起,所以她必须否认这一渴望。

象征化

梦者可能会选择一个客体来代表被潜抑的性愿望。比如,火车的速度和噪音可能代表了奔向高潮,火车的长度代表了阴茎,隧道代表了阴道等等。之所以说"可能",是因为这些象征并不一定具有普遍意义。对同一个人而言,同样的象征在一个梦中的意义可能和另一个梦中相同,也可能不同。而对于一对伴侣,同一个象征对双方的意义可能相同,也可能不同。

戏剧化(dramatization)

梦的叙事在讲述的过程中得以活现。比如,那位梦见错过火车的女性在会谈中迟到了,因此她的语速很快,好像想要弥补失去的时间。但她却不断绕圈子,反而失去了获得完整的、令人满意的体验的机会。

梦和做梦的功能

在弗洛伊德之前,人们普遍认为梦的目的是预测未来。圣经中的人物约瑟夫(Joseph)做过一个预警饥荒的梦。梦的意象中的每个元素都被赋予了某种象征价值,梦因此被认为能够提供一个关于未来的愿景,可以决定政治和个人决策。但弗洛伊德的看法有所不同。对弗洛伊德来说,梦是一种妥协,一边是试图表达出来的婴儿式的愿望,一边是反对它的现实。梦释放了过载的驱力压力,修复了日常爆发的精神紧张的侵蚀造成的破坏,而这种精神紧张的来源是重新被唤醒的婴儿式冲突试图从潜抑中回归意识。这样,梦桥接了身体和心灵,也将过去和现在联系在一起。

弗洛伊德说,做梦对保护睡眠并允许身体从日间的辛劳中获得休息和复原是必要的(Freud, 1900b)。顺着这一思路,帕朗博(Palombo, 1978)补充到,梦让对日常经验的分类得以发生，并因此与之前的经历以及长时记忆联系在一起。安齐奥认为，梦通过创造一个精神信封，让心理的执行部分在每天得到修整，来保护睡眠中的心灵（Anzieu, 1993）。安齐奥也将梦描述为一张膜片或一张胶片，意象可以在其上发展。日间的爆发会让膜出现破洞，而意象会堵上这些洞，并将在日间崩解的部分重新组织起来。根据加米尔（Gamill, 1993）的看法，梦提供了一个盾牌，阻挡了无法被满足的婴儿式渴望造成的痛苦和日间经验的残余。梦给本我、自我和超我带来了意象层面的满足。他将梦视为夜晚的伴侣，一种从乳房那里获得善和安慰的遗迹。

费尔贝恩认为，梦就像是一部漫长电影的片段，为整个人格提供了一幅画面（Fairbairn, 1952）。对费尔贝恩来说，梦的结构揭示了人格的结构。西格尔（Segal, 1993）赞同上述观点，补充说道，每一个梦也是在分析中修通的一部分。比昂（Bion, 1962）使用了一个与弗洛伊德不同的角度来看待梦。弗洛伊德将梦视为一组心理机制，例如凝缩和移置，睡眠中的心灵会通过这些机制以一种伪装的形式呈现出冲突，这种伪装使梦能够获得意识的润饰；比昂则认为，做梦使得意识经验能够进入无意识水平，在那里完成心理工作（Ogden, 2004a）。我们认为，做梦是在将有关冲突和经验的信息传达至自体的不同水平，以此获得意识和无意识水平的润饰，这些润饰可以是个体层面进行的，也可以是与诸如亲密关系伴侣或治疗师这类重要他人联合进行的。我们将梦视为一个由意识和无意识成分组成的人际事件，一则对于已完成的工作的评论，一条能够通往伴侣治疗中新的探索领域的道路。

基于费尔贝恩和西格尔的观点，我们认为梦的意象的运作就像活动的电影片段一样，在它们被讲述给一位个体治疗师，或者是亲密的伴侣，或者是在分析取向伴侣治疗中讲给伴侣治疗师听的时候，这些被展示出来的片段可以被回顾、回放、编辑和投射。梦是对梦者和重要他人以及伴侣治疗师之间的联结的表达。这一联结会在做梦的过程中或是在讲述梦、对梦进行联想以及诠释的过程中发展出来（D. Scharff & J. Scharff, 2011）。

与梦工作的动力学取向：
解码、搜寻、拆解、白日梦和收集

在古代，解码（decoding）取向是将梦的元素解读为被普遍接受的关于未来的迹象。在弗洛伊德的动力学取向中，他寻找的是梦中的每个元素具有的个人重要性，以及它与当前个体的梦思和来自过去的婴儿式愿望之间的联系。我们或许可以把这种取向称为搜寻（hunting）取向。弗洛伊德关注梦的所有元素和片段。他使用日间残余将梦的显意联系在一起，并从表面的联想开始工作，逐步深入深层的联想。他会关注梦前后不连贯或连贯的程度。他有时候会让患者重复报告梦，关注在重新讲述的过程中出现的细微差异，以此甄别梦在伪装潜意时的薄弱环节。他知道，没有一个梦的诠释是完整的，所以他经常会重新回顾梦，或是在很长一段时间里持续分析一个梦（Freud, 1900a）。

格林森（Greenson, 1993）则强调梦是对过往的一种联想。他将梦视为最自由的联想。对梦的分析要超越梦的故事和意象（显意），去分析它的形式，它被讲述的方式以及所做的联想，从而将潜意（由情感、冲突和童年期记忆构成）甄别出来。我们会寻找是什么被隐藏了，它是如何被隐藏的，以及它为什么必须被隐藏。我们或许会将这些过程称为拆解（unraveling）取向。当代的客体关系理论家对梦进行分析的方法是在清醒时进入一种做梦的状态。分析师会倾听自己的梦，作为一种接收和理解患者的梦的途径（Bion, 1962; Ogden, 2004a; Ferro, 2009）。我们或许可以称之为白日梦（reverie）的取向。

当倾听梦时，我们的思绪会随着梦漂移，有时候会记笔记，有时候不会。有时候梦会成为会谈的焦点，有时候不会。我们通常不会要求患者联想。我们相信，无论患者谈论的下一个话题是什么，都是对梦进行的联想，无论它们看似与梦有多么不相干。因此我们只是等待，看看会发生什么。我们还会注意，当倾听当前的会谈中出现的梦时，头脑中会浮现什么与之前的会谈或之前谈及的梦有关的内容。我们将此称为收集（gathering）取向。在与伴侣的工作中，我们采用同样的一般取向，唯一例外的是，在伴侣工作中，我们倾听梦时，会将其作为治疗中关系的产物，并且会和来自伴侣双方的联想工作。

在分析取向的伴侣治疗中与梦工作

在分析中与个体工作时，弗洛伊德发现了"对梦的解析是通向知晓心灵的无意识活动的忠诚道路"（Freud, 1900c, p.608）。对梦的分析揭示了潜在的冲突，让它得以被诠释和理解。在伴侣治疗中，这条忠诚的道路是一条双行道。在伴侣治疗中与夫妻或亲密伴侣工作时，我们坚信个人的梦是伴侣之间以及他们与治疗师之间的关系的产物。我们会从个体的梦开始，接受个体对梦的联想，就像我们在个体治疗中会做的那样。然后我们会等待、寻找或询问伴侣的联想，我们不会将梦作为个人的产物来诠释，而是建立起对梦的一种共有体验。我们将其理解为伴侣之间以及来自伴侣的一种沟通信息，而不只是个体的产物。我们使用梦来获得有关这对伴侣、有关伴侣某一方以及他们与治疗师之间关系的共享的洞见。

我们会将梦与当前的设置以及关于这一体验的思考方式联系在一起，还会探索它与无法被放下的过去之间的关联。在梦中上演的当前的角色关系中，我们得以看见过去的影像。我们总是会超越显意而去寻找潜意，我们会通过收集联想以及注意倾听联想中的无意识主题来做到这一点。我们可能会有某种直觉，知道这个梦关于什么。若是这样，就有必要跟随我们的直觉，然后寻找与之相符的元素。我们会关注细节。我们会与梦中展现出的感官体验及我们身上被唤起的感官体验共振——景象、声音、气味、触摸、颜色、音调和躯体感觉。正如夏普（Sharpe, 1937）所言，我们需要在情感上居于梦境之中。我们也会检视梦的各种元素，解构凝缩、移置、象征化以及其他种种将它们创造出来的过程，从而理解它们代表的是什么。我们会寻找梦的戏剧化过程，也就是说，我们可能会注意到，在会谈中，伴侣讲述梦时前后的行为会活现梦的主题。我们会审视自己的反移情，即我们会问自己："这个梦让什么浮现在头脑中？这个梦让我有什么感受？"

当我们尝试推断出梦的无意识目的时，我们也会关注梦对我们产生的影响,并询问自己各式各样的问题。这个梦看上去是一个关于爱的礼物,还是一则批评,或是一个证明我们错了的驳斥?它是否通过尝试安抚我们从而转移我们的怒火?是在尝试满足一个想象中的要求,还是对我们提出了一个要求?这个梦是不是为了转移注意力、为了填充会谈时间的娱乐活动,让我们不能投入分析伴侣关系的任务?梦者是呈现出了一个致密的、需要耐心拆解的梦,还是一个冗长且前后不连贯的梦,难以记忆又压缩了联想的时间?这个梦是为理解伴侣的生活提供了新视角并推进了治疗进程,还是它似乎是一种回避日常现实的方式?个体的梦是为伴侣关系服务,还是它的长度、内容以及讲述方式让伴侣无法联想,消除了伴侣关系,仿佛重新将伴侣治疗界定为个体治疗?有时候伴侣会避而不谈双方都知道的一个梦,直到会谈结束时才讲出来,而此时对它做工作已经太晚了。对一位热忱的治疗师而言,这令人挫败,一如学步儿憋尿或憋粪时母亲的感受。对治疗师施加力量是一种控制恐惧的方式。梦可能代表了一种具有尿道或肛门性质的力量,作为一种讨论伴侣关系中的性力量的阻抗,又或是这类讨论的前奏。

临 床 案 例

桑迪·史密斯(Sandy Smith)和迈克·史密斯(Mike Smith)找到戴维·E.沙夫接受分析取向的伴侣治疗。他们一直在接受各自出色的治疗师的个体治疗,但是二人的关系并没有得到改善,而且他们担心可能会面临离婚。戴维在这里将会描述他与二人的工作。

迈克和桑迪都在35岁上下,二人都是专业人士,育有一个4.5岁的女孩和一个2岁的男孩。迈克极为焦虑和强迫,经常因为桑迪没能完成某个任务或是没有核实一些事情——像是喂鱼——而奚落她。桑迪对迈克已经没有感情了。

桑迪来自一个有三个子女的家庭,她有一个弟弟和一个残疾的妹妹,他们都和离婚的母亲住在一起。迈克来自一个有三个男孩的家庭,有一对专横的父母。迈克的母亲十分宠爱迈克,但是她对桑迪以及其他两个儿子的批评和贬低甚至让被理想化的儿子迈克都感到焦虑,害怕母亲会斥责自己。尽管桑迪有很高的成就，却仍然无法获得婆婆的尊敬。在和婆婆的关系中，桑迪觉得好像回到了十几岁时和自己母亲的关系，因为母亲把所有心思都放在了有残疾的妹妹的身上，所以桑迪在学业和体育领域获得的成功也无法赢得母亲的尊重。

在治疗的前五个月里，迈克的确从自己的角度改善了婚姻关系。他能够更多地把时间花在家里，更少缺席，也不再像以前那样把桑迪的存在视为理所当然的事情。虽然迈克做出了这些改变，但桑迪对他的愤怒在这几个月里变得更加强烈，而且对诠释毫无反应。我怀疑这是她的抑郁固有的特征。我建议她考虑尝试服用药物，她勉强同意了。然而，仅仅在服用了几天某种5-羟色胺再摄取抑制剂类抗抑郁药物后，她人生中第一次出现了急性自杀观念，重复出现想要开车冲下桥的冲动。她给我以及她的精神科医生打了电话，停止了服药，之后她的自杀观念立刻消失了。显然桑迪对药物出现了一种生化反应，但碰巧的是，她对迈克的顽固的愤怒如今能够被诠释了。幸运的是，桑迪做了一个梦，这个梦展现了彼时在婚姻以及移情中运作的无意识动力：

> 我和迈克一起待在家里。他死去的祖母突然出现在客厅里。他说他必须离开，而我要和祖母待在一起。在他走了以后，死去的祖母——那是一个像填满了的沙袋一样的人形——睁开了她的眼睛。我想要告诉别人："她把眼睛睁开了！"迈克回来后，我对他说："你可能不相信，但是她没有死。"他把死去的祖母拖进了卧室里，我也进去了，然后他又走了。死去的祖母又睁开了眼睛，得意地冲我笑。我不想和这个"没有死的死人"待在一起。我不断告诉迈克，但是他就是不相信我。后来迈克的弟弟进来了，他说："我相信你，哪怕她只对你那么做。我知道，我在场的时候她不会睁开眼睛。但是我相信你。"我因为迈克的弟弟相信我而很感激他，但是迈克急于离开，他又走了。

桑迪说，在迈克的母亲来看望他们的时候，迈克经常会离开，让她和他的母亲待在一起，而且他也不相信她对桑迪是如此糟糕。迈克说，他的母亲显然会对桑迪做一些在他在场的时候不会做且不会对他做的事情。我说，迈克的母亲就是那个"死去的木乃伊"，当他逃走从而摆脱她的时候，桑迪和她被封闭在了同一个空间里。我好奇的是究竟是什么样的"死亡"扼住了迈克的母亲，让她产生了一种破坏性的感受，将其反转为对迈克的宠爱，却又一股脑儿地发泄在桑迪身上。桑迪补充说，"死去的祖母"的形象也和她自杀的感受有所呼应，即想要开车冲下桥的这种脱离自己身体的观念，而迈克也不相信她有这些观念。

这个梦似乎在说，迈克不相信桑迪和他母亲相处的经历，不相信她对自己的感情已经消失了，也不相信她会对我安排她服用的药物有那样的反应。我说，这个梦也表达了这样的感受，即因为我让桑迪去服用药物，代表了我不相信桑迪所描述的和迈克的共同生活，因此我抛下了她，让她在一段被锁住的关系中承受感情上死亡的威胁。

这个梦通过大量的象征化将意义隐藏起来，但是鉴于做梦之前的治疗状况，在某种程度上，它对于迈克和桑迪也很直白，因此在表面上他们能理解这个梦，将其视为一个故事，体现出迈克的母亲对他们的关系造成的影响。在一开始，桑迪以一种轻松的、没有阻抗的方式对这个梦进行了联想，然后迈克加入了，扩充了她的联想。这对伴侣以这样的方式居于梦境之中。然后治疗师加入了关于母亲角色的谈话，并且将它与死气沉沉和破坏性的体验联系在一起，这些体验是这对伴侣共有的。迈克母亲的实际行为是一种日间残余，而将它和这对伴侣共有的内在客体关系以及二人之间的无意识联结联系在一起后，桑迪进一步产生了联想，想到了她最近和迈克在一起的经历，以及对我的移情经历。

在几周后的一次会谈之初，我们讨论了迈克想再要一个孩子的愿望，以及桑迪对在自己这个年龄再生育孩子的恐惧，因为她的妹妹是在她母亲年龄较大的时候出生的，而她是个残疾的孩子。桑迪说，他们的家庭有两个健康的孩子，已经非常完美了，为什么还要挑战命运？然后，她讲述了她的梦。

> 迈克和我在一个新房子里。他上排有两个牙齿掉了。我说："社区里有一个技艺高超的牙医。把你的牙齿放进牛奶里去。"在我们上床睡觉的那段时间里，迈克上排的牙齿都掉了。迈克对于失去自己的牙齿毫不担忧，但我的牙齿也都掉了，只剩下两个。我惊慌失措地说："迈克，我们必须去找一个牙医，把我的牙齿都接回去。"他说："好的。牙

医去餐馆吃饭了。"我们开车去了那个餐馆,它在一个像是外滩*一样的地方,所有的餐馆都建在水上。当我们走向它的时候,我掉进了恶心的水里。不过我还是想办法保住了我的最后两颗牙齿——在他吃完饭之后。我看着迈克说:"我们现在住的那个新房子有霉菌,把我的牙齿腐蚀掉了。我们必须搬家。"

在联想的过程中,这对伴侣谈到在找新房子。桑迪把这个关于失去牙齿的梦视为一个他们不应该搬家的征兆。迈克说:"旧的房子不快乐,所以桑迪想要找一个新家,或者在现在的房子里重新装修一下房间。"(迈克将房子诠释为他们关系的象征,他一同参与了对梦的象征性元素的解码过程。)

我说,在这个梦里,桑迪害怕自己失去咬东西的能力。(戴维在这里把牙齿诠释成一种攻击性的象征。)迈克说,最近因为迈克的母亲想要自顾自地来拜访他们,而迈克没有拒绝她,桑迪冲他大吼,但她很快就道歉并且平静了下来。她同意吼他是错误的。后迈克责备她没有能够把自己的想法表达出来,也没有帮助他不再向他的父母退让。(桑迪和迈克都对梦进行了进一步的联想,表现出他们并没有阻抗,而是能够增进我们共同理解这个梦的情感内容的能力。)我说,这个梦与两个人都失去了公开表达意见的能力有关。我注意到,当桑迪失去自己的牙齿时,她也不再有兴趣关注迈克需要牙科急诊的问题,而只能够关注自己的痛苦。(这里的过程是桑迪自恋性的先占观念在伴侣关系中变得戏剧化。)桑迪表示同意,在梦里和在生活中,当她处于惊恐之中,她会尤其担忧崩溃,以至于没有办法去考虑迈克。(桑迪又一次对戴维的诠释做了补充,展现出了对治疗的信任,并且能够使用彼此的交流让自己进入梦里展现的冲突之中。)

我说,我是那个技艺高超的牙科医生,在帮助他们之前需要照顾自己和自己的口欲需要。(戴维对牙医具有的移情意义做了诠释,一部分启发来自他的反移情感受,在反移情中,他显然十分重视梦的价值,以至于这对伴侣可能会觉得,相比对于他们的关注,戴维更关注梦本身。)但实际上,他们继续说,这

---

* 指外滩群岛,美国北卡罗来纳州沿海一串岛屿。——译者注

次的确是自己完成了讨论，并把线索聚拢在一起。

回顾这次会谈，迈克失去牙齿这件事让人想到的是一幅没有牙齿的牙床的画面，将这个梦与迈克想要再有一个孩子的愿望联系在一起。完好的牙齿都脱落则与桑迪的恐惧联系在一起，她害怕再次怀孕会给孩子和家庭带来障碍、丧失以及身体上的毁损。（戴维在会谈当下并没有能够认识到这一点——这个例子说明，梦中仍然隐藏着一些东西，以及在任何会谈甚至治疗中都不可能获得对某个事物的完全理解。）

在下一次会谈中，桑迪说，关于咬合力以及自体感丧失的诠释是她记忆中对自己帮助最大的。在这一周里，她本有一次发脾气和失去理智的机会，但是最终她保持了冷静，并对自己能够做到这一点很满意。此外，迈克也对她有了更多的回应。

尽管关于咬合的诠释并不是理解这个梦的唯一方式，但它的确以一种这对伴侣能够接受的方式触及了一个重要的议题。因此它成了治疗中不断演进的联结的一部分，推动了治疗的进展。

四个月后，迈克不再那么焦虑，而桑迪的愤怒也消失了。迈克报告了一个重复出现的梦，这一次梦有了不同的结局。虽然关系有所改善，但这个梦表明，改善还不足够。

> 我在翻看过去女友的画片，我必须找一个人结婚。我翻看了一个又一个人的资料，但她们都不合适，我感到很惊恐，因为似乎没有一个人是合适的对象。通常在梦的结尾部分，我会找到桑迪，她是那个合适的人，但是这次我没有找到桑迪，所以没有人是合适的。

我问迈克有什么想法，他说："桑迪和我目前相处得不错。我们做我们必须做的事情。一切都很顺利，但是我感觉不到被爱。"

桑迪说："迈克，你这周生病了，也许我没有能为你忙前忙后。我不知道这是不是让你感觉很差。"

迈克说："不是的，你对待我的方式让我很满意。我很高兴你没有特别唠叨。我担心如果别人都没有感染而我却感染了病毒会让你批评我，或者你会生气，比如说觉得我做一些事情花了太长时间。"

桑迪说:"好吧,在你有那么多焦虑和压力的时候,你很难感觉到被爱。"

我说,我认为这个梦提出了一个问题——不仅仅是迈克,而是他们两个人是否都觉得被爱。(戴维提及了感觉不被爱的主题,这个主题代表了伴侣双方的感受,而且戴维开始觉得,这对接下来的伴侣治疗工作来说是一个核心的主题。)

桑迪说:"你知道这一周什么让我特别高兴吗?他昨天在家,然后他说:'我想要做一些很久以来应该去做但没做的活。'他干了这些活,这真的让我有一种被照顾的感觉。那一刻我感觉到了更多的爱。"说着,她开始哭泣:"我不觉得我爱自己。我觉得他有时候有怨气,或者只是因为我让他做那些事情他才做的。所以我感觉不到被爱,但是当他做了那些事情的时候,尽管只是一些小事,我还是感觉到了很多的爱。"

我说:"在你们的生活中,焦虑更少了,痛苦也更少了,影响你们婚姻存亡的威胁也消失了。现在,你们各自是否能够感受到被更完整地爱着以及能够给予更完整的爱,这成了决定你们未来婚姻质量的主要问题。这是这个梦给我们带来的东西。"

在这个梦之后,桑迪和迈克继续探索爱的障碍,并努力维持一种充满爱的关系。八个月后,二人觉得他们的关系有了足够的改善,并开始考虑结束伴侣治疗。然后桑迪做了一个梦。

> 我和家人在一条船上,我从船边被抛到了水里。我抱着我们4岁的儿子,有一条小鲨鲨在拽我的手肘。我害怕它会让我摔了我的儿子。
>
> 我让迈克帮忙,他说:"我一会儿就来。"

"鲨鱼(shark)"这个单词听起来特别像"沙夫(Scharff)",指向了一种移情,即害怕会被戴维"活活吃掉",因为他会拽着桑迪去面对那些最深的痛苦,而这些事情可能会把她扔进深水里,从而无法维持家庭。这个梦还与伴侣在考虑结束这件事有关联。它涉及一种恐惧,害怕戴维会把他们扔进深水里,不去帮助他们,即便他们突然需要帮助。

我对迈克和桑迪说，通过这个梦，他们让我看到，他们考虑结束治疗并不仅仅是因为已经有了实质性的好转，还因为治疗在消耗他们。他们接受了这个诠释，克服了他们的恐惧，并且决定继续治疗。又过了八个月，桑迪和迈克表现出了进一步的改善。他们相处得不错，只需要处理一些小困难，并且他们可以在两次会谈之间通过一起讨论这些困难而从中恢复。

迈克报告了一个梦。

> 我在家里，厨房里进了一个入侵者，是一个拿着刀的女人。我比那个女人块头大，所以我从她那里把刀夺走了。然后她似乎就消失了。有一个人，可能是桑迪，买了一些有机橙汁，但是我喜欢纯品康纳（Tropicana）的果汁。我发了很大的火，把橙汁扔到了地上。

桑迪说，奇妙的是，她也做了一个关于一位入侵者的梦。

> 我从床上爬起来想要找个地方睡觉，因为迈克在打呼。他走进来，想看看为什么我离开了。当他把我弄醒的时候，我做了一个梦，关于在家里的某个地方有一个人影模糊的入侵者的梦。这个梦在我的一生中经常出现。在这次的版本中，这个入侵者看上去没有什么威胁，但仍然是一个入侵者。我们没有办法发现他是谁。我那时搬去睡觉的卧室被叫作"我们家闹鬼的卧室"，因为里面会传来一些奇怪的声音，而我们一直都没有办法弄明白这些声音是从哪里来的。

在联想的过程中，迈克说女人和橙汁的主题似乎与他对自己母亲的感受有关，他觉得母亲拒绝给他营养和关注，而刀与母亲刻薄的风格有关。当他在桑迪面前表现得趾高气扬的时候，一方面他觉得自己很像母亲，另一方面又觉得桑迪像母亲一样没有满足他的需求。我说，不可思议的巧合是桑迪也做了一个关于入侵者的梦，表明他们共享了这个侵入性的母亲的无意识意象，不过在这两个梦中，入侵的威胁程度相比以前都有所降低。

在这些配对呈现的梦中，桑迪和迈克让我们看到，二人无意识的联结反映出了他们共享的意象，以一种非防御的方式传达出了他们仍存留的脆弱领域以及想要获得相互的支持和理解的愿望。这些梦表明，二人进行有益的凝缩和象征化表征的能力有所提升。在梦的构造中，伪装变得更浅显，我们能够看到迈克和桑迪对探索都持有开放的态度，也看到他们对彼此和对治疗过程的信任。

在接下来的一周里，这对伴侣继续对梦进行工作。突然，让人意外且费解的是，桑迪的母亲因为桑迪的残疾妹妹身上发生的某件事情而十分生气，因此拒绝和孩子们讲话。这一拒绝伤害了桑迪。现在她只能求助于迈克了。这件事情，以及这些梦，让桑迪更有必要去意识到并且理解母亲刻薄的一面，尽管这一面不那么明显。如今我们发现，两位母亲——不仅仅是迈克的母亲——都是自我中心且伤人的。当桑迪遭遇迈克母亲身上的拒绝性以及她自己母亲的伤人潜质，而这些又在迈克身上重现时，他似乎为双方承担了拒绝性母亲的角色。

迈克说，"你知道我母亲上次到家里来的时候做了什么吗？她把一把刀的刀刃向上放在了厨房的料理台上，放在那里可能会伤到别人，而且即便我让她不要那么做，她还是又一次那么干了。"

桑迪说："你还不明白吗，迈克？这把刀出现在那次拜访中，然后它也出现在你的梦里！"

我说："是的，在这次拜访中，母亲自我中心的侵入性和缺乏反应让你感到心烦意乱。她就是这样把你们都割伤了。在你们感到受伤的时候，你们会在彼此身上找到一位拒绝性母亲的特点。你们现在能够觉察到你们是如何以及为什么要侵犯和伤害彼此了。"

"是的！"桑迪说，"哦，我真喜欢分析梦！这棒极了！"

在最后这个例子中，我们可以看到，日间残余如何刺激了在后续会谈中浮现出来的梦对意象的选择，以及它如何帮助伴侣探索他们与情感伤害的联结。我们也可以看到，他们在实施分析的过程上已经如此熟练，几乎可以自己完成分析的过程，这意味着他们如今已经准备好计划结束治疗了。

总　　结

　　在伴侣治疗中，对梦的分析是通往理解的忠诚道路：理解双方的无意识冲突以及伴侣关系具有的人际无意识。梦揭示了内在客体关系结构以及它们与夫妻联合人格的相互渗透。梦承载着与原生家庭中的经历的联结，通过这些联结，无意识和意识水平的行为和知觉模式影响着伴侣。梦揭示了伴侣中的个体的移情，以及作为一个整体的伴侣的移情。它们揭示了在移情中的婴儿式元素。它们阐释了工作的主题。它们可能会提供某个线索，预示着一个意识层面的秘密、某个无意识层面的创伤或被否认了的观念的存在。最终，它们不仅驱动了分析取向伴侣治疗中成长的历程，还记录了这些历程。

　　梦是无意识冲突的试金石。它让前意识（preconscious）想法在当下暴露在人们眼前，向我们展示了前意识和无意识的精神统一性。它传递出了伴侣之间联结的演化，以及这些联结在伴侣之间、在伴侣和治疗师之间的表达。梦能够直达个体情感组织的无意识基础，触及二人共享的关系联结的情感结构以及在与伴侣的关系中表现出来的不同的自体部分。

　　相比于尝试做一个梦的诠释方面的专家，如果我们能把自己视为有兴趣的倾听者和促进对梦的联想的助力者，而非伟大的解梦师，那么在和梦工作时，就更可能会成功。这样，当我们寻找能够带来理解的线索时，我们就能够享受富有创造力的探索以及与伴侣的伙伴关系。最重要的是，我们要让自己放松地进入梦的状态，在这个状态中，我们能够与梦的主题及其与治疗关系、治疗过程的关联进行无意识层面的共振。

第十章

为何成为一对有创造力的伴侣如此艰难？
早期焦虑对关系的影响

玛丽·摩根

许多伴侣难以用一种有创造力的方式维持关系，以便让关系在情绪层面、认知层面和躯体层面成为潜在的资源。为了作为一对有创造力的伴侣行使功能，一些良好的心理发展是必要的，尤其是在与原初客体的早期关系中，以及在俄狄浦斯期和青春期阶段。这些发展在之后会联合起来，让一段有创造力的伴侣关系能够成型（Morgan, 2005）。

如果以这样的方式去思考，我们或许就能看到，与伴侣工作具有的治疗挑战在于帮助这对伴侣集合并发展某些已部分成型但尚未联合在一起的特征，这些特征能让一段有创造力的伴侣关系得以发生。对另一些伴侣而言，早期关系困难，尤其是与原初客体的关系，会给任何亲密关系带来极为困难甚至是危险的感受。与原初客体的关系——通常是母亲——是关键，不仅因为对大部分人来说，在亲密的成年伴侣关系之前，它是唯一一段能如此亲密的关系，还因为这段发生在最早期的心理发展阶段的关系对之后有着重大影响。因此，它会成为之后亲密关系的模板中关键的一部分。比如，母亲要么过度侵入，将自己的心理内容投射至婴儿身上，要么过于疏远、难以触及，而婴儿会带着这些经历进入后来的关系中。即便与原初客体的关系足够好，后期心理发展中的其他元素也必须聚合起来，才能产生创造性的伴侣关系（Morgan, 2005）。对一些伴侣而言，这些元素并没有得到充分的发展，或者是以歪曲的、被损坏的方式存在，

第十章 为何成为一对有创造力的伴侣如此艰难？早期焦虑对关系的影响 | 141

继而给成年人造成许多困难，包括一段最不具有创造力的伴侣关系。这样的伴侣会给伴侣治疗师带来真正意义上的挑战。本章将会呈现一系列与这样的伴侣工作的案例片段。

首先，我将描述在我看来有创造力的伴侣具有的一些突出特征。其中最主要的是一种内在能力，将一段外在关系强化成为有创造力的伴侣的能力。个体在自己与另一个人或一群人的关系背景下具有一种存在和功能性的感受，并觉得这些体验是有创造力的。这种心理状态并不依赖于真的处于某种关系中。尽管成为伴侣的一员或许是理想状态，但是并非每个人都会做出这种选择，或是能达成这个目标。虽然一个并不处于伴侣关系中的人也可以拥有一种有创造力的伴侣心态，但或许在一段真正的亲密关系的背景下，它才能最充分地表达出来。

在一对有创造力的伴侣中，双方不同类型和水平上的交互会持续地对关系进行创造，因为他人者所具有的不同或相对的视角能够被吸收并被允许保留在一方的心灵中，在那里与个体自己的经验交融从而创造出新的东西。这种创造力之所以成为可能，是因为达成了一种心理状态，在这种心理状态中，两个心灵联合在一起（可以将成年伴侣的"性交"视为其象征），创造出"第三方"——一个新的想法、视角或是一种思维方式（可由"孩子"来象征）。

伴侣的联合造就了一种象征意义上的"第三方"，也为关系中的两个个体提供了第三个位置。这样，关系在主观中被体验为一种资源，一种由个体创造出来的并且会共同持续创造的东西——整体大于了部分之和。伴侣会在心理上求助于这段关系，即它的功能是成为个体的容器（Colman, 1993）。这对共同经历艰难时期的伴侣来说会有巨大的帮助，因为他们会存在一种信念，即，不仅这对关系能够支撑下去，而且尽管当下不那么明显，但他们的困难可能存在着某种未知但有创造力的结果。

我下面要描述的这对伴侣诠释了关系中的两种困难：其一是对于与另一个人建立关系的焦虑；其二是难以对彼此真正地感到好奇。有能力带着好奇与另一个人建立关系，对于一种有创造力的伴侣心态是必不可少的。

这对伴侣，乔（Joe）和露西（Lucy），因为想要组建一个家庭但无法在时机上达成一致而前来治疗。他们都年近30，已经同居一年了。

在治疗的前几个月里，这对伴侣轮流展开大段的独白，为对方以及作为治疗师的我能否正确地听他们说话而感到焦虑。如果被打断，他们就会觉得好像是天塌下来一样。我被限制到只能小心翼翼地重述他们各自说了什么，如果我尝试将二人的陈述放到一起看待，就会出现问题，仿佛这样会把作为个人的他们毁灭一般。问题似乎在于，二人都不觉得把对方说的话听进去是有价值的，不仅对另一个人来说，对自己也是如此，好像这么做会改变他内心的某些东西，等到再轮到他们说话的时候，他们本想要说的话就会发生变化。因此，一方说的任何话都无法改变另一方。此外，当一方表达了某种感受时，另一方就会以某种带着攻击性的"事实陈述"来回应，让对方的感受消失殆尽。

缺乏交流和好奇心对这对伴侣的关系产生了重大的影响。双方都觉得在情感上完全得不到对方的支持。彼此都难以涵容困难的感受，觉得只能独自面对它们。他们在充分考虑决策方面也存在巨大的困难，因为他们无法探索彼此的感受，无法将二人的想法放到一起来看。这当然和他们目前主诉的问题有关，即何时以及是否要组建家庭。当他们试图讨论这个话题时，其中一个人可能会说："我担心我们在经济上如何负担得起"。另一方会把这句话当成一种否定，却不会去检查他们的经济状况，也不会对此有任何的思考。就好像这句话只是被简单地等同于"不！"

有时，这对伴侣仿佛没有任何好奇心。露西说，她想知道乔有什么感受，想要他敞开心扉，因为这会让她觉得和他更亲近一些。但乔总是抱怨露西从来不问他有什么感受，也从来不对他白天过得如何做一些哪怕最简单的询问，当他明显过得不好的时候，比如在新的工作上遇到困难，她也不会关注他，而他很渴望她能够问问他。当她谈到想知道他有什么感受时，似乎更多是出于她自己的自恋性需求。让他敞开心扉、变得脆弱，会让她有更好的感觉，觉得不那么孤立，但是她并没有真正想要了解他的感受。他的侵入性看上去比她的要少一些，表现得更受伤和退缩，但他也很少表达好奇。

因此，因为缺乏被他人主动询问的体验，他们用一种控制的方式告诉对方和我，他们有何感受，好像必须这么做才能确保把握现实。这是他们想要使用会谈的目的。因为不能让彼此进入自己的内心世界，并且在无意识层面达成了一致——不想真正地了解彼此——同样的事情也发生在了移情之中。因此，如果会谈把焦点放在他们的关系上，局面就会变得紧张且艰难，因为，平行发生的是，他们也害怕让我了解他们，甚至害怕了解自己。

案例片段一：原初客体
——一个会任性地误解他人的客体

在治疗进行了几个月之后，我们无法对伴随各种形式的交流而来的湮灭感做太多的事情，但是慢慢地，我们能够开始探索他们对另一个人进入自己的内心并歪曲他们的体验有何感受。有一次，他们谈到周末出门购物的经历，这次出行似乎令人挫败且毫无收获。当双方都尝试描述自己的体验时，我可以看到他们各自是如何感受到对方在投射，都不允许对方拥有独立的、不同的体验。他们的对话变得越发糟糕，越发令人摸不着头脑，而二人又似乎都没有能力不让对方的投射威胁到自己的体验。

为了能够把注意力放在这个令人不安的过程上，我不再去听他们对购物之旅的具体描述。我意识到一种感觉，如果尝试谈论这次购物之旅，我也会不可避免地迫使他们接受另一个视角，而他们会觉得这是在歪曲他们的体验。这种反移情表明，他们与他们原初客体的关系存在某种基本的困难。没有容器能够帮助他们组织自己的体验，只有另一个客体投射到他们内在的世界。

在《对联结的攻击》（Attacks on Linking, 1959）和《论自大》（On Arrogance, 1957）中，比昂将母亲在解毒婴儿体验上的失败描述为一个灾难，不仅是因为投射性认同的失败，还因为这种失败在婴儿的内心世界中确立了一个会任性地误解他人的客体，而婴儿会认同这个客体。因此，某个非常不同的结构被建立起来——一种自我-破坏性的超我。这会影响到婴儿正常的、赖以发展的好奇心。

上述观点适用于当前这对伴侣，但他们的问题相当复杂。乔和露西一直在努力让自己被他人听见，同时却又努力把他人排除在心门之外。接受对方的感受成了莫大的威胁，它没有被感受为一件充满爱的事，而是被感受为一种攻击——好奇没能充满爱，反而充满了恨。因此，让彼此听见自己的尝试被感受为威胁。打开沟通的频道让他们觉得脆弱，觉得被不想要的投射侵犯。有时，这甚至是一种更为直接的被迫害的感受，彼此都觉得对方会任性地误解自己。

案例片段二：对好奇的防御

有一次，会谈开始的方式与以往有所不同：露西说，她觉得在上一周，当我询问她是否能够听乔说话时，她觉得我对她不公平。她说，我没有去问乔是否能够听她说话。我反思了一会儿，想了想我在当时是否没能保持公平，然后我记起来，我之所以没有对乔说同样的话，是因为在那时，我对他没有这种感觉。于是我意识到，对他们来说，重要的是任何事情都必须是公平的，如果我当时对乔说了同样的话，这可能是公平的，但不准确——这会是一个糟糕的、没有创造力的伴侣治疗的诠释。他们无法感受到，我在维持一种"伴侣心态"（2001）的同时只对其中一方发表评论。我对她说，她觉得更重要的是我要做到公平，而不是表达真正的想法，这让他们在某种程度上理解了二人之间的动力。许多时候，当一方人尝试对另一方讲些什么——比如，觉得对方的愤怒难以面对——另一方会回答："但是你必须承认自己有愤怒！"于是无论最初是谁表达出了愤怒，都无法进一步探索。就好像是尝试将它还给对方，而非自己去拥有任何东西。让二人之间的一切都保持公平和不偏不倚是一种无意识的尝试，试图避免任何探索。

我开始理解，我一直都不确定他们是怎么倾听我说话的。他们似乎会对我的声音有反应。他们常常会点头，或承认我说的话是有帮助的。但是，我不能确定他们到底能听进去多少，以及在多大程度上能利用我的诠释。我觉得他们在不断寻找确证而非询问。他们不会通过同意、不同意、进一步阐释或做出联想来参与诠释的过程。另外，还存在一种体验，就像是在这次会谈中，我发现我曾经说过的话，或者我没能说的话，被他们感知为一种攻击。他们无法消化，而是会再把它带回来，让我知道这让他们感到无比糟糕。这让我明白，绝大部分的时间里他们并不追求发展出理解，而是需要控制住他们的关系，这样就能感觉安全且波澜不惊。他们会说，哪怕我只是尝试去理解他们，也会带来伤害。因此，他们觉得好奇心和学习带来的不是帮助，而是伤害，这种感受阻碍了治疗工作的进行。

案例片段三：缺乏安全感

在一次休假之后的会谈中，乔指责露西否认她之前说过的话。这让他非常生气。他还指责她，当他告诉她自己很难过时，她没有反应。他在工作上遇到了一次危机，因此害怕会失去刚刚获得的这份工作。露西说，有时候她实际上并没有听到乔在说什么，他可能说了一些话，但她因为其他事情，比如做饭，而分心了。她意识到，当她难过的时候，她有时候会说一些并非她本意的话，然后就开始防御，否认自己曾经说过这些话。这次会谈揭示了二人之间不安全的氛围，在这种氛围中，在气头上说的话无法被撤回。露西越是觉得自己被压制住，就越会变得防御。曾经说过的话轻易地变成有威胁的"东西"。而这一切会让乔非常愤怒。当他们试图倾听彼此时，他们很快就开始焦虑。他们几乎不可能倾听对方的担忧，因为令人焦虑。分享焦虑感觉像是一种攻击，迫使不受欢迎的感受进入对方的内心，就像比昂描述的母亲，"无法容忍体验到这样的感受，因此做出的反应要么是不让它们进入内心，要么就是内摄婴儿的感受而成为焦虑的俘虏"（Bion, 1959, p.313）。

在这次治疗中，我必须持续努力保证设置是安全的。恰当地处理休假以及任何对框架的损害都非常重要。会谈中取得的进展很容易就在一两天后崩塌。一段时间之后，乔和露西偶尔能够谈论彼此之间发生的事情。我尝试帮助他们对各自内心和彼此之间发生的事情保持兴趣，而不是仅仅让我去听他们的体验。我把这种在接收和保留事物上的困难与他们有关好奇心的问题联系在一起——他们不仅对客体缺乏好奇，对自己也是如此。

案例片段四：原初客体——排空的体验

在下面的会谈中，这对伴侣的焦虑水平可见一斑。一开始，他们在努力讨论交谈有多么困难。如果向彼此寻求理解，会让他们感到特别脆弱，因为他们不得不在开口之前做好"相遇"和"登记"的步骤。乔觉得，露西的"程序"是让他同意他们可以在一个事先约定好的时间交谈，他们要坐在餐桌前并把收音机关上，而大部分时间里收音机是开着的。露西则觉得，乔会尝试在厨房里走来走去，泡咖啡或是做些其他的事情，这让她觉得就好像自己不存在一样。她被抛在一边，一个人坐着，想要听他说话，但是没有办法很好地听到他在讲什么，就好像她成了某种"监听器"或"监听桶"。

露西的表达进一步说明了这对伴侣在接收事物进入内心时的困难。一方受制于另一方的排空（evacuation），就好像他们成了一个桶一样。这也反映出了他们和我之间的动力。我不完全感觉自己像是一个桶，但是我常常觉得，尽管会谈有些进展，但是他们无法在会谈之外利用这些进展。

乔与露西这样的伴侣在每一次互动中都害怕被侵入，而与之不同的是，在有创造力的伴侣中，双方都会通过交流想法和感受而获得发展。思维能力和在个体内心进行思考的能力会通过与另一方建立联结以及共同思考而获得提升。我们可以在良好的伴侣关系以及有着良好功能的同事群体中，或是当朋友向彼此寻求帮助的时候看到这一点。

从发展的角度来说，上述能力是俄狄浦斯情结得以解决的结果，即曾经拥有一个对自己感兴趣的、能理解自己的原初客体，并且能够充分使用这个原初客体，为内化一对伴侣提供了基础。随后，不断目睹父母伴侣的创造力进一步夯实了个体关于有创造力的伴侣的观念。在俄狄浦斯阶段后期，看到父母如何处理不确定性——从不知晓，到交换彼此的想法和感受，最终把事情想明白——持续培养了儿童从与原初客体的关系中发展而来的思维能力。这种内在伴侣的类型，关涉到整个青春期的爱与恨，最终形成了年轻人的创造性伴侣的基础。

这对伴侣的早年历史以及我与他们在一起时的体验提示，他们在与自己的原初客体和伴侣的关系上存在严重困难。乔描述了一位非常抑郁的母亲，与他十分疏远而遥不可及。他说，当他看着她的时候，他觉得好像二人之间有"一个看不见的屏幕"，有些时候他会对另一边到底发生了什么而焦虑。他的父母在他6岁的时候离婚了，作为两个妹妹唯一的哥哥，他觉得自己必须扮演某种父母的角色。他几乎和父亲没有任何接触，并且发现难以和母亲分离，即便缺乏情感上的接触。

露西的父母在她出生不久后就分开了，之后会时不时地短暂复合，但时间从未长到让她感觉和他们在一起是安全的。她父母的关系在言语攻击中反复崩塌，有时甚至是躯体攻击。和乔一样，露西也觉得母亲只沉溺于自己的世界。她觉得母亲从没能好好地听她说话，并且会歪曲她们的交流，经常在并没有达成一致的事情上默认二人达成了一致。露西说，即便是现在，她也觉得将自己的想法和感受与别人的区别开很困难，尤其是乔的想法和感受。

对乔和露西来说，建立关系——彼此交合——并不让他们感到安全。因此他们无法建立起把一段关系当作象征性的第三方的观念，无法将关系作为第三方，行使加工差异、不同意见、挫败、愤怒以及憎恨的功能，也不会希望这些挣扎之中最终能够出现理解。他们没有一个可以带着好奇去观察自己的视角。在很多时候，他们觉得自己处于一场生死存亡的战斗之中，要先于对方找到空间去清晰地表述自己的体验。

在这种双方都对能被恰当地倾听感到绝望的心态下，让他们倾听彼此之间正在发生的事或者对此抱有好奇心是很困难的。这样的伴侣难以将彼此视为独立的人，因为一方在试图以一种全能的方式控制另一方，将对方变成自己希望的那种客体。或者他们会尝试将自己对现实的看法强加给对方，就好像他们的看法是唯一的版本。为了应付生活，个体像暴君一样对待对方，以确保对方表现出某种行为方式。乔和露西无法拥有一种根本的信念，即相信关系可以是温和的、有创造力的。这不仅影响了这对伴侣，还影响了基于这类信念的治疗关系。

我们或许可以考虑两个领域：涵容和好奇心。这对伴侣很快就开始依赖治疗，从一个健康的角度来看，这是因为他们知道他们需要一个容器，并且能够在治疗师提供这个容器的时候有所反应。起初，他们可能只是勉强感觉到，我能足够准确地倾听，虽然他们也会觉得我是一个会误听的、不公平的人，甚至会投射给他们一些东西。随着时间的推移，治疗让他们建立起一个不那么恐惧和偏执的视角来看待他人的利害得失。治疗提供的安全感比他们曾经感受到的更强。因此，这使某些事情得以发生，但是那是什么呢？渐渐地，他们能够将我对他们的好奇纳入他们的内在世界，换言之，他们允许且慢慢能够欣赏一种非侵入的探索他们内心以及关系的方式。

对一对进入治疗的伴侣而言，可能存在额外的挑战，一种个体患者可能不会具有的挑战。在个体治疗中，我们希望我们对患者的兴趣激发他们对自身和内在世界的兴趣，这会驱使他们以某种方式行动并建立关系。在伴侣治疗中，我们也希望这样的事情发生，但是除此之外，我们还需要他们能够对伴侣保持兴趣和好奇心。否则，就很难看到一段关系如何发展。或许对于伴侣治疗和伴侣关系而言，最富有创造力的事情之一就在于，它也可以反其道而行之。如果我们帮助处于一段关系中的伴侣感觉足够安全，能冒险对彼此产生兴趣，他们可能就开始对自己的内在世界变得好奇。

在《K的情感体验》（*The Emotional Experience of K*）中，菲舍尔（Fisher, 2006）强调了好奇心在涵容中扮演的角色。涵容依赖于一位对她的婴儿的身体和情绪健康好奇的母亲，她想要"知晓"这个婴儿。用比昂的话来说，这是一种本能的冲动性质的"K"。母亲必须能够容忍自己接触婴儿无法容忍的感受，并且有自信自己具有可以加工这些状态的头脑。比昂（Bion, 1962）将其描述为思考的器官，或者是阿尔法功能（alpha function）。正如菲舍尔所说的那样："比昂从来没有明确说明，但他隐含的意思是，容器是通过作为一个'K状态下的容器（container-in-K）'来完成上述功能的，即并不是通过拉开情感距离来获得知晓和理解，而是在体验这些情感的同时仍然保持'K心态（K-state-of-mind）'"（Fisher, 2006, p.1231）。如果涵容没有发生，婴儿内心就会建立起一个无理解（non-understanding）的客体，而不是一个尝试去知晓和理解的客体。

在乔和露西的治疗中，涵容和好奇心慢慢地共同增长。当脆弱的治疗容器得以增强，好奇心就出现了，它又反过来增强了容器。这样的伴侣说明，有创造力的伴侣关系乃是基于早年的发展。如果这些发展出现严重的问题，之后的任何关系都会受到影响。伴侣治疗师必须要做一些艰苦的工作，才能让关系被体验为具有潜在的创造力而非迫害性。

第二部分

评估与治疗

第十一章

伴侣心态以及论伴侣心理治疗中的设置

玛丽·摩根

精神分析伴侣治疗需要一种能让伴侣感觉到被抱持的设置,同时治疗师在其中有能力去思考。在讨论设置的本质时,我的一些思考来源于精神分析实践的根本原则,另一些则针对伴侣精神分析的设置。设置主要包含分析性的态度以及治疗师的伴侣心态,也涉及真实世界中的物理设置和安排,治疗过程在这些设置中得以发生。上述两个方面是密切相关的。

伴 侣 心 态

我相信,伴侣治疗师最根本的工具之一是一种伴侣心态(Morgan, 2001)。治疗师把伴侣关系视为患者(Ruszczynski, 1993),而这种姿态将为治疗中发生的所有事情设定了框架。因此,治疗师会思考伴侣正在创造出何种治疗关系,以及他们对于成为一对伴侣有着怎样的无意识幻想和信念。治疗师尝试保持一个中立的位置,即便来自伴侣的压力想要让治疗师站在某一方那边,而且有时候她的确更同情某一方,但她仍然是在与一段关系工作,将这段关系视为一个动力的整体、一个无意识的系统,在这个系统中,伴侣都为对方承载着某些面向。这些面向会很容易在二人之间变换。

虽然治疗师会把焦点置于探索和诠释她对关系的理解上,但只要伴侣心态一直稳定存在,她就能自由地关注关系中的个体。关键在于,同时也要考虑另一位伴侣和伴侣关系。比如，如果在主诉中伴侣一方被视为问题所在，那么治疗师要思考的是，这对关系来说意味着什么，在无意识层面对伴侣双方有何功能，以及是否伴侣一方在为双方承担着什么。这也会影响伴侣治疗师的技术，因此，如果治疗师和伴侣一方在探索某个议题，她还需要能够思考和探索另一方有什么感受，不仅关注讨论的内容，也需要将注意力转移到另一方身上。例如，当一方在会谈中满足了自己的需求，另一方却没有得到满足的时候，伴侣如何应对（哪怕只是暂时的）？换言之，如果治疗师有稳固的伴侣心态，就有空间自由地在伴侣、关系和治疗师之间移动。

治疗师的伴侣心态是精神分析伴侣治疗设置中的重要部分，其关键性还表现在另一个方面。许多寻求治疗的伴侣并不觉得他们的关系是一个实体。他们可以从自己的视角去看待事物，有时候或许也能从对方的视角去看待事物，但是没有办法处于这样一个位置——去审视关系以及发现双方在共同创造着什么。治疗师通过保持一种伴侣心态，不断地将关系作为注意的焦点，并且确立了一个第三方的位置（Britton, 1989）。如果治疗有效，那么最初由治疗师持有的伴侣心态就会被伴侣内化。通过采取第三方的位置，治疗师能打开一个空间，使其变成伴侣关系的一个方面。采取第三方位置的能力是一段有创造力的伴侣关系的重要特性之一，我在别处已经对此做了论述（见第十章和Morgen, 2005）。

对某些伴侣而言，采取第三方的位置有巨大的阻抗——他们是如此坚决，将问题牢牢锁定在对方身上，而且他们无法理解，他们正在共同创造一些需要被理解的东西。对另一些伴侣而言，这是一件令人欢迎的新事物，因为他们从来没有把关系视为一个第三方。甚至在初始访谈中，治疗师对此的关注也能让伴侣感到它所具有的力量，就像布里顿（Britton, 1989）和拉斯津斯基（Ruszczynski, 2005）在婚姻三角关系的概念中描述的，它能创造出更多思考的空间。

设置：物理、实践和心理层面

伴侣心态会体现在设置的许多方面——在物理设置和心理设置上——也在实际操作的安排上。精神分析治疗师会尝试创造出一个尽可能中立的设置,而不是表现得像一块白板或非常冷漠。对伴侣和治疗师而言,它需要是一个舒适的、不会太让人分心的地方。就像梅尔策在《精神分析过程》(*The Psychoanalytical Process*)中描述的那样:"为了让这一寻找患者心灵真相的过程进行下去,必要的是,设置应该尽量减少会对移情的展开和阐释造成干扰的机会,例如,外在现实对设置的侵入"(Meltzer, 1967, p.xii)。

在伴侣心理治疗中,治疗师会在不止一个维度上探索移情——对治疗师的移情,以及伴侣之间的移情关系。在后一种情况下,中立的议题会变得更为复杂,因为伴侣另一方完全不是中立的。当一方把一些东西投射到另一方身上的时候,另一方的回应远不是从中立的角度做出的,而是常常来自这个投射对应的部分,或是来自一个反向投射。伴侣治疗会谈可能变得复杂、令人迷惑,甚至混乱不堪。梅尔策在讨论分析设置时说:"秘诀在于稳定,而稳定的关键是简洁。每一个分析师必须努力为自己发展出一种简单的分析风格——在时间安排、收费、房间、衣着、表达形式、行为举止上。他必须在他的物理和心理忍耐力的范围内游刃有余地工作。但是,在和一位患者共同做出发现的过程中,他必须凭借自己的敏锐找到技术框架内和这样的个体工作所需做出的调整。简言之,他必须处理好设置,让其能够允许患者的移情发展出来"(Meltzer, 1967, p.xiii)。稳定的设置给治疗师提供了支持,让其能够和伴侣进行情感上的接触,并对伴侣关系的内在世界做到正确的调谐。伴侣治疗师通过维持一种伴侣心态来处理好设置,这一点也会在治疗的外在方面,即物理空间和实践安排中体现出来。

和伴侣工作所需的物理设置与个体分析有所不同。例如,需要有两把椅子,稳固而舒服,彼此的距离不能太近也不能太远,这样,伴侣双方都有空间既感受到两个人在一起,又感受到彼此能够分开。理想情况下,两把椅子应该和治疗师的椅子是等距的,稍稍向彼此的位置和治疗师的位置倾斜。这会在房间里创造出一个物理空间上的三角形,而治疗师是这个三角形的第三部分。如此一来,治疗师和伴侣之间的空间就成了我之前提到过的心理三角空间在物理层面的体现。同样有意思的是,伴侣常常会为椅子赋予意义。有时候他们会占据一把特定的椅子,在余下的每一周都不想和伴侣交换;另一些人会将一把椅子视为"热座",因为觉得这把椅子和治疗师更近或更远,哪怕事实并非如此;或者，他们想要让椅子更"深入"治疗师的房间，或者离门更近一些。治疗师安排咨询室的方式传达出了她的关注——她是怎么设想这对伴侣的，但如果对咨询室的布置保持一贯的干净一致，那么这样的安排就能揭示伴侣治疗工作中常出现的俄狄浦斯期的三角动力。

会谈收费与伴侣的成年自我有关。甚至那些无法支付太多费用的伴侣也会发现，一定的费用是重要的。不需要支付任何费用可能会激起过于依赖和幼稚的感受。在与伴侣商议费用时，有可能伴侣一方，作为唯一或主要的经济来源，会提出为双方付费。这种情况不可避免，但重要的是探索伴侣各自对此有何体验。以及，就接受治疗来说，这会将他们在情感层面置于何种境地？在开始治疗时，伴侣常常是由一方带着另一方来的。这可能会表现在费用的协商方式上。理想情况下，费用应该既负担得起，又能够代表对治疗做出了真诚的承诺。为伴侣没有到场的治疗会谈付费有时候是一个困难的议题，但是除了治疗师的需要之外，随着时间的推移，伴侣也会感到这具有涵容的效果，因为他们的会谈时间是受到保护的，是规律进行的，哪怕他们没来参加某一次的治疗。

对治疗师来说，将干扰尽量减少到最小存在一些挑战。之前已经提到过，伴侣一方可能对另一方有某种特殊的影响，从而削弱了治疗师尝试提供的影响。在个体分析中，患者可以使用躺椅而且不能完全看到分析师。不同的是，伴侣治疗是以面对治疗师坐着的姿势进行的，因此治疗师真实的外在特征会更明显，也可能更具有侵入性。相比于个体治疗，治疗师的性别在伴侣治疗中或许更重要。比如说，当伴侣是一男一女，而治疗师是一位女性，那么这位男性就可能觉得自己成了少数，觉得两位女性会联合起来对抗他。对一些同性伴侣而言，有一位同性别的治疗师或许是重要的，而另一些同性伴侣则偏好不同性别的治疗师，这取决于伴侣的议题。无论是什么情况，这些有关治疗师性别的议题通常会在伴侣的治疗中变得鲜活起来，需要被带入治疗工作中去处理。

另一个议题是当两位治疗师联合工作的时候，即他们必须制造出作为一对治疗师伴侣所具有的风格，这可能并不总是那么容易，尤其是当二人在理论取向、地位或经验上存在差异的时候。当有两位治疗师时，重要的是在伴侣会谈后要定期安排见面，这样，被置于治疗师伴侣中的反移情和投射就可以得到分析。

与一对伴侣维持一种分析性的关系可能和个体工作一样艰难。抵御与一对伴侣发生某种社交关系的诱惑可能是困难的，哪怕不是真正意义上的社交关系。坦珀利（Temperley, 1984）写道："这种分析姿态令人痛苦的地方在于，它与治疗师以及患者在通常情况下组织关系的方式背道而驰，但在我看来，作为心理治疗的设置来说却最根本。它既是最能为个人所控制的，也是最难以确立的。所有设置的其他方面都是通过这一基本的心理设置得以保障和促进"（Temperley, 1984, p.102）。治疗师通过保持一种分析的姿态，采用一种非评判的态度，避免表达个人化的观点并坚持保密，与伴侣创造出一种特殊的、有力的关系。

在日常生活和社会关系中，多数时间里，所有人都有必要表现出被温尼科特称之为"假自体"的一面，从某种程度上来说，这个自体无论多么轻微，都要符合社会的要求。但治疗的目的在于提供一种设置，让个体真实自体的某些方面能够浮现出来。也可以理解为，放松我们通常在表达想法和感受时施加的审查机制。治疗师试图创造一种环境，让更真实的东西能够被安全地表达出来，因为这样的坦陈通常会带来的后果并不会在治疗环境中出现。换言之，它们不会被视为社交层面的沟通，而是被视为工作的一部分。

伴侣和治疗师都需要一个有着规律的时长，固定的时间、频率、地点以及计划好的休息时间的结构。这是治疗师可以提供的容器和边界具有的关键部分之一。这样伴侣就能依靠某个有规律的事物，它会在某个特定的时间开始和结束，无论那段时间里发生了什么。治疗师与伴侣的会谈通常是每周一次、每次一小时，时长可能在四十五分钟到一个半小时之间波动。在确定会谈的规律时长时，治疗师需要考虑的是，需要多长的时间能合理地让伴侣把发生的事情传达给自己，且自己能把握住伴侣之间的无意识动力，并以一种让伴侣能听进去、能吸收且同时感到被涵容的方式把这些内容传递回给伴侣。一个重要的因素是保持一致，因此设置就能成为某个可以靠得住的东西。如果不得不做出改变，那么我们或许可以在休假的时候做出这些调整，尽管这么做并不一定能降低其影响。我记得，在一次夏日假期之后，一对伴侣回来找我和我的协同治疗师继续治疗。丈夫震惊地注意到，咨询室墙壁上的挂画换了。他告诉我们，他和妻子在巴黎度假期间，曾在看艺术展览时发生了一次痛苦的争吵，而这幅画是如何进入了他的脑海。在那个时候，这幅画帮助他在他的头脑中获得了一个涵容的思考空间，这表明设置并不仅存在于分析的时段里，还在会谈之外以某种象征的方式存在于伴侣的头脑中。

清晰的边界是重要的，因为它让我们看到何时边界被突破，随后进行思考。事实上，完美的结构只存在于理想之中，它也会被治疗师打破，但我们希望在打破边界时治疗师做了足够的思考。比如，在有着清晰边界的前提下，思考为什么伴侣一方或双方都迟到了，一方没有出现是因为发生了什么，一方在两次会谈之间与治疗师联系是因为什么，或者为什么治疗师对特定伴侣所做的反应不同于通常的做法。

如果有足够长的时间提前计划治疗的中断，那么就可以思考中断带来的影响。如果会谈是稳定连续的，那么无计划的中断也可以进行讨论。治疗师要决定好在这种情况下，一般的做法是什么，比如，如果必须在临近会谈时取消，那么她是否会提供一次额外的会谈时间。此外，还可以思考伴侣双方是如何面对中断的，以及如果治疗师做了一些不同寻常的事情，可以考虑治疗师的这种改变意味着什么，比如，是否意味着活现了一种强大的移情和反移情动力。

伴侣是如何看待会谈之间的时间的？有些时候，伴侣会把会谈中发生的互动带到日常生活中，其强度能主导在两次会谈之间伴侣的动力。有时，伴侣可能会激惹治疗师，或者用治疗师说的话攻击彼此。这些伴侣可能会觉得治疗会谈仿佛持续了一整周，没有任何间歇。伴侣面对高强度会谈的另一种方式是将体验限制在会谈之内，而在会谈之间的一周里几乎不做任何情感上的接触。曾经有一对伴侣愤愤不平地抱怨，双方只有在会谈中才能与彼此沟通。在会谈之间，妻子的愤怒和丈夫的被动会导致一种沉默的僵局，而且他们完全没有身体上的接触。这样，感觉治疗的确就像是一周一会，这对治疗师和伴侣而言都是令人挫败的，就好像每周都要重新开始一样。在日常生活中，伴侣完全感觉不到关系具有涵容的功能，而且一个平行发生的困难是，除非治疗师和他们在一起，否则他们也无法使用治疗具有的涵容功能。随着时间的推移，当设置被确立起来，治疗师被内化为一个象征性的第三方之后，这对伴侣在会谈之间就有了更多被涵容的体验。

许多伴侣治疗师只有当伴侣一起出席会谈时才会见他们，因为伴侣双方在场是框架的一部分。支持这一做法还有一些合适的理由，尤其是，独自前来的伴侣一方可能会主动提供一些还没有分享给另一方的信息，这就让治疗师处于一个要保守秘密的艰难位置。这样的事情可能非常轻易地发生在伴侣一方打来的电话里。治疗师可以通过确立一个规则，即任何一方传达给治疗师的信息都会被分享给另一方，从而尝试避免这种局面，但个体仍会打破规则，让事情变得棘手。另一些治疗师会同意在一方无法出席的时候见另一位伴侣，他们的观点是，会谈本身就是框架，伴侣为会谈付费，而治疗师为他们保留这个时间和空间，倾向于维持会谈的稳定一致性。并且，在下一周，伴侣缺席的意义——无论是对来的那一方，还是没有来的那一方——都会得到分析。

关于设置的章节读起来可能像是一系列必须遵守的规则和原则。但事实上，我想尝试展现给大家的是，设置最主要是一种内在现象，它会在实践操作层面表现出来。在精神分析的伴侣工作中，我认为，就设置而言，最根本的是治疗师的伴侣心态以及分析性姿态。设置的重要性再怎么强调也不为过。在初始评估中，设置就会被介绍给伴侣，并且在治疗的过程中得以完整确立。评估充满了困难，治疗师常常会被危机中的伴侣具有的那些痛苦的、未被涵容的感受淹没。治疗任务也很复杂：收集信息并做出案例概念化；风险评估；就时间和费用进行协商。尽管如此，我认为，治疗师常常没有注意到，带着一种伴侣心态去接近伴侣，以及创造一个不同类型的空间，让关系的所有面向都能够展现出来并被思考，这些本身就具有影响力。这会体现在治疗师最初接近伴侣的方式中。伴侣可能会被治疗师做出的某个敏锐的或富有挑战的诠释所影响，但更重要的是，他们会被一种伴侣分析性的场域影响，即治疗师的伴侣心态为关系提供了一个非常不同的空间，而这会给伴侣各自以及双方带来希望：在这个不同的空间里，他们之间发生的事情是可以被理解的。

第十二章
在分析取向伴侣治疗中建立治疗关系

吉尔·萨维奇·沙夫

　　分析取向的伴侣治疗师的首要任务是建立治疗关系。这个任务至关重要。治疗师在接近伴侣时,并不是在与两个个体相遇,而是在遇见一对伴侣。患者是伴侣关系,而非构成伴侣的两个个体配偶。为了应对一对伴侣,治疗师必须进入一种伴侣心态,在这种心态下,她需要着手进行初始访谈的任务,并且希望能在评估结束后进入治疗。她会将理论背景带入会谈中,将自己作为一个良好的治疗工具进行调谐,这个工具基于多年的个人治疗或分析,并致力于督导、同辈咨询以及对自己工作的加工和回顾。她带着关爱与关切、技术与对时机的把握开始这一任务。如果伴侣继续接受治疗,那么她会把治疗关系建立为能够开展深层工作的背景。当伴侣治疗开始的时候,她会继续致力于维持与伴侣的联结,并使用它来获得理解。治疗关系是工作的框架,也是工作的焦点。它必须被维系,也必须被分析。

从来电开始

　　治疗关系的建立始于来电,甚至在见到伴侣之前就开始了。伴侣一方致电要求进行一次预约会谈,而你需要及时回电。这表现出了对他们迫切想要得到帮助的感受的尊重,而且能让你及时地与伴侣建立联系,因此他们想要获得帮助的渴望不会因为缺乏反应而消失。如果你没有时间见他们,或者伴侣不方便前往咨询室所在地，那么你会做出转介。最好不要在电话里讨论主诉，而是等到见面的时候再说。当与伴侣通话时，在承诺开始治疗之前，你需要给他们提供可靠的选择。以下是我的做法。

我会解释我们会先见一次面，这次会谈要支付全额诊费，在这次会谈中，我们可以协商后续会谈的费用。然后，我们可以决定是否将这次咨询会谈延长，做一个更为全面的评估。在评估结束之后，我会给出治疗建议，同样会给予他们许多选择，比如我还是和另一个同事工作。我也让他们自由选择接受个体治疗或家庭治疗，而非伴侣治疗。我们不仅要评估他们的需求，还要评估他们是否适合分析取向的伴侣治疗。

伴侣会前来进行首次会谈。我在接待室里迎接他们，那个时候我就已经有兴趣了解他们是会准时还是迟到，是会一起来还是一方没有到场。全程维持一种完全中性的表情，默不作声地走向他们，把他们领到治疗室，这么做完全没有好处。我会牢记在心的是，这是一个会激发焦虑的时刻，因为这对夫妻或伴侣将会跨过私人生活的边界，进入一个陌生的咨询室。因此，我要表现得很自然，迎接他们并且介绍自己。如果只有一人到场，我会解释，直到两个人都到场我才会开始会谈。接着我开始评估。他们看上去是害怕、不情愿，还是很急切地来见我？我会注意他们如何回应我在接待室里打的招呼，以及他们如何进入咨询室。咨询室的布置就像是一个起居室，选择的家具是靠背椅和舒适的沙发。我会关注伴侣是如何落座的。他们是依偎在沙发里？是坐在了两把配对的椅子上？还是一方占据了沙发，另一方选择了一张离得远的椅子？

我会从询问来访信息开始。有趣的是看看伴侣的哪一方会回答，或是被要求做出回答。我会询问伴侣是怎么了解到我的，因此我会知道该感谢哪一位同事。我会把我的名片以及一张折页递给伴侣双方，上面说明了治疗如何展开，列出了我的资质以及教育经历。如果他们对我的专业能力有任何疑问，我会做出回答。对我来说，这些信息都是公开的，而且有助于伴侣发展出对专业情境的信任。

我会讨论伴侣能够承受多少费用，而且我会说明，我将对他们预约好但没有出席的会谈收取费用。一些私人开业的伴侣治疗师可能会选择使用提前

第十二章　在分析取向伴侣治疗中建立治疗关系 | 159

二十四小时取消预约的规则。那些在诊所工作的同行显然必须遵守机构确立的规则。对没出席的会谈收取费用的规则在美国的精神分析界是常见且惯常的做法，但毫不意外的是，有些伴侣会拒绝接受。他们会询问，为什么要为没有获得专业服务的时间付钱？我的解释是，我会为他们保留这段时间。我会将我的时间长期出售给相对有限的几对伴侣。我的执业量并不大，也不接待太多紧急案例，没有长长的等待名单可以填补时间的空缺。不过，如果伴侣告知我不能出席的时候还有充裕的时间，我会重新安排会面，并且会询问其他患者，看他们是否愿意调换会谈时间。我所有的伴侣来访者都会知道存在这种选择，也知道可能会被询问是否能够为其他伴侣调整时间。这是一个选择，而不是一个要求。这个直接的回应从一开始就清楚地表明，这是一段职业关系，它具有无法被否认的商业特征。在这些事务都确定之后，我们就要开始为治疗建立一个合适的环境。关键在于为伴侣创造出一个安全的空间——私密、舒适、有着良好的边界，这样的空间可以成为一个安全的心理空间。我们会通过对各种安排持有一种关切的态度来建立上述环境。我们会提供一个稳固的框架，在其中进行工作。

有些伴侣会挑战框架。他们可能取消又重新预约，可能不按时付费，可能会迟到。我会在咨询阶段坚持执行我的框架。我认为框架是清晰而稳固的，但并不僵化。我会通过诠释来处理尝试挑战框架的行为。我想看看这对伴侣是否能够使用诠释性的工作。如果诠释无法处理伴侣对框架的态度，那么就不可能建立起一段治疗关系。这就是为什么我们要在咨询会谈中进行评估——这对伴侣是否能够和我一起进行分析取向的治疗？

到了这个时候，需要选择的是怎么开场。我每次都会说不同的话："轮到你们了。""你们想要告诉我什么？""你们想要探索什么？"我不会问"谁先要开始说话？"我会等着看发生什么。我通过开场白确立的态度是，我对他们怀有兴趣，以及，这是他们的空间，一个用来分享和反思的空间，一个可以找到言辞来表达感受的空间。我允许伴侣去填充这个空间。我的做法是倾听伴侣如何互动，如何传达自己的看法。我会观察他们的外在特征，以及在和我建立关系的过程中，他们是如何对待彼此的。我会关注他们对于来见我有什么感受。他们看上去是否不情愿？他们是否兴致很高，急切地想要说话？这种态度并不仅仅针对我，而是一个例子，表明他们如何面对陌生的情境，以及如何面对在家庭和社会团体中可能出现困难的关系。

做一个空屏一般的分析师与伴侣建立关系并无益处。不过，你需要是非指导性的，并且要具有反思的态度。你要跟随情感的轨迹，因为这样可以触及情感的联结。你使用自己的临床技能共情他们的情感处境，和他们一起进入情感折射出的冲突。或许你会看到核心情感的交流——在这样的情境下，早年关系的困难会在此刻与彼此的关系以及与你的关系中变得鲜活。我看上去做得很少。我只是在那里，倾听、回应，关注会谈如何对我产生影响。以这样的方式让事态保持开放是一种高阶的临床技能，因此最初能带着这样的意图开始工作已经不错。我会对学生说："去吧，不要尝试做得太多。"在诊所工作时，你可能不得不填写评估表格，但我的建议是，在访谈之后而不是之前去填写。

你希望以一种探询的姿态与伴侣建立关系。你想要他们去思考，他们对生活有何期待。他们如何看待作为一对伴侣的自己，以及他们对未来的计划是什么。他们对生孩子有什么考虑？建立家庭会改变他们对作为一对伴侣的看法。我们对他们的日常生活保持兴趣，无论他们想要告诉我们什么。我们的工作是利用他们告诉我们的事情，将其用作探索冲突、希望、恐惧和愿望的媒介。我们也对他们生活和工作的背景感兴趣。我们想要理解他们在家族和社会中有着什么样的位置。通过寥寥数语的评论，我们传递的是一种反思性的、带着探询态度的心理框架，它聚焦于伴侣关系。

作为伴侣治疗师，我们并不是为了让伴侣在一起而存在。我们的存在是为了帮助伴侣去思考这段关系的需求和需要，以及关系中的个体成员的需求和需要是什么。伴侣关系的存在是为了支持每个成员的分化，而个体的成长又会反过来让伴侣以及他们可能孕育的孩子变得更为丰富。治疗师是被作为移情客体来使用的——一个可以为伴侣所用的客体。你并不需要表现得像一张空屏才能够引发移情。移情在伴侣之间早已建立。移情在二人对之中要比在你和他们的关系之中更为活跃。他们已经具备了一个投射性认同系统。他们对彼此的了解比你对他们能达到的了解更多。他们拥有亲密的情感联结。你会被排除在外，至少在一开始是这样的。这可能令人挫败，但过早地卷入其中显然更令人恐惧。

第十二章 在分析取向伴侣治疗中建立治疗关系

面对一对同意与你一起工作的伴侣，你的感受是复杂的。如果完全被排除在他们强烈的情感联结之外，你或许会感到受伤和无用。你会因为被邀请进入他们的关系而受宠若惊——或许还有焦虑和内疚。你可能觉得自己像是一个因为特权而过于兴奋的孩子。我们倾向于防御这种痛苦的俄期感受，每个人都会以独特的方式来防御。甚至有些人会通过永远不为伴侣做治疗来防御！但是，如果你能够在几次会谈中忍受这种感受，那么就可以对不适感进行工作，并重新调整自己的俄期议题。有些伴侣比另一些伴侣需要更长时间的会谈。你会按需订制会谈时长从而符合伴侣的需求。这是一场在伴侣的需求与你的需求之间的协商。

至此，我已经说明了让治疗关系得以建立的具体实践安排。但是我们并非单纯地从技术层面做出考虑。这些事务安排的方式反映了我们面对伴侣时持有的立场，以及我们计划建立何种治疗关系。这种立场是建立在恪守伦理的、尊重的、带着探询意味的关爱和关切态度之上的，同样也有着理论的基础。像本书作者这样的分析取向伴侣治疗师们用来搭建治疗关系的立场应用的是客体关系理论。我们已经在不同的章节中用很多篇幅详细论述了该理论。下面给出的是一个简要的总结。

我们使用费尔贝恩对人格的理解，即人格是一个内部客体关系的系统。在我们眼中，伴侣对待彼此的方式是他们自身客体关系的一种呈现，伴侣各自都会认同一个拒绝性客体或兴奋性客体。在思考伴侣如何分裂好和坏的体验，以及如果伴侣关系被分裂所打击，他们如何处理内疚和补偿以修复关系的问题时，我们认为克莱因提出的投射性认同的概念是有用的。亨利·迪克斯对费尔贝恩提出的心理内部的处境和克莱因的投射性认同理论做出了整合，我们使用他的整合来理解，两个人是如何形成伴侣关系，以及如何在另一方身上找到自己失去的部分，又如何根据这个被投射的部分在过去是被珍视还是被攻击来珍视或攻击这个部分。我们的工作致力于帮助伴侣收回他们对彼此的投射性认同。

环境母亲和客体母亲的概念来源于温尼科特。在分析取向的伴侣治疗中，我们通过关注框架将自己作为环境母亲供伴侣使用，也将自己作为可以使用或无情虐待的客体母亲。我们借用了比昂的涵容的概念。在倾听、观察以及不去尝试做过多的事情的同时，我们带着焦虑坐在那里，不做过度的反应、插话、打断或过早结束治疗。我们会学习如何抱持焦虑，并以一种更能被处理的方式将其返还给伴侣，从而让他们拥有用思考来转换痛苦的体验。我们还可以在这样一个二人组成的小团体中看到，比昂提出的依赖、战斗或逃跑、配对的概念是如何运作的。伴侣已经完成了配对，自然希望这是一个有创造力的配对，但他们来寻求帮助的事实表明，他们的配对具有破坏性的方面。伴侣一方可能会过度依赖另一方，或者双方可能都与各自家庭处于纠缠的关系中，因此过于依赖自己的家庭。

临 床 案 例

一对年近30的伴侣在哈佛同居时曾经遇到许多困难，因此二人分手了。尽管如此，他们仍然爱着对方，因此虽然所有问题都没有得到解决，他们还是结婚了。为了和温斯顿（Winston）搬到一起，罗丝（Rose）辞去了一份不错的工作，在来诊时仍处于失业状态；而温斯顿在一家古董车维修商店工作，尽管他喜欢这份工作，但是如果能找一份与教育水平相称的工作，他就能赚到更多的钱。温斯顿和罗丝是由罗丝的个体治疗师转介到我这里来的，她的个体治疗师在当地一家有费用减免的诊所工作。我被邀请去评估分析取向的伴侣治疗是否适用于这对伴侣，以及它是否能够帮助解决他们的矛盾感受。这次访谈在一家军属机构进行出于教学目的进行了录像（这对伴侣也欣然同意），并且他们无须支付任何费用。我没有在接待室与他们会谈，而是在一个录音棚里。当我到达录音棚开始访谈的时候，他们已经在里面坐好了，并且带上了麦克风。尽管我们都认为这是一个不同寻常的设置，但我们都能够进入工作状态，就好像在咨询室里一样。

当向他们道早上好并邀请他们入座的时候，我注意到了他们的外表。他们身着舒适的休闲服，看上去像是研究生。温斯顿有一头红色的短发，罗丝留着一头黑色的长发。罗丝有亚洲血统，我觉得她可能是日本裔，有着一张毫无表情，又或许是伤心的脸庞。罗丝看向温斯顿，让他先开始，所以我只能看到她的侧脸。温斯顿的笑容很和气，但是他那双淡蓝色的眼睛瞟来瞟去，就好像在提防会发生什么麻烦一样。我警觉地注意到我很想和双方都建立起联结，对我来说，可能与温斯顿建立关系会更容易一些，因为我难以读懂罗丝脸上的表情。我听着温斯顿说话，他讲到他和罗丝是在哈佛相遇的，因为没法解决的困难而分手，然后带着忐忑不安的感受复合，甚至在两周前结了婚！会谈继续进行，这里处理的是他们在工作和亲密关系上的恐惧和冲突。

工作和亲密关系上的冲突

（本章的案例对话中"吉尔"均指代"吉尔·萨维奇·沙夫"。）

温斯顿：我会觉得，她并不想和我有任何进一步的交往。但是，尽管如此，我们现在还都坐在这里，我们又在一起了。

吉　尔：是什么原因让她一定要那样犹豫不决？

温斯顿：有一些关系是在彼此同意的情况下和平分手的，呃，我不知道，但是在我们的关系里，我敢说，自从分手以后，她比我承受的痛苦要多得多。当时是这样的，至少当时是这样的，从某种意义上来说是有关事业的问题——虽然我认为部分是这样的，但与其说是工作还不如说是生活目标的选择……

吉　尔：我不明白你的意思。

温斯顿：呃，事业是相互的，但又是不相容的。

吉　尔：也许你应该告诉我，你所指的事业是什么，因为你的话听上去有某种神秘感。

罗　丝：呃，那不是真正意义上的事业。我认为称之为事业是把它给"雅皮士化（yuppifying）"了，我认为那更多的是一种生活上的……

温斯顿：一种感召。

罗　丝：一种感召。我当然觉得它是一种宗教层面上的感召，当时适合把它看成一种宗教层面上的感召。

温斯顿：嗯。

罗　丝：那是一种生活方式——啊。当然，当时是，是，温斯顿想在政治领域表现得活跃，于是政治活动变成了他生活的核心，嗯，关系就不重要了。我对此的反应是，我在某种程度上走向了另一个极端，觉得对我来说，唯一重要的是关系，而其他的都不重要。我认为，在智识层面，另一部分是，我总是认为，在智识层面上我们是非常契合的，考虑到我们的学校……呃……

温斯顿：我不知道对其他同学来说，我们与他们有多契合……

罗　丝：是的，因为，我当时的想法是，在学校的时候，就我们的关系来说，我真的很享受的是，我们可以一起去嘲笑其他人，或者是能找到一些智识层面的共同点，让我们在某种程度上与其他人有所不同。在某种程度上讲，就是我们去对抗所有人。

吉　尔：嗯。

罗　丝：那是，那种感觉真是好极了。

吉　尔：那么，现在，政治活动怎么样了？是与你们共有的某个政治信仰有关，还是说某个政治信仰让你们分道扬镳了？

温斯顿：我真的不觉得这和信仰或是意识形态有什么关系——我认为，是当时的时机、事实和知觉导致信仰显得比人更重要。

吉　尔：嗯。

温斯顿：因此，我的意思是，我认为罗丝反对的不是意识形态的问题，呃，不是意识形态本身，而是实践它的方式……

吉　尔：这个信仰是你支持的，还是说你仅仅——你认为人们可以有不同的想法，这也没有关系。

罗　丝：是的，这是我在智识层面支持的信仰，甚至在当时也是支持的。但是，它的具体实现方式，以及温斯顿为它所做的努力，呃，我不能……

吉　尔：因为它占据了他全部的心思？

罗　丝：是的，以及他在这方面花费的时间，呃。

吉　尔：现在，你能告诉我，到底是什么事业？这样我才能理解。

温斯顿：事业，嗯，泛泛地讲，是从事一种进步事业。具体而言，当时是关于政治教育的。卖报纸、集会，其中大部分活动会让人只关注自己。

这对伴侣有着很严重的理智化防御。我教授学生"不过多作为"的价值，但我当时不得不一直提问。我不得不竭力挤出足够的信息，才能理解"政治活动"以及让他们苦恼的行为的性质。在本章中，我写的内容是关于如何建立一段治疗关系，但是在这个案例中，我发现很难加入这对伴侣。一旦我指出，尤其是这位男士，如何一直尝试让我陷入困境，这位女士就开口说话了。于是我获得了对他们的议题和关系的更为完整的画面。我注意到他们喜欢一起嘲笑别人，而我觉得我在当时就成了被嘲笑的一员。我感到焦虑。我觉得自己是愚笨的，被迫询问一些具体的问题来尝试越过重重迷雾以及犬儒主义式的理智化语言，它们就像是一堵砖墙一般，让我无法靠近。我开始思考，他们在一起努力把我（以及其他人）排除在外，这让他们成为一对伴侣。我注意到，他们如今的合作方式是，这位男士对待这位女士的方式就像是他们作为一对伴侣对待他人的方式。因此，尽管我觉得自己是愚笨的，而且没有表现出作为分析取向伴侣治疗师所能表现出的最佳状态，我仍然能够继续思考，并对我的体验进行工作。

　　因为一直感觉被排除在外，我不得不竭力对抗可能永远无法取得进展的绝望感。与这对伴侣建立治疗关系被证明是一件困难的事情。我能使用什么策略呢？在表面上通过给予保证来平息他们的偏执观念不会有什么效果。与之竞争来获得智力层面的主导权，对于帮助我不要感觉自己那么愚笨是一种诱惑，但是我按捺住了这种冲动，因为更好的做法是去接受自卑的投射，并对此进行工作。对我自己的信念而言，与反移情工作可能会带来最好的结果。当我无法理解他们到底在讲些什么的时候，我选择去谈论我的感受。我并不是有意表现出愚蠢来获得信息，就像有时系统治疗中建议的那样。这不是一种计策，即表现出毫无头绪和好奇心，从而诱使伴侣告诉我需要知晓的事情，以此来提供帮助。这是在真诚地表达我的体验，我觉得所有人都可以从这种体验中学到些什么，也希望能够越过这种体验，让事态向前发展。他们共享了何种焦虑？或许像我一样，他们也感觉到自卑。或许他们的童年史中会有一些有益的信息，但是我并不想直接询问这些信息。我更偏好先了解更多他们作为伴侣的历史。

关系中的问题

吉　　尔：回到当前，你们又走到一起了，尽管怀着某种与之前的分手有关的忐忑。但是，我还是完全不了解你们是怎么相处的。

罗　　丝：呃，也许我，反正在我看来，我看待自己的方式——我觉得，我当时对待过去那段关系的方式和我母亲处理她与我父亲的关系的方式特别相似，也就是说……（我需要泛泛地来讲——一般来说，是……）有很多次我会觉得，温斯顿一个彻头彻尾的混蛋，不仅在日常生活中，也在某些更大的方面——并且，我的反应的和我母亲在面对我父亲做同样的事情时是一样的，就像，坐下来然后对自己说，啊，你知道的，像是"男人总会长大的""没事的"，或者，你知道的，"如果我这次能够忍气吞声，下次他就不会再那样做了""也许我应该坚持下去，等着他成长就行了"。现在，当然这与我母亲的情况并不完全相同，因为她有其他的借口，他们是为了孩子才在一起的，这个理由在目前的情况下并不适用，不适用于我的处境。嗯，但是我认为，当我谈到这次感觉到的忐忑和焦虑的时候，大部分是因为我害怕，好吧，这里有两方面的害怕。第一，我怕温斯顿又会做出以前那些"混账"行为；第二，我害怕一旦这种情况发生，我还会以同样的方式做出反应，那就是忍气吞声。

吉　　尔：嗯，嗯，那么，你会怎么描述那些"混账"行为？它都包括什么？

罗　　丝：日常的那些行为？

吉　　尔：是的。

罗　　丝：你想让我说吗？

温斯顿：当然。

罗　　丝：嗯，欠缺考虑、粗心大意、不体谅人、粗鲁无礼……这些还都是不那么激烈的（有些迟疑）。

吉　　尔：现在，你觉得在录像的时候说这些会让你感到犹豫吗？

罗　　丝：呃……

吉　尔：或者是怕伤害到他？他知道你会说什么吗？

罗　丝：（转向温斯顿）你知道吗？

吉　尔：他不知道吗？你以前没有告诉过他？也许没有？

温斯顿：（点头）她说过，不过，我到底是知道还是不知道，在我看来不是重点。不过我觉得最好还是说出来吧。（他这么说的时候就仿佛说出来是她的特权，仿佛这实际上并不是在说他，也不需要他的参与。）

吉　尔：但是，我们这里就出现了这样的情况——沉默寡言，或者说，一言不发，就像你母亲那样。

罗　丝：对的。

吉　尔：我想尝试理解，憋着不说话到底是为了什么。

罗　丝：呃，好吧，一部分原因是，基本上是我更想单独和他谈谈，在没有你也没有摄像机在场的情况下。

吉　尔：嗯，嗯。

罗　丝：呃，另外一部分原因是，那些话他已经都听过了，所以在某种程度上，这就好像我在重复自己说过的话。

吉　尔：嗯，（停顿）好吧，你知道罗丝在说什么。我，我很困惑，我的意思是，如果我不知道我们在谈什么，我就帮不上你们。

罗　丝：嗯，刚才我用的形容词的具体例子是，嗯，我现在想到的是，他总是迟到。我不知道为什么首先想到的是这个，但是……不是只晚了十分钟或十五分钟，而是晚了几个小时，嗯……总是迟到。嗯，而且，还不是说到最后也没有个好的借口，而是完全没有意识到这种迟到可能造成我的焦虑，并且它的确会。我不知道这是因为记性不好忘记打电话，还是因为欠缺考虑压根儿就没想到要打电话。然后我就得安慰自己，期待一切都会好的。

吉　尔：嗯，我现在想到的是，在我与你们交谈的时候，我一直感到十分困惑，我不得不要求你们多讲一点，比如，你刚才那么说是什么意思？是什么样的事业，你知道的，你过去在什么大学念书，等等？

罗　丝：嗯。

吉　　尔：有一种感受是不知道到底是怎么回事，但又能感觉到你们有许多共享的东西，你们习以为常的东西，话一讲出来你们就立刻能够理解和明白的东西，但是我认为，作为一对夫妻，你们也许并没有意识到，我并不知道你们知道的事情。我觉得，这和你讲到温斯顿并没有理解你的体验是什么或者不是什么，是一回事。

温斯顿：不是的。

吉　　尔：你觉得她能很敏锐地意识到你带来的影响……？

温斯顿：嗯，我觉得是并不总是和你说真话。不是的，她也并不总是那么善于观察。

吉　　尔：你注意到在哪些方面她是这样的呢？

温斯顿：嗯，比如说婚礼吧，虽然听上去挺讽刺的，就是提起它来也都是些不好的内容。比如，嗯，这不是……结婚这件事对我来说意义不大，我对婚姻制度几乎没有任何敬意，我认为，这是建立在财产关系之上的。只要她喜欢，我可以立刻跟她结婚。但我认为，相比于我愿意说我想和你在一起，我愿意做出和你在一起的这个承诺而言，婚姻根本没有什么意义。嗯，总的来看，婚姻，不，不是总的来看，就拿具体的例子来说，她想让我在婚礼上穿得很正式，而婚礼本身就是一种公共仪式，而且是在法官的办公室里进行的。我发现自己在很讨厌的商店里，周围都是些我不愿花时间去搭理的、很势利的售货员，他们的观点我完全不在乎，尤其让我郁闷和压抑的是，我甚至得从那些我不想穿的衣服中挑衣服买。我甚至没有想过，我的意思是，我的确考虑过钱的问题——我觉得，我不想穿150美元的裤子。我的意思是，这绝对不是什么让我感到舒服的事情。如果有人给我这条裤子，我会把裤子还回去然后把钱拿回来还给他们。然后我发现自己几乎"瘫痪"了，像是，我要怎么做呢？我是说，我既不想说不，也不想接受。所以，不，我也不会说她总是很敏锐，尽管这个责任在我身上。

罗　　丝：嗯，我觉得总的说来我们有共同的——我们的初衷是一样的，一开始是——嗯，说来话长——但最初婚礼只是母亲们的聚会，因为我的父母已经离婚，而且我一点也不想处理我父亲在场的那个局面。我只要我母亲在就好。嗯……温斯顿当时是，我认为，是打电话回家也只叫了他母亲来参加。

温斯顿：我也不太想让我父亲出现。

罗　丝：是的，但因为各种其他的原因，见证我们结婚的法官是他父母的一个朋友——实际上是他父亲的一个朋友，所以就因为这个原因，我们也得让他父亲在场。

温斯顿：这就是所谓的，一个重要的外部原因，嗯。

　　温斯顿和罗丝对权威存在一些偏执的想法，为了寻求帮助，他们已经努力把这些想法放在一边。对他们来说，亲密关系是艰难的，因此建立一种亲密的治疗关系也是艰难的。一旦处于会谈之中，他们发现要说出他们的担忧很困难。尽管如此，他们的确清楚地表露了他们的痛苦以及挣扎。他们将这一部分带入了治疗关系。他们绝望地想要寻找词句去描述他们的困境。他们对情绪语汇的使用很有限。温斯顿同意，罗丝最好还是说出她的不满，即便他在过去已经听过了，但是他似乎认为，这不过是一张被提出来的清单，对他来说不是要面对的东西，而罗丝不得不迎合他。她给出了一串名词，而不是讲述一个故事：关于在家里干坐着几个小时，不知道丈夫在哪里，这该是多么糟糕。温斯顿想和妻子在一起，但是他逃跑了，转而去寻找替代客体。作为一对伴侣，他们处在战斗或逃跑模式。在谈到势利的售货员时，他们展现出的是脆弱——觉得被人看不起。我为我当时穿着一身休闲服感到高兴，而这提供了一个线索，让我意识到，这对伴侣或许担心我看上去是个势利的人。我能够欣赏温斯顿对修理古董车的热爱，而这个参与到他的体验之中的时刻帮助我克服了自己高人一等、无法和他们建立关系的看法。我听着他们讲到这场只有母亲参加的婚礼，并且感受到，我具有的母亲的那部分被允许进入他们的关系，但是父亲的那部分仍然被拒之千里。事业比人更重要，就好像他的妻子是多余的。当她说"在这个情况下"，而不是"在我的处境下"时，我认为她也觉得自己是多余的。我确信在他们的家庭史中有过先例，而现在我能够自然地转入这个话题。

客体关系历史

吉　尔：现在我想知道你们家里人对你们的结合是怎么看的?

温斯顿：嗯。这是一个有趣的问题。嗯，以前我不认为她母亲会看得上我。我觉得很大一部分原因是因为我的政治倾向——一个保守的日本家庭不会看上一个激进分子的，但是我发现，过去几个月的经历证实，这不是个问题——她母亲并没有很在意我的政治倾向，事实上，我认为她的确喜欢我——我也喜欢她。她的父亲不重要，而且……政治倾向，正如我所说的，也许是她父亲反对我的原因，但是她父亲属于，反正也不是阻碍我们的因素。我的父母更有趣些，而且更难搞懂，因为我很确定的是，那就是，就我生命中所有的女人而言，在他们看来，罗丝是最适合做我妻子的。哈佛，首先来说，我觉得，就符合他们的标准。潜在的种族歧视可能会让他们不喜欢罗丝，因为她是日本裔，但是我不知道，我觉得综合各种因素，他们喜欢她，而且希望我能娶她，或者一个和她类似的人，而不是我认识的其他女人。但是他们在婚礼上的行为，并没有证实上面的想法。我必须说，我也搞不懂是怎么回事。他们来参加我的婚礼，我的意思是我从没给过他们任何信号，表明我会穿平时上班时穿的制服去参加婚礼，你要知道，我已经专门为婚礼准备了一套很贵的西服。我从没有给过他们任何这样或那样的暗示。他们露面的时候，你知道吗，很土，穿得就像是乡下人一样。我的姐姐，和他们一块儿来的，穿得很漂亮，看上去很棒，而我就好像是说，哎，为什么他们要那么做呢? 我的父亲出现在他法官朋友的办公室，你知道，穿得就好像是，我不知道该怎么说，他应该绝对不会在任何场合下做那样的事情。他在去法院这类场合时至少应该穿一套深色的西服，至少在我想象中是这样的，然而，他的儿子要在他的大法官朋友的办公室里结婚了，他却穿着一条土得掉渣儿的彩格呢裤子和破旧的运动夹克来了。我的意思是，我不由地想，他们是否不乐意有这场婚礼，或者说，他们不喜欢这件事? 又或者，他们不喜欢她？老实说，我一点也不在乎。我完全不在乎我的父母。我邀请他们来参加婚礼完全是出于义务，而且，我妈去哪儿，我爸就会跟到哪儿，因为我们还有别的事情要去请法官帮忙的。啊，我也不是那么在意。我不太在乎他。

吉　　尔：但是你……

温斯顿：但是，有些让人摸不着头脑。

吉　　尔：嗯，许多关于婚姻的焦虑都集中在父亲的衣服上了：他是不是能满足别人的期待，还是就按照自己的意愿去做，是像他平常那样，还是穿上新衣服。我也不知道那意味着什么。不过我的确注意到一件事，那就是你们俩都想摆脱自己的父亲。

罗　　丝：为什么你不讲讲他不带你去医院的那件事情呢？

温斯顿：在我看来，那确实不是一件值得讲的事情，当时我的一群朋友，当时是，高中二年级，还是三年级，一定是三年级的时候。我们在家附近游荡，那里有一个很大的公园，公园附近是他们的一些富人朋友的家，一个百万富翁，一个彻头彻尾的傻瓜。但他的妻子挺好的，他们的孩子和我的弟弟妹妹年纪相仿，所以他们曾经关系挺亲密的。他有一个室内游泳池——这家伙——他当时出去度假了，嗯，事实上他允许我父母使用这个游泳池，尽管在一般情况下我是不会去的。由于他们没锁玻璃泳池的门，所以我们把门给撞开了。我不知道是谁发现门开了，然后我们就走进去游了几圈，玩得很开心。我记得走的时候，我对我的朋友说，人家本来就允许我进去的，但是我却和他们一起溜进去了，这也挺有意思的？然后有一个朋友留了下来，事实上，也谈不上是朋友。总之就是那群人里的一个人，他留在了那里，当他被园丁还是什么人叫住时，他谎报了我的名字。后来我回到家，走进我父母家的厨房，然后，然后就，发生了什么，有什么大不了的呢？我被猛地按在墙上。我被痛打了一顿，我的意思是，罪名是我胆敢威胁到我父母和那家人的关系。我是说，我父亲就那么把我按在地上，我母亲用脚踢我——他们非常生气，而我的感觉是，你知道，那些人脑子都有病。我当时并没有想那么多，因为我处于麻木状态，但我现在意识到，他们优先考虑的事情是那么变态。你知道，我看不上百万富翁，我的意思是，就像杜恩斯柏里（Doonesbury）创造的卡通人物一样，可以把他们剁碎然后做成汉堡给无家可归的人吃。我的意思是，我（笑），甚至在当时我的想法也很叛逆，尽管没有什么成型的想法。我不能理解为什么要花数千美元去参加乡间俱乐部，却没有钱来继续支付孩子的牙齿矫正费用，让他不得不在矫牙到一半时把矫牙器取下。你知道的，取下后会更麻烦，而且之后我不得不再花2500美元来矫牙。如果没有半途取下的话可以少受很多痛苦，但他们确实那样做了。事后他们又说一些狗屁话，说他们不知道中途取下牙套会导致其他问题。你不该半途而废——我相信牙医已经告诉过他们很多遍，不要半途而废——已经治疗到一半了（笑），他们后来又说"他们从没告诉过我们啊。"天啊，能不能诚实一点。任何一个称职的牙医都会说的，因为那样他们才会得到钱。

吉　　尔：你感觉他们并没有优先考虑你的需要。

温斯顿：没有，没有，我的意思是，他们，我觉得他们从来不会，我的意思是……

吉　　尔：他们也许觉得你并不理解他们的需求。

温斯顿：我无法理解他们的顾虑，是啊。我也并没有能够实现他们的期望。好吧。

吉　　尔：嗯，这一方面似乎就像是罗丝曾经谈到你时说过的，没有办法觉察到你的行动对她的影响。我的意思是，尽管你看不起百万富翁，但是你仍然去了他的泳池。

温斯顿：嗯。

吉　　尔：你没有说，"我不想去那个地方。"

温斯顿：哦，见鬼，我的意思是，我本可以侵占他们的财产，然后分分钟把他们按在墙上，但是，我并不认为——某种程度上，我想那更像是作为长子而被宠爱。我从我母亲，或者说，从我双亲那儿意识到，我打赌我被宠坏了，产生了一种期望，期望人们会为我服务，而我不需要意识到他们对我的期望。

吉　尔：嗯。

温斯顿：我的意思是，我同意刚才这种说法，但接受他们的生活方式和他们的社会价值，不可能。我不会把我对那些事情的拒绝与对自己喜欢的女人冷漠等同起来，不是的。如果你是这个意思，我不觉得有可比性。

吉　尔：不，我不是这个意思。

温斯顿：那么，我没有意识到（用动作表示不理解吉尔的意思。）

吉　尔：哦，我觉得，你需要拒绝他们的价值观，并且不被他们对你的情感影响，这种需要延伸到了其他方面，延伸到了罗丝身上。

温斯顿：嗯，他们对我的情感……

吉　尔：你在某种程度上拒绝感受你对罗丝造成的影响，是因为在过去你无法理解这些影响。它们似乎并不是关心你的证据，而是证明了父母优先考虑的事情是错误的。

温斯顿：嗯。

吉　尔：（转向罗丝）现在，我想问一下关于你父亲的事情，关于为什么需要把他抹掉。你觉得他是怎么对待你的？

罗　丝：好的，我想我应该谈一下我是怎样被抚养长大的，因为这和温斯顿很不同，而且也许和大部分人都不同。我父亲在联合国工作，这意味着我们总是在搬家。我出生在土耳其，后来我们搬到荷兰，再后来去了英国。这期间我父亲在法国工作。之后我进入了大学。所以在我成长的过程中，我几乎没有家的感觉，我的意思是，没有在一个国家里有一个家，与邻居相处，或是，你知道的，和同一群小孩一起成长，上同样的高中，等等。因此，家庭变成了我唯一能认同的部分。它成为一切的中心，那是我全部的根，基本上，就是成为家庭的一部分。而且，对我的归属感来说，本质上我需要维护一个迷思，那就是它是一个完美的家，而且是一个我觉得很好的家。在我长大的过程中，这个迷思的一部分是我有一位很好的父亲。他和我的母亲都那么告诉我，在我很小的时候，我也没有办法和他们有不同的看法。呃，但其实在小时候，我就无法接受这个迷思，因为我父亲身上有某些混蛋行为，嗯，无法表达情感、愤世嫉俗、冷酷、责怪孩子，尤其是我，因为我年纪大得多——我是长女，我比弟弟要大很多。他因为自己的生活以及他感受到的无能而责怪我，因为他的婚姻没有像他想要的那样而责怪我，因为不能离开他的工作而责怪我。有一次他因为没有办法自杀而责怪我，原因是他必须活着来照顾我，如果没有我，生活对他来说会容易得多。

吉　　尔：嗯，那真是一个沉重的责任。

罗　　丝：哦，是的。哦，是啊，但是，无论如何，那只是其中的一部分。还有很多事情，像是他表达愤怒的方式，不分青红皂白。就是他表达愤怒的方式很糟糕。举例来说，你知道，在工作中受了老板的气什么的，他会把怨气带回家，向我们撒气。嗯，有很多怨气都撒在母亲身上，当然，还有很多火发到我身上。还有很多其他事情，不过就抚养孩子这件事情来说，和温斯顿不同的是，我猜，我不认为我的父母是在一起的。我觉得我的父亲和母亲隔得很远。换句话说，当谈到抚养孩子的问题时，对于我来说很难描述，我的父母对我做了这些事情、做了那些事情。更像是，我意思是，我父亲抚养孩子的观念就是我要优秀，否则我母亲就会拿这个说事。他会告诉我，如果我不优秀，我母亲就会离开他。如果我不优秀，我母亲就会自杀。当我读大学时，我特别想要去，实际上我特别、特别想申请美国常春藤盟校（American Ivy League college）中的一所。在我没被录取之前，我父亲与我谈话，他说我永远不会被录取，所以不要费力气去尝试了，然后他又说，"嗯，你明白的，即便你被录取了，学费那么贵，你又有什么权力用家里那么大一笔钱去读藤校？"

吉　　尔：你们每个人都以自己的方式对原生家庭有很多的愤怒。

温斯顿：我觉得这句话说得很四平八稳。是的。（笑）

吉　　尔：是的，很明显，不是吗？但是你们讲到了一个主题，那就是有东西被毁掉——习俗被破坏，价值观被攻击，然后试图重建，根据你们自己的信念和原则来行事。就好比你有一辆二十年前的老车，有人会觉得那是一堆垃圾，但是在重建了它之后，你就知道，嗯，你知道它有什么能耐。

温斯顿：嗯，嗯。

吉　尔：所以，我认为，你们的确在寻找一种个人尊严，一种内在的价值感，这种价值感依靠的不是一些外在的标志，例如成功、一般意义上的美丽，或者被人赞赏的事情。你觉得呢？

温斯顿：我觉得是这样的。

吉　尔：嗯，与此同时，我的意思是，所有这一切，它让你有某种能量去为政治事业而奋斗。但它又可能会破坏你与罗丝的关系，至少在过去是的。目前不是这样的，但是我认为你们都担心它可能会再次发生。而且我认为，如果它真的发生了，也是因为存在没有被代谢掉的愤怒。

温斯顿：嗯。

吉　尔：……它（看着温斯顿）存在于你的背景中，而如果发生了这样的事情，你的原因（看着罗丝）是将一种抑郁带入了这段婚姻，这种抑郁来自你对自己家庭处境的适应，它并不是一种愤怒，我不这样认为，而更像是一种被不公平的责任所累的感觉，尽管你走了一条自我决断的道路，你确实完成了在哈佛的学业。

罗　丝：而且自此一直在付出代价，或多或少。

温斯顿：怎么说？

罗　丝：感到内疚。

温斯顿：噢，是的。

吉　尔：嗯，你的确曾经在一段时间里在工作中享受了它的成果。我的意思是，我知道你目前没有工作，但你希望能再找到一份工作。

温斯顿：是的。

吉　尔：但是你觉得你获得了某些东西，而这让你感到内疚。

罗　丝：嗯。

吉　尔：另一方面，我注意到，作为一对夫妇，你们很聪明，有时候你们讲话的方式很理智，对我来说，就像我曾经讲过的，有时候很难了解你们到底在讲什么。尽管你们似乎是明白的，但是也许，也许你们并不比我知道得多，从我听到的来看。

温斯顿：嗯。

吉　尔：有时你们会讲些泛泛而非具体的事情。类似理性想法这样的东西可能掩藏了更简单、更基本的情感，你们可能都害怕向彼此表达或分享这样的感受。我觉得，你们有一种，你们给人的印象是，彼此有一种很深入的沟通状态，能很好地理解彼此。我不知道是不是真的是那样的，看起来是那样的。我知道的是，这激起了我内心一种强烈的困惑的感受。

温斯顿：（咯咯地笑）。

吉　尔：而且经常不知道你们在谈什么。

温斯顿：嗯。

吉　尔：因此我不得不变得很具体，问这问那，这也许是你们不想多谈的东西，因为这看起来很俗，或者说很土，是普通人的生活，而不是与更高级的追求有关的东西。

温斯顿：你知道的，你所说的，其中有一些，关于目前的状态，我想是非常有趣的，让我觉得一语中的，而且对我来说，关于罗丝将她的抑郁带入我们的关系以及我认同她的父亲，这类想法，嗯。

吉　尔：嗯，你的确在很多方面都很符合。

温斯顿：（笑）是的，显然是的。

吉　尔：比如冷酷，比如你必须要工作，而可能那时你是在回避家里的处境。

温斯顿：是的，关于我们该怎么相处这件事情，令人忐忑。嗯。

当我为了让罗丝加入进来而不再和温斯顿讲话的时候，他或许觉得自己被打断了。我之所以这么做，是因为咨询是对关系以及它在代际中的位置所做的一次调查。双方的家庭中都存在暴怒和暴力。作为一对伴侣，二人都有着创伤的背景。他们都知道痛苦、拒绝和狂怒的滋味，但是各自的应对方式有所不同。罗丝给人的感觉是平静且深思熟虑的。温斯顿是一个有激情、叛逆且报复心重的人。他可以被她安抚。她能够保持平静，是因为把所有攻击性的感受都置于他的身上。作为一对伴侣，他们有一个调节暴怒的系统，只是它运行失败了，导致二人分手。但是他们仍然需要这个系统，所以他们又复合了。罗丝伤感地说，她从来就没有家。如果两个人都没有拥有过一个安全的家，他们又如何能为伴侣生活创造一个家呢？他们是通过对抗恨和鄙视而聚合在一起的。想要超越攻击性的阻隔——把父母和有钱人剁碎、破除习俗规条、砸烂昂贵的房子——绝非易事，但是我的确感觉到，他们想要我能够越过它去理解他们撤退的需要。在保护一辆老爷车的行动中蕴含着如此多的爱。我能够欣赏到其中的价值，而这让我意识到他们各自也的确能欣赏彼此的一些特点——智力，对价值观的关注，她感激他能对自己许下承诺，他感激她能够守护这段亲密的关系。这帮助我越过自大和暴怒的屏障，和他们内心想要获得修复的需求建立联结，并将他们作为一对完整的伴侣来看待，而我可以在伴侣治疗中与他们工作。

评估的各方面

对于私人执业的同行，写一段总结评估印象和治疗建议的话已经足够了，就像我在上文中记录的那样。但那些在诊所中工作的同行常常需要完成一张标准化的评估表格。我们从伴侣那里获得了什么信息，我们是否已经完成了检表中足够的项目？下面的内容是从TCCR使用的评估表总结而来的。

之前治疗的细节：无报告。

外表、举止、差异和情绪状态：这对伴侣穿着得体，受过良好的教育。伴侣一方来自一个亚裔家庭，另一方是美国人。（上述信息有所提及，但还没有讨论到文化差异。比如，如果去探索妻子父母的童年史，我会询问在之前的几代里有关战争创伤和对待女性的态度的情况。）双方的表达都很流利，但难以用语言描述情绪，也难以和情绪建立联系。他们的自大掩盖了伤痛和自卑。

主诉：关于成为一对夫妻存在矛盾的感受，工作和亲密关系存在冲突。

个人史：双方都因为父母抚养他们的方式而在自己的家庭中经历过创伤。温斯顿的父母目前仍在一起，而罗丝的父母已经分居，她的父亲在某种程度上居无定所，而她的母亲经常有自杀想法。

关系史：他们在几年里分分合合，期间存在长期的冲突和矛盾的感受。如今他们已经结婚两周了，处于从求学到就业的过渡中，现在来寻求帮助从某种程度上来说有些晚了。他们的就业状况并不稳定。

对伴侣互动的评估：这对伴侣因一些共享的议题结合在一起，包括对父亲的憎恨和智力层面的自大。这些共享的防御针对的是青春期的创伤造成的自恋受损。这对伴侣把叛逆和不敬投射在丈夫身上，把平静的顺从投射在妻子身上。

伴侣如何与治疗师建立关系：他们一直让治疗师无法靠近。治疗师的反移情是感受到被排除在外和愚笨。他们对待治疗师的方式是将她视为一位最终能进入他们关系之中的母亲。他们对诠释有反应，治疗师觉得最终能够和他们建立联结。

重要时刻：当妻子意识到，丈夫具有的欠考虑的特点和她父亲对待她母亲的方式之间存在相似之处的时候，出现了一个核心情感的互动。她意识到，自己的沉默不语和母亲的行为相似，因此她发现自己重新创造了父母的婚姻。在反移情中，最具有情感载荷的体验是困惑。基于这种反移情的诠释带来了更多的合作，最终也带来了理解。

对移情和反移情的概念化：对治疗师有一种自大的、叛逆的移情，将治疗师视为一位势利的、痴迷于打扮的父母。治疗师接受了将她作为一个势利的父母客体的移情，但并未被移情控制。凭着修复古董车的这个意象，她得以和一个完好的、已婚的自体联结在一起。她体验到一种困惑的反移情（这与针对攻击性的父母客体的防御有关）以及愚笨和自卑（这与自体因为无法很好地满足父母的期待而感到焦虑有关）。被推开的感受逐渐让位于对伴侣的温暖的感受。

对治疗的建议：伴侣对问题的性质表示赞同，也表现出了对于理解前因后果的兴趣。他们能够利用诠释性的工作，并且能够对他们的处境进行反思。因此推荐进行伴侣治疗。这可以和妻子的个体治疗同时进行，但这对夫妻的经济条件有限，无法同时负担两位治疗师的费用。因此，个体治疗师要和他们一起决定，是否接受这个治疗建议。

针对现实状况的一些考虑：因为伴侣的收入低，为他们服务的伴侣治疗师需在低收费的诊所工作，在这类机构中收费可以定在最低水平。因为存在恶性的父性移情，和一位女性治疗师工作对他们来说会更容易一些。

总　　结

在这次的咨询会谈中，这对伴侣花了很长时间才能够更直接地与治疗师沟通他们的感受和创伤，但是在分析取向的伴侣治疗中，他们将会需要更长的时间才能发展出"情绪肌肉能力"以及对自己、对彼此和对伴侣关系的理解。这对伴侣和个体治疗师接受了治疗建议。罗丝和温斯顿在那家诊所开始了伴侣治疗。

第十三章

伴侣涵容的三角关系场

卡尔·巴格尼尼

在和伴侣工作时，我会寻找一些临床观点，这些观点能够揭示伴侣关系具有的无意识病理矩阵，并能为减少它们对伴侣生活的破坏性影响提供治疗上的指导。如果我对伴侣产生了憎恨，我会承认是涵容出现了疏忽，这通常发生在我无法从治疗工作中获得满足的情况下。当伴侣阻抗我的帮助时，我学会去接纳恨的感受，因为当我为自己像是一个愚蠢的客体而感到无能时，我能够意识到是他们的防御功能在起作用。我会意识到反移情造成的退行，以免我的自我被伴侣过于强烈的投射性认同过多地侵蚀——就像是我进入了一种分裂样的退缩状态，需要由不同观点组成的救援小组把我拉出来。我会失去中立性，变得过于认同伴侣无法理解的东西。纠缠于伴侣的投射互动之中本身就是一种三角关系的动力，当涵容被强大且原始的情感轰炸时，可能会导致活现的发生。

同样，我还会寻找一些概念，当心智化过程因为伴侣二人对中令人困扰的情感受阻时，这些概念可以为思考松绑。对于建立一个安全的工作联盟来说，涵容伴侣原始的防御和焦虑至关重要，但是涵容及涵容的破损也能够揭示治疗师如何不可避免地陷入三角关系移情的密网。为了面对伴侣治疗中的涵容所具有的临床挑战，我通过重新确立的焦点而拓展了针对伴侣涵容的二元对取向。我们需要弄明白，在临床中与伴侣相遇时，伴侣的病理性客体关系是如何与我们的情感反应交织在一起的。三角关系的涵容使用的是一种客体关系的理论概念化方式，通过一个更为广阔的分析透镜，去观察在时间和空间中交互的三个无意识心智。我们需要一张地图来追踪伴侣的好客体、坏客体以及分裂掉的客体所构成的三角关系场，从而勾勒出伴侣的移情所传达的人际主体性。我们在移情中会变成谁，这决定了工作的焦点。我们会识别出伴侣反复使用的客体，这些客体让伴侣陷入僵局，而随着它们在我们的内在反应中逐渐现身，我们会为它们具有的部分或完整的客体功能做出定位。治疗师正是通过这个过程来提供安全的抱持，并测试对无意识的关系过程做出的诠释。

在这种针对涵容的三角关系取向中，我们拓宽了移情场的边界，从而把我们自己包含在内。原则上，将治疗师包含在场内是基于一种信念，即我们无法一直处于伴侣关系之外或浮在其表面。为了理解伴侣的无意识沟通矩阵以及发展层面的缺陷，我们要能深入他们的体验。我们需要的临床信息会通过阐明个体移情（伴侣各自对我们的移情）以及伴侣对彼此的移情所具有的二元元素来获得，而将场域扩大还能将我们对伴侣各自的反移情以及对伴侣的反移情包含在内。观察域从个体内部开始，逐渐延伸至人际间，最终达到三角关系领域。我们不会牺牲个体的人格议题或深度来获得对伴侣-治疗师系统的理解。我们会通过三角关系取向获得一个具有广度和深度的视角，这个取向有助于我们识别移情和反移情中的非理性的、歪曲的和直觉性的成分，这些成分会在临床体验的三角维度中摆动，并揭示出重要的关系议题。

我们将三角关系的思考方式作为桥梁，借此在迫害焦虑和僵化的防御这类复杂的伴侣投射性认同中找到通途。伴侣单元的完形（gestalt）作为一个临床实体行使功能，盖过了我们的心智化功能。伴侣可能作为一个二元整体出现，让我们无法靠近，或者遏制我们的想法中任何与他们有所不同的部分。当客体关系的三角维度占据主导地位时，我们的临床功能就会被淹没。伴侣使用联合的防御来抵抗获得觉察的过程，即便关系中的痛苦已经让他们进入治疗。通过联合防御，他们可能会抵挡因为婚姻失败而体验到的羞耻感。他们可能会避免被"揭发"，并使用与恐惧有关的联合防御——恐惧在治疗情境中被暴露在另一方或治疗师面前。因为无能或犯错而感到羞耻与脆弱的自恋有关，因此伴侣会保护自己不受到羞辱的威胁。

治疗师会观察和感受伴侣具有的模糊的、歪曲的和相互矛盾的观点。主要的防御会被启用，而我们一面陷入了伴侣无意识动力的复杂原始的泥潭，一面努力地让自己不湿身。伴侣内化的家庭动力承载着各自的发展历史和悲剧，而我们的历史也可能会与之纠缠，不论好坏——取决于部分未代谢的背景，我们可能不会认同或反向认同那些我们排斥或与之融合的历史。在三角关系的涵容中，由于伴侣和治疗师之间存在情感载荷的互动，临床元素会得到密切的审视。一旦触及三角关系的动力域，三角关系的移情就可以为我们的工作提供信息。

治疗工作的目标是通过承认过去客体关系的影响以及哀悼丧失的客体来完成客体的重新整合。当伴侣的冲突和破碎的梦想在他们的生活中上演时，我们需要一种方法，以温和的方式来完成临床任务，并且，我们利用他们在治疗中呈现问题的方式来理解问题出在哪里，从而决定如何解决问题。涵容和有理有据的观察会产生诠释，而当反思会谈中被唤起的反移情时，我们会使用三角关系移情的工具。

共谋的伴侣具有的涵容议题

尤其值得注意的是，面对共谋的伴侣，我会带着以下看法进入会谈：人际沟通是循环的，会发生活现，以及伴侣并不是完全被看不见的力量所驱动——尽管未被代谢的无意识会在造成痛苦的超定行为（over determining behaviour）中起到作用，但是它并非系统中唯一起作用的力量。深受困扰的伴侣在意识层面知道他们对彼此做了什么，但是他们不愿针对这些后果做太多工作。这让我们去思考哪些是伴侣无法做到的。我们会思考，伴侣单元在无意识层面对于促发可忍受的负面客体体验的共谋过程做出了多大的贡献。毕竟，糟糕的客体体验也好过没有可以建立关系的客体。在使用反依赖动机来防御无助感的情况下，会出现控制他人以避免被控制的行为。从三角关系的角度出发，我们可能会深陷依赖和反依赖的表达，而这些表达需要被涵容。我们尝试收集被表达出来的矛盾感受，但也要警惕自己的一种倾向，那就是试图说服伴侣过早地放弃阻抗，从而让我们觉得自己被接纳。

我们必须考虑到，与个体婚配的伴侣如今成了一个令人恐惧的他者。被他者占据的恐惧取代了早年在求偶过程中在对方身上感受到的吸引力。这是一件复杂的事情，需要时间和耐心去展开，但是同时，我们的挫败感，包括憎恨在内的感受会与伴侣未被代谢的负面移情平行发生，与这些负面移情混合在一起的还有我们对被拒绝的恐惧。我们之所以会让观察透镜深入三角关系领域，是因为它能让我们更密切地监控伴侣共振的防御。如果我们陷入了伴侣无法意识到的动力之中，面对伴侣的"可接受的痛苦"，我们会做出某种反阻抗的反应或回应：或者是与伴侣争执，或者是坚持认为他们没有接纳痛苦。"我们"在受苦，并且难以涵容这种苦难。然而，为了避免可能发生的僵局，我们会检查所有的移情，尤其是自己的移情——我们可能难以处理伴侣的内在客体引发的无法忍受的痛苦，而不得不在内心去涵容它。我们可能难以保持被动状态，即不想去满足让我们痛苦的客体的要求，觉得纵然牺牲也是徒劳。在二元移情分析中，我们可能会认同一个移情维度，而我们的反应可能是加入伴侣一方，因为这位伴侣被另一方共振的客体关系影响而产生的痛苦更为强烈。如果我们偏袒某一方，就可能因为关注显然更痛苦的一方而让另一方陷入孤立，这样，我们就失去了伴侣。伴侣会竭尽所能地保护婚姻不受一位善意的治疗师的影响。

我们可能会触及自己对暴政的抵抗之心，在发展层面上这是健康的行为，但伴侣却无法做到。然而，为了与伴侣工作，我们需要加工三角关系场中被诱发的反移情的消极方面，并且觉察到可能会因为让伴侣服从我们对改变的要求而让一方或双方感到羞耻——这一要求实际上为时过早，还会导致潜在功能不良的家庭动力的重复。

移情场域是一个三人的场域，我们会受到伴侣的所作所为的影响，也会通过对他们的所作所为做出反应来影响他们。前面已经指出，三角关系移情是混乱的，因为它会在临床情境的心理空间中快速震荡，因此，很难去追踪或者组织语句来做出诠释。在情感强度很高的会谈中，情绪饱和造成的混乱引发了另一个有关三角关系以及我们对自体的使用的观点。我们有责任去定位和监控自己在投射过程中扮演的角色，却不能长期陷入伴侣的投射性认同模式之中。如果我们保持情感上的距离，我们就无法通过足够强的近端体验（experience-near）视角来理解需要被处理的发展层面上的失败，也无法监控在治疗中被唤起的个人感受。如果我们的感受一直处于休眠状态，或者我们与这些感受过于疏离，那么我们就没有办法触及自己的内在客体世界，但为了弄明白修复过程需要我们提供什么，我们必须触及。由于个人的客体关系历史，我们可能会陷入偏袒伴侣某一方的局面，因此需要警惕对一方的过度认同。

我头脑中的三角关系理论提供了一个脚手架，有助于在与伴侣工作时建立起一种临床综合的实践方式。这个理论包含了亨利·迪克斯（Henry Dicks, 1975）在关于婚姻关系紧张的著作中提出的互动场域的概念。我们总结了他描述的三个水平：第一，文化价值观和习俗——种族、教育、宗教和价值观；第二，核心自我——个人规范、意识层面的判断和预期、习惯和品位；第三，无意识力量——被压抑或被分裂掉的客体关系。

通过在面对伴侣的原始心理状态时提供一种双重视角，以及关注未表露出来或是表露出来但未得到修正的原始幻想，甚至是让我们的工作无效的原始幻想，三角关系理论能帮助我们寻找到理解和技术。在讨论原始幻想以及与它们工作的方法时，我会使用三角化（triangulation）的概念，这个概念一般和家庭系统思想有关（如，未分化的自我团块），但也可用于精神分析对伴侣的思考。三角化会导致治疗的死局，除非我们有能力定位我们在这个纠缠过程中起到的作用。我认为三角化的位置大约介于亨利·迪克斯的第二和第三个水平之间。

幻想的三角关系场

在伴侣的人际世界中，无意识幻想的三角化会熄灭渴望，并维持一个可忍受的平衡，从而让婚姻得以维系。当对治疗师的移情被作为一种分裂的防御来使用时，它就会限制现实，在这种情况下，我们就为分裂而感到头疼。行为的多样性和成熟的情感反应都会被限制。选择变得有限，并且被婴儿期的议题所塑造。出于自恋的目的，在与自己以及与他人的关系中，占据主导地位的将是对他人的反复错用。在严重的例子中，对幻想的原始使用会塑造和控制伴侣的生命力，就像在一段施受虐的客体关系中那样。我们可以成为这些幻想的过滤器，或是它们见诸行动时的接受者。

我们需要理解和触及心理固着的脆弱点，它们会遏制渴望，或者让渴望以一种歪曲的方式呈现。三角关系的幻想将焦点置于治疗场域中。伴侣会维持一贯的关系动力。情绪上的死气沉沉和爆发伴随而来，与此同时，每周出现的危机掩盖了核心议题——伴侣发展水平上受阻的爱和恨来回震荡，这种未被诊断的震荡是由偏执和迫害焦虑所驱动的，而这些焦虑来自从婴儿期至青春期的更早的发展阶段。这些焦虑如果没有得到处理，就会破坏所有进入成熟的成年阶段的努力。

更为退行的伴侣会获得各式各样的诊断，比如人格障碍，包括边缘型人格障碍、自恋型人格障碍和分裂样人格障碍。不幸的是，在三角关系场中，我们会陷入使用技术的陷阱，仿佛这些伴侣能在靠近神经症水平的范围内行使功能，我们相信他们将对建议、聚焦的诠释以及历史原因的讨论做出良好的反应，希望这种取向能够阐明重复的、自我挫败的模式。尽管有些时候，这类抑郁心位水平的干预对于有人格障碍的伴侣来说是有用的，但更常见的情况是，移情精神病的状态占据上风。在这些情况下，我们会成为非人的客体，降级成为心理器具，成为非人世界中的零碎物件，被当作湿疹、晒痕或是其他存在于伴侣空间中的刺激物来对待。在发展得更好的伴侣中，移情可以被诠释为一种曾经和"比利叔叔（Uncle Billy）"住在一起的体验，"比利叔叔"曾在丈夫年幼时欺负过他，如今存在于伴侣的消极互动之中。在更为原始的伴侣中则并非如此。基于三角关系的观察透镜能够甄别对幻想的原始使用，它会挟持治疗师的思维过程，迫使他加入伴侣的融合-拒绝连续谱中。

三角关系的思维同时包括了幻想的意识和无意识世界。幻想会揭示出伴侣的先占观念，或是无意识的基本假设。伴侣在性和人际层面的关系会向偏执-分裂域倾斜。当感觉到麻木或迟钝，或陷入难以应对的处境时，我们需要理论观点来释放创造性的思维，例如僵局、死亡空间。

当被拉入原始的关系之中时，我们常常很容易忽视伴侣的人际连续谱这个主题。我们会逐渐纠缠于伴侣的争执：哪一方是正确的，哪一方应该为制造了麻烦而负责。当情感高涨时，我们就变成了受压制的交通警察，在疯狂中尝试维持某种平静。疯狂状态、精神病样的世界、未经分析之物，由一个缺乏质料

（texture）的心理空间构成。那里的图景是平面的、无穷无尽的，是一个空瘪的世界，缺乏维度，没有情感、缺乏创造力的想象。

当反移情在反感与共情之间波动时，有经验的治疗师可以发展出一种有意义的临在感（presence），在伴侣的内在心理空间和他们对我们的幻想之间建立起一种必要的张力。我们可以认同原始态，但是最终要能够以一种温和的方式揭示伴侣自恋损伤的重要性，这种自恋损伤滋生了怨恨，也支撑着伴侣共享的一种核心观点——对亲密感的不信任。

有关伴侣的观念也可能具有一种死气沉沉的、重复发生的索然无味的特点，因此无法寻找到一种新的自我理想。尽管如此，伴侣仍然来到了这里，试图寻找一种矫正、一个答案、一段不同的客体体验，而他们具有的分析的潜力要经受过往一切的考验。竭力促成一段治疗关系的治疗师们要投身于一种张力之中，这种张力是由他们与我们之间存在的深刻、不对称的差异造成的。在场域中，孤独与我们如影相随，因为我们孤身一人，当原始的移情显现出它的破坏力量时，我们很快就会陷入孤独的状态。

无意识层面的三角关系幻想会以一种强有力的方式超定伴侣的选择，如果我们无法与伴侣保持联系，它还会威胁到治疗的结果。那些在多数情况下停留在伴侣互动的人际空间之中的治疗师，会逐渐原样复制伴侣的心理无知状态。但我们想要获得背后的意义，它能够为目前的困扰提供一种新的视角。治疗中的活现提供了一个进入伴侣系统的入口。被伴侣的行为唤起的情感和认知成为治疗三角关系的基础，通过触及这些情感和认知，在治疗三角关系中就能够获得新的知识。伴侣会攻击反思性的思维，就像心理呓语会干扰对治疗体验的动力学理解一样。以原始的方式关闭心智化会让我们失去方向。通过在会谈之间的思考，我们可以重新检视迷惑或"瘫痪"的状态，努力在会谈中引入新的涵容，从而促使纠缠状态发生变化。或许我们可以使用某种语言来识别共享的"瘫痪"状态，这种状态让我们能够"感受"到伴侣对危险渴望的恐惧，例如害怕被抛弃，或是被依赖的需求淹没。这样，我们就能进入黑暗的内心世界，了解伴侣在三角关系空间中见诸行动背后隐藏着的内容，然后处理他们的不安全感和痛苦。

伴侣在无意识层面的客体使用会让渴望熄灭，下面我将总结这种客体使用的三个方面。首先是无意识系统中的三角化；其次是无意识幻想（P），即克莱因（Kleinian, 1946）和比昂学派（Bion, 1957）中有关被压抑的婴儿期客体关系显现——从精神病性到非精神病性——的概念；再次，渴望指的是在伴侣互动中显现出的受挫的爱和未被代谢的恨所具有的人际方面。渴望本身对饱受困扰的个体而言就是危险的，尤其是当存在严重的早期迫害史时，例如过度的性刺激或性虐待情境，或是在家庭精神病情境中发生的性别上的情感混淆，或代际间的边界突破。

当评估无意识幻想在压抑或移置伴侣渴望中的作用时，我们应该询问，自己是否在分裂过程中与伴侣一方或另一方纠缠到了一起？伴侣治疗会自然形成一个情绪三角构型，而我们需要监控自己对于深层病态关系的整体反应。监控需要一些工具，这些工具能重新清晰地衡量属于我们和他们的部分。被压抑的幻想可以和婚姻中的恐惧以及忧虑联系在一起，为见诸行动推波助澜。伴侣和治疗师很容易忙于处理伴侣中见诸行动的那一方，而忽视了探索伴侣共享的无意识动机具有的多维度动力。伴侣各自对无意识否认的影响可能是次要的，甚至有时候只是某种遥远的背景。

在三角化中，二人对会被某个令人困扰的、无法代谢的外在情境所困。当外在事件和一个冲突的原初客体关系叠加在一起的时候，就会引发灾难，于是伴侣一方或另一方就会寻找第三个客体或是聚焦于部分客体，以转移不可容忍的焦虑——比如抛弃、拒绝或是湮灭。这个客体可以是一个部分客体，比如外遇，专注于某个孩子、家庭成员或是邻居，沉迷于酒精、性倒错或是高强度的情感释放或抑制。几乎任何人都可能被强行使用。个体内化的客体关系可能会携带这类来自遥远过去的部分客体，也可能会构建出新的部分客体。治疗师可能成为客体投射的移置对象，被用来减轻焦虑，或是被置放坏客体，为受伤的自体提供暂时的疗愈。无意识幻想，或是个体所选择的客体，与最初造成困扰的客体关系联系在一起，当伴侣遭遇无从应对的生活处境时，最初的客体关系就会重新浮现。

有关三角化、幻想和涵容的临床案例

在第一段婚姻中,一位妻子始终坚持每天两次和母亲以及两个姐妹长时间地打电话,无论是在家里还是在度假的时候。她的第一任丈夫对她的痴迷行为毫无兴趣,而是把大部分时间都花在饮酒和工作上。在第二段婚姻中,新任丈夫就这件事向她表示不满,觉得她的心不在自己身上,而是深陷于原生家庭的烦扰之中,好像她唯一的情感责任就是照顾她们。在做了大量的否认和理智化之后,妻子发现自己曾在童年有一种恐惧,那就是一旦和母亲之间产生了空隙,她就会害怕自己疯掉,而且她的姐妹也必须被包含在这一连串电话当中,以免她们嫉妒自己和母亲之间的特殊关系。与这种恐惧有关的是一个无意识幻想,她在童年时期会幻想,如果自己变得独立,她的父母就会分开。她无意识地担忧母亲的需求,而当父亲观察到这一点时,她就会出现强烈的惊恐,害怕父亲离开她们。这些材料在治疗中逐渐展开。我对这对伴侣的印象是,妻子的第一段婚姻选择可以为第二段婚姻中的亲密问题带来一些启发。

上述简短的案例片段具备了三角化伴侣的典型特征,包括缺乏分化,就像共生或融合的关系被新生儿(或新的配偶)威胁,继而产生一种负性的移情-三角关系。当外在模式破坏了二元关系中的亲密感时,伴侣系统内的三角化就会凸显出来。我会将外部影响力和对临床空间的三角化使用区分开。在一个临床三角构型中,三角关系移情将治疗师当作一个外来者纳入,同时复制了伴侣的俄期议题和潜在的共生困境。

在有些伴侣那里,我会遭遇作为一种防御模式的融合,此时,紧密的关系被视为理所当然,但伴侣在言辞中会忽视有关自体的语言,或者说,忽视"我"的陈述。任何显现出来的差异都会引发强烈的焦虑和压抑。当处于纠缠状态的伴侣最终开始相互指责时,就会导致各自都无法触碰对方身上的失败和丧失。浮现出的令人恐惧的攻击性会点燃对抗性的互动。最深的伤痛和恐惧可能会导致碎片化,继而引发抑郁或自杀的威胁。一个例子就是,当无意识层面对自主性的追求出乎意料地显露出来的时候,它预示着对融合为一体的婚姻的愿望就此破灭。在这些处境中，伴侣一方或另一方会坚持谈论某个第三方来避免自我暴露，以此阻挠探讨个人历史或差异对困难起到何种作用。随后，伴侣会将焦点重新置于先前的"危机"或"问题"上，展开无穷无尽的指责和反击。这些伴侣不允许建立个人关系的空间存在，也不去讨论有关人生中失败和幻灭的隐秘领域。

通过所有这些模式，我们意图寻找以幻想形式出现的三角化，这种三角化维系了伴侣之间的自体连贯性——以牺牲亲密关系为代价。饱受困扰的伴侣对爱报以不信任，因为爱已经预装了婴儿期的动机。如果你询问这样一对伴侣，是什么让他们在一起，他们的动机似乎是肤浅的，无法觉察选择的潜在意义，或是丝毫没有考虑到之后的生活境遇可能会要求他们改变或成长。

互联网色情制品代表了一对伴侣的客体使用，这种客体使用阻止了性和关系层面的亲近。以共谋的方式接纳伴侣一方对互联网色情制品的强迫性使用，成就了一种对个人自由的幻想。在伴侣一方童年时出现的幽闭恐惧症包含了一种对被控制和处于纠缠关系之中的恐惧，因此受他人影响被体验为一种危险。在使用色情制品时，丈夫可以在他选择的场景中控制女性，而一旦控制了对图像和相遇关系的选择，便可以远离真实的关系。

一个伴侣案例督导中的三元移情和涵容

伴侣治疗师简（Jan）是一位临床心理学家，毕业于一家精神分析学院，有十五年个体治疗实践的经验，但她接触伴侣工作的时间相对不长。她向我寻求督导是因为来访伴侣中的妻子谈到想要结束伴侣治疗，她认为所有治疗都应该结束，夫妻应该自己解决问题。简报告说，这一声明不伴随任何情感，伴侣中的丈夫也沉默不语。我心里考虑的是，这对伴侣害怕了解令人感到危险的渴望，而简是否因为吸收了他们的恐惧，因此可能代表着一种威胁，揭示了伴侣失联的更深层的意义。简每周见这对伴侣一次，已经持续了六个月。

简报告这对伴侣后来一致同意结束治疗，同时认为简给了他们很大的帮助。他们的大肆赞扬让简无法对结束的"威胁"做出反应。简觉得结束并非因为取得了进展，反而是相当草率的。这对伴侣寻求治疗的原因是丈夫早泄，他们希望拥有更为满意的性关系。我在一开始问简，满意的性关系在这对伴侣这里意味着什么：是存在某种器质性问题导致供血不足，并且需要稍许调整性渴望，还是他们将丧失的亲密感或对亲密感的恐惧投射为勃起不能？简尝试进一步询问勃起问题是不是已经解决了，但这一尝试既没有引出相关的材料，也没有激发伴侣任何想去了解这个问题的意义的好奇心。简还报告说，自己不愿意与这对伴侣讨论性关系的细节。

在咨询的早期阶段，有一个历史事实尤为突出：伴侣双方都失去过一位刚出生的手足——妻子在7岁的时候失去了弟弟，丈夫在6岁的时候失去了妹妹。但是二人都没有表露出任何对这些丧失的情感，只是就事论事地讲述了这些。简报告说，这对伴侣常常滔滔不绝地谈论自己的一儿一女。当孩子让这对伴侣感到挫败时，他们会希望自己没有孩子。他们的父母也各自二度离婚，如今的第三段婚姻也岌岌可危。简没有考虑过将俄期攻击性或同胞攻击性与失去手足联系在一起，尽管与之同时发生的是这对伴侣"没有孩子"的愿望——这样他们就不会与孩子竞争，或者无须担心孩子们的安危。

在治疗会谈早期出现的另一个议题是妻子对丈夫自信不足的鄙视，以及她希望丈夫能够保护自己。在养育子女以及有关花多少时间与长辈相处、度假和经济事务的决策问题上，以她的标准来看，丈夫都不够格。他怯懦地暗示她的过错：固执己见，不给他回应的空间。她则认为自己的行为是合理的，一切都是因为他不够格。我表达了我的疑问："不够格"是否象征着早泄。简关注的是这对伴侣建立关系的风格：他们每次都会带来一个事件，然后展开详尽的讨论。通常这件事与他们开车的经历有关，或者是在上飞机前在机场发生的事情。在每一次报告中，他们似乎都会陷入某种无助的两难境地。比如，找不到路，或者是担忧10岁的儿子如何一个人坐飞机去看望他的祖母。简带着相当强烈的挫败感讲述了她认为自己做出的善意的努力，即如何尝试与他们合作，一起去弄明白哪些相关的感受引发了彼此的无助感。但他们并不承认自己是无助的，认为那只是一时的情绪激动。他们用充满焦虑的担忧填满了整个会谈，但是当简认真地对待这些担忧时，他们又退缩了，或者会改变话题。简认为，他们相当享受用戏剧化的事件填满会谈空间，但又不需要去探索或解决任何事情。

此时，我引入了伴侣内在心理共谋的议题：他们通过一种抵抗个体分化的共同防御融合在一起，而治疗师被推到了一边。如果简与伴侣一方展开对话，伴侣就会联合起来避免与治疗师产生一个二人对的关系。从督导的角度来看，这意味着对伴侣的内在心理防御或共享防御的诠释不足。

简最近在妻子那里得到的回应很强硬，她拒绝了简将"两难困境"和他们早年的丧失体验联系在一起的努力。简转而询问丈夫对妻子所讲述的内容的看法，想看看他们是否完全处于纠缠状态。这让我有一种"疯帽子先生开茶会（Mad Hatter's tea party）"*的感觉。在这个案例中，双方被三角化的无助感从治疗师－伴侣情境转移到了督导师－被督导者的场域中。我思考了这一个案的几个特征是如何在督导师－被督导者的过程中平行展开的。当我感觉到简在听我说话但没有听进去的时候，我的态度变得紧绷且生硬。在这个案例中，当简尝试开启话题，让大家可以一起思考某个观点时，妻子对简的反应也是生硬的。我感觉自己被边缘化了，而我想起简曾报告过这对伴侣是如何通过共谋把简边缘化，以及妻子如何通过"不够格"的评价将丈夫晾在一边。当简和我觉得无力成为一对有创造力的伴侣时，"阉割（无法让阴茎保持在勃起状态）"一词进入了我的脑海。简和我与这对伴侣陷入了三角关系之中，因为我们活现了融合－分裂的动力（我们二人纠缠于无助的感受之中，并且，攻击性和内疚感将我们推开，导致我们无法一同思考），我们以自己的方式陷入了困境。简可能因为无法做好治疗而感到内疚，而我则感觉到紧张、内疚，觉得自己缺乏足够的能力去帮助她。我们的督导关系似乎也加入了疯帽子先生的茶会。

三角化的移情情境

随着夏季的来临，简不得不取消一次和伴侣的会谈，但她询问了伴侣是否愿意改期。他们过了挺长一段时间才回复她，表示可以等到下一次照常约定的

---

* 《爱丽丝梦游仙境》（Alice's Adventures in Wonderland）中的情节。——译者注

会谈时间。在发出的语音信息中，这对伴侣问道："她是不是对什么事情感到焦虑，不能等到下一次？"在这次取消发生的时候，结束治疗一事仍悬而未决，尽管这对夫妻心照不宣地同意结束，却没有设定任何具体的日期，简也无法和他们讨论他们的动机，或是他们对自己的进展有何看法。

　　自始至终我一直都感受到了简对我的理想化，而由于自恋性满足，我一直没有在意识层面就这种理想化与案例动力之间的关联做出回应（Quinodoz, 1994）。在我保持沉默，以及伴侣以相当诡异的方式来使用简的过程中，简取消了我们的督导会谈——这是有史以来第一次，而且她并没有提及理由。我开始思考这个平行过程，随后有更多无意识层面的三元关系材料浮现了出来。简在我们的督导会谈中一直在不断倾诉。我也允许她这么做，只留最后几分钟做一点评论，而她对此很感激。比如说，我曾经向简提出，这对伴侣要么是在解离，要么是将他们偏执的不信任感投射在她身上，让她替他们工作，同时又毁掉了她想接近他们的所有善意的努力。之后，当我回顾这次督导时，我意识到我当时说话的方式带着一种不寻常的尖锐，那一刻我感觉很糟，因为我的评论没有伴随任何支持性的情感。在进一步反思之后，我认为我对待简的方式与伴侣对简的拒绝是类似的。此刻，我认为，投射矩阵已经嵌入了督导的三元关系中。简对督导以及这个案例所怀有的所有负面感受都因为我接受了这个理想化的角色而被忽视了。简和这对伴侣都深陷于一种分裂的、有毒的假性理想化客体关系中——好治疗师——好伴侣，同时，简在和他们以及和我的关系中越发觉得自己能力不够。由于我默许了督导中的理想化，我无法触碰体验中的核心情感，就像这对伴侣一样，而简陷入了挣扎——但她仍然相信作为导师的我。对简的两次取消会谈的行为进行关注——与伴侣以及与我的会谈——解放了束缚，尽管复杂的平行过程仍需要时间才能解绑。

　　当我们再次见面时，简能够看到她对这对伴侣的愤怒，以及她想要在他们结束治疗前先提出结束的愿望。但是现在我们能够有更多的发现。简通过取消会谈短暂地离开了督导。而如今我们能够意识到，督导活现了伴侣关系中死气沉沉和愚蠢的方面。这对伴侣威胁要离开治疗却留了下来，而简留在督导中却从又从中出逃。简能够表达出，我过于疏离的态度让她处于勉力应付的状态，她对此感到愤怒。她意识到，她没能吐露对我的失望，因为她把问题都归咎于自己。我们详细地讨论了从取消预约中显现出来的平行过程，我鼓励她去表达那些相关的且没有被表达出来的感受。在理解了我们之间的阻隔以及我在其中扮演的角色后，我们得以重回正轨。我们没有担忧失去这对伴侣来访者，而是讨论了我们的发现如何能让简用不同的方式去处理伴侣对她的病理性使用。我的猜测是，由于对督导的理想化，简压抑了她对这对伴侣的愤怒，这让她陷入"瘫痪"状态，而平行发生的是伴侣具有的某种高人一等的态度，这种态度让学习在治疗中变得不可能。

简决定和伴侣分享她的观察，即他们需要她的活力，因而一直在吸引她的关注。但他们也让她一直处于僵化的、无能的状态，无法触及他们更深层的需求。简对他们说，离开治疗是他们犯的一个重大错误，尽管这是他们的选择，这些表达让简觉得给自己赋予了力量。通过将伴侣分裂的两面纳入谈话，简希望能为僵局带来改变。

对于简让他们决定治疗未来的意愿，这对伴侣表示接受，这改变了僵局。他们决定继续治疗，如今治疗聚焦在伴侣关系具有的矛盾的动力上，上述动力曾经转移到了治疗和督导的场域之中。我们意识到督导重新活现了伴侣-治疗师之间的三角关系移情，这让简有了一种坦率的态度，这种新获得的态度帮助伴侣做出了上述无意识的改变。

第 十 四 章

投射、内摄、侵入性认同、依附性认同

戴维·休伊森

本章论述了伴侣通过投射和内摄机制所形成的各类认同的本质与其中涉及的过程。本章会从亨利·迪克斯对婚姻互动关系的奠基性研究（Dicks, 1967）讲起。然后将论及防御过程，这些过程旨在保护伴侣关系但却具有无意识层面的、并非出于本意的效果。本章会继续讨论投射性认同、内摄性认同、侵入性认同（intrusive identification）以及依附性认同（adhesive identification）——所有这些方式都尝试思考，在一段伴侣关系中，伴侣可能对彼此造成的无意识影响。临床案例将会为理论框架提供鲜活的例子，而在最后将会提出这样一个观点，那就是伴侣是制造意义的关系，在这种关系中，意义会通过收回投射而显现出来。

投　射

投射的基本观点来自弗洛伊德的文章《一个偏执个案》（*Case of Paranoia*; Freud, 1911），在这篇文章中，他尝试理解内在世界和外在世界之间存在的一种特定的关系。他写道，"在偏执的症状形成中，最令人印象深刻的特征是名为投射的过程。一种内在的知觉被压制，其内容在历经某种类型的歪曲之后，以外在知觉的形式进入意识"（Freud, 1911, p.66）。换言之，无论出于什么原因，当我们无法忍受内心产生的某些东西时，就会启动一个过程，最终我们无法觉察到内心的东西，而是认为外部真切地发生了某些事情。即，导致我们出现烦恼知觉的事物的具体位置发生了改变。弗洛伊德在很大程度上将投射描述为一种基本防御，用于对抗外在和内在的不愉快刺激。

弗洛伊德继续写道，投射也是我们对外在世界的正常态度的一部分："当我们推断某种感受产生的原因来自外在世界，而不是从内心去寻找（像在涉及他人的情况下所做的那样），这种正常的处理方式也可以被称为投射"（Freud, 1911, p.66）。当一些我们不想处理的事情出现时，或者当我们觉察到一些不想觉察到的事情时，投射会在所有人身上发生。投射不仅是一种在我们和我们所投射的外在世界之间建立联系的方式，还是一种将我们对外在世界已有的感知推开的方式。

弗洛伊德认为，投射并不是简单地试图摆脱某个事物。相反，它是正常生活的一部分，一种对待外在世界的正常态度。将突然涌现的感受归结于外在世界而不是从内在世界去寻找原因，是一种正常的处理过程。它与我们尝试弄明白周围正在发生着什么有关，但它也不可避免地提出这样一些问题：我们如何理解发生在我们身上的事情？如果把所有一切都从内在世界中推出去，并且认为它是从外部影响我们的，我们又如何能够弄清楚其他人在做些什么？

在《否定》（Negation）一文中，沿着亚伯拉罕（Abraham, 1924）对于力比多发展阶段的纳入和排出特征的阐释思路，弗洛伊德写道，"用最为古老的语言——口欲的——来表达本能冲动，我们的判断是：'我想要吃掉它'或者'我想要把它吐掉'。而用更一般的语言来讲则是：'我想要把这个吸收，而把那个排除在外'……原初的快乐-自我想要把所有好的东西都内摄，而把所有坏的东西都排出"（Freud, 1925, p.237）。

亚伯拉罕将吸收和排出的过程定位于最早期的发展阶段，而不仅仅是生殖器阶段。吸收更有利于让好的东西进入内在世界并将它们保留在那里，而排出更具有攻击性，有利于摆脱坏的东西，有些时候甚至会攻击这些坏的东西，当然，重要的是这两方面都能够满足。这是一个基于感觉的分辨过程，无论是愉快还是不快的，它从人类发展的最早期阶段就开始了。

无论我们投射的是什么，我们都不会在自己身上知觉到它的存在，而是在其他人身上知觉到。对于无法忍受知晓的自己身上存在的东西，我们会把它归咎于他人。此外，由于这个有关纳入和排出的奇特过程，当观察到我们之外的以及内在的一些不同的东西时，我们就发展出了一种有关内在世界和外在世界的感受。投射并不仅仅涉及一个人内在做了些什么，而没有造成任何影响：这是一个关于合并的体验，关于边界变得更薄的体验，关于自体作为一个可供某些东西渗透的膜的体验。因此，投射是一种将某些私人的东西归因于另一个人，并将外在和内在体验合并的过程。

如果我们是某人投射的接受方，这个人充满了过于复杂且无法承受的感受，因此将它们排出并推给我们，那么，只有当我们内部存在允许投射落脚的空间，我们才会注意到它。有些人将上述过程表述为存在一个投射的效价（valency），或是可以悬挂投射的一个钩子。只有当投射歪曲了被投射者的性质，或者它过分连续不断地进行以至于我们失去了对于外在世界的真实知觉，它才是病理性的。作为伴侣治疗师，当伴侣处于焦灼状态以至于对真实的知觉发生改变时，我们会观察到上述现象的发生。

当刺激过于愉悦或令人不快时，自我会使用投射来处理刺激，从而让它维持在可以忍受的水平。在这种情况下，投射是一种正常的应对途径。除此之外，投射会让我们去关注周围的世界，它会成为一种假设检验的过程。在外在世界里出现的是什么样的人？在房间那头冲我微笑的那个人真的爱上我了吗？我们可能沉浸在想象带来的愉悦之中，直到穿过房间走到那个人面前，发现他在看的是自己身边的人。存在一种想建立关系的冲动是正常的，但是这一内在推动力可能会遭遇外在的拒绝，从而带来震惊或沮丧的感受。若投射是温和的，并且收到积极的回应，伴侣关系就处于运作良好的状态。若投射是恶性的，并且遭遇消极的反应，就会出现恶性循环，而我们得到的回应则是恨和憎恶。

迪克斯的假设 1a

亨利·迪克斯是一位在伦敦塔维斯托克诊所工作的精神分析取向的精神科医生，他在第二次世界大战期间和战后花了大量的时间尝试弄明白为何纳粹主义（Nazism）会产生。他探索了一些社会和家庭过程以及在德国的纳粹家庭中允许出现的情感表达的类型，以探究纳粹是如何产生的。在二战后，他参与了一项有关社会结构对英国家庭的影响的研究，士兵们从战场中回归家庭，曾经出于安全原因被送往农村的孩子也重新回到了城市中的家，这些家庭因此经历了分离和重聚。迪克斯使用了他对德国的团体和社会现象所做的思考中发展而来的理解，尝试理解英国已婚夫妻的动力。他与已婚个体工作，随后又督导了治疗伴侣中的个体配偶的治疗师，这些经验促生了基于精神分析的伴侣治疗。他将该研究项目写入了他于1967年出版的著作《婚姻关系紧张》（*Marital Tensions*）中，该书是英国精神分析伴侣工作发展的重要里程碑。迪克斯开始关注夫妻的个体人格、他们的关系以及他们的整体世界。他提出了几个假设（1a，1b，2），这些假设有助于当前对伴侣关系中的投射系统的理解的发展。

迪克斯的假设1a：伴侣之间的许多关系紧张和误解似乎都来源于伴侣一方或者双方都感受到的不满和怨恨，而这是因为对方无法按照他们在幻想世界中预设的榜样或人物的表现来扮演配偶的角色（Dicks, 1967, p.66）。

迪克斯发现，我们会按照我们所知晓的父母的样子来塑造自己的行为和对伴侣的选择。在他的经典发展观中，他认为我们会基于对于同性父母的认同来建立自己作为配偶的角色（并基于我们对异性父母的认同来选择伴侣）。我们会选择和父母相像的伴侣（或者可能是与父母特征相反的伴侣，因为我们不想再与这部分特征一同生活）。然而，实际情况是，配偶并不是我们所想象的样子，我们无法理解伴侣为何会做出一些行为——在我们看来，他们本应该做出不同的行为——因此出现误解。我们有一个投射系统，这个系统期待发生的关系以我们和父母的关系性质为基础。我们的配偶也是如此——基于他们对他们父母的体验。这两个系统会对彼此造成影响。

迪克斯的假设1b：伴侣之间的紧张关系可能源于一种失望，即最终伴侣在婚姻中扮演的角色像是令人挫败的父母形象，而在恋爱期间这种相似性则被否认了。这一通常表现出共谋特点的发现会导致个体的角色行为朝着退行的方向变化，即对伴侣表现出更为孩子气的反应（Dicks, 1967, p.66）。

迪克斯假设的第二部分是，当发现刚与我们结婚的人突然之间似乎就成了我们无法忍受的那位父亲或母亲，我们的反应就会像一个有攻击性的孩子一样。当配偶被视为令人挫败的父母时，就会在伴侣之间引发紧张关系，而上述可能性在恋爱阶段被否认了。鉴于恋爱期间发生的投射过程的性质，我们并没能真的看到那个人本来的样子。我们之所以选择他们是因为他们看似和善、可爱、充满爱意，完全不像令我们极为挫败的、否认的和拒绝性的父母，但在热恋期过去之后，我们才发现他们有一些我们完全不想知晓的特征，当然我们也有他们不想知晓的父母的特征。在恋爱和约会的过程中，存在一种共谋的关系，当我们开始和对方一起生活，与他们产生摩擦，看到他们所有尖锐的面向，以及整体上发现他们并不像曾经认为的那样美好，或者更不幸，比我们曾经认为的糟糕很多的时候，我们才发现这个人的真实面貌，之前那段共谋的关系才显露出来。最初的投射系统将我们深深缠绕，让我们在未来感到失望、怨恨和背叛。

迪克斯的假设2：个体可能会打击配偶的某些特征，这些特征在最初反而是吸引力的来源，由于个体自己人格的一些部分被压抑了，配偶可能在无意识层面被知觉为一个"被失去"的象征（Dicks, 1967/1993, p.63）。

迪克斯的第二个假设提示，进入一段被承诺的关系的渴望让我们与一位在无意识层面被知觉为似曾相识的父母形象的个体困在关系中，这种困局会让我们感到像是遭到了迫害一般。我们曾经认为自己想要从他们身上获得的东西，如今实际上已经不想要了，因为它们已经不具有相同的内涵。我们进入了一种奇怪的心理状态，因为我们曾以为自己了解这个人，但实际上并不了解。作为年轻人，我们还没能足够了解自己是什么样的人、是什么塑造了我们。因此我们到处尝试在他人那里寻找自己，而因为忙于在选择和婚姻中寻找自己的某些部分，我们拒绝清楚地看到配偶的面貌。迪克斯提出，如果上述过程一直处于无意识层面，那么我们不可避免地会陷入冲突。然而，在成年伴侣关系中，还有另外一个值得理解的投射元素，那就是克里斯托弗·博拉斯有关转化性客体（transformational object）的观点（Christopher Bollas, 1987）。

转化性客体

博拉斯是一位现居住于美国北达科他州的分析师。他在英国精神分析协会受训,受到了温尼科特、马苏德·卡恩(Masud Khan)以及安德烈·格林(Andre Green)的影响。他的观点是,我们以各种不同的方式让自己和周围的世界建立联系,从而去理解世界,我们不断地给出自己的某些部分,留下一种想要重新发现这些部分的未完成的渴望。有时候,我们发现自己对某些事物产生了一种渴望,这种渴望非常强大但毫无理性。比如,我们可能会想:"只要我能够拥有新一代的苹果手机(iPhone),那么一切就都完美了:我总能知道我在哪里。我再也不会感到糊涂,我的生活在某种程度上就圆满了。"或者"如果我的伴侣能够和我出发去往印度洋,在两周的时间里玩音乐,坐在海滩上,那么我们的人生就会被彻底改变。"

博拉斯认为,我们被过去经历的转化性客体体验的重现吸引,觉得这个客体会让我们变得完整,让一切都各安其位。这个转化性客体建立在母亲照护的基础之上,当我们还是婴儿的时候,这种照护的确能转化事物:母亲会将饥饿转变为饱足,将不适转变为愉悦,等等。在后来的人生中,这一体验挟带着一种能填补空白以及以魔幻般的方式改变我们的性质。我们会对它投入过度的期待,因为在我们过于年幼而无法明白母亲在这种体验中扮演的角色时,它对我们是如此具有魔力,因此当它不再具有我们在脆弱的、依赖的婴儿时期体验到的那种魔力时,就很可能会引发一种背叛感。我们得到了新版的苹果手机,然后发现每次需要信号的时候都无法如愿;或是我们去度了假,但萨克斯管却进了沙子,我们的背还被晒伤了。除非我们能意识到,我们必须投资的是我们自己,我们必须在自己身上寻找改变的潜能,否则我们对客体的希望都将会变为失望。那些带着伴侣会让自己变得更好的观念进入关系中的人指望爱和性作为转化性客体,如此必定遭遇困境。外在世界中的渴求之物无法以我们所希望的方式来改变我们,毕竟,我们已经不再是和母亲在一起的婴儿了。

不过,结成伴侣常常被视为能够持续提供一种婴儿期的满足,因此它可能会成为婴儿期冲突的上演之地。但它也可以成为一个重新修通冲突的空间。一段健康的关系并非只是满足我们的愿望和需要，它也是让我们明白依赖他人意味着什么或是让他人依赖我们意味着什么的空间。如果我们作为婴儿曾经有过很好地被涵容的体验，那么作为成年人就更有可能感受到被涵容和提供涵容。这种能力决定了在多大程度上伴侣关系能够重新修通过去的议题，并且带来疗愈。在无法重新修通的情况下，我们只会重复将自己的一部分投射至伴侣身上这个过程。在某种程度上，它通过直面自己达成了目的，但是并没有办法带来任何安慰。我们最终得到的是一种令人迷惑的混合状态——想法、感受、知觉和归因混合在一起——这让伴侣关系的性质变得复杂。

棘手的夫妻投射模式

在此我将论述伴侣功能的一些重要方面：共谋、分裂和潜抑，被潜抑之物的回归、理想化以及替罪羊（scapegoating）。

当两个人结成一段婚姻时，就会发生内在客体关系的共谋——伴侣各自的内在世界合并在一起。伴侣似乎以类似的方式对待着这个世界，他们在关系中感到慰藉和安定，只有相当重大的事件才能让他们脱离这种一切都很美好的状态。有些伴侣从来都没有过任何争执，总觉得他们之间发生的事情一直都是美好的，但问题突然就出现了，让他们无法承受。各种情绪痛苦突然爆发，例如婚外情、怀孕、孩子的出生或者失业。这些事情发生了，对他们的情感纽带和存在方式提出了挑战。

值得注意的是，夫妻之间的投射同时包含了分裂和潜抑。我们可以将我们的一部分分裂掉，将它向外投射，或者可以潜抑我们的一部分，然后在外部再次体验到它。伴侣一方可能会将愤怒的感受置于另一方身上，因为让对方成为愤怒的那一方要容易得多（他们已经具有一种愤怒的效价），如此一来这一方就会为自己是那位心平气和、善良友好、彬彬有礼、给人慰藉、制造美好的人而感觉良好，为自己不是那个带来破坏或制造迫害的人而感到安心，尽管这一切都是依靠投射。

如果伴侣各自都不会将投射收回，那么真正的危险就会发生。如果投射变得清晰，而伴侣也开始收回他们曾经想摆脱掉的自己的某些方面（被潜抑之物的回归），那么他们就会在自己身上发现那个危险的、具有破坏力的部分。这一变化会对他们的自体感、友谊以及婚姻带来巨大的震荡。在婚姻中对自己产生更多了解是一种普遍且正常的发展，但是它在某些伴侣中会引发危机，尤其是双方都对彼此有理想化的那些伴侣。

投射可以是将一段被理想化的婚姻建立为转化性客体的一种方式，不过这常常只是一场从自体和他人本质的真相中的逃离。为了让一段婚姻保持在理想化的状态，你可能需要攻击某个人或某样事物——一个替罪羊（可能是某位亲属或某个孩子），但是针对替罪羊的攻击也是对自体的一种攻击。投射的本意是摆脱焦虑和愤怒，但是那些做出投射的人甚至会感到更为糟糕，因为他们在某种程度上觉察到的是，实际上他们在攻击自己。

珍妮特·马丁森（Janet Mattinson, 1979）对一些伴侣展开了调查，这些制造麻烦的伴侣会到访伦敦内城的社会服务部门，她尝试去理解这类伴侣是以何种方式与彼此建立关系的。她鉴别出了几种特定的防御模式：

- 猫－狗型伴侣
- 网－剑型伴侣
- 林中婴儿型伴侣

在这些模式之外，我们可以增加两种模式：

- 玩偶之家型伴侣
- 投射－僵局型伴侣

在猫-狗型伴侣中，双方总是争执不休，他人完全无法插入二人之间，因为争斗让他们感到兴奋，对他们来说，它是有用的。通过让他们看到对方的优点来降低冲突极为困难，因为任何好的特质都会被分裂掉，并放置在别处，从而避免体验到不得不依靠他人的那种危险的依赖感。

在网-剑型伴侣中，分不清谁是受害者，谁又是持剑之人。或者说，分不清哪一方在尝试把对方密封起来，又是哪一方在尝试制止真实的情感。

在被称为林中婴儿型的伴侣中，二人将所有好的东西都置于作为伴侣的自己身上，严禁所有有害的东西进入觉察，并且将它置于外在世界。这对伴侣觉得相当有安全感，而且显然拥有完美的孩子们和美好的人生，但是如此美好的孩子却可能成为假性成熟的人。他们在一起仅仅是因为二人都将攻击性以及其他棘手的感受分裂掉，并置于别处。这种父母和他们的子女对改变有着全然的恐惧，就像是在森林里迷路的汉塞尔（Hansel）和格蕾特尔（Gretel）一样，森林里住着的女巫想要把她们吃掉*。他们并没有战斗，而是手挽着手走在一起，因为这是唯一安全的方式。值得注意的是，腻在一起的林中婴儿型伴侣可能会发现难以发生性关系，除非在极度安全的情况下。

玩偶之家型伴侣得名于易卜生的戏剧（Ibsen, 1996），他们和林中婴儿型伴侣类似，唯一的差别在于可能会出现一个孩子，所有那些必须被关在外在世界中的可怖和可怕的东西都被置于这个孩子身上。这个孩子将这些东西重新带回到家庭之中，并且可能会摧毁伴侣。玩偶之家型伴侣是如此美好，但是他们可能害怕你会对他们做些什么。林中婴儿型和玩偶之家型伴侣可能和猫-狗型伴侣有着同样的破坏潜能，只不过被掩盖了。

有些伴侣处于投射僵局之中（Morgan, 1995），他们被如此紧密地联系在一起，以至于他们因为必须固着在一个非常特定的位置上，而将所有发展的机会都推开了。这样的伴侣不仅有着相同的想法，而且他们以一种融合的状态居于彼此的内在世界；否则他们可能会突然意识到，他们同时有两种不同的想法。他们唯有一"心"：共享思维装置。二人之间没有任何差别。投射系统使得他们几乎不可能去想象拥有相反的想法，不过，如果你作为治疗师在某种程度上的确有一个相反的想法，那么天就塌了。投射-僵局型伴侣会尝试让你和他们一起陷入窘境，和他们一起对下一步要做什么感到迷惘。你到底该拿这对伴侣怎么办？好像对他们真的没什么可做的。在和那些并不一直处于卡顿状态且能够利用治疗的伴侣进行的治疗中，伴侣关系的成长可以超越组成伴侣的两个个

---

* 《格林童话》中的一则故事。

体，并且不同于这两个个体。

让我们再多思考一下投射性认同，这是一个排出的过程，而内摄性认同则是一个纳入的过程。这并不是说我们具有一个屏幕一般的意识念头，可以把某些东西投影在上面，就像是一部电影在影院中被投屏一样。将某个东西置于某人之中的念头是一个关于将某物投射入他人之中的无意识幻想（Klein, 1946）。这就仿佛某些东西真的被从一个人那里拿走然后放入另一个人之中。做出投射的人似乎在他人的内部寻找自体，但被投射者的体验是，自体已丧失此物，它是来自他人。我们会将想要摆脱的艰难、痛苦和糟糕的感受投射出去。当我们努力将自己的特点置于他人身上时，我们就要承担在他人那里失去自己的风险。我们会将自己无法容忍的羡慕之情投射出去，然后把别人当成是有着羡慕感受的人来对待。在把握这个概念时，重点在于被投射的并不仅仅是一种感受：被投射的还是想法本身。我们也会投射无法容忍的苛求、渴望和情欲的感受。投射性认同也是一种愿望，希望我们自己的某些部分是安全的。我们将我们担忧的那些自己所珍视的部分置于他人之内，而他人可以替我们照顾它们。坏处是我们并不完全知道这个人会怎么对待它们，然后我们可能会由于他们所处的状况以及他们和我们的关系而变得脆弱，因此理所当然地需要控制他们，甚至更甚于前。

比昂（Bion, 1970）提出，将心智的某些部分归因于他人的这类过程并不仅是为了摆脱某些危险或困难的东西。它实际上是一种尝试传达关于自己的信息的沟通方式。比昂描述了一种无意识的心理状态，或者说，来自一方的冲动被另一方锚定在一个空间里，但是他更喜欢将这个过程设想为涵容。

唐纳德·梅尔策（Meltzer, 1982）认为，克莱因提出的投射性认同的概念指的是一种有意为之的过程，将自己的某个部分置于他人之上，这是一个带有侵入性和攻击性的活动，因此他引入了侵入性认同一词来描述这个过程，即试图迫使亲密关系发生，但这种尝试只会削弱伴侣对建立亲密关系做出的尝试（Ruszczynski & Fisher, 1995）。梅尔策将侵入性认同和另一种认同做了区分，后者被称为依附性认同，这个过程在许多伴侣身上都可以看到。我们早些时候谈论的许多防御性结构的背后或许都有它的身影。在依附性认同中，我们并没有把自己的一部分放置出去，而是通过投身于类似的角色来占有他人的特质。比如，作为治疗师，如果我们坚持用一种理论视角来审视成为伴侣意味着什么，或者采取一种倾听者的姿态，对患者做出陈腐的诠释，而不是作为一个饶有兴致、共情的、会做出反应的人和患者在一起，那么我们就可能表现出了依附性认同。作为治疗师，如果我们将自己糟糕的和危险的部分投射到患者身上，以便我们的感受被理解，而不是在自己的治疗中对自身做工作，那么我们可能使用了投射性认同。梅尔策表示，依附性认同并不能让真实的沟通发生，他将真实的沟通界定为与他人一起拥有某种体验。我们可以在埃米莉（Emily）和彼得（Peter）的案例中看到，在伴侣关系中它会是什么样子。

临床案例一

主诉：在期待上不匹配

埃米莉和彼得是在大学期间在一起的。他们发现彼此都很有吸引力，因为他们会一起从事令人兴奋的活动，这让他们觉得比起其他那些有能力的中产阶级朋友们，他们显得更特别、更有趣也更勇敢，而朋友们则显得古板、闲适且循规蹈矩。二人都活跃于激进的政治活动中。他们在性行为上也进行了尝试。彼得在玩绑缚，而埃米莉认为这么做很棒，对他们有好处。她觉得这改善了他们的性生活，让自己不同于父母———一对古板的乡村律师，她希望这个对世界如何变得更好抱有清晰愿景的男人能够从父母那里解放自己，而她拒绝看到，实际上这个男人是备受煎熬的和混乱不清的。在交往了几年之后，他们在一场情绪激烈、对峙意味浓重的示威游行之后参加了事后聚会。埃米莉全然沉浸在与抗议协调人的谈话当中，对他说的每句话念念不忘。如果换作另一个男人，或许他对此的反应是这不过是聚会上发生的特殊举动，但是彼得会觉得自己被抛弃了。他不仅是觉得突然被抛弃，或者她不再关注自己了——还认为埃米莉是主动做出了一些残忍的事，是故意为之，并且全方位地伤害了自己。

他们分手了，但是保持着联系，几年后他们又复合了，因为他们一直无法忘记彼此,而且都想知道之后会发生什么。彼得甚至在绑缚行为中陷得更深,还在性行为偏好中加入了恋物的癖好,而埃米莉仍然在寻找一些与众不同的东西。但是曾经感到被抛弃的彼得产生了一个流脓的创口。一旦有机会,他就会找到不同的方式将被抛弃的感受引入埃米莉对他的体验中,这样一来,她就会经历他曾经经历过的那种感受的折磨;他就不再会痛苦,而是成为把痛苦给予她的那个人。于是,他以这样的方式成为有控制感的一方,而她成了那个依赖他的人。她不得不确保满足他的需求,这样才能让他不总是把她推开。

治疗中的挣扎

在结婚六年之后,彼得和埃米莉前来接受治疗,因为这种有关抛弃的侵入性认同仍在持续发生。如今埃米莉有一份体面的工作,这和她的父母很相似,也不再穿着他们曾经都十分热爱的长筒窄皮靴和短裙。她想要穿着得体,并且想要生儿育女;但彼得在绑缚之路上越走越远,开始用一种极端的形式。她拒绝和他一同参与这种性活动,因此他们的性生活也减少了。结果是,彼得的性偏好不再让埃米莉感到兴奋,这让彼得觉得再次被抛弃了。

因此他们前来接受治疗,彼得抱怨埃米莉抛弃了自己,而埃米莉抱怨他这种恋物癖的需求,也就是需要完全被橡胶制品包裹起来。她觉得这意味着他不再和她有真实的接触,并以这样的方式抛弃了她。在订婚阶段,他们彻底地结合在一起:所有一切都是美好的。在分开数年之后,他们也曾喜悦地发现,那个最初在大学里偶遇的人再次成为为他们的生活制造巨大转变的人。在决定共同生活之后,他们处在了这样一种状态,觉得一切都是美好的,未来看上去都是充满希望的。但在寻求治疗的时候,他们处于充满刻薄和愤懑的状态,埃米莉对彼得满腹愤恨,而彼得则充满憎恨和厌恶,这让当下的治疗变得困难,最终成为不可能的任务。

结局

与有关抛弃的问题一致的是,彼得挑衅埃米莉是否敢于离开,他说如果让他在婚姻和恋物癖之间做选择,他会选择恋物癖。尽管困难重重,但埃米莉还是离开了，和另一个男人走到了一起，选择了作为一名会计师的妻子的美好而舒适的生活。彼得被这一最终的抛弃彻底击垮，并且尝到了丧失的滋味——在此之前，他一直试图回避丧失，他的做法是给自己一块橡胶减震垫来抵抗对他人的依赖，而与埃米莉产生一种更脆弱的身体上的亲密会带来这种依赖他人的感受。他终于意识到，自己并不是真的想要她离开，他们的关系的确很重要，但一切都为时已晚，如今他陷入了极端的痛苦之中。留给彼得的是对于埃米莉所有那些有关丧失和被抛弃的感受的侵入性认同，而她则带着有能力、胜任感和毫无困扰的感受离开。

矛盾的是，彼得曾经认为，绑缚和恋物癖最终能够解放显然已经转变成为母亲的某种翻版的埃米莉，而他知道她过去有多么憎恨她的母亲。我们可以感受到他充满攻击性的坚持，但是他可能并没有意识到自己存在想要伤害和排斥她的愿望。埃米莉对父母的报复被分裂掉了，她将"受到不公平的对待"的感受尽可能地存放在彼得那里，因为不这么做的话，她就不得不承认这部分存在于自己身上。而彼得又必须把它存放在埃米莉那里，否则她就会迫使他受此困扰。作为伴侣，他们一直处于战争之中，却不知晓开战的原因是他们无法承受的丧失，而开战的目的是寻找一个转化性客体让一切转危为安。埃米莉会将同样的投射置于她和会计师的新关系中，因为她的目标是努力成为二人同在的领域中的明星，而他能助力她迅速提升事业，这种职业上的权力关系和她与彼得的性权力关系是平行的，在那段性关系中，彼得曾经帮助她释放真正的性认同。

在投射过程中，另一方那里总是有某些可以被激发的部分，这是因为我们的一部分残留物本质上是婴儿式的，在某个时刻，这些部分会被调动起来。我们越是能自由地知晓这些残余物，就会越少使用投射来处理它。不允许自己认识内心感受的人，相比之下更容易被激惹。他们总是认为这和他们无关。当投射系统运作良好时，它可以是一种驱动成熟过程的途径。如果我们能够停止责备伴侣，无论他们刚刚做了什么骇人的事，我们就能够停下来检视这些令人恼火的特质，并且去了解它们。此外，如果我们可以忍受让自己知晓，曾经扰动我们的东西是我们不喜欢的部分，那么我们或许能够对自己多一点真正意义上的了解，因为我们在伴侣那里体验到了那些特质。

依附性认同是借用另一个人具有的特性，附着在他人的表面特质上，将他们和我们黏合在一起。比如这样的伴侣：一方似乎具有所有的商业知识与技能，而另一方成为成功商人的配偶。那位与出色的女商人黏在一起的伴侣只是一个影子，没有自己的身份认同，但是那位最为成功的、光彩照人的女性也不认为自己拥有属于自己的身份认同。在有些伴侣中，一方似乎看起来比另一方在情感上要单薄得多，而另一方似乎在情感上过于丰富、过于浓稠、过于充盈。伴侣双方都无法独自站稳，因此他们需要倚靠在一起来抵抗另一些人。

临床案例二

最近，我对一对伴侣进行了评估，其中那位男性非常不同凡响。他蹦蹦跳跳地进入房间，讲起话来喋喋不休，接过了所有话题，并且，只要有任何人说话，包括他自己在内，他就会嘎嘎笑个不停，完全主导了会谈。相比之下，他的伴侣几乎成了隐形人。她极为安静而怯懦，对他言听计从，不断地看向他以寻求认可。她找到了父亲的翻版——一个强大的、支配全局的人，活在他的阴影之下，这样她就不需要活出自己的人生。而他找了一个可以不断强化自己的不同凡响的人，如镜子一般能折射出他的非凡之貌，折射出他是一个能成事的人、一个不俗之人、一个能获得成功的人、一个总能讲出有趣笑话的人。然而，值得一提的是，对治疗师来说，在房间里与他以及他们二人待在一起相当无趣。尽管有那么多兴奋和敬畏，却没有生命力或联结的存在。沟通并不仅仅是完成投射，或是找到自体失去的部分，或是对彼此讲话；它是在伴侣在场的情况下拥有一次完整的情感体验，无论是何种体验——暴怒、生气、憎恶、爱意、仁慈和温柔。

总结：伴侣是一种制造意义的关系

我们可以对上述内容做一个总结，即将伴侣的心理系统设想为一种制造意义的关系。伴侣不断地为他们的体验制造意义。有些伴侣只有在关系意味着其他人都是坏人的情况下才能够存活，或是没有孩子，或是依赖的需求能够即刻得到完全满足，或是伴侣持有同样的观点，或是在有着足够大的空间以至于二人完全不会妨碍彼此的情况下。想要伴侣真的能够制造意义，并拥有一段名副其实的婚姻关系，双方都必须真正理解他们是谁、是什么，能够为彼此考虑，能够处理丧失和情绪痛苦。这让人想到克莱因对两种心位的强调，即偏执-分裂心位（其特征是由于分裂和潜抑而产生的部分客体关系）以及抑郁心位（其特征是由于具有体验矛盾和哀悼的能力而产生的整体客体关系）。在一段伴侣关系中，情感上的成熟并不在于回避痛苦和丧失（偏执-分裂心位），而是在于能够面对痛苦的体验并且不将责备和内疚投射给伴侣（抑郁心位）。它是关于在任何时刻，都能根据伴侣面对的处境以合适的方式在偏执-分裂心位和抑郁心位之间移动。

在一段伴侣关系中，伴侣各自都会拥有某些成熟的方面，而彼此都能够使用对方的成熟。他们能够利用配偶的能力来代表自己去面对某些事情。完全一模一样的伴侣会滋生困难。卡尔·荣格（Carl Jung, 1928）描述过一种被容纳的关系（这和比昂有关涵容的观点并不相同。比昂将涵容视为一种把情感体验转变为可以思考的体验的过程；而荣格的观点是，在一段关系中，伴侣一方能够为另一方承担问题）。在这种类型的伴侣中，我们会发现，他们在谁是能理解别人的一方、谁是可以"容纳"对方的成熟的一方此类问题上较劲，最终发现自己变得烦躁不安、牢骚满腹、脾气暴躁、令人生厌。于是，事情变得清晰起来，在容纳者问题管理能力的背后隐藏着的是一种容纳失败。如果伴侣能够忍受待在治疗关系中，在其中体验这些隐藏起来的动力，那么他们就会开始发现自己具有一种内在的新的深度，比如看似不成熟的伴侣突然之间有了应对的能力，而这种应对方式是二人都从未预见到的。

伴侣的成熟并非固定不变。他们也可以退行。一对伴侣在情感上是处于某种全球气候变暖或冰冻的状态，决定了成熟之岛或不成熟之岛的浮沉变化。因此，根据当下发生了什么，在某一刻成熟的人在另一刻会变得更不成熟。治疗的目的在于发展伴侣取用成熟和接纳不成熟的能力，能够根据生活处境在偏执-分裂心位和抑郁心位之间移动的能力，以及与完整的情绪心理状态建立关系的能力。

第十五章
处理伴侣治疗中的个体移情和联合移情

詹姆斯·L. 波尔顿

我和一对未婚伴侣［我把他们叫作杰茜卡（Jessica）和卡尔（Karl）］工作了有一年多了，所以我对面前的景象十分熟悉。杰茜卡因为卡尔坚持认为伴侣冲突的责任都在她身上而满含泪水，感到挫败和迷惑。相反，卡尔看上去心平气和，带着关爱和鼓励的态度，但他却与杰茜卡的挣扎以及治疗过程脱离得非常彻底。这对伴侣一直在谈论杰茜卡在上周和前夫共进午餐的决定——在做出这个决定之前，杰茜卡和卡尔因为他与女儿的疏远发生了一次争执。在会谈一开始，卡尔报告说"老问题"再次发生了：杰茜卡没有直接地讲出自己的愤怒，而是见诸行动，并且"威胁到了我们的关系"。杰茜卡的回应是，她坚决认为去见前夫的决定并不是在愤怒的情况下做出的。此外，她说，她已经告诉过卡尔自己对他与女儿互动的看法，所以在她看来，当时争执已经结束了。她补充说，如果有谁"威胁到了我们的关系"，那么一定是卡尔，因为他对她过于苛刻。当我听他们说话时，我感受到了一种熟悉的束缚：伴侣各自都想要我相信，对方是他们问题的主要来源，而不让我把焦点放在他们各自对问题的贡献上。知道我会遭遇来自二人的阻抗，我开始探索他们再次在二人之间以及在治疗中构建的僵局所具有的情感基础。

伴侣治疗中的多重移情

在伴侣治疗实践中，相比于个体治疗关系中的典型移情，治疗师要面对的移情种类更多。伴侣治疗师不仅必须理解伴侣各自发展出的指向他们的移情并对此进行工作，还需要理解和处理在两个伴侣间回旋的个体移情和联合移情，以及伴侣作为一个整体指向治疗师以及指向整个治疗的移情。理解、对峙和修通这组万花筒般的移情的任务可能会让治疗师不堪重负，让他们不确定应该朝着哪条路前进。在本章中，我将讨论两个维度——个体-联合以及焦点-背景——这两个维度有助于对伴侣治疗中出现的许多移情进行概念化。因为投射性认同和内摄认同在这些移情的形成中是不可或缺的，我还将详细讨论这些机制。最后，我会提出一种临床方法，治疗师可以借此获得在伴侣的多重移情中灵活移动的能力，从而加深治疗，并显著提升治疗干预的有效性。我会使用杰茜卡和卡尔的案例来说明我想提出的概念和技术要点。

移情的来源

在客体关系理论中，移情是个体内在客体关系的某些方面被激活并被投射至当下关系的结果（Heimann, 1956; Joseph, 1985; Klein, 1952）。内在客体关系是与诸如父母和早年照顾者这类重要他人之间的关系内化的结果，包含了自体表征、客体表征以及二者之间发生的特定的情感互动。内在客体关系一旦形成，就会成为一种内隐模型来行使功能，被用于理解、预测和回应此后对他人的体验。例如，如果一位丈夫具有一种"愤怒的-母亲和害怕的-自体"的内在客体关系，当经历婚姻冲突时，他的内在结构会界定冲突的性质（比如，他成了妻子骇人的愤怒的受害者），并且会限制他的感受以及下一步要做什么的选择。内在客体关系会根据自己的参数来形塑当下的体验。上述倾向是移情背后的根本机制。这种形塑最为常见的途径是投射性认同，在伴侣中，它会以"一人"和"二人"的形式发生。

"一人"投射性认同和个体移情

虽然投射性认同应该被视为"一人"事件还是"二人"事件存在一定争议（Grotstein, 1981; Scharff, 1992），但这两种观点都有助于解码伴侣呈现出的各种不同的移情现象。在一人投射性认同中，伴侣一方试图通过将自体不可接受和否认的部分投射给另一方，从而消灭这些部分，然后知觉伴侣"获得了自体被投射的部分的特征"（Segal, 1964, p. 126）。这种投射性认同形式意味着，对投射的目标对象（即伴侣另一方）的知觉取决于投射材料，与伴侣的实际特征无关。在极端情况下，一人投射性认同可能会产生精神病性的现象（Searles, 1963）。而在不那么极端时，它们是形成个体移情背后的主要机制之一（Bollas, 1987; Malin, 1966）。

杰茜卡和卡尔向彼此展现出的个体移情显现出了施加在伴侣互动之上的一人投射性认同的影响。杰茜卡是被一位抑郁而疏离的母亲以及一位苛刻的、具有攻击性和控制欲并且不允许任何人与他意见相左的父亲抚养长大的。结果是她内化了一个令人害怕的和高要求的父亲，这个父亲无法让她获得任何安全感，在他那里，她被要求否认所有异议和不满。当将这种内在构型投射到与卡尔的关系之中时，她认为他比实际更苛求和令人害怕，然后觉得感到安全的唯一方式是否认自己曾经所有反对他的行为。在她拒绝考虑给前夫打电话是出于报复时，上述就是拒绝背后的移情动力。

另一方面，卡尔被一位忽视的、自我中心的单亲母亲抚养长大，在他发展的关键节点上，她都不在他身边。从这些经历之中，他发展出了一种内在客体关系，感受到被自己依赖的女性抛弃的危险，并且原因或许在于自己的失败。他将这一内在构型投射入他与杰茜卡的关系之中，继而创造出了一种个人移情，觉得杰茜卡总是在离开他的边缘。为了防御这些期待，他的做法是在情感上疏远她，因为真实发生的或想象中的错误而批评她，并且拒绝承认自己在制造伴侣冲突中的角色。

杰茜卡和卡尔对彼此的个体移情和他们展现给我的个体移情紧密相连，这在很大程度上是因为两组移情都植根于对类似内心材料的投射性认同。比如，卡尔对我的个体移情首先包含了一种我会像父亲一样发挥功能的愿望（即，像是曾经缺席而如今回归的父亲），这个"父亲"将会修复他依赖的那个女人，这样他就不必面对他对丧失的恐惧。其次，这个双管齐下的指令还暗示我应该只和杰茜卡工作（因为在他看来，她是唯一的问题），并且我应该把杰茜卡指出的卡尔的所有错误视为她在尝试回避承担二人关系受损的责任。类似的，在对我的移情中，杰茜卡把我看成一个苛刻的父亲，她不得不通过宣称自己的无辜和否认对我的愤怒或不满来安抚"父亲"。基于这种移情，她坚持把我引向卡尔的错误，这是出于这样一个幻想——这将意味着她毫无指摘，她甚至回避表现出对我哪怕是最为轻微的异议。伴侣各自对我的个体移情促成了上文描述的束缚，在这一移情中我知道无论会谈以何种方式进行，我都会遭遇到阻抗。

"二人"投射性认同和联合移情

二人形式的投射性认同在一人版本上增添了两个核心特征。第一，进行投射的伴侣一方并没有将自己的投射留在一人空间中，而是在无意识层面尝试诱导或胁迫接受投射的那一方认同被投射的材料并将其活现（Ogden, 1986; Scharff, 1992）。第二，接受投射的那一方在受到诱导后，与其合作，内摄认同了被投射的材料，并将其进一步活现（Jacobs, 1986）。这个诱导过程只有当接受方具有能与投射产生共振的特质时才会成功。也就是说，投射的内容必须与接受方人格中的某些方面相合，接受方已经在内在世界中接受了这些方面，并且不会存在过度防御（Zavattini, 1988）。如果符合这些条件，接受方就做好了内摄认同伴侣投射的准备，并参与对其的活现。

内摄认同会激活接受方内在已有的情绪，而接受方会将其与互动融合，使得这些情绪与另一方的投射内容混合在一起。这一叠加过程的特征是一方的投射需求和另一方的接受能力（基于内摄认同）之间的匹配协调了伴侣的互动，典型结果是双方都会产生一种内化的情绪体验，因为二人共享的心理空间如今充满了类似主题的情绪，这些情绪并非仅来自一方，而是源于双方的历史

(Cleavely, 1993)。

当然，投射和内摄认同过程并不只朝向一个方向展开。伴侣各自都会带着自体不同方面的独特构型进入关系，这些构型或者给未来的投射奠定基础，或者存在与伴侣另一方投射的材料产生共振的可能。当伴侣双方的构型彼此"契合"时，也就是说，当伴侣各自使用投射性认同的程度相当，并且都有认同对方投射的相似倾向时，他们就容易在无意识层面建立双向投射和内摄认同的模式，"投射者"和"内摄者"的角色会在二人之间来回交换（有时候会非常迅速），或者被双方同时持有。

这些相互的投射和内摄认同过程的主要结果之一，是伴侣的互动逐渐被限制在各自最为强烈的投射主题上。这些主题主导关系的程度越高，伴侣就越会感受到否认或消灭部分自体的压力。当压力达到一定程度时，投射-内摄过程会逐渐变得重复、不灵活，范围也更有限，使伴侣的内在资源变得枯竭，让他们没有空间去发挥创造性或自发地解决问题（Dicks, 1967; Klein, 1963）。

尽管这些互动限制了伴侣，但它们却是相互协调的，继而产生了特定的移情种类，而伴侣双方同等地参与其中。在这些移情中，伴侣各自实际上在同一时刻占据了移情和反移情的位置。比如，当伴侣A通过将自体否认的某些部分投射给伴侣B而开启了一个移情序列时，伴侣B对被投射的材料的认同和活现构成了对伴侣A最初移情的反移情反应。不过，因为这个反移情反应是由对伴侣A的反应以及伴侣B自己心智的某个部分的投射组成的，当伴侣A对上述材料进行认同和活现时，又会加入更多自己心智的材料。随着投射和内摄认同的循环（以及移情和反移情的循环）的继续，就双方共同构建出的移情-反移情过程而言，伴侣各自既是因又是果。因为这一共同的过程是由来自伴侣双方的被投射的材料所组织的，也因为它倾向于以作为一个整体的某种伴侣特质的方式来发挥功能（而不是以个体成员的某个特质），所以它被称为联合移情或共同移情，当然，反移情反应对于它的构成来说也同样至关重要（Ehrlich, Zilbach & Solomon, 1996; Stewart, Peters, Marsh & Peters, 1975）。

联合移情基于其目标或客体的不同而分属于两个类别之一。我将使用移情—反移情纠缠这一术语来描述联合移情，在这一移情中，对于伴侣各自而言，其客体都是伴侣另一方。在这种联合移情中，伴侣各自的个体移情和反移情反应都是以对方为目标的，并在这个二元关系的限制下始终处于缠结之中。另一方面，当伴侣双方对关系之外的某个人或事有着相似的移情时，就会产生共享移情（我会使用这一术语）。在这种情况下，双方投射和内摄认同的过程会将二人的内在世界混合在一起，他们就会对那个人或事产生类似的情绪或幻想，而各自的态度又会被对方强化。无论是纠缠的还是共享的联合移情，都会对伴侣各自的行为产生影响，就好像它们成了"第三个实体"之类的东西，类似于奥格登的分析性第三方的概念（Ogden, 1994），至少部分独立于或是高于伴侣各自的主观体验。

因为杰茜卡和卡尔的个体移情在主题、情感和内容上相互补充，于是他们一同创造出了持久的、重复的互动模式，成为共同构建的联合移情。这类联合移情之一是一种移情-反移情纠缠，在这种移情中，杰茜卡宣称自己是无辜的，并以被动攻击的方式来表达愤怒，这是基于她将贬低他人的父亲投射至卡尔，既强化了卡尔对于被她抛弃的恐惧以及随之而来的对她的批评，又被卡尔的上述反应所强化，而卡尔的上述反应则基于他将自己忽视他人的母亲投射至杰茜卡。当伴侣各自内化了这些投射，并对另一方防御性的行为做出反应时，双方的移情期待和情绪就变得越来越缠结、强烈和固化。直接后果是形成了一种相互协调的、高阶的无意识系统，伴侣各自的行为在这个系统中被彼此之间运作的双向互动所界定和塑造。

杰茜卡和卡尔互补的个体移情和反移情所构建的另一个联合移情是对我的共享移情。这种移情形成的根本动机是他们需要找到一个庇护所，让自己不被令人恐惧的内在客体伤害。为了找到这样的庇护所，伴侣不仅将我视为安全感和康复的唯一来源，还将我当作一位评判者——评判他们各自的良善和对方的失败。当伴侣基于这些假设与我互动时，一方的行为强化了对方类似的行为，因此双方都深陷于这个模式，即将我视为一个几乎完全相同的客体，不断地竞争以获得我对他们的评判和认可。二人无意识需求之间的这种共谋创造出了一种几乎无法抵御的共享移情，在我身上注入了超我一般的力量：在他们的眼中，我可以宣判孰是孰非，而且可以使用这种评判的力量来强迫任意一方改造自己。

背景移情和焦点移情

根据移情是聚焦在一个特定客体，还是聚焦在周围环境，个体移情和联合移情还可以分为背景移情或焦点移情。沙夫夫妇（D. Scharff & J. Scharff, 1987; 1991）最先描述了背景移情和焦点移情之间的区别，他们注意到婴儿对他们的照顾者有两种非常不同的体验类型，分别对应着温尼科特称之为"环境-母亲"和"客体-母亲"的关系模式（Winnicott, 1963；尽管温尼科特在两个术语中都使用了"母亲"一词，但这一概念宽泛地适用于婴儿的主要客体，无论客体的性别是什么）。环境-母亲的关系模式指的是照顾者管理婴儿环境的那些方面，照顾者为婴儿提供了能够在其中探索和发展的环境，并在危机时刻做出反应。在这种模式中，照顾者处于弥散的状态，更多作为背景而非前景的元素。相反，客体-母亲模式指的是照顾者倾向于将自身给予婴儿，成为婴儿的渴望、情绪和冲动的具体客体，这种模式将照顾者置于一种直接的、一对一的与婴儿的关系之中。在这种模式中，照顾者处于离散的独立状态，能作为一个客体（或者至少是部分）被明确地界定。

随着婴儿的成长，环境-母亲和客体-母亲的关系模式的体验都会被内化，从而产生内在客体关系，这些内在客体关系可以根据它们是包含出现在前景中、作为焦点中心的独立客体，还是包含更多在背景中浮现的、与环境本身混杂在一起、没有那么显眼的客体进行大致区分。在成年期，这两种内在客体关系形成了焦点移情和背景移情的基础。在焦点移情中，内化的客体-母亲的关系模式的某些方面被投射至关系之中，在这种情况下，他人成为了实施投射的个体的直接焦点，个体将自己那些与早年客体之间一对一的体验相联系的情绪、渴望和期待投射至他人。上文描述的所有个体和联合移情都可以被划分为焦点移情。

另一方面，背景移情是环境-母亲关系模式中被内化的材料进行投射的结果，它会反过来影响伴侣对关系发生的物理和情感环境的态度。比如，如果在童年期，伴侣一方的照顾者没能保护儿童免受引发焦虑的侵入事件的影响（如，来自其他家庭成员的暴力行为,或者母亲的愤怒爆发或抑郁发作),那么这位伴侣就很可能会将伴侣关系和治疗关系体验为不够强大,不能确保自己不受焦虑的威胁。这并不是一种焦点移情,因为它并不特定地指向伴侣另一方或治疗师。相反,它的目标是整体的关系环境,将环境视为一种弥散的、无形的危险的来源。

在我和二人的工作过程中,杰茜卡和卡尔展现出了个体和联合的背景移情,这些移情来自双方所具有的、常常是无意识水平的期待,即他们曾经或曾可能暴露在人际环境的危险中。这种危险与可能遭遇令他们害怕的内在客体有关,而他们的背景移情则聚焦于环境本身,以及认为环境无法保护他们不遇到这些客体。因此,他们的背景移情发生在一个无形的情感背景中,也因为这一点,常常要等到事后回溯时才能发现,而非当下就能识别。比如,一种典型的情况是,一次会谈结束后,我才意识到他们有多么紧张,以及他们是如何带着一种紧迫感来面对我和整个治疗的。

伴侣各自展现出的紧张和急迫的来源有稍许不同。杰茜卡和疏远的母亲之间的既往史让她预期,她一定会受到父亲的贬损。其结果是,我是她个人焦点移情的对象(在这种移情中,她将我视为一名评判者,并试图诱使我站在她那一边),而治疗环境是背景移情的对象(在这种移情中,她预期,无论从我还是从卡尔那里,她都不能获得任何援助或安全感)。卡尔的背景移情植根于他对于缺席的父亲的体验,这位父亲无法保护他免受那位抛弃他的母亲的伤害。同时,他展现出一种对我的焦点移情(在这种移情中,他希望我能够治好杰茜卡想要离开他的倾向),在背景移情的基础上,他还期待只在治疗环境中发现缺位,而这会再次把让他暴露在对丧失的焦虑下。因此,伴侣双方带入治疗的紧张既植根于他们想要获得解脱的迫切需要,也植根于他们无意识的期待——解脱无处可寻。

尽管伴侣各自的个体背景移情来自不同的心理内容,但双方都有类似的焦虑,那就是环境的失败即将降临。因为这种相似性,伴侣发展出了对治疗和对伴侣关系本身的共享背景移情。基于这些移情,他们把治疗以及关系环境体验为自身焦虑的来源,因为他们觉得,在治疗和关系环境中,他们的希望都不会实现,最终仍然无法获得拯救。就像是在其他的联合移情中那样,伴侣各自的情感体验，在与伴侣的互动融合在一起时，就具有了在伴侣另一方那里重燃类似情绪以及扩大另一方已经感受到的情绪的可能性。

在个体和伴侣之间工作

在客体关系取向的伴侣治疗中，治疗师致力于帮助伴侣双方：第一，意识到冲突的个人来源和关系互动来源；第二，在内心发展出一种能力，去探索和理解他们将自己无法接受的部分投射出去的需要，以及对方的这种需要；第三，重新整合他们已经投射至他人的那些部分；第四，能够更容忍伴侣的投射，以及当投射发生的时候，内心可能涌现的退行式需要；第五，利用关系互动具有的综合能力，在关系中引入创造力和活力。

本质上，这意味着治疗师帮助伴侣建立起一种被迪克斯称为"完整的婚姻"的关系，在这种关系中，伴侣双方能够达成"在（他们）的意识和无意识部分之间进行无干扰的双向沟通流"（Dicks, 1967, p.117），在这样的沟通中，伴侣会越来越少地依赖使用共同的投射和内摄认同过程作为管理内在冲突和人际冲突的手段。治疗师用来帮助伴侣完成这些目标的最核心的技术，是对他们的多重移情进行分析和涵容。

在涵容中，治疗师接收伴侣投射的材料，并对此进行反思、心智化和重新表述，将它以一种更能被忍受的和理解的形式反馈给伴侣。这个过程不仅让伴侣能够重新拥有和承认被投射的材料是属于他们自己的，还提供了必要的心理资源，让他们从中能发展出自己的工具来修通困难的情绪，这样一来就会让这些情绪更不易被活现，或被分裂和投射。

治疗中的伴侣会展现出上述各式各样的移情，因此伴侣治疗师必须准备好为每一种移情形式提供具有涵容性质的诠释。也就是说，在任何会谈中，治疗师都必须能够充分理解伴侣动力的个体和人际方面，从而适时做出诠释，并且可能经常需要交替做出两种具有涵容性质的诠释：一方面是对个体移情，另一方面是对联合移情。究竟做出哪种诠释则取决于伴侣当时呈现出的材料，以及治疗师认为揭示哪种移情对伴侣来说最有益处。这种全面的取向具有众多优势。

首先，它能够对抗伴侣双方的一种倾向，这种倾向在功能不良的伴侣中十分常见，他们假定投射至对方的材料构成了对方"真实"的本性，并且他们不需要去查看、重新内化或承认那些曾经造成他们歪曲的知觉的投射。治疗师将焦点平等地置于个体和联合移情之上，强调尽管伴侣作为一对整体造成了困境，但作为个体有能力通过重新内化曾经投射出去的部分来解决这些困境。

其次，对于个体移情和联合移情的全方位聚焦突出了组成伴侣的个体特性和共同特性，并且，让这两方面维持力量均衡对于关系平衡来说是至关重要的。无论是否认个体特性，还是否认共同特性，都会歪曲伴侣的自我知觉，并且导致对于重大情绪事件的错误知觉和错误归因。正如克卢洛曾写到的，"假定一切都是共享的否认了个体差异，一如对个体性的假定无视了体验本质上所具有的关系特性"（Clulow, 2001, p.92）。

再次，处理伴侣移情的这种全面取向促进了双重发展，一方面是个人责任，一方面是伴侣间的一种共情式的联结，因为伴侣各自都被要求识别、接受和改变自己以及伴侣对冲突的贡献，他们如果想要成功，就需要达到一种共情和同情的状态，即对于伴侣双方带入关系之中的脆弱和恐惧给予共情和同情。

最后，这种全面取向有助于伴侣发展出自己的涵容能力。接受客体关系治疗的伴侣能逐渐积累"婚姻容器"所必要的技能（Cleavely, 1993），即伴侣各自都能够去探索、理解和涵容伴侣双方的投射中嵌入的心理材料。如果双方都有信心以上述方式彼此合作，无论在个体还是共享的维度上，那么他们就相对能够摆脱重复发生的冲突，去享受一种富有生命力的、良性的关系，"每一方都把对方的利益放在心上，又不让自己的利益过度受损"（Cleavely, 1993, p.66）。

在本章最初描述的和杰茜卡与卡尔的那次会谈的晚些时候，发生了一个以全面取向来处理多重移情的例子。由于篇幅所限，我只能粗略描述一下这次会谈，但是读者应该牢记的是，在客体关系取向的伴侣治疗中，治疗师在会谈中的绝大部分诠释都是在阐明伴侣的各类移情。

在伴侣最初的小冲突之后，我开始聚焦在杰茜卡指向我和卡尔的焦点移情上，在这种移情中，她需要我认为她是讲道理的、无辜的，还要把她看作卡尔不公平对待的受害者。我尝试给出一个具有涵容性质的诠释，提出或许她在生卡尔的气，但又害怕她承认后我的反应。她一开始否认，但随后联想到了她的父亲，这让我得以在她目前的行为和她的过去之间做了一个联系。我提出，她或许害怕冒犯我，就像她过去害怕冒犯她的父亲一样。她若有所思地说，可能是这样的。

当她这么说的时候，卡尔在点头。当我们的对话停下来的时候，他带着明显的同情态度说，这就是他一直在讲的事情——杰茜卡将她过去需要修通的议题带入了这段关系中。我将此作为一个阐释卡尔的个人移情的机会，我说，我认为他在试图说服杰茜卡和我，他完全没有造成任何伴侣的冲突，而这或许是他保护自己的方式，让他不会意识到或许是他自己把杰茜卡推开了——这种觉察正是他所害怕的。卡尔难以接受上述诠释，想要反驳它。我说，这只是一种理解可能发生的事情的试探性的看法，并邀请他考虑一下这个观点。他说，他会考虑的。

此刻，杰茜卡说，她很高兴我对卡尔说了上面这些话，因为他很难接受自己在争论中扮演的角色。当她说这番话时，我产生的意象是，她是个向父母告发兄弟姐妹的不当行为的孩子。当卡尔随后加入谈话并说到，他觉得难以接受的原因是并不真的相信自己在冲突中起到任何作用，于是二人又开始了一段简短但熟悉的争执。我在此刻将焦点变换至他们的移情-反移情纠缠和对我的共享移情上，我提出，因为二人都害怕激发对方的愤怒，所以他们如今卡在了一个共谋的互动之中，都试图责备对方，并且都将我用作一个能够决定谁对谁错的父母角色。我补充说，他们分别害怕在我这里找不到安全感（简短地提及他们的背景移情），这反而变成了一种共有的恐惧，调动起他们的竞争行为，争相尝试让我成为自己的盟友。我对他们共享的恐惧做出的诠释有更多层意义，在会谈剩余的时间里，我们对此进行了讨论，包括它是如何发展出来的，以及对他们互动的影响。

与伴侣治疗中的多重移情进行工作，需要治疗师能够跟踪的不仅是一段关系的复杂性，而是三段（伴侣之间的关系、伴侣各自与治疗师之间的关系），甚至是四段（如果加上治疗师与作为一个整体的伴侣之间的关系）。为了完成这个任务，伴侣治疗师必须觉察并领会许多可能的动力——个体和联合的、焦点和背景的——这些动力可能构成了伴侣的移情。不过，通过这么做，伴侣治疗师不仅拓展了他们对伴侣的互动进行概念化和形成更为有效的干预的能力，还创造出一个调查的场域，在其中对个体的和共享的心理状态的分析能给彼此提供信息，也能让彼此变得更丰富，这使得治疗师和伴侣能够对处于伴侣关系中的全部经验产生更深入的看法。

第十六章
一方可卡因成瘾时伴侣之间的自恋

卡尔·巴格尼尼

针对具有施受虐特征的人格障碍伴侣的理论简述

针对人格障碍的当代精神分析理论结合了对以下观点的认识,即这些患者在容忍自体-他人差异上存在特定困难,以及最重要的是,他们缺乏对于人生快乐和痛苦的整合。自恋是普遍存在的,但是在极端的病理形式中,我们观察到个体和社会人格面具之间存在某种辩证关系。我们会使用温尼科特关于假自体如何产生的论述,以此来理解自恋性人格的社会人格面具(Winnicott, 1965)。

用发展心理学的术语来讲,我们假定,在父母教养情境中几乎没有机会安全地完成分离和分化。父母无法忍受做出反思,这会导致他们在共情性调谐上的失败,而结果是儿童出现身份认同混乱。儿童基本的好奇心可能被误解为自大,并且在童年期的性欲和人际努力的领域中一直体验到深切的羞耻感。儿童依靠自己来保护自己的真实自体。他们会建构起过度的防御,比如对危险和具有剥削性质的人类环境产生一种偏执的敏感性。假自体的防御是儿童为了真实自体的生存而做出的妥协,从而保证在未来适宜条件下真实自体有存活的潜力。在成年伴侣的选择中,存在着对于拥有适宜人类环境的希望——希望这个环境能够培育自尊和信任感,同时也存在着对于童年剥削和潦倒处境重演的恐惧(Rosenfeld, 1971)。由于关系中存在尖锐的人格差异,自恋患者和伴侣通常存在具有高度情感载荷的构型。他们出于防御的目的将自体-他人关系分裂为理想化的部分和贬低的部分,并将它们投射至他人。在婚姻伴侣那里,分裂发生在力比多动机和反力比多动机之间,二者缺乏整合(Fairbairn, 1952)。原始的情感和焦虑将现实检验功能淹没,这让婚姻关系被僵化地界定为:"你要么站在我这边,要么与我对立"。被内摄的母性客体是拒绝性的和高要求的,它侵入伴侣的期待也浸润了婚姻的期待。自恋更低的一方可能会承担完全满足对方要求的角色,从而弥补对方发展过程中发生的剥夺;相反,因为存在被剥夺的感受,自恋更高的一方无法共情一心付出的伴侣。该处境是一种自恋性的资格感。由于原初依赖性的冲突,接受方无法完全意识到他要偿还给付出方的恩情。自恋方或许曾在童年期暂时获得过一种特殊地位,而剥削他的那位父母可能突然将注意力转向他处(或许是偏爱一位新生儿),却仍期待孩子能持续地敬仰自己。伴侣双方本质上都承载着有关羞耻和嫉妒的共同特征。有资格感的一方嫉妒和恐惧对方取悦别人的渴望,而另一方则嫉妒自恋者显而易见的独立、野心和自我为中心。

早年环境的失败塑造了心理结构,而对坏客体的认同与先天倾向交杂在一起,阻碍了婚姻产生正常的乐趣。自恋的患者害怕攻击性,也不信任爱。对于更多具有边缘特征形式的自恋伴侣来说,其具有的典型无意识关系悖论是,一方面极为恐惧高水平的情感表达,另一方面又特别害怕沉默与平静。对边缘个体来说,情感伴随着极度的焦虑。他们的关系存在着缺乏深度、执着于细节、不断提及作为受害者的体验、无法容忍反思性的想法以及严重的自恋易感性的特点。在更为恶性的形式中,我把其具有的一种驱动性的特性描述为施虐式的意识流——尝试统治和主导伴侣,而否认伴侣本人独立的身份认同。对自恋患者而言,一幅公认的临床图景是将其视为自私自利、自夸自大和拒绝批评的,在此之上,我再补充一些特质。分裂样的自恋者容易沉浸在独立的幻想、作为拯救者的野心和反抗依赖之中,将其作为一种心理庇护,从而免于被对他人的需要所占据。分裂样的个体可能会与边缘性的个体结婚,以确保能分配客体。在无意识水平上,分裂样的个体需要一个让人兴奋和能提供刺激的伴侣,这位伴侣会将一些生命力带入分裂样个体的生活之中;分裂样个体则会给起伏不定的边缘性个体带来他们缺乏的平稳、稳定和连贯性。具有投射性质的伴侣矩阵结合了分裂样一方的强迫特质，即在需要维持稳定的同时恐惧依赖，而边缘型一方害怕被抛弃、需要依赖，并崇拜伴侣表面上的自信。我们遭遇到的是一种未整合的自我物化的悖论，表现为自恋式的顿悟，同时又给伴侣提供了自体和他人演化的机会。在伴侣一方或双方身上出现的可卡因滥用推翻了现实检验和自我反思的外在可能性。当与恶性自恋工作时，挑战会更艰巨，因为可卡因成瘾会加剧全能式的"疯狂"（Rosenfeld, 1964），并且与自体以及现实具有的更健全的部分相冲突。

对自恋患者来说，承担自己影响他人的责任是有困难的，成瘾则通过不断变化自我状态让事态变得更为混乱，没有成瘾行为的伴侣会试图调节这种不断变化的状态。一种想要拯救成瘾者的受虐动机会采取超我规则设定的形式，或者采取一种心理层面的"嘴对嘴"的透析形式。比如用爱或道德价值观的输入代替可卡因产生的欣快感。不幸的是，只要一方还在使用可能造成滥用的物质，那么那位绝望而黏人的伴侣必然会失败，但他们会继续抓着一种幻想不放——认为成瘾的伴侣是可以改变的。

可卡因成瘾伴侣中的攻击性和自恋

没有毒品滥用史的人格障碍伴侣在管理攻击性方面存在困难。攻击性包含着会对内在客体造成威胁的负性情绪。在正常的发展中，存在一组攻击性的情感，这些情感会组织经验，尤其与母婴之间互动式的恳求行为有关，目的是在合宜的条件下获得滋养补给，在这些情境下，婴儿以一种有攻击性的方式来传达需求。如果父母能与婴儿进行调谐，并能预见婴儿在这些情境下会表露攻击性，那么这种攻击性就能很容易得到缓和。一位能与婴儿进行调谐的父母通常能识别婴儿的痛苦，并且通过及时地给予婴儿滋养补给，避免痛苦导致挫败感不断累积并引发急性的心理-生理崩溃。一种理想的配对形式是，婴儿能够得到一位能与之调谐的父母的安抚。

由于对情感过于敏感、情绪易变以及快感寻求的行为，有可卡因成瘾问题的人格障碍伴侣（Kantzian, Halliday, & McAuliffe, 1990; Morgenstern & Leeds,

1993）经常展现出调谐的崩溃。狂喜和十足的攻击性与自我照顾缺陷有关。毒品会钝化攻击性。中断自我给药的行为常常会导致攻击性恢复，继而会激发双相或循环发作。原发性（constitutional）和环境性（超我）冲突与危险感的缺乏或恐惧的恶化有关。抑郁则通常在觉察之外。在一方为可卡因滥用者的伴侣中，需求和满足需求的反应与被拒绝的无意识幻想融合在一起，这种幻想或许会被一种资格感的幻想所防御——幻想有一位充满爱意的、乐于助人的、全心全意的伴侣。由于沉迷于个人满足，或是认为他人的需求不值一提，成瘾者并不能很好地预见伴侣的个人需求。当婴儿式的需求激升时，它们会以恐吓他人或将他人推开的命令的形式表达出来。伴侣迅速降级至一种攻击的、基于敌意的关系模式。由此产生了一种"我对抗你"的敌对状态。当攻击性浮现出来的时候，这可能会成为求助治疗的催化剂，要么是以成瘾方尝试戒除物质的形式，要么是以另一方无法再适应成瘾者自我中心的行为的形式。

对攻击性的恐惧与失望以及一种失败感混杂在一起。在伴侣治疗之初，尽管有许多愤怒的互动，而且看似无法在治疗中逾越，实际上背后是有待处理的对被抛弃的焦虑以及对被拒绝的担忧。尽管这个清单并不完整，但在我已经梳理过的特征中，有许多可以在治疗中被观察到，它们要求我们使用调谐和滴定技术，使用持续的抱持、带有共情性质的诠释，以及在处理"负性治疗反应"（拒绝治疗）时能逐步自如地使用对峙（Spillius, 1990）。

技　　术

处理自恋性障碍需要治疗师能将自己作为一种治疗工具来使用，以此突破自恋之茧（J. Scharff & D. Scharff, 2000）。在与退行伴侣的无意识进行工作时，过早的清晰理解必须被不确定感所取代，直到共同构建的意义浮现出来。这种取向与当前的训练背道而驰，因为当前的训练寻求为复杂的主观无意识过程给出简化的解决方案。核心目标在于获得自恋那一方的注意力。可卡因滥用会加剧各式各样的释放‐退缩倾向。面对滥用者提出的婴儿式的、夸大的和自私自利的命令要求，无成瘾行为的伴侣可能会尝试与其讲道理，或者是顺从，又或者加入这样的行为，就像下面将呈现的案例中能够明显看到的那样。

在治疗中，由于这些患者对被审视和评价极为敏感，所以我们会以一种不饱和的形式给出诠释性的观察。面对伴侣的冲突，我们的应对是收集一些例子，这些例子能体现出他们声称的目标和伴侣关系实际造成的困难后果之间的差异，但我们并不坚持观察一定是铁板钉钉的。我们会公开表达我们的疑惑，在绝大多数情况下，让伴侣从此时此刻的人际视角去检视他们的手段和目的。我们的技术聚焦于伴侣的沟通，检验伴侣是否有面对抑郁心位的矛盾性的能力，因为在治疗开始时，偏执-分裂关系模式中的分裂是伴侣糟糕互动的典型特征，并且伴侣会处于一种极化的心理状态。之所以使用这种方式，是因为相比于将伴侣的投射和个体童年事件建立一种历史的联系，这种取向更为温和，也更聚焦于当下。为冲突的互动赋予历史意义会要求伴侣想象并将目前的困境与它们的缘起联系在一起，而由于他们会强烈地防御那些会重新唤起儿童期依赖的无助感，他们几乎不可能完成上述任务。尽管针对自恋成分的这种取向是可靠的，但是与一位活跃的成瘾者的伴侣工作是否成功，主要决定因素在于其使用的物质在多大程度上影响了心理水平工作的能力。在物质占据了伴侣日常生活的情况下，必须通过考察当下的现实检验能力来明确伴侣是否能够进行治疗工作。在逐渐了解伴侣的过程中，必须引入与物质相关的联合治疗，否则不可能获得任何良好的治疗结果。鉴于成瘾的一方在伴侣在场时可能会感到被羞辱，个体会谈在有些情况下能说服成瘾方在进行伴侣治疗前考虑先接受一对一的辅助性药物治疗。

对于受创伤的伴侣来说，儿童期事件或许过于"有毒"，以至于他们无法思考，而且他们目前的心智被强大的父母内摄体所占据，这些内摄体对于压迫性的迫害客体有着无法动摇的忠诚。家族史常常能揭露许多类型的成瘾行为，在父母、兄弟姐妹或者祖父母辈中，这些成瘾行为可能导致了家庭破裂、疾病或者最终死亡。如果成瘾行为得到了治疗，那么伴侣取向的工作或许能让伴侣容忍与治疗师在一起的情感时刻，让他们感觉到，这些情感时刻与那些被预设的、根深蒂固的思维所统治的过往体验有所区别，且"毒性"不那么强。有机会以新的方式去思考自己的想法是一个治疗目标，首先由治疗师的反移情反思来完成。如果我们能够成功做到更安全地抱持，之后患者或许就能够逐渐觉察到，房间里存在着两个或更多的心智，继而能够允许有差别的体验。那么，新的真相就有可能会出现。在早期，诠释经常被拒绝，但治疗师要能保持对自恋患者的想法的兴趣和好奇心，因为患者的世界观充满了原始的反应，这些反应会影响他们的功能，让他们对关系无法抱有信心，也阻挠了他们对一个更好的未来的希望。

因此，治疗需要逐渐增加患者容忍自体和客体世界被分裂掉的部分的能力。容忍一定程度的戒断可能会造成退行，也可能会让患者需要接受康复治疗。患者的无意识焦虑、害怕的冲动或者迫害性的客体表征常常与情感或认知分裂联系在一起。我们会将此视为为了对抗无法忍受的焦虑浮现而做出的防御企图，并认可它们作为自我保存的必要手段的功能。作为一种自我给药的方式，可卡因的功能在于阻止无法忍受的焦虑，却要婚姻付出高昂的代价。投射性认同会在当下的会谈互动中发生，而治疗师对于反移情的体验能够与可用的意义产生共振。当伴侣活现移情，以此传达有关人际冲突的信息时，治疗师会通过一种由表及里的评论来识别它们，包括选择成瘾行为可能的基础，从而阐释它们的无意识目的。但不需要立即回到这些引发移情的童年期经历上。对当下的情感容忍力进行工作已经足够了——治疗师要率先容忍涉及原初依赖冲突的情感紊乱。我们需要时间来建立信任，这样可以在之后的治疗中实现分析的深度。

对于改善情感容忍力而言，一种技术层面的支持是特定语言的使用，即接受自恋患者或配偶目前能够具有的最佳功能水平，与此同时培养伴侣想象一个更好的结果的能力。矛盾性，即认识到自体和他人的局限或是考虑一件事情具有两面性的能力，都未得到充分发展，甚至在最糟糕的情况下，根本不存在。

在会谈中，无论是非言语还是言语沟通，都充斥着投射性认同和迫害性认同，我们可以通过反移情的透镜来审视它们。针对治疗师的病理性沟通可能承载着让治疗师偏袒一方的期待。我们要做的不是去偏袒任意一方，而是创造一个接纳的氛围为反思提供空间，这会促进新的机会产生，让之前被未同化的客体关系获得新的体验。如果治疗师可以容忍伴侣的矛盾表达，就可以增进患者对分裂的觉察，从而让他们越发意识到防御策略以及它们的起源。这个过程的典型做法包括在此时此刻将干预稀释，坚定地询问患者或伴侣所说的话和做出的行为的所有方面。坦诚地讨论患者的忧虑，包括在矛盾的动力出现时指出它们的存在（爱或恨）。

当我们共情所有自恋的伤痛时，最重要的是去诠释被分裂掉的理想化客体或迫害性客体被投射至治疗中，无论它们发生在伴侣之间，还是发生在伴侣和治疗师之间。对于受虐的自恋者来说，隐匿的无意识攻击性是他们惯用的互动方式，而躯体化的主诉被用来表达痛苦，但是这些主诉带着棱角，会唤起一种感受，即由于治疗师去追寻无意识中埋藏的宝藏，才导致了崩溃的发生，因此治疗师应该为此负责。受虐的患者害怕公开的攻击性，无论是在自己还是在他人那里。摇摇欲坠的婚姻稳态可能是出于对攻击性的潜抑，因为具有攻击性的边缘型配偶承载了令人恐惧的攻击性。我们可以在治疗如何令伴侣感到挫败的背景下讨论攻击性。尽管受虐方极其恐惧攻击性的表达，我们仍必须认识到，对于在无意识中寻求个体化的伴侣来说，这种表达最终能够带来愉悦感。对于更会表达和更愤怒的伴侣来说，当我们认识到防御性愤怒背后隐藏的痛苦和孤独时，就能修正他们一直无法被别人理解的感受。当伴侣各自都能承受见证对于被抛弃、拒绝或心理殖民的隐秘忧虑时，就会出现一个潜在的空间，能够提供新的体验去软化愤怒和降低孤立感。

与此同时，当遇见一位主动施虐和贬低他人的自恋者时，治疗师必须设置好坚实的规则，这些规则能限制对治疗师毫无节制的攻击，或是对治疗过程持续不断的贬低。

案例片段：自恋性动机、成瘾以及对涵容的重压

我想要举例说明治疗情境的一些特征，强调对于处于创伤性成瘾的处境下自恋性伴侣客体关系的涵容。

伊娃（Eva），39岁，戴夫（Dave），41岁，二人结婚十六年，育有三个孩子[17岁的戴安拉（Diandra），14岁的布兰卡（Blanca）和9岁的海伦（Helen）]。戴夫还有一个女儿西利娅（Celia），20岁，是他前一段婚姻中的孩子，目前在一所

州立大学上学,当她回家的时候会和他们住在一起。这对夫妇已经分居一年了,分居是由伊娃提出的,因为她发现戴夫和她最好的朋友发生了婚外情。这对伴侣的既往史包括早期的一个决定——允许戴夫与其他人发生性关系,只要他告诉伊娃是和谁以及在什么时候。事实上,伊娃报告说她更喜欢去选择戴夫的性伴侣,这样就不会有任何让她惊讶的事情发生。这一被合理化的协定似乎是伴侣用来确立诚实和忠诚的方式,尽管忠诚似乎对戴夫并不重要。在一开始,伊娃顺从了。

在最近的四年里,这对伴侣的"纸牌屋(house of cards)"崩塌了,戴夫对多重伴侣的性嗜好愈演愈烈,而伊娃最初的合作也开始瓦解。伊娃同意加入了一个四人组成的性爱联盟,他们和当地的一对伴侣朋友一起出发,前往拉斯维加斯参加一场赌博之旅,而这对伴侣朋友引诱他们进行了多人性交。伊娃享受来自另一方丈夫的关注和性爱,这让戴夫的嫉妒发作了。戴夫坚持认为,伊娃不应该和另一个男人发生性关系,但他的发作遭到了冷遇。伊娃的被动消失了,她因为戴夫的自私而变得愤怒。伊娃报告说,戴夫的难过让她震惊,但也让她高兴,而且她的不快也浮现了出来,那就是她在过去总是对自己要顺从戴夫过多的需求而心怀怨恨。

五年来,让这对伴侣的不稳定雪上加霜的是,他们因为发生暴力争执而报警,在争执中,伴侣各自都指责对方试图伤害或"杀害"自己。当地警察局签署了让戴夫不能靠近伊娃的保护令,戴夫遵守了这一保护令,但探视行为偶尔会导致冲突爆发,因为伊娃的新男友会在家里过夜,而戴夫会看到他和孩子们在一起。戴夫目前和一位新女友同居,而这对配偶的平行生活是另一个有关破坏忠诚的争执的诱因。此外,戴夫的可卡因成瘾行为被披露出来,让人得以看到某些冲动性的、混乱的和破坏性的伴侣行为。

这对伴侣描述了戴夫伴随性行为的可卡因成瘾既往史。伊娃有一两次曾一同吸食,但厌倦了这种行为。戴夫报告自己在过去一年里戒断了可卡因,但伊娃并不相信他能做到。她在接受个体治疗,同时接受个体治疗的还有戴安拉和布兰卡,伊娃积极参加了一个酗酒者成年子女(Adult Children of Alcoholics, ACOA)团体。戴夫没有参加任何支持团体或治疗。

最初的两次会谈透露了上述信息，会谈中断断续续地夹杂着充满鄙夷的分歧，这些分歧的核心是"谁的故事是可信的"。我开始注意到成瘾行为的迹象，包括戴夫未报告的酒精使用行为。不过，伊娃的行为也反复无常，提醒我这里有"两个疯狂之人"。

和这对伴侣坐在一起时，我意识到他们各自都在"使用客体"来回避孤独，也都怀着被一个强大的、有破坏性的客体占据的恐惧。

这对伴侣处于偏执-分裂状态——被极化、愤怒，并且使用语言来驱逐和否认自己的罪责，同时坚持认为他们对彼此的反应是合理的。

我暗暗琢磨我是否能在他们充满愤怒的固执中幸存，他们的执拗仿佛吸空了房间里的氧气。随着倾吐愤怒和指责占了上风，我被迫倾听，感受到一种共情的失衡。除了相当强烈的压力，我还感知到了他们的生存技能。过了一会儿，我对他们来找我的原因表达了兴趣。他们是否考虑过为什么要来见我？

他们停了下来，戴夫低下头，伤心地说他仍然爱伊娃，并且想要找到一种方式复合。伊娃的眼睛湿润了，低下头，就好像被打败了一样——或者至少是精疲力竭——她说自己不想要不断地争吵。她继续简略地谈到了孩子们的情况以及他们遭受的痛苦。我还没有在她那里观察到复合的兴趣，而是发现她更多地在表达她的疲倦以及对孩子们遭受痛苦的担忧。

在初始干预中，我的目标是涵容他们破坏性的和"众所周知"的混乱的尖锐状态，这是偏执-分裂心位的典型特征，我的做法是通过探索他们来见我的出发点（抑郁心位）来评估伴侣接受某个观念和希望的能力。我认为他们的内在表征是二人对具有的破坏性元素和缺陷：忽视、自恋性地执迷于兴奋性客体，剥削以及偏执地害怕被控制，这种害怕潜抑了因为丧失爱而产生的悲伤。伴侣讨论了过去失败的治疗尝试，既有伴侣治疗也有个体治疗（与不同的治疗师进行）。伴侣二人都受雇于伊娃的家族企业。她报告说自己的父亲是一个暴君，她一直都想让戴夫阻止她的父亲干涉自己的婚姻和家庭生活。但他所做的正相反，愈加满足她父亲想了解他们家庭生活细节的贪婪需求，这让伊娃极为厌恶。伊娃一直都无法完成个体化，她始终想在戴夫身上寻找到一个强大的伴侣，将自己从侵入性的父亲手里拯救出来。在此呈现出来的是"拯救"幻想，以及伴侣在保障其边界上的失败。

对伴侣-父亲三角关系的讨论激发了一场口角,戴夫和伊娃重新回到之前关于性剥削和信任破裂的争吵中。起初,回归到极化的伴侣状态迫使我扮演起一个交通管理者的角色。这对伴侣引爆了一场对于家庭动力以及它们对婚姻信任产生的负面影响的讨论。我密切关注这种退行,但也从中识别出一些联系,提示我们在心理侵入性上存在代际传递——这或许能诠释伴侣的崩溃。因为存在创伤性的父母-子女(伊娃的父亲和这对伴侣)边界的突破,引发了一种分裂,并导致了伴侣间性的不忠。这种分裂肆意进行破坏——过多的伴侣攻击性和对代际的否认,以及过于沉湎于婚姻关系的崩溃——在伊娃这里造成婚姻崩溃的是她的幻想破灭,在戴夫这里则是与岳父产生了共生关系(很有可能戴夫存在对父亲的渴求,将此作为一个糟糕的解决方案来应对对母性依赖的否认和憎恨)。

在第二次涵容尝试中,我和伴侣都做了坚定的目光接触,举起我的双手,向他们示意,让他们注意到我。他们需要被提醒几次才能看着我。我依次呈现了上述事件。同时,我告诉他们,我不会偏袒谁,而且我想要为他们所用。对于表现出依赖受挫的自恋患者来说,治疗师需要使用一种带着好奇的语言,而非确定无疑的语气。我想要保留伴侣双方的自体,同时提供一种语言来描述相冲突的目的和手段。我慢慢地重复下列次序:问题在于依赖议题的失败。戴夫和伊娃都依赖伊娃的父亲以维持经济上的稳定,而伊娃并不信任父亲插足她的婚姻和家庭背后的动机。戴夫感激岳父引荐自己进入家族企业,觉得他对自己有恩。伴侣婚外情的约定就像女儿-父亲-丈夫在生意上的约定一样失败了。他们用来处理戴夫性癖好的所谓"可行的解决方案"掩盖了这些共同存在的冲突,而由于伊娃并不想像她父亲那样控制一切,所以她顺从了这个解决方案。我等待着。

伴侣没有听进去多少我所说的话,而是进一步争论起是谁辜负了谁,但这次争论没有那么激烈了。我注意到,通过把焦点放在父亲对他们婚姻的侵入上,他们在三角化他们的情感,稀释了在当前会谈一开始出现的二人对极化状态——弱化了"你对抗我"的僵局。在会谈结束时,伊娃要求进行更多次婚姻会谈。当我们告别时，我回忆起了之前的疑惑，即伊娃是否有兴趣对这段婚姻进行工作。我仍然怀疑这对伴侣是否具有改变的能力，但是她提出进行更多次会谈的要求表明，涵容足够充分，让伴侣有了回来治疗的动机。

治疗师的视角

这对伴侣所具有的全能式的"欣快"和夸大感让受害者的心态凌驾于其他一切之上。女巫酿造的这杯不可分离和融合之酒充满了剥削，以及因为未被满足却不得不绑在一起而产生的暴怒。戴夫无法容忍的感受是独自一人，相比于在一起的时候，他在二人分开时对她的需要更强烈，除非她能共享他在婚外性关系上体现出的资格感以及成瘾行为中体验到的兴奋。在他的魔幻思维中，完全没有必要考虑自我沉溺带来的消极后果。对伊娃来说，抛弃戴夫意味着继续受制于戴夫说自己会改变的恳求，尽管我认为她在想要放弃他的这一立场上有所改变。由于伴侣的退行状态，我面临的是一个不可能完成的任务，持续的成瘾行为让他们无法真诚地参与治疗，而自恋性客体关系突出的表现形式击败了寻找思考空间的尝试。作为一个单元的伴侣无法促成一个可以组织经验的辩证关系（自闭-毗连心位）来超越感官经验的原始释放。他们过分身陷于一种非象征化的水平，以至于治疗无法提供一个过渡体验来发展出观察性自我（Ogden, 1989）。

我已经陈述了婚姻关系中自恋性患者的特征，以及对于涵容的一种基本的技术理解。我使用了一个具有恶性自恋、共谋式婚外性关系剥削和可卡因成瘾的案例来说明涵容的困难所在，以及治疗师如何通过尝试创造不同的体验来处理患者的痛苦。与这个群体工作的治疗师所追求的治疗同盟常常会反过来侵蚀他们。容忍身份认同混淆、原始的防御以及由焦虑所驱动的对联结的攻击（Bion, 1963）让治疗变得困难、漫长而富有挑战。隐藏的情感是理解这些患者的动力的基石。它们会通过见诸行动的方式揭示出发展层面的失败，这些失败形成了两个人格的个体和伴侣的认知、行为、社会和心身组织的基石。治疗师常常会抱怨与这些饱受困扰的伴侣在一起时有太多的情感涌现，但管理这些情感正是治疗发生的首要条件。为什么要寻找更多的情感？就早期治疗选择的时机和节奏而言，我们必须降低情感的混乱程度。自体和他人的客体关系与伴侣的无意识结构相互勾连，需要花时间才能让更深层的伤痛浮现出来。同时，治疗师要接受并把握机会去发展出与更为全面的叙事进行工作的可能性，并且以个人悲剧的视角来思考呈现出的矛盾和冲突。我们需要获取的材料源自发展层面的戏剧化事件和焦虑，它们隐没在伴侣未分享的过往历史中，可能会悄然出现在我们面前，而各式各样的移情活现会提示它们的存在。若我们能够认识到这种临床事实的丰富性，我们就会收获颇丰。在有些案例中，我们可能无法出于治疗目的触及可命名的恐惧。由于施受虐障碍伴侣形成的共谋联结，哀悼和寻回丧失的客体或许无法完成。我们最终会被钩入一种缺乏任何可辨识意义的语言之中。当被破坏性的动机所驱动时，我们常常得独自坚守框架，而没有伴侣的参与。在这对伴侣的案例中，妻子提出了离婚诉讼。他们在离婚过程中和离婚之后继续着破坏性的关系模式，一年之后二人又复合了。他们的孩子们要么搬去和其他亲戚同住，要么离家去了州立大学读书。

治疗师可能会抱怨，有太多需要处理的情感了。我的回答是：我们并不总能有机会遇到有着更好功能的伴侣，我们会因为伴侣的局限而承受痛苦。我们必须提供的是一种理解，即与依赖受挫有关的隐藏情感是被掩埋的宝藏，它们将伴侣牢牢地焊在了令人困扰的互动模式中。当我们对伤痛和未满足的需求给予共情式的好奇时，我们可能会面临一系列的反应，从崩溃到分手，以及偶尔出现的突破。

第十七章

分析取向伴侣治疗中梦的空间

塔马·基奇利-博罗乔夫斯基

梦的领域在分析取向的伴侣治疗中是一个相对未被探索的空间，也是一个充满潜力的空间。探索伴侣的梦会打开一个全新的视角，让我们能在极为深刻的水平上进行工作。梦的疆域打开了一扇门，帮助我们理解发生在伴侣之间以及在移情和反移情过程中的投射性认同。每个梦都能通达伴侣无意识的某个元素。

在本章中，我（治疗师）会陈述我关于无意识、梦的功能以及如何理解梦的语言的观点。我会说明，当加入梦的工作时，如何在与伴侣进行的治疗中将意义赋予内在的伴侣联结。我会呈现来自治疗的临床片段，展现与三个梦的工作：丈夫的梦、妻子的梦以及我的梦。来自伴侣治疗背景的梦和临床片段将说明伴侣的无意识幻想、需求和渴望在治疗中如何浮现。

我将无意识视为身体的一个不可见的器官，体量小但极为关键，就像是心脏将血液输送至整个身体、胃吸收营养、肾脏日夜清除毒素一样。我还将无意识视为一种内感觉，就像是鸟的内感觉告诉它如何迁徙、新生长颈鹿的内感觉告诉它如何站立。从上述个体立场来思考不可见的身体器官和无意识，我并不能像看到双手的功能那样轻易地看到它们的社会功能，除了让我们能够挂在树上采集果实之外，双手还给予了我们一种向外触及他人的方式：一次轻拍、一次握手，或是一次出拳。尽管如此，身体的器官和无意识的确会通过强度增加或减弱的活动对社会情境做出反应，它们功能的变化会向他人发送信号，即便他人并没有意识到曾经看到过任何伤心或唤起的迹象，他们也会做出反应。无意识会以图像、行动、症状和梦的形式将信号传递到个体心智中有意识的部分。

研究表明，每个人平均每晚会做五到七个梦 (Friedman, 2012)。在一年的一千五百多个梦中，仅有几个会被记住，而被讲述出来的甚至更少。当孩子们无从倾诉梦时，他们做梦的频率会更低 (Friedman, 2012)。如果没有潜在的倾听空间，梦就不会出现。不过，即便没有被详细叙说，梦仍然在默默地、稳定地进行无意识的工作。梦是一个排风管道，清理着系统，让污浊的气息排出。它使身体和头脑得到休息。它将无意识的愿望转换为一种能被社会接纳的目的。它提醒意识的头脑有痛苦存在，这样就能够去求助。根据弗洛伊德 (Freud, 1900) 的看法，对于意识头脑来说冲突过强或无法承受的经验会在个体的梦中出现。弗洛伊德 (Freud, 1907) 将梦视为一种在夜间发生的情绪应对机制。梦保护睡眠免受其无法承受的内容的侵入。它们让梦者处于一种中介空间——足够清醒以觉察并且有时候能记住；足够睡着以让身体保持休息状态。梦给予了一条表达无意识冲突的路径，而不是将它潜抑或者是将其转换为一个症状。

无意识不仅将信号传递给个体头脑中有意识的部分，也会将其传递至社会领域，而他人会对意象做出反应，对行动做出回应，并去倾听梦境 (Neri, Pines & Friedman, 2002)。无意识具有一种主体间性的维度。导致心理痛苦的无意识材料如果无法在被记住的梦中或是以语词的形式被表达出来，就会成为个体症状的基础。当治疗师打开一个做梦的空间，无意识就有了另一种揭示冲突的途径。

梦显然具有保护个体的头脑和身体免受冲突、过度刺激以及威胁的干扰的作用，但它是否还具备一种主体间的功能？在古时，梦被理解为具有预言功能。它们折射出政治现实，警示潜在社会灾难的发生。它们被视为集体文化的图标。梦的每一个元素都被认为具有特定的意义，因此梦可以由旁人通过一个象征系统加以诠释，就像约瑟夫去诠释法老的梦一样——为了他们共同的利益服务。弗洛伊德则发现，每个梦的元素都是由多方决定的，每个元素都满载着许多可能的意义，所有这些都是动力性的无意识表达。

来自个体精神分析的这些知识适用于分析取向的伴侣治疗。当伴侣一方报告了一个梦时，它不仅承载着这个个体的个人意义，还反映出伴侣的联结

(D. Scharff, 2012)。伴侣关系是两个无意识世界的相遇点，也是他们与过往代际以及未来代际的人际无意识的联结 (D. Scharff & J. Scharff, 2005; D. Scharff, 2012)。强烈情感冲突的状态会引发许多感受，这些感受会威胁到伴侣的安全感，也让涵容变得困难。性关系为多层次、多维度的联结增添了一个躯体元素 (Caruso, 2012)，并且会激化冲突。亲密关系中的伴侣会探索彼此的身体。他们的视线交汇，他们的气味交叠，他们的费洛蒙 (pheromone) 交融。一位亲密的性伴侣所做的个人的梦是在二人共享的床上发生的，是在另一个人的面前发生的，在与这个人的关系中性驱力要么得到满足，要么受挫。在伴侣空间中，梦会依据伴侣的背景而具备意义。将梦告诉伴侣可能是针对某个冲突来寻求指导、安慰和涵容，而这个冲突过于艰难以至于它难以在睡眠和梦的领域中被涵容 (Friedman, 2000)。它可能是寻求亲密或怀着敌意攻击的工具。

在分析取向的伴侣治疗中，配偶或伴侣一方可能会讲述梦。即便另一方在之前已经听过了这个梦，在治疗会谈中重新讲述它将会给治疗师一个机会去延展探索和诠释的工作。梦为伴侣的亲密关系和他们的内部空间提供信息。如果伴侣治疗师并不倾向于与梦工作，那么伴侣就不会将梦带入治疗。当伴侣的确将梦带入治疗时，梦伪装起了那些令人感到威胁和无法忍受的冲突，这些冲突曾经被压抑和歪曲，如今则在寻找机会被揭示和涵容，就像在下面的例子中可以看到的那样，丈夫、妻子和作为伴侣治疗师的我对我们的梦展开了工作，从而获得了对伴侣关系的理解。

临床案例片段

这对伴侣我将他们叫作特雷莎 (Theresa) 和里奇 (Ridge)，四年前，他们开始接受分析取向的伴侣治疗。里奇是一家高科技公司的副总裁，而特雷莎是一位秘书。他们已经结婚二十年，有两个孩子，一个5岁的儿子和一个11岁的女儿。七年前，里奇与莫妮克 (Monique) 相遇了，她是一位计算机顾问，他们在高中时就认识，而里奇又在脸书上重新遇到了她。里奇爱上了莫妮克，并和她发生了一段婚外情，这段恋情持续了三年。在此期间，里奇带着莫妮克和她的家人,以及特雷莎和孩子们一起出国进行了一段很长时间的旅行。特雷莎并不喜欢莫妮克,并且怀疑她不只是里奇的朋友。在这次两个家庭的旅行中,里奇和莫妮卡的确发生了性关系,但是当特雷莎与里奇对峙时,他否认了这一指控,并且因为她的怀疑而冲她大吼。莫妮克和里奇的婚外性关系一直没有得到证实。在二人婚外情期间,莫妮克介绍里奇加入她的黑客计划,目的是为了盗取信用额度。和婚外情不同的是,二人的信用卡偷窃行为被发现了。他们作为嫌疑人被指控和收押,在监狱中候审。

直到特雷莎到监狱中为里奇交保释金,看到莫妮克也一同被捕时,她才发现了婚外情的真相。支付律师费和交还被窃的钱款花光了他们所有的积蓄,让他们失去了房产,并且破了产。这次背叛的代价是巨大的。特雷莎失去了对丈夫的信任,也失去了她的财务安全。里奇丢了他的好名声,他的婚姻岌岌可危,并且产生了自杀的念头。这起案件被媒体曝光不久后,在这种即将崩溃的状态下,二人开始接受我的治疗,并且在开庭前的两年里持续治疗。治疗因为里奇认罪和被判刑而中断。他在监狱服刑期间,我和这个家庭保持着联系。在他获释之后,这对伴侣立刻回到了治疗中。

在治疗里,特雷莎想让里奇理解,他的愤怒爆发、对她的批评、在公共场合对她的羞辱,以及通过限制花销来控制她让她有多么难过。里奇失去了他们所有的资产,而她遭受了不公正的对待,她对此极为愤怒。此外,令她生气的是,他爱上了她永远无法与之抗衡的少年幻想。她觉得他只是把她作为一个默认选项。而另一方面,里奇想让特雷莎理解他逃离家庭的需求:自从孩子们出生以后,妻子要照顾他们并且强迫性地打扫房子,他觉得自己被忽视了,觉得亲密感和性层面的联结对她来说不再重要了。

这对伴侣倾向于用具体而非抽象的语言来思考和表达他们对彼此的反应,这个特征或许在对创伤的反应中更为明显。他们的对话很有限,有许多沉默以及对联结的显而易见的恐惧。他们没有报告梦。他们发现难以对自己进行思考,无论是作为个体还是作为伴侣,而且他们无法将伴侣关系和那些发生在他们身上的事情联系在一起。在我第一次见到里奇和特雷莎时,我以为他们是两个平行的人。就好像他们无法触碰到对方。不过,尽管他们无法彼此沟通,在个体会谈中，他们都能够和我创造出亲密感。

最终，里奇和特雷莎开始能够更自由地向彼此表达情感。特雷莎对里奇说："你的母亲总是在宠你。相比于她的丈夫，她更偏爱你。她就像一个女仆一样，把你当成国王来伺候。所以你无法意识到，当你没有获得想要的一切时，你不能像个婴儿一样尖叫。"里奇对特雷莎说："你对待你兄弟的方式就像是一个母亲，你知道怎么样做一个母亲，但是你不知道怎么样给一个男人他想要的东西。"他们对这些评论的反应是沉默和暴怒。随着时间的推移，他们逐渐能够用隐喻来思考，这让他们能够表达自己的感受。

在里奇从狱中获释后，伴侣关系中的紧张进一步升级。他被要求睡在客房里，而离婚迫在眉睫。当他和特雷莎重新开始治疗时，他们沉默着走进了我的办公室。里奇什么都没有说。特雷莎最终谈起了不信任和被背叛的感受。她说："我不知道他在和谁见面。我害怕又一次被骗。在里奇进监狱之前，我们分开时就仿佛我们要去死了一样。现在我们在这里，活着并且还在一起，但是我已经不是过去的我了。工作十分钟之后我就不行了。过去我可以一直那么干下去。如果这样的事情再发生在我身上，我会死掉的。曾经做过骗子，终身都是骗子。如果你想要再欺骗我，请离开我，不要对我说谎。"而里奇讲述了一个梦，仿佛要在无意识层面满足特雷莎所表达的对诚实的需求。

里奇的梦

"特雷莎，我曾经做了一个梦，我必须告诉你。我们坐在房间里，我和莫妮克。她惹恼了我，我用拳头击中了电脑。我特别生气，所以我砸电脑砸得特别狠。这件事似乎发生在监狱里。有人把这件事告诉了看守，他过来冲我们大吼。"

特雷莎的回应是："我简直没法相信你还在梦见她。"里奇因此而责怪我。他愤怒地说："现在变成了我梦见了她。看看你都做了什么！挖得太深会让我们都疯掉的。"他接着说："木已成舟。这就是我之前没有告诉她这个梦的原因。"特雷莎回应说："如果你在家里告诉我你梦见了她，我可能会把花瓶扔到你头上。"

在家里，在这个梦出现之前，二人都避免讨论任何与背叛有关的事情。通过讲述这个梦，里奇引入了这个话题，表现出对情人的愤怒。鉴别他的情感并没有改变行为，而是加剧了攻击性。我注意到，在里奇的梦里，有关愤怒的字眼重复出现——惹恼、击中、生气、砸、吼——我也注意到它在特雷莎那里激起了一幅有关她无助的挫败感的暴力画面。里奇的梦里并没有提到他情人的反应，而是独自和暴怒待在一起。讲述这个梦是一种尝试，试图满足伴侣对诚实的要求，因此保护了梦者和关系。但是特雷莎难以忍受里奇过去的情人在他的梦里出现，而里奇无法涵容特雷莎的愤怒。通过不对里奇的愤怒做出反应，我对它进行了涵容，让它能够在我们三人的联结中被表达。

这个梦描述了一种失控的情绪，就好像是一个孩子在发脾气一样。这让我想到里奇可能是在描述他在与父母的关系中的体验。他的父亲是一个内向的男人，常常会发脾气。他的母亲是乱伦的受害者，需要里奇在身边来保护她，因此她不允许他和自己分开。他和母亲有一种共生的关系，而觉得和暴躁的父亲距离很远。表面看来，看守似乎像是特雷莎，她发现了里奇所做的事并冲他大吼，但也可能代表着第三个人，这个人进入了共生的母子关系中——一个父亲的声音，在移情中则是一个正在提问的治疗师所做的干预，治疗师的行为被体验为制造麻烦。在梦中，看守（代表父亲）本应该起到保护功能，实际上却在发火，并让孩子独自与愤怒和孤独相伴。

我们在这里能看到依恋风格和气质的代际传递。作为一位丈夫和父亲，里奇是退缩和愤怒的，无法在与妻子的关系中亲近对方，也无法在和孩子们在一起时表现出平静和充满爱意。里奇使用"砸（hitting）"这个词来描述被移置到电脑上的愤怒。在希伯来语中，"砸"有双重意义。它指的是在没有亲密感的情况下发生性关系。或许里奇在使用这个梦来加工他膨胀的攻击性和性驱力。除了代表特雷莎在背叛发生之后的愤怒外，看守或许还代表了里奇对自己的愤怒，在更早些时候，这种愤怒是以自杀念头的形式出现的。最后，看守这个形象指的是我，在移情中，作为治疗师，我本该保护他们的关系，却在促进讨论的过程中揭示，因为背叛了对爱的希望，他们体验到了愤怒和挫败感。

在伴侣治疗空间中对梦的讲述创造出了以不同的方式聆听的可能性。它拓展了治疗的潜在空间，并建立了新的空间来完成象征性的思考和创造性的伴侣关系，这个空间不同于家里的空间，但可以作为一种新的存在方式的范例。在家庭空间中，里奇会隐藏自己的梦，因为如果他讲出来，特雷莎可能会冲他扔东西。但是在分析取向的伴侣治疗空间中，里奇有胆量去讲述他的梦，而特雷莎可以得到帮助去倾听，知道我们可以对她的反应进行工作。他们和我的无意识联结因此得到了拓展，如今具有转化的潜能。

在下一次会谈中，尽管特雷莎十分担心她与里奇的未来，她仍然尝试往前走。她重复了里奇在上一次会谈中所使用的词语，说："如果我深挖它，它会让我疯掉。还是就把它留在过去，然后往前看吧。"但是随后，她回过头来表达了她的痛苦："昨天，当他让我熨衣服的时候，我发脾气了。我在为他熨衣服，我觉得他之后会去与她见面，帅气地穿着那件熨好的衣服。"看上去显得疏离的里奇无望地说："那么，我能做什么呢？不要让她熨衣服？"这个时候，特雷莎提起了她的梦。

特雷莎的梦

自从里奇进监狱之后，我经常梦见我从一个地方飞到另一个地方。这周我梦见我在飞，那里有僵尸出没。他们看上去还活着，但实际上都死了。他们中有一个坐在草地上。我不认识他。他的头往后扭。"他朝我走过来。我吓坏了，于是我从那里飞走了。"

在谈论这个梦时，特雷莎说里奇就是僵尸。她的梦或许与上一次会谈有关，在那次会谈中，她曾经提到，分离就像是死亡。她继续说："我不认识这个背叛了我，并且因偷窃而进监狱的人。这是我过去崇拜的那个丈夫吗？其他人都不会和这样对待过自己的人在一起。"我在想，她想让里奇知道，忍受他目前的样子对她来说是多么困难——他还活着，从监狱的死亡国度中归来，对她来说却已经死了，而对于莫妮克却活着。弗洛伊德在《梦的解析》(Freud, 1900) 中解释说，一个象征可以意味着许多情绪过程。僵尸可能象征着他们关系的发展，因为它包含了既死又生的感觉元素。或许它预示着朝向抑郁心位变化 (Klein, 1968)，相比于过去一直进行的分裂，这个心位更为整合。我听到，当她害怕时，她说自己会飞走，以此要求我对她回避和潜抑的防御机制进行共情。或许这个梦是在警告我，她需要我放慢节奏。

几个月之后，当再次回过来讨论这个梦时，特雷莎说："我的一部分死掉了。我的某些部分和我过去的某些部分不复存在了。"或许僵尸代表了特雷莎自己。她继续说："我猜，相比于留在地面上面对它，逃跑要更容易一些。"特雷莎在警告我，如果我过早迫使她面对那些看上去还活着但实际上已经死掉的部分，那么她就会飞走。或许她害怕在面对她半死不活的身体时，里奇和我无法坚持留下来。僵尸还代表着伴侣关系如今包含了死亡和活着的部分，以及积极和消极的特征，这些曾经通过将里奇分裂为令人崇拜的英雄和令人唾弃的背叛者而被特雷莎否认了。

治疗师的梦

在这段治疗期间，我怀孕了，目前孩子已经2岁了。在我生产的那一周，里奇接到了法庭让他入狱的判决，而特雷莎则担忧自己如何应对。我和他们保持着联系，不同于里奇觉得特雷莎在她生产之后"飞走"了那样，我没有"飞走"。我成了一名母亲，但我仍然留在了与他们的关系中。通过这么做——仍然在那里——我涵容了这对伴侣，修复了因我和丈夫在一起而对他们的背叛。做一个关于伴侣的梦就像是在最出乎意料的情境下遇到了患者。梦见来自患者梦中的特定元素更令人难以应付。我的梦很长，也很详细，因此我选择只呈现特别相关的一些部分：

> 在梦中，我怀孕五周。里奇和特雷莎来到诊所，特雷莎看着我的肚子，然后指出我怀孕了。她说我的肚子很小，但是她可以看出来怀孕的迹象。然后我开车带他们去往一栋新楼，他们如今就住在这里，所在的城市离监狱很近。我默默地想："我和他们在一辆车里要做什么？"并且带着疑问，"她是怎么看出来我怀孕的？"这让我感到羞耻。

我想起了特雷莎在里奇入狱期间做的一个梦。那个时候特雷莎做的梦是：

> 里奇和莫妮克有一个孩子。在梦里，我让他和我一起回家，离开他们的孩子。他拒绝了。

后来在我的梦中：

> 我和里奇一起坐在他们的家里。里奇告诉我，他告诉特雷莎他准备离开她。我问他："是她做了什么吗？"然后他说："不是。"我回答："那么你不能离开她。"他的儿子进了房间，里奇告诉他，他们不打算离婚。然后我让里奇把一棵树移走，这棵树悬在他的床的上方，十分危险。里奇并不觉得它危险，但是当我严厉地看着他时，他把它移走了。里奇戴上了一顶帽子。我注意到他戴了两顶帽子。我走了出去。

在我的梦中，里奇告诉我他打算离开特雷莎，这些话是他的情人莫妮克想要听到的。里奇将他对情人的性和情绪感受投射给我。在梦的开始，特雷莎可能怀疑我的胎儿是里奇的，就像是在特雷莎的梦中莫妮克怀的孩子一样，这个孩子是一个威胁，会让里奇就此离开。她可能害怕我子宫中的胎儿也会引诱里奇离开她。到了梦的最后，里奇的决定是留在家里。此时出现了另一个女人——我，治疗师——试图避免破坏发生。我的建议在一开始被拒绝了，但后来又被接受了。这个梦让我觉察到，在尝试提供修复体验的同时，我可能陷入了一种拯救幻想。

治疗师的梦可以被视为反移情，反映出未被分析的婴儿式冲突，或者反映出治疗过程。在我看来，治疗师的梦的焦点并不在于作为治疗师的本人，而是一个接受治疗关系中的投射性认同的对象（Bernstein & Katz, 1987; Kron & Avni, 2003; Wilner, 1996）。让治疗师将自己的梦作为理解患者无意识的线索加以分析是困难的。我使用的一个技术是，把梦当成一个文学文本来聚焦。梦和文本都会使用象征。梦是被压抑的驱力的一种升华，通过梦，被压抑的驱力可以以象征的形式被表征，因此浮现至意识表面。故事是隐于文字背后的驱力和情绪的一种审美形式的表征。梦和文学作品中充斥着移置和凝缩。在阅读一则文本或是仔细倾听一个梦时，我们不仅读它的内容，还分解梦，一块一块地去审视它，每个元素都和梦表面上讲述的具体故事有着显著区别，而我们以这种方式尝试发掘隐藏的意义，从而获得梦具有的更深层的信息。鉴于梦和文学文本有一些共同特征，我们也可以使用文学分析工具来解读它。

比如，应用拉康有关语言的语音相似性的观点，我们可以把"树（tree）"的意象视为"三（three）"的伪装，指的是对这对配偶而言危险的第三方，他们不再以一对伴侣的身份过日子，而是作为平行的个体继续生活。我害怕那棵危险的树，也担心里奇缺乏害怕的情绪。我要求他把树（第三方）砍掉可以被视为一种尝试，试图减少他的性驱力，甚至威胁要阉割他。一个重复出现的词或情感载荷也同样重要。比如，在里奇的梦中重复出现的词——砸、击中和愤怒——提示了始终存在的攻击性情感。在所有的三个梦中，"坐（sit）"这个词都出现了，指代的是患者和治疗师共享的物产，因为我们是坐着进行治疗工作的。梦具有的碎片化特性与他们在会谈的口头交流中出现的沉默和空隙相匹配，呈现出了这对伴侣的破碎状态。

这三个梦反映出了想象力、个人史，对涵容的需求以及沟通的愿望。它们为情感发声，当梦在每个治疗阶段中出现的时候，它是在告诉我们关于这对伴侣、关于治疗师、关于治疗过程，我们所需要了解的信息。在特雷莎的梦中，有着对死亡和无反应的恐惧（她害怕僵尸，因此逃走了）；在里奇的梦里，有着愤怒（他在战斗和吼叫）；在我的梦里，有着恐惧、愤怒和羞耻（我害怕一棵危险的树，以及担心里奇无法看到危险，对被看出怀孕而羞耻——怀孕是性欲和自由的标志）。里奇是愤怒的，处于战斗状态；而特雷莎是恐惧的，处于逃跑状态。我的梦加上了羞耻感，这和他们的羞耻感产生了共振。但是在我这里，这是关于已婚和能够获得亲密感，而在他们那里，羞耻指向性的缺乏和继而产生的剥夺感和背叛（D. Scharff, 2012）。

梦揭示了主要的情绪和威胁，就像故事会引入主题和核心冲突一样。向配偶或伴侣讲述梦，以及需要讲述特定的梦的故事，揭示了个人在伴侣关系中的叙事以及冲突，也显现出了伴侣倾听和回应的方式，因此提供了关于关系的信息。治疗师的梦不仅是婴儿神经症的显现，还是一种包含了伴侣焦虑的反移情，能够将探索向前推进。当梦、故事和反应共同向前流淌时，伴侣和治疗师就能使用治疗空间来加深他们对伴侣关系的理解。

和同事讨论这一组梦能进一步拓宽对治疗过程的理解（Bernstein & Katz, 1987）。有研究者（Kron & Avni, 2003）认为治疗师关于患者的梦是对话的机会，其焦点并不在于作为个体的治疗师，而是作为进入伴侣的投射性认同过程中的参与者。他们认为除了反映治疗师和患者的心理状态，治疗师的梦还提示了治疗关系的状态，其他研究者（Abramovich & Lange, 1994）则提到了梦的诊断功能。威尔纳（Wilner, 1996）聚焦于揭示患者无意识的线索作用。还有研究人员考察了治疗师有关患者的梦作为移情和反移情的途径，当恰当地使用它时，能够帮助理解治疗过程（Bernstein & Katz, 1987; Blechner, 1995; Whitman, Kramer, & Baldridge, 1969; Wilner, 1996）。

在我将里奇和特雷莎的故事写出来，准备在一次关于长程、复杂的分析取向伴侣治疗的视频会议上向一群同事和学生分享的过程中，引发了更多的梦和洞见（Kichli, 2012）。我想让这个团体帮助我看到我在治疗中没有看到的某些互动，并发展出新的工作角度，从而让这对伴侣、作为治疗师的我以及治疗本身受益。阅读我的文章、收到评论和参与讨论是一种对涵容的隐秘要求，它藏身于为教学和学习过程做出贡献的行为的背后。作为伴侣要求获得涵容和拯救的平行过程，我获得了对特雷莎和里奇的个人的梦、共享的梦以及我自己的梦及其蕴含的拯救幻想的涵容。

伴侣空间代表了能够面对困难和无法消化的情绪的充满创造力的崭新机会。在一段关系中，通过投射性认同，伴侣任意一方能够分裂掉无法忍受的情绪，并将它们传达给对方。婚姻作为一段有承诺的设置，允许投射者以某种被保护的方式去暴露并处置这些情绪，但是当这些情绪变得过于"有毒"时，就需要更具保护性的治疗空间。梦构成了满载着加密情绪和象征化投射机制的文本。在伴侣治疗中对梦进行分析打开了一个空间，让投射者、投射以及驱动投射的情绪和记忆展开直接的对话。在咨询室这个潜在空间中，情绪可以以回溯的方式得到反思，在这里有足够的安全感去观察它们和为它们负责。这些感受在某些时候会变得相当烫手，但是在帮助下，它们是可以被思考的。对梦的分析揭示了配偶的投射性认同系统，他们因此能够更多地觉察到投射，并在投射发生时去解毒。

有些治疗师难以想象梦可以在伴侣治疗中得到分析，但它们对于分析师理解个体的未知困扰非常有用。只要我们去改良分析梦的技术，个体的梦就能成为伴侣共享的学习经历。在伴侣治疗中，被讲述的梦向讲述者、配偶以及治疗师展开了一张由经历、情绪、想法和联想交织的网络。治疗中的伴侣有了讲述梦的地方。知道存在一个潜在的可以思考梦的空间，甚至有可能鼓励他们创造梦，然后把它们带入治疗。梦者表达的不仅是梦中的情绪，也是一组幻想，幻想他的梦会得到什么样的回应，比如，希望被仰慕或是害怕被嘲笑。在听到梦之后，配偶可能也会对伴侣的梦怀有幻想以及情感反应。比如说，特雷莎对丈夫的梦感到失望和愤怒，就幻想把花瓶扔向他的头上。一旦梦被讲述给伴侣，个人的梦就变成了共享的梦，通过直面无法被忍受的内容将关系再次向前推进。

我用双方的梦来寻找共同的动机。我也会寻求在每一个个体的梦中传达的情绪对话。我尝试去发现，伴侣讲述梦的方式、回应它的方式以及记忆它的方式上是否存在共同之处，或者是不同之处。我将梦和文学故事联系在一起，使用文本分析的技术来分析梦，从而去理解治疗、理解患者的关系和内在世界，以及伴侣和治疗师之间的无意识联结。我会反思自己的梦，思考它如何提供了与伴侣有关的信息。与其他女人的可怕的孩子可能会把里奇从特雷莎身边带走不同的是，在发现我子宫中的胎儿之后发生的是里奇决定留在家中。特雷莎说，这段曾经一度死亡的关系只存在于过去。在它的废墟之上，如今成长起来的是一段新的关系，在这段关系中，里奇不再是被崇拜的对象，而能够承认他的弱点和优势，特雷莎也不再把女性气质看成是脆弱的和卑微顺从的。她在内心寻找到了与僵尸共存的力量。换言之，强者与弱者之间的分裂，作为指导者的父亲的声音和具有创造力的、幸存的女性的声音之间的分裂，反映在了治疗师的梦呈现出的反移情和移情中，并得到了梦的涵容。

随　　访

这对伴侣继续参加治疗。我惊奇地听到他们能够承认和谈论他们在亲近彼此上存在的困难，而没有重新做出那些表达痛苦的破坏性行动。当里奇暂时陷入愤怒的时候，特雷莎没有像过去那样飞走。她可以留下来和他在一起，做出支持性的回应，帮助里奇平静下来。在我写这一章的过程中，在一次和他们的会面时，他们把他们的婚姻定义为"第二章、第二次机会、第二段婚姻"。在过去，他们处于行动和具象化的国度，而如今他们可以用隐喻来交谈，用象征来帮助他们思考彼此和关系，而不必去指责谁。特雷莎说："我的梦帮助我看到了里奇的弱点和优势。我不再崇拜他了，也不会再让他控制我。"里奇说："我需要努力发展亲近妻子的能力。"听到他这么说，我为他的成长感到骄傲。他们也为他们在如此恶劣的条件下克服的一切和获得的成功而感到自豪。

当我告诉里奇和特雷莎我想要把和他们的工作写成一章时，他们欣然同意，为其他人或许能够从他们的故事中有所收获而感到高兴。仅仅把他们的洞见和他们的改善归功于梦的分析显然过于简化，但是我希望能表明，与梦工作的过程对于帮助这对夫妻为自己负责、发展出洞见以及从平行姿态转变为共同姿态至关重要。丈夫、妻子和治疗师的梦揭示了当前的问题，创造了改变，同时也呈现出了改变的过程。

第十八章

临床叙事和讨论：一对失去喜悦的伴侣

皮埃尔·卡夏和吉尔·萨维奇·沙夫

一对30岁出头的双职工夫妇在寻找合适的工作-家庭平衡以及家庭时间-伴侣时间平衡时体验到了冲突和压力。寻找到彼此和坠入爱河的喜悦逐渐被婚姻、工作和家庭生活的压力侵蚀。在关注婴儿和高需求的孩子的过程中，母亲和父亲都很容易丧失他们作为妻子和丈夫的视角。当他们带着一种共享的被忽视的感受和对好客体的渴望进入婚姻时，他们发现更难以满足彼此的需求和应付家庭生活的负担。这些就是发生在我们将要考察的这对伴侣身上的问题。我们将介绍在咨询会谈和治疗早期阶段收集到的伴侣的主诉和历史。然后详细描述第十六个月的治疗中的一次会谈。随着叙事的展开，我们会不时停下来去讨论伴侣的动力、代际的影响、治疗师的反移情体验以及治疗行动的力量。在没有标准文本可参考的情况下，我们将仅仅聚焦于临床叙事，提供一个近端经验的例子来说明伴侣治疗中的分析敏感性。

一对毫无喜悦的伴侣

我们会把这对伴侣称作埃德蒙（Edmund）和凯瑟琳（Catherine）。他们已婚，有三个学龄期的孩子。最近，他们意识到，二人的共同生活毫无乐趣又充满冲突。埃德蒙是一位销售总监，而凯瑟琳是一位职业歌手，他们在工作日都非常忙碌，而在周末，家庭事务又占据了他们所有的时间。他们都觉得，作为一家人的生活方式总体上是不快乐的。挫败感引发了愤怒以及围绕着孩子的争执。他们意识到，家庭的失和源于伴侣关系的问题：凯瑟琳会追逐埃德蒙并攻击他，而埃德蒙会撤退，这又加剧了凯瑟琳的追逐。他们的性生活因为失和而受到了影响，只有在他们感觉还可以的时候才会发生。他们曾经尝试拯救关系，但没有成功。他们清楚地知道，他们需要的不是简单地告诉他们该如何相处的指导，而是深入的工作，因为他们相信，很大程度上是二人的性格共同创造出了他们如今的生存状态，而这是他们想要理解和改变的。

伴侣治疗师对咨询会谈的描述

在伴侣治疗开始之前，在和我（皮埃尔·卡夏）的初始咨询会谈中，埃德蒙和凯瑟琳的关系传递给我一种枯燥的、相当死气沉沉的感觉，至少部分是由于他们最初面无表情的脸。埃德蒙似乎压力重重、精力不足，尽管当开口说话时，他整个人都活了起来。凯瑟琳显得相当冷漠，但同样，当开口说话时，她的面容变得柔软并出现了光彩。二人都以一种体贴而敏感的方式在沟通，同时也透露出一丝小心翼翼。妻子左脸颊上半部分的皮肤上有一些色素沉淀。有那么一刻，我产生了一个转瞬即逝的想法——这可能是一处淤青，但很快我就打消了这个念头，假定它是面部色素的过度沉淀，而非伤痕。在这个阶段，我选择不去询问它的性质，一部分是为了避免在指出这个面部特征的过程中可能涉及的不适感，另一部分是因为他们讲述的故事或举止中没有任何迹象表明存在暴力的风险。事实上，他们看上去多半是所有的激情都被抑制了。在之后的治疗中，伴侣主诉的这一方面会被理解为具有相当重要的意义。

埃德蒙和凯瑟琳的关系大约开始于十四年前，目前他们结婚有十二年了。一位共同的朋友邀请埃德蒙参加一个节日活动，凯瑟琳和她的乐队在巡演途中也参加了这个活动。尽管她当时对于朋友似乎想把她和埃德蒙凑成一对感到不满，但他身上那种"非常甜蜜"的保护姿态仍然让她感到惊喜。尤其当她回忆起他如何平息了一个醉汉骚扰的场面从而拯救了她时，当问及埃德蒙喜欢凯瑟琳什么时，他只是简单地说"所有一切"，但这句话附带的笑声和轻松的意味提示，和她在一起让他感到非常兴奋，尽管其中隐含的对她的性渴望则让他感到有些尴尬。

埃德蒙和凯瑟琳说，当他们的第一个儿子出生时，二人的关系发生了重大改变。凯瑟琳在生产之后有些抑郁（但是没有被诊断为产后抑郁），夫妻关系的质量开始恶化。埃德蒙和凯瑟琳认为，他们始终未从这件事中恢复过来。不过，埃德蒙坚持认为他们在享受生活和放松方面一直存在困难，而照顾孩子的责任只是让这种困难加剧了。面对她的困扰和应对上的困难，他的反应是退缩。他曾经尝试待在她身边并去帮忙，但觉得自己不受欢迎。他的努力并不足够，他做的任何事情似乎都无法提升她的心境，也无法缓解她身体上的不适。凯瑟琳觉得他沉默且满腹怨气，又觉得他不在身边时难以忍受。在许多方面，他们的关系一直保持在一种冻结的疏离状态。她渴望二人能更多地在一起，并觉得他的撤退无法忍受；而他认为她是那么不欢迎自己，因此自己已经竭力在场了。二人一起在家的时候，彼此的紧张关系显而易见。他们不再去做他们最喜欢做的事情，而他们的关系变得越发毫无喜悦。如今他们发现，仅是在一起就已经令人无法忍受，尤其是在埃德蒙下班回家后，沉默而退缩的情况下。她觉得他是愤怒的；他则觉得她对他既失望又愤怒。

此外，凯瑟琳的父亲，他们都很依恋的一位老人，最近被诊断了一种危及生命的心脏疾病，病情在这几个月里显著恶化。在得知预后不乐观后，凯瑟琳和埃德蒙加倍努力想让他们的关系好起来。最近几个月里，他们安排了好几个晚上进行伴侣外出的活动，但是既没有带来安慰，也毫无乐趣可言。

家 族 史

一开始，对于童年和家庭生活，凯瑟琳描绘了一幅相当安宁的画面。父亲在她童年早期是一名律师，她尤其敬爱他。在她大约18岁时，因为某种形式的个人危机，父亲不再从事这份工作。他开始到处提供咨询服务，这似乎是一段抑郁的时期，后来他在当地一家慈善机构重启了自己的职业生涯。关于这个重要的变迁，凯瑟琳的了解十分有限，她给人的印象是，关于这个事件，自己和家人感受到的难过要比她想透露给别人的更多。凯瑟琳的母亲起初是一位教师，但是当丈夫放弃收入颇丰的职业之后，她接受了进一步的培训从而为家庭争取更多的收入。即便如此，经济问题仍然是父母冲突的来源之一。在父亲的职业发生改变之后，因为他有更多在家的时间了，凯瑟琳觉得和父亲更亲近了，但是在她的整个童年里，他给她的回应也并不比母亲更多。她把母亲形容为一个冷淡的、不太敏感的人，证据之一就是她对丈夫脆弱的状态显然缺乏关切之情，而当前的脆弱来源于疾病。父亲可能会死去，这让凯瑟琳感到极为惊恐。令她伤心的是，由于她住得太远以至于她没有办法关注他，而她觉得母亲无法为父亲提供这种关注。

埃德蒙的家族史的色彩更为丰富。他的父母有一段非常困难的关系。埃德蒙形容父亲是一个自我中心、觉得自己高人一等、整体来说难以相处的人。在成长的过程中，他很少见到父亲，也从来没有见过他在前一段婚姻中生育的女儿们。埃德蒙的父母失去了他们的第一个孩子，在他们结婚不久后这个孩子就出生了，在失去这个孩子后，二人分手了。几年之后，他们又复合了，并生下了埃德蒙。他们在一起直到埃德蒙12岁，尽管他们的关系"极度苍白和空虚"。他的母亲后来再婚了，如今似乎过得挺快乐的。他的父亲仍然热衷于他信奉的享乐主义哲学，这种哲学也指引了他一生。他目前生活状况很差，这也是唯一让埃德蒙一年还和他见几次面的原因。实际上，埃德蒙的父亲放肆吹嘘说，正是因为在年轻的时候能享受全然的乐趣，所以他如今准备好去忍受老年的病痛。埃德蒙觉得，这进一步证明，这个男人对于他对周围人造成的痛苦是多么无动于衷。

埃德蒙和凯瑟琳都报告说，在作为一对伴侣独处或和朋友在一起时，他们会感到内疚，因为这对他们来说似乎是一种自我放纵，并且会伤害孩子们。他们一致认为，埃德蒙尤其抗拒朋友们侵入他们作为伴侣或家人在一起的有限时间，而他回忆起在第一个儿子出生的时候，他也产生过类似的抗拒感。埃德蒙将他的内疚感和自己施加的剥夺状态与他曾感受到的强烈的厌恶联系在一起——如今他仍有这种感受——对父亲的享乐主义人生观的厌恶。凯瑟琳则将她目前的内疚感和一种信念联系在一起——在孩子们出生后，因为她变得抑郁和枯竭，她对他们造成了伤害。

在这次咨询会谈期间，埃德蒙和凯瑟琳给我留下的深刻印象是，他们是有着强烈动机和责任心的个体。当他们得知诊所的诊费会根据收入进行阶梯式调整时，他们毫不犹豫且十分真诚地回答，鉴于他们有着稳定的经济收入，他们"应该支付最高的费用"，并以一种就事论事的态度说出这番话。尽管稳定的收入和他们对关系的承诺提供了一种安全感，但是他们失去了在一起时的喜悦，而为治疗付费是他们最不在意的事。毫无喜悦的关系对他们个人的福祉和孩子们的福祉造成的影响相比之下显得重要得多。

讨论：对伴侣治疗的可行性进行动力学概念化和评估

埃德蒙和凯瑟琳工作努力、功能良好，但是他们失去了喜悦。他们的婚姻作为一种防御结构，让所有事情如常运行，却没有给他们带来在一起的乐趣。他们可能在防御什么样的焦虑或隐藏的情感呢？我们可以审视一下他们的童年经验和他们对自己原生家庭目前的看法。对于埃德蒙来说，父母伴侣是一个苍白的空间，父亲对享乐主义的追求统治了这个空间。埃德蒙无法理解为什么母亲要忍受父亲的行为，他甚至会因为自己经历的一切而责怪她。无论如何，他觉得她无法觉察到儿子的痛苦。凯瑟琳并不清楚为什么父亲要改变职业。这给她的印象似乎是，他所做的决定以及后续给家庭带来的经济困难是非常任性的。二人都同意，他们并不知道好父母是什么样子的。他们似乎不能信任自己有能力处理彼此的焦虑以及孩子们在发展上的困难。他们觉得无法给彼此和孩子们提供良好而健康的体验。他们想要成为比自己的父母更好的人和更好的父母。凯瑟琳父亲的预后让他们必须面对这样一个事实：人生是有限的。这迫使他们去触及他们对不佳的生活质量怀有的愤恨，并尝试为此做些什么。现在，我们可以发展出一个假设，即他们指向彼此的愤恨与他们对忽视的父母怀有的意识和无意识层面的愤怒有关。

为了形成治疗建议，我们需要回顾我们对伴侣是否适合分析取向的伴侣治疗所进行的评估。埃德蒙和凯瑟琳表现出一种探究的态度，能够将他们体验的各个方面联系起来，能使用诠释来深入理解。他们似乎有能力进行深度思考和使用象征化的语言。显然，双方都希望理解自己的经历，而不是简单地寻求行为层面的改变。在我们看来，这些特征表明他们是分析取向伴侣治疗的合适对象，并且有相当大的机会构建一段有合适的涵容能力的婚姻关系，也能够在彼此身上重新找到可以建立关系的合宜的客体。在评估会谈的最后，埃德蒙想要知道治疗可能需要多久，这反映出他担忧到底能够在自己身上投入多少时间和精力，也表明他觉察到了人生是有限的。

伴侣治疗师对治疗初始阶段的描述

埃德蒙和凯瑟琳同意了我每周进行一次分析取向伴侣治疗的建议。直到治疗进行了五个月后，这对伴侣才透露了两个童年创伤事件。第一个事件与凯瑟琳有关。她曾经被送往一所艺术专业寄宿学校，其间她因为离家而备受打击，而父母无法回应她对他们的依恋需求时，她越发感到难过。这所学校在全体学生集会上暴露了她的渴望，欺凌和嘲笑她。第二个事件和埃德蒙有关。他在10岁时曾被性虐待，但从来没有和任何人说起过这件事情，甚至包括凯瑟琳。如今，在接受了五个月的伴侣治疗之后，他讲述了曾经发生的事情，但只是用它来诠释他的情感封闭状态，而不是将其当作深入探索的话题。他觉得这次虐待之所以会发生，是因为父母非常无视他，对他漠不关心。比如，他回忆起自己会定期离开家很长一段时间，找一个开阔的地方，他会躺下来，盖上父亲的大衣来挡雨。几个小时之后他会回到家里。甚至没有人注意到他曾经不在家。

治疗进行了十四个月后，埃德蒙去见了他的父亲，回来之后详细地描述了他父亲的心理状态，这听起来像是一种创伤后的状态。在午餐时，他的父亲详细地回忆了他作为一个英军士兵的残暴行为，包括他在亚洲服役时曾经经历或犯下的战争暴行的细节。埃德蒙觉得十分恶心，这种躯体感觉是他作为一个孩子时在沉默而令人愤怒的父亲面前经常体会到的。埃德蒙将他的体验和他曾经听说的关于接近那些从阿富汗战场回来的、因战争而伤痕累累的士兵会让家人受创的说法联系在一起。埃德蒙并不是一个暴力的男人，但是有一次他失去了控制，在愤怒中用非常大的力气关门，以至于门脱离了门框，砸到了凯瑟琳的脸上。这解释了在之前的会谈中我觉得难以询问的那处面部肤色异常，那是一处瘀伤。当我承认我曾经注意到那处伤痕时，凯瑟琳感到很惊讶，说自己需要更好的化妆技术，因为她希望能够遮住它。

在距离这次坦白一个月后，埃德蒙和凯瑟琳带着孩子去度假，他们第一次度过了一段特别美好的家庭假日时光。尽管他们之后回忆到，预定的酒店在他们抵达时并未完工，而且在那段时间里一直在施工——都没有改变愉快假期的事实。

讨　　论

埃德蒙在童年期所遭受的与父亲（作为一个矛盾的客体）以及忽视的母亲（作为一个无回应的客体）有关的种种创伤让埃德蒙具有了成为性虐待对象的易感性。他内心的发展是和父亲联系在一起的，这位父亲虽然从来没有表现出暴力行为，但是经常强忍怒火，而埃德蒙如今了解到，父亲的内在世界中充满了有关无法忍受的暴怒的记忆。至于凯瑟琳的瘀伤，或许治疗师不愿探索暴力的可能性（即便治疗师曾与家庭暴力机构有密切的合作）是认同了伴侣隐藏的羞耻感的结果。这处未被承认的瘀伤显然是一个恰当的隐喻，象征了他们共享的被隐藏起来的羞耻感。对埃德蒙而言，象征着他想要逃离暴力感受的愿望；而对于凯瑟琳，象征着她难以承认表面的现象以及它们所代表的她对于未满足的渴望的冲突。

这些浮现出来的有关他们的故事要求我们对最初的概念化进行细化。埃德蒙和凯瑟琳共享了有关忽视的、无法接近的、不可靠的、伤人的和引发创伤的客体。虽然他们还共享了一种对于被反复抛弃的恐惧，他们的功能要比各自的父母更好，包括他们能够直面婚姻是毫无喜悦的，是需要关注的。随着工作时间的推移，伴侣治疗师加入他们，见证了关系创伤的浮现，并作为一个容器涵容了他们的痛苦——作为一个促进者，促进他们去思考无法忍受的过往经历和这些经历在他们的生活以及治疗会谈中的再次活现。他们慢慢地开始感觉到，二人能够一起面对曾经想要隐藏起来的那些经历。

上述改善并不仅仅源于打开令人羞耻的话题，还源于他们在治疗会谈中能够寻找并创造出一个涵容羞耻感的容器。这帮助他们向前进入了一个能够享受家庭度假时光的位置。不过，在治疗的第十六个月，这对伴侣倒退回了一种退缩和指责的防御状态，但是随着会谈的进展，我们看到，他们达到了一个新的理解水平。

治疗师对治疗第十六个月的一次会谈的过程记录

埃德蒙和凯瑟琳准时走进咨询室，一如他们常规的动作，在坐下之前，二人脱下了他们的外套和帽子。不过，这一次埃德蒙走向了靠里面、远离门的椅子——这个位置一直是凯瑟琳坐的。我注意到埃德蒙拿着咨询室附近的一个连锁快餐店的外卖袋。他把它放在边桌上，这或许解释了座位改变的原因。我们沉默地坐了几分钟，然后，让我惊讶的是，埃德蒙从食物袋里拿出一盒日式面条和一双连在一起的方便筷，然后把它们掰开。他看了我一会儿，询问是否可以吃东西，又补充说了一句，他饿坏了。在那一刻，我被这个不寻常的要求和表现弄迷糊了。我开始好奇这是怎么一回事，因此并没有匆忙做出回答。我想询问的是，他是不是直接从工作的地方来治疗的。他说他没有注意到时间，只能在来治疗的路上给自己弄了点吃的。"吃点东西总比因为饿了而没有办法专心在场要好"，他说。我同情他的处境，但并不觉得这么做是恰当的。有那么一会儿，我犹豫是不是让他回到接待室去，准备好了再回来。

在我说话之前，凯瑟琳对埃德蒙想要吃东西的打算做出了回应。她似乎相当恼火，认为这是一个逃避治疗会谈的完美借口。她预测他会在嘴里塞满面条，并就此退出。他显然惊呆了，为自己辩护，反复表示相比于在整个会谈中心不在焉，吃东西是一个更好的选择。凯瑟琳质疑到，为什么他恰好忘记吃点心了。然后埃德蒙开始沉默，非常沉默。她似乎变得关切了一些，以一种更有兴趣的、更关心的、更少指责的语气问他是不是什么都没有吃。他相当怯懦地说，在办公室里的时候，他没有看钟——时间就那么飞快地过去了。当他走进诊所楼下的接待室时，我招呼他们上来了，所以他不得不现在才吃点东西。他放下了还没开始吃的食物，说自己不吃了。感觉他似乎在闹小脾气。然后凯瑟琳问，他是不是真的觉得没问题。他用相当有力的口吻说，这不是问题，他不会吃了。似乎他的沉默里有很多愤怒。"你真的觉得别人进入诊所然后闻到日本料理的味道没关系吗？这对皮埃尔会有什么影响呢？"她问他。我认为她说的是对的：这是晚上最后一个治疗，而食物的香气和我可以想象到的风味已经让人严重分心了。我的饥饿感也被调动了起来。那个念头又回来了——让埃德蒙离开咨询室到接待区去吃东西，等他吃完再回来加入治疗。相比于从妻子那里获得的回应，或许他在那里能够获得更好的招待。

第二部分的讨论

凯瑟琳和埃德蒙共享了一种感受，那就是他们的努力和需求没有得到充分的重视：埃德蒙希望凯瑟琳把他的需求放在心上，而凯瑟琳希望他在乎她的需求。他们一直在让彼此失望，无法以有益的方式直面失望并进行修通。他们默认的解决方法是从彼此身边撤退，而不是努力寻找双方都满意的解决方案，例如，他们本可以同意缩短治疗会谈的时间，而让埃德蒙从饥饿中恢复过来。

带来食物似乎是一种对治疗框架的严峻挑战。治疗师的幻想是把埃德蒙从治疗会谈中移走，尝试修复框架。在更深层的水平上，它也代表着一种认同了埃德蒙的母性客体的互补式反移情反应。这反映出埃德蒙和一位母亲在一起的体验，这位母亲也曾经觉得他的需求过度刺激了自己的需求，因此把他推开了。本质上来说，埃德蒙表达的是自己过于饥饿想得到补给，但不期待能在凯瑟琳和治疗师那里找到补给。他要么必须自己照顾自己，要么受苦。鉴于他坐在了凯瑟琳一直坐的那把椅子上，我们可以想象，他或许在代表伴侣双方讲述一种感受，那就是极端的饥饿感是一种无法忍受的状态，这种状态无法在治疗会谈中被表达和涵容，又必须得到满足——通过真正去吃面条来满足。将筷子掰开让人想到的是伴侣分开的意象，或者，更有希望地说，伴侣发生分化，从而能够一起工作。

伴侣治疗师继续陈述会谈记录

埃德蒙再次用挫败而愤慨的语气说，他接受不应该在治疗室里吃东西的事实。这个时候，凯瑟琳似乎想让会谈再次升温。她告诉他，鉴于前一天晚上的谈话，她认为他应该在今天的会谈里先开始说话。他看上去一脸茫然。她提醒他，他曾经说过，他们应该谈谈结束治疗的事情，并且就时限和结束目标达成一致。她接着说，他曾经说过，他认为治疗是一个昂贵的兴趣爱好。显然，当埃德蒙询问凯瑟琳在他不在场的时候与我进行会谈的情况后，二人的对话就转到了上述方向。他似乎真的十分震惊，甚至因为凯瑟琳说的话而感到尴尬。他强调，自己并不认为治疗是在浪费时间。她错了。他知道他们真的从中获益了，但是不想要治疗永远继续下去。他只是想知道，"终局"是什么样子的。

第三部分的讨论

埃德蒙之前错过了一次会谈，也错过了伴侣治疗师对他的缺席做出的所有反应，而如今他在考虑结束。或许埃德蒙觉得，因为治疗师没有提到凯瑟琳在他不在时独自参加的那次会谈，所以他就是没有注意到自己的缺席，就像他在田里待了几个小时，而父母并没有想到他一样。但治疗师确实记得埃德蒙错过了治疗。他记起埃德蒙曾经非常想用近期的一次会谈来呈现自己的议题，不仅在伴侣水平上思考他的体验，还想在个人或历史水平上去思考。这就是为什么他觉得"快饿死了"！治疗师还感觉到，他嫉妒凯瑟琳能够单独拥有一次属于她的会谈，但治疗师在这里并没有诠释他对凯瑟琳的嫉妒，因为他认为这么做整体来说为时过早。他感受到了埃德蒙的嫉妒和丧失，但是他觉得他必须在如何接近埃德蒙这方面非常小心，否则埃德蒙可能会驳回他的努力。他尤其无法迅速地识别自己的体验，他需要时间。

伴侣治疗师描述会谈是如何结束的

我重提了埃德蒙所用的"终局"一词，这个词频繁出现在有关利比亚战争的头条新闻中。我确证在过去一个月里治疗对他们来说是多么困难，并且说，的确，他们需要有一种感觉，一种什么时候已经足够或已经吃饱（when they had had enough）——这句话的两个意思都适用——的感觉。这时他们都笑了。埃德蒙补充说，他并不想让治疗持续十年，或是更久。转向他的妻子，他举了一个例子，那是一对他们认识很多年的已婚伴侣，一直在无休无止地接受治疗。凯瑟琳拒绝承认这是一个有参考价值的例子。她说，不管怎么样，她和埃德蒙接受的是伴侣治疗，而这对朋友接受的是个体治疗。我尝试给予一定程度的保证，表示伴侣治疗很少会持续那么久，并且如果局面停滞不前，那么这也值得考虑。

我转向埃德蒙，询问在他看来终局应该是什么样子的。他说他并不清楚，只是很想知道。他说，总存在改进的空间，而他反对的只是那些聚焦在消极的方面，聚焦在不管用的地方的方法，因为多数时候生活都挺顺畅的。随后，像往常一样，他接下去做的事情完全违背了刚刚提出的观点，即需要聚焦在积极的方面，他开始抱怨凯瑟琳让她的朋友过来和他们住在一起。凯瑟琳迅速表示她的朋友已经在昨天离开他们家了。埃德蒙补充说，因为这一点，他们之前的氛围变得艰难，但是他在说这番话的时候抱着一种"一切皆如此"的口吻，抹去了我在之前会谈中的印象——在那次会谈中，他们描述二人在度假期间以及在计划重新装修房子的过程中都相处得不错。我注意到，他说话的方式就好像他们在假期和在计划装修房子的过程中从来都没有度过更美好的时光。我说，这像是所有好的体验都被抹去了。

凯瑟琳提议，或者更确切地说，郑重提出，他们需要做到有不同意见但又能从分歧中恢复，不至于让事情演变为灾难。之后二人沉默了。从积极的角度来看，他们至少已经能够持有不同的意见了。我接着凯瑟琳的话继续说，我注意到他们第一次允许自己在我面前吵架。他们让我能够目睹"新鲜出炉"的难过，而过去他们只是回忆之前的几周发生的事。凯瑟琳似乎陷入沉思，沉浸在她自己的世界里，在一旁看着而默不作声，而埃德蒙似乎显然被我说的话打动了。有时候我会觉得，埃德蒙从我提供的反思空间里获得了很大的安慰，即便他有想逃走的愿望。之后是更长时间的沉默。我等待着，想着我已经说了足够多，现在他们该努力让自己从房间里这种被创造出来的沉默和恐惧中抽身。我的任务是让他们重新确立作为伴侣与我建立的一段关系。

凯瑟琳再次尝试接近埃德蒙，并表现出一种愿意顺从他要求的意愿，提议说如果他真的觉得吃东西没有问题，他就应该吃。她说，之所以提起这个话题，是因为她不想浪费会谈的时间，而且她担心这可能会影响到使用这个房间的其他人。埃德蒙口头回复说"没关系的"，意思是他可以等，但是他的语调透露出一种对强加在他身上、要求他推迟吃东西的命令的愤怒、怨恨的不满。我又等了一会儿，但是他继续保持沉默，毫无反应。我等着看他是否会再次摆出胎儿般的姿势，在之前的会谈中我曾经看到过这种姿势，这让我想到了他父母曾经死去的婴儿，而他则是替代品。但是埃德蒙只是坐着，视线低垂，偶尔茫然地看我一眼。

我描述了我对他们的观察。我说，他们进入房间，在会谈开始的时候产生了一次分歧，而在我还没能真正地与他们讨论饥饿和吃东西或许可以用什么的方式来应对之前，凯瑟琳就开始反对埃德蒙在咨询室里吃东西了。凯瑟琳立刻提出，她把这件事情说出来能让我更轻松一些。我不太确定该如何回应她的评论，只是点了点头，并补充说，埃德蒙非常快地对她的要求做出了回应，并且把食物放在一边，这样一来，他们之间就不会发生任何的对话、过程或冲突。随后出现的是一段时间的沉默，一段带有敌意和愤怒的僵局，这让他觉得满腹怨气，而凯瑟琳觉得自己因为破坏了他的乐趣，或是没能回应他的需要而受到了惩罚。对于我对这一动力的说明，埃德蒙立刻做出了反应，和往常一样——"没关系的"，但是他再次没能掩盖他的难过和愤怒。凯瑟琳也做出了反应，说，这就是埃德蒙一直在做的事：撤退，疏离，让她感到极度糟糕和孤独。这种孤独感让我想起了她在第一个儿子出生后的抑郁，这个隐匿的联系随后进入意识之中，因为她愤怒地说，她甚至没有办法尝尝埃德蒙买的面条，因为她在生产前后出现了过敏问题。

随后，我直接向埃德蒙提问，相当有意识推动他去回答和做出反应："为什么你觉得你必须做凯瑟琳让你做的事情，哪怕你明显有其他打算？"在埃德蒙再次说"这没什么大不了"之前，我指出，他看上去的确很难过，而他冰冷的沉默感觉上是一种惩罚。此刻他看起来松了一口气，同时又显得迷惑。"那我还能怎么办？"他问。我提议说，他之所以表现出疏离和服从，是为了避免冲突的升级，害怕如果他坚持而她抗拒，那么他的难过就会明显表现出来。他相信，相对更好的做法是把难过放在自己心里，在他能应付的范围内尽可能隐藏起来——这种感觉我也曾有过，当我回避了瘀伤这个话题的时候。他没有说话，但是点了点头，我清晰地感觉到我们在这件事情上是在一起的。房间里的恐惧似乎开始减轻了，就好像无法说出口的事情已经被说了出来一样。

随后，埃德蒙对凯瑟琳说了些什么，在我看来这是一种建立联系的尝试。我觉得他可能问了她一个问题，但并不确定。接着，凯瑟琳说，自己对于他把食品带到咨询室里的行为感到不解，因为她已经在家里做好饭了，会谈结束后，他们在三十分钟内就能够吃上饭。我询问她是否因为自己准备的食物可能不会被吃掉而感到恼火。他加入了谈话，以一种更愉快的口吻，坚持说他会把两份餐都吃掉，仿佛他意识到他的饥饿超过了别人预期的强度。

二人之间的紧张感缓和了，但我觉得精疲力竭。我一直在平衡我的洞见，一点一点地给出诠释，努力避免被拉入一个具象化的空间。我曾经感觉，我和象征化的意义进行工作的能力被冻结了。我宣布时间到了，评论说，或许在今天会谈的空间里，他们已经规划出了未来的任务。他们说了再见，同意他们下周继续治疗。当他们回来参与下一次会谈时，凯瑟琳报告说，埃德蒙没有一直对她生气，这让她松了一口气。难过的情绪在会谈中得到了涵容，因为饥饿和愤怒都得到了表达和承认。这次会谈被证明是一次关键的会谈，在这次会谈之后，这对伴侣能够进入冲突，也能够更迅速地、更稳健地从中恢复。

最后的讨论

　　治疗师的陈述让我们看到，他如何试图在内心同时牢记埃德蒙和凯瑟琳饥饿的程度、丧失客体的威胁以及巨大的死亡焦虑，不仅关于他们治疗的结束，还关涉伴侣的死亡。对于会谈的结果，他和他们都有一种如释重负的感觉，但也感觉精疲力竭。这必然是由于他们指向他的饥饿感，以及他为了保护他们不走得太快而付出的努力，因为进展太快就相当于喂给他们无法消化的食物。他不希望在一段更牢固的伴侣关系建立之前治疗关系就中断了。

　　就像是被掰开的筷子一样，埃德蒙的父母在他出生前曾经分开过，复合后也一直不稳定，因此埃德蒙饿着肚子出生在一个情感饥荒的场域。在童年时期，凯瑟琳和埃德蒙一定没有感觉到被充分涵容。他们共享着一个被倒空的、缺席的母性客体，在与这个客体的关系中，埃德蒙带有强烈的渴望。他在凯瑟琳那里发现了他渴望的理想客体，但是她有着同样的匮乏，因此也觉得空虚，无法对他做出回应。他的渴望进一步引发了一种抑制凯瑟琳的生命力的影响。对渴望的攻击是他们共有的羞耻感的来源之一：他们为自己拥有如此之多却毫无喜悦而感到羞耻。双方都想要隐藏羞耻：凯瑟琳为带着一处瘀伤而耻辱，因为它是她婚姻崩溃的暴力时刻的证据；埃德蒙有关虐待的经历是他父母忽视和无法做出回应的证据，也是他们都沉溺于战争创伤中的证据，他的父亲通过享乐主义和沉默的暴怒来防御创伤。到了治疗进程的这一时刻，真实存在的瘀伤作为一种内心痛苦在身体层面的表现，已经让位于一种对受伤感受的心理表达，这个进步体现出了伴侣关系的改善。在之前，这对伴侣存在分裂的可能，当凯瑟琳表达愤怒，而埃德蒙变得愤怒且麻木因此无法回应时，她会成为施虐者，而他成为一个无反应的他者。

　　埃德蒙和凯瑟琳开始思考过早让治疗进入终局的提议，提出结束是为了逃离丧失、渴望、羞耻以及一种共同的无意识恐惧，即灾难有可能在会谈中再次发生。治疗本身必然曾经被知觉为一种死亡。这就能解释为什么食物被带入治疗之中。随着饥饿得到缓解，他们就可以开始争吵，以安全而有建设性的方式去体验攻击性，然后在比喻层面，他们就开始"吃得下"会谈，并在会谈之后一起去享用真正的食物。在死亡焦虑得以呈现后，力比多就可以初步进入会谈。在治疗进程的这个时刻，埃德蒙和凯瑟琳仍然难以讨论他们的性关系。当处于一种恐惧和失联的状态时，他们会回避性，也无法将它用作一个庇护所，或是在感到难过时可以得到康复的地方。

在这次会谈中，埃德蒙和凯瑟琳抹去了他们度假时的美好体验。或许变成一对比各自的父母都更好的伴侣是危险的。他们找到了一些美好的事情，然后又把它们毁掉了，就像他们在治疗中做的那样。当治疗师同意单独见妻子时，或许他们觉得被攻击和被分裂了。埃德蒙因为错过一次会谈而难过，感到自己没有被任何人想念，于是他对治疗进展进行了攻击，在此之后，他通过结束治疗的念头来威胁要消灭所有的成长，而凯瑟琳也将离开治疗的忧虑引入了会谈。这展现了嫉妒的功能，在会谈中争吵不休的无望的伴侣对和睦的、充满希望的度假伴侣展开了充满嫉妒的攻击。这次出于嫉妒的攻击是死亡焦虑作用的结果。

很少有英国人可以在参加会议的同时用筷子轻松地吃面条。鉴于他的父亲曾经在亚洲服役，埃德蒙一定很熟悉它们。我们可以想象，使用筷子或许指向他和父亲之间矛盾的依恋，以及面对父亲时遇到的问题。有没有可能，他使用筷子吃面条，同样无法体谅自己对其他人的影响，就像他父亲的典型特征一样？筷子或许可以作为一个切入点，引入他在应对父亲时存在困难的话题。鉴于这次会谈涉及"终局"，这双筷子还可能在无意识水平上指向从上一代人那里传承下来的战争创伤。埃德蒙的父亲所具有的沉默的暴怒和只顾自己的特点，似乎与作为一个在亚洲参战的士兵所目睹和经历的创伤有关。

在这次会谈中，一个被提及但没有得到处理的议题是婴儿对他们关系的影响。这对伴侣的第一个婴儿和对母亲的死亡威胁联系在一起，这个议题是由她会对面条过敏引入的，伴随着愤怒，而愤怒又是令伴侣双方都过敏的情绪。埃德蒙自己的出生是在婴儿死亡以及这件事对他父母的婚姻造成影响之后发生的。埃德蒙和凯瑟琳各自都有一个内在被损坏的婴儿，一个关于脆弱自体的意象——没有被看到，没有被抱持，没有被涵容。他们需要体验到，这个内在婴儿在伴侣治疗中被看到、被理解,这样他们才能完全将彼此怀在心中,为彼此涵容焦虑,并确立一段伴侣关系——能被感觉为对他们作为个人、作为伴侣的成长以及对孩子的发展起到滋养和解毒作用的容器。

后 续 发 展

在之后的几个月里,这对伴侣识别并解决了各式各样的议题。他们能够在治疗中表达和涵容内心的痛苦,并将这种能力转移,去涵容家中发生的冲突。凯瑟琳和埃德蒙更能够处理焦虑,这意味着孩子的焦虑也会降低。为了重新装修他们的房子,他们清理掉了积攒下来的成堆的杂物,在家中创造出了可以放松的空间。埃德蒙给花园施了肥,并且为他们的孩子开辟了一块室外游戏区域。他们重新拾起了对食物的热爱,埃德蒙把它比作性体验,因为它可以满足需求,在他的头脑中,它变成了一种非常亲密而私密的事情。埃德蒙和凯瑟琳如今成了一对足够强健的伴侣,能象征性地邀请治疗师进入家中,允许他看到他们新发现的获得良好体验的能力,而不会感觉他过于危险以至于毁掉他们良好的感受。他可以直接与他们对峙,而他们也可以在他的诠释无法把握住他们的体验时表达他们的失望。随着治疗关系变得更有韧性,并且这对伴侣不再那么脆弱,我们可以想象,有一天治疗会来到终局,这一次不会像之前那样不成熟,而是在一个大家都认可的时间点,那时埃德蒙和凯瑟琳将会对他们找回喜悦的能力抱有充分的信心。

总　　结

我们提供了一段近端经验的记录，描述了与埃德蒙和凯瑟琳进行的分析取向的伴侣治疗，以及治疗中期的一次关键会谈的详细过程。在讨论中，我们使用了各种不同的方式来理解那个时间点的体验所具有的意义：随着治疗的进展，我们发展出假设、形成诠释，但并不一定要在下一次治疗中立即尝试传达给伴侣，而是在合适的时机，即治疗师觉得可能可以用有意义的方式来给予诠释，并和伴侣对此的反应工作。上文描述的会谈展现出了分析取向的伴侣治疗对治疗师的要求，也表明，即便一次会谈让人感到挫败，并且治疗师觉得自己陷入了僵局，加入伴侣并充分理解他们的情感工作，会建立起进一步完成分析工作的基础，也能促进更好的韧性，从而让他们准备好自发地对关系进行工作。

第三部分

理解和治疗性议题

第十九章

人类发展如何形塑性关系

戴维·E.沙夫

分析理论中一个普遍的观点是，早年发展塑造了个体心智的结构，而母婴和俄狄浦斯期这样最早期的关系会对之后的人生造成影响。不过，发展并不止步于童年期、青春期或结婚，甚至是死亡降临前。过渡时期是人生正常的组成部分，期间的改变标志着并不显眼但持续不断的成长。这些时期会从我们积蓄的创造力中汲取力量，让我们能够在某一时刻发挥所长，重新创造自己。在一生中，我们会保持这种创造性的发展潜能来改变生活的样子（Scarf, 1987; Viorst, 1986）。从出生到老年的这种不连续的发展对于全面理解伴侣和家庭来说极为关键。家庭成员外显的困难总是和发展交织在一起。长期以来，我一直关注晚年危机的概念，年长者需要寻找新的组织结构来适应新的能力、局限、关系和机会。总体而言，个体、伴侣和家庭会在脆弱的时刻寻求帮助，而这些时刻通常都是过渡时刻。即便主诉是性困难的伴侣表现得好像性生活与他们生活的其他方面以及目前的发展毫无关联，但治疗师会知道这远非事实真相。

成熟过程中的结构重组

弗洛伊德和他的早期追随者认为，俄狄浦斯期的结构重组除了具有性的目的，更重要的是心智的重组，它从3岁左右开始，持续到大约6岁。对弗洛伊德来说，这是对关系的觉察第一次进入孩子的意识中心。他相信，这一俄狄浦斯阶段形成了塑造心智结构的基石，为之后发生的一切搭建了舞台。弗洛伊德没有强调心理和情绪过程的持续结构重组会持续终身，他和早期的追随者更关注儿童期到青春期结束前那些相对迅速发生的重组。

所有成熟过程中的结构重组阶段都是不连续的。它们表现出巨大的差异，也无法精确地提前预测，因为它们同时取决于个体差异以及外在事件产生的关键影响。尽管如此，它们形成了一张粗略的发展地图，可以为针对个体和伴侣的测评与治疗计划提供方向，包括那些有性困难的人。在本章中，我将侧重思考生命周期中的性发展，强调那些会影响和塑造家庭中关系结构的生活事件。发展层面的不连续性带来的易感性可能会在不同阶段通过性症状表达出来。这样的发展变化一直以来被许多伴侣治疗师和性健康领域的专家忽视。当治疗师为每一位患者或是伴侣的生活历程创造出一张地图时，也需要找到困难或症状的意义在生活历程叙事中的定位。将性症状视为发展和个人叙事的产物，对个体患者和伴侣会有所帮助（D. Scharff, 1982; D. Scharff & J. Scharff, 1991）。

早期生命阶段中的父母依恋

近期有关发展的研究有助于我们更精准地理解父母和孩子之间最早期的关系如何成为之后所有发展的基础。以鲍尔比（Bowlby, 1969, 1973, 1980）在依恋上所做的工作为基础，福纳吉等人（Fonagy, Target, & et al., 2002）提出，最早期与父母之间的依恋关系促进了儿童的心理发展，尤其是理解他人心智运作的能力。我们的心智是在关系的熔炉中形成的，远离过度焦虑和恐惧的心智会继续发展，创造出更健康的关系。而创伤和严重的忽视不仅会限制大脑的成长，还会限制人际理解的丰富性。在不可靠或虐待的父母关系中成长的孩子，成年后会将伴侣关系中的许多方面以及多数性信号都诠释为危险的，而非安全和受欢迎的。因此，早年依恋关系的质量不仅对整体的情感成熟度有直接影响，也与关系中的安全感息息相关，而这种安全感正是亲密感和性表达需要的（Clulow, 2001）。

每个人都终身携带着一个依恋模板。近期的一些工作表明，成年人的依恋风格分类与儿童相当。成年人的依恋风格和安全感也能预测他们和子女所建立的依恋纽带。另一方面，虽然早期父母依恋的质量具有长期的影响，但是拥有一段健康的新关系，例如在一段良好的婚姻或是心理治疗中建立的关系，也可以帮助人们达到一种"获得性的安全依恋"，来代替先前不安全或紊乱的依恋。

全性（Sexuality）

来自儿童早年发展过程中的依恋议题会影响性活跃的青少年或成年人当前的依恋和性活动。性互动会在亲密的关系中得以表达，并嵌入在内在客体关系。即便是个人的自慰活动也是以关系的内在部分为核心的。每个人都携带着早年形成的依恋模式，在之后的岁月中，用以形成主要的情感关系。如果一位女性能够形成安全的关系，那么她就有了一个良好的开端，即便她在性功能方面有一些具体的困难。在理想情况下，她会享受关系，选择有着安全依恋风格的伴侣，能够享受性而不会感觉自己有不合理的义务要为伴侣提供性关系。另一方面，如果一位女性带着焦虑的或警觉的依恋模式进入一段性关系，那种长期模式就会很容易破坏她建立性关系的能力。她可能会觉得这段关系是靠不住的，因此很可能认为，她最好在性方面满足伴侣，这样才能让伴侣不离开自己。这种使用性的方式可能会让她觉得自己被利用了，对她必须违背自己的意愿与伴侣建立性关系感到怨恨。具有严重的回避型依恋风格的人有可能只能与完全没有情感依恋的人发生性关系。那些带着紊乱的、恐惧的依恋模式的人需要不断检查别人来获得安全感。在和伴侣发生性关系时，他们或许感到尤其脆弱，而他们的行为或许连自己都很难预测。他们的伴侣可能会觉得他们是多疑的、害怕的、不可信任的，不知道什么时候就会拒绝，他们不会想到这些人对自己本身的存在都怀有巨大的恐惧。这种恐惧会攻击获得性感受的能力。

青少年通常会逐渐发展出性兴趣，首先会使用自慰来试探性感受，之后和同性的同伴进行交流，这样的交流比直接面对潜在的性伴侣让人感到的威胁更小。他们常常会和由好几个青少年组成的同伴群体一起行动，以此避免自己接触不成熟的亲密关系。但是有些青少年，甚至是还不到10岁的儿童，会匆忙进入性关系，然后被随之而来的躯体唤起和强烈的感受所困。如果他们觉得性是唯一能够获得的强烈感受，那么他们可能会用性来代替亲密感。

> 15岁的苏珊（Susan）对男孩子们感兴趣，但又感到害怕。苏珊来自一个复杂的家庭，她希望在同伴中找到欠缺的稳定感。她草率地把自己献给男孩子们，从不细想。当两个男孩子粗暴地利用她满足性需要，又抛弃了她之后，她转向另一位更年长的女孩寻求安慰。苏珊17岁时，这个像母亲般的女孩说服苏珊，男孩们都是一样的，因此成为女同性恋者会更安全。苏珊屈服于一种活跃的同性恋模式。直到后来她才质疑自己做出成为女同性恋者这一决策的基础，并开始注意到，并不是所有的男孩都是剥削她的。

何时会发展出性症状？

性症状是一种信号，标志着个体内化的关系将性行为作为一种问题解决方案。许多因素会让儿童、青少年和成年人容易发展出性症状（D. Scharff, 1982）。

第一，在性作为主要应对方式的时期，安全感或健康受到损害——婴儿自慰期、俄狄浦斯期，或是青春期性化发展的正常时期。

第二是过度地性化发展过程的家庭。对有些家庭来说，所有的事都与性有关，从出生时首次识别生殖器开始。这些父母会谈论性和炫耀性生活，这样容易让他们的孩子在之后发展出性症状模式。

第三是强烈压制的家庭。在这些家庭中，任何东西都被认为与性无关。比如，俄狄浦斯期的性化不被承认甚至被否认。这些压制性的家庭更容易产生否认、恐惧和回避性的年轻成年子女。

第四，在一些存在爱的缺失的家庭中，父母会从孩子那里寻找爱。一位父母可能会公开说，孩子给了配偶无法给自己的东西。随之而来的兴奋可能会性化儿童的发展，在最为极端的情况下，甚至导致乱伦的发生。即便在没有乱伦的情况下，这种模式也可能导致过早性化青春期关系。

第五，性虐待会将这种倾向导向极端的灾难。父母对儿童身体的侵入本质上是对心智的一种性侵入。其结果是发展发生偏倚，偏倚的程度取决于施虐者和儿童的关系有多亲密，以及儿童在应对虐待的时候会得到多少支持。最终后果则是各异的：从对整体人格的严重破坏——比如产生多重人格，到所有发展的性化，或者是对生殖器性交或所有的人际亲密行为出现强烈的回避（J. Scharff & D. Scharff, 2008）。

第六，儿童父母的创伤，即便没有直接告知儿童，仍可以通过无意识的沟通影响其发展。投射性认同是指，当父母无法忍受或涵容自己的焦虑时，父母心智的一部分会在无意识水平上传达给儿童。上述沟通是通过公开或隐匿地表达焦虑和恐惧，以及过度保护的表现达成的（J. Scharff & D. Scharff, 1991）。当父母遭受了躯体或情绪创伤，例如性虐待或是恐怖的大屠杀这类令人不堪重负的创伤，他们常常会将自己对这类恐怖事件的焦虑传达给子女，而子女心智的发展因此建立在对创伤的预期之上。

> 弗雷达（Freda）因为持续存在的性交疼痛而来见我。她的妇科医生无法找到任何器质上的病因。她知道父母一直忽视自己，但直到治疗中她才想起，她从3岁开始就被放在父母的床上看他们性交。之后，她的父亲至少早在她8岁的时候就强迫她为他口交并与他发生阴道性交。在她14岁时，她威胁要杀死父亲，他才停止了上述行为。结婚之后，在和丈夫发生性关系时，她"并不在场"，就像当父亲强迫她时，她通过解离让自己在心理上离开自己的身体一样。童年期的解离导致了成年期的解离机制和性症状。
>
> 弗雷达的孩子们在成长的过程中都会回避他们的外祖父，他们认为他是一个"色鬼"。他们一直都没有出现症状，直到弗雷达15岁的儿子汤姆（Tom）开始和一个创伤严重且有心理问题的女孩约会，女孩威胁他，除非他和她生个孩子，否则她就自杀。整个家庭都被迫去照顾这个绝望的女孩，直到一次家庭会谈让他们发现，汤姆在无意识中通过照顾女友来尝试修复弗雷达曾经受到的伤害。这个领悟让一家人从那个女孩的咒语中解脱出来，并劝说她去接受个体心理治疗。

尽管弗雷达爱自己的丈夫，但她仍然通过对性行为越来越严重的抗拒将性作为创伤因素诱发的焦虑传递给了丈夫。对孩子们来说，她传达焦虑的方式是无法讨论父亲的引诱态度，当他在她身边的时候，她显然十分痛苦不安。这种无声的紧张状态通过无意识的投射性认同传递给了孩子们，让他们也对她的父亲保持警惕，但是在没有言语说明的情况下，他们无法理解为什么她总是那么警惕自己的父亲。然后，汤姆接过了守护的工作，去保护另一个女孩不受性创伤的影响，但是这种迂回的方式去也可能让他暴露在创伤之下。将曾经发生在弗雷达身上的创伤进行言语化解放了这个家庭，让他们能够采取适当的行动。

成年发展的过渡阶段

发展会持续至成年期，包括婚姻的决策、对性的态度、生育子女、分居、婚外情和离婚。时间的流逝总是这些发展的一部分。要么与另一个人结婚或结成伴侣，要么人生就会在很大程度上被不与他人结婚或结成伴侣的事实所改变而进入另一个轨道，因此，个体要么默认自己无法结婚或不结婚而选择不生活在一段有承诺的伴侣关系中，要么选择进入这样的关系。是否生育子女会引发相同的局面：要么选择生育子女，要么不生育子女的事实就会部分地界定你的人生。

择　　偶

结婚（或进入伴侣关系）的选择会对每个人的人生造成重大影响，尽管在当下，结婚和结成伴侣的不同模式之间有着巨大的差异。每个人的内心都有一个"内在伴侣"——一个关于有爱的伴侣、处于战斗中的伴侣、作为父母的伴侣、性伴侣、离婚的伴侣的综合意象——这个内在组织最初是在童年期形成的。在每个人的择偶过程中，或是在恋爱的尝试期中，或是在同居期间，在测试关系是否匹配时，这个内在伴侣在引导个体的方向上扮演了重要角色。

米歇尔和莱尼带着一个奇怪的主诉来见吉尔·萨维奇·沙夫和我。米歇尔说,"他想要结婚,而我想要分手。所以我们应该对此做点什么。你们能给我们些什么吗?也许是一片药?""是想分手还是想在一起?"吉尔问。"分手",米歇尔说,"我不想和他在一起,虽然他向我求婚了,而且给了我一只钻戒。我得试一下。它特别漂亮!但是我不得不还回去。"

米歇尔和莱尼有一段充满挑逗、情感反常的关系,在这段关系中,莱尼紧紧黏着米歇尔,就像是一个婴儿黏着一个冷酷的母亲,而她会无情地奚落他。虽然如此,他们仍然给彼此提供了某些积极的东西。

莱尼说:"对米歇尔来说,我就像是河流中的一块石头,当她顺着水流涌动时,我会在那里为她停留。"米歇尔说:"他一动不动。我不得不在他屁股下点把火,否则他就动不起来。"

对莱尼来说,成为一块岩石意味着提供稳定和耐久,这是米歇尔欠缺的,而她提供的是生命力和活力,这是他害怕自己欠缺的。尽管米歇尔憎恨莱尼不能动弹,在暗地里却会依靠他来获得稳定性,这支撑起了她摇摇欲坠的自尊。

人们会在无意识中寻找某种伴侣,弥补自体的缺陷和修复曾经发生过的糟糕事件。当生活一帆风顺时,他们会寻找一位可以延续美好和爱意的伴侣。在寻找伴侣时,人们都想要能够支持自己的人,他们通过给予伴侣一些东西来获得意义。同时,也想要一个能够给予自己一些东西的人,通过接受被给予的东西来帮助他们寻找身上的善。从另一个角度来说,人们会寻找部分与自己类似的伴侣,二人可以在意识层面共享价值观和兴趣,并在无意识水平的内部客体关系上产生某种程度的匹配,因此伴侣能够提供某些他们曾经丧失的或者觉得有缺陷的自体的部分。然后,通过投射性认同,他们希望在伴侣身上发现,伴侣能够为他们感觉糟糕或虚弱的自体的部分提供援助。

米歇尔无法让自己和莱尼分手,因为他是一个便利的接受者,能够接受她在无意识层面感觉到的坏的部分,而当他愿意忍受她的指责和侮辱时,他在无意识层面知道他是在为她服务。他说:"在我成长的过程中,我知道男人会糟蹋女人,而且我发誓我会做出补偿。"当他愿意成为河流中的石头时,他因为自己能够让她感觉好一些而感觉良好。并且,他在她身上发现了他害怕自己缺乏的活力,也因为能够支持到她而感到自尊有所提高。

承诺和婚姻

性在成年人建立伴侣关系的过程中扮演了一个核心角色,它承载着情绪亲密感的躯体方面,也在漫漫人生途中持续影响着亲密感的恢复和更新(Scharff, 1982)。但是在那些寻求帮助的伴侣中,在缔结婚姻誓言或许下承诺的那一刻,经常会发生一件奇怪的事——虽说在西方文化中,许下承诺已经不必与婚礼同步发生。在恋爱期间,当亲密伴侣相互恳求对方进入一段长期关系时,浪漫、渴望和相互理想化的力量会掩盖更黑暗的恐惧、焦虑、愤怒和不信任。如果不是这样,许多人甚至根本就结不了婚。事实上,如今,许多伴侣会选择一直同居下去以回避结婚,因为他们害怕正式许下承诺在随后会带来些什么。

性常常会卷入这一人格重组中。在令人兴奋的、充满诱惑的恋爱组织中,性关系通常令人满意,但在结婚或许下承诺后,随之而来的是失望和攻击性,此时性就成了牺牲品。同时发生的可能会是整体关系质量的恶化,也可能是其他的原因导致性关系出现问题。一位伴侣常常会在无意识层面将令他人或自己害怕的感受置于生殖器和乳房之上。也就是说,这个人的行为表现就好像这些身体部位包含了对自己和伴侣的威胁。当一个躯体问题代表某种情绪问题出现时,上述转换就会发生。一对伴侣可能看似有一段整体上充满爱的关系,但是仔细检查就会发现,性的无能包含的是来自双方的恐惧感。当这种情况发生时,一段持续的、充满爱的关系或许能帮助他们克服这个困难,但伴侣经常无法在不接受心理治疗或性治疗的情况下克服性层面的恐惧。

加比（Gabbi）29岁。他的母亲在他15岁时去世了。他的父亲是来自以色列的移民，从来不觉得美国是自己的家，一直沉浸在自己的世界中，他会回到以色列，在那里待很长的时间而把加比和妹妹独自留在美国。加比的父母结婚时，父亲41岁，母亲25岁。他的母亲在患病一年后痛苦地离世，当时他的妹妹4岁。加比有很多女友，他在一开始对她们充满激情，有着令人满意的性关系，但在几个月后就不再和她们发生性关系。如今，因为结识了英迪拉（Indira），一位美丽可爱的印度裔美国女孩，所以他来到了我的咨询室。他也开始像往常那样远离她，但是这一次，他觉得这段关系很美好，不该再重蹈覆辙。向他所爱的女性许下承诺带来的威胁曾经反复攻击加比的性欲。在治疗中，我们得以理解，失去母亲，以及伴随而来的被父亲反复抛弃的经历，很大程度上促成了他对女性的愤怒和不信任。他的父亲在人生相对更晚的时候才结婚，这个榜样也在无意识层面影响了加比对女性的不信任，与此同时，他又渴望有一位能够照顾他孤独而高需求的自体的母亲。母亲拖延许久的死亡发生在他的青春期，当时他是一个充满性欲但仍有着高需求的少年，于是他将需求和不信任感混合在一起，掺入了性兴趣之中。因此，一想到向一位女性许下承诺，这个念头就会唤起他处在无意识水平上的深切的愤怒和不信任，而在持续不断的无意识斗争中，他丧失了性欲。

在普通的恋爱中，对另一个人的兴奋感以及性兴奋支撑着伴侣走向彼此的道路。但是在承诺的那一刻，每个人都渴望完全被伴侣理解，而这常常是一段充满麻烦的时期。当一对伴侣第一次觉得真的愿意许下承诺，或者决定结婚，或者在举行婚礼的那天相见时，重要的是去询问是不是有东西已经改变了。在原初的关系中，二人各自不喜欢的部分也渴望被认识——那些他们害怕他人会无法忍受，更不用说会爱上的部分。有些伴侣关系可以忍受和安抚这些部分，但是许多关系会被之前受到潜抑而如今现身的力量所撕扯。一个在幼年觉得被忽视的男人想要妻子能够理解和补偿他被剥夺的一切。一个曾经是父亲暴怒的受害者的女人在无意识中带着怨恨，如今第一次倾倒在自己的同性恋伴侣身上，就好像伴侣是那位愤怒的父亲。

伴侣一方经常会惊讶于对方之前隐藏的部分，尽管过去或许有端倪，但在结婚或承诺之前却被忽略了。不过，经常发生的情况似乎是，这位伴侣恰恰是因为这个在意识层面被忽视的特征而无意识地选择了对方。比如，一个男人选择了一个低自尊的、不断自我挫败的女人。选择这样一个高需求的伴侣让他有无数个机会去治疗她，而这一点在无意识层面满足了他的一个幻想，即他能够治愈抑郁的母亲。

不孕不育

对大多数伴侣而言，怀孕和孩子的出生是令人喜悦的，尽管孩子们不可避免地会给父母带来麻烦。如今，由于中产阶级伴侣的平均结婚和生育年龄均显著上升，生育能力成了许多伴侣担忧的事。不孕不育以及在受孕过程中的艰难努力常常成了正常的、令人满意的性关系的巨大障碍。无能的感受以及必须按照受限且精准的日程安排来进行性行为会带来压力，继而损害性行为的自发性以及能力感。许多伴侣在之前很多年一直有满意的性生活，但当他们尝试服从不孕不育治疗的规则，或者面对无法受孕而体验到的失望时，他们就会体验到满意度、频率和乐趣方面的下降。用来促进怀孕的药物在生理和心理上会对女性造成负面影响，让她们暴露在特定风险之下，并创造出催生焦虑的氛围。尽管大多数伴侣最终都能够度过这些险境，他们也会报告这一路走来并不轻松，而且往往会对之后的性生活造成负面影响。在多次受孕失败后，有一对这样的伴侣处于离婚的边缘，而当他们几乎已经放弃期待时，一次奇迹般的怀孕让他们的关系焕发新生，然而，他们的关系在之后又受到了充满敌意的力量的攻击，在令人惊喜的怀孕发生之前，这些力量其实已经长期困扰着他们的关系了。

在不孕不育的议题上，下面这个故事有着不同的转折。

T医生和夫人来访是因为，尽管他们的性行为的频率一直很低，但多少是令人满意的。他们的个人经历能够合理地解释在相遇之前，为什么他们的性欲水平相对都很低。T夫人是一位跑步运动员，当她在青春期尝试追赶她的四个兄弟（在运动方面的成就）时，她停经了。她一直都不确定自己是否能生育。T医生的父母离婚了，他们将他送往寄宿学校就读，在那所学校时，他偶尔会和教师建立同性关系，这种体验和对自私的母亲的不信任，导致T医生产生了对自己的忧虑和对女性的不信任。这对伴侣彼此相爱，但是性生活频率很低，当他们得知无法受孕时，就收养了一个男婴。但当他们再次去收养机构时，敏感的社工意识到他们的不孕不育或许更多是因为性生活的不活跃，而非生理问题。在接受性治疗后，T医生和夫人很快就发现了这些议题，开始了更活跃的性生活，并在之后的几年里生育了三个孩子。

怀 孕

怀孕不仅会让母亲的身体和激素水平发生变化，还会让经历了妻子的生理和情绪变化的丈夫出现心理上的改变。女性对自己身体和健康的关注，或者担忧持续的性生活是否会对怀孕有害，都可能阻碍性生活。如果怀孕对伴侣而言进行得很顺利，双方都能将怀孕视为他们爱与希望的巅峰。有关婴儿的幻想代表着一个未来，这个未来以一种有创造力的方式来表达他们自己。此时，希望战胜了焦虑。但是，在一个充满问题的孕期中，许多不可避免的焦虑可能会压垮伴侣的希望。

塔米（Tammy）来见我是因为，她认为结婚两年的丈夫出轨了。她目前怀孕六个月，这是他们的第一个孩子，而他近来一直会接到令人生疑的电话，经过追踪她发现，这个电话是他的一个同事打来的。在一次二人共同参加的会谈中，唐（Don）很快羞愧地承认自己出轨了，这是他第一次出轨，他说他爱塔米。他说不知道自己为什么会和一个他并不尊重的女性发生婚外情。我们将导致他出轨的这种惊恐的感觉追溯至他对塔米的强烈需求。他是在一位焦虑而高需求的母亲身边长大的。当塔米对怀孕这件事变得越来越焦虑时，唐在无意识中关于失去塔米的焦虑也在不断增长。对他们共享的高需求进行工作让这对伴侣能够齐心协力，慢慢地让外遇这件事成为过去。

成为父母

孩子对伴侣的亲密感和性生活是一个重大挑战。所有的伴侣都会在子女成长过程中的一个或多个阶段中体验到亲密感和性表达的困难。一对在婚后立刻就怀孕的伴侣，在妻子怀孕期间和产后不久就遭遇了上述挑战。双方都觉得对方的眼睛里不再有自己了。丈夫在工作上也感觉受到了威胁，而妻子因为在怀孕期间不再服用抗抑郁药物而体验到越发严重的抑郁。女儿出生后，他们都很爱她，但是她成了二人之间的阻碍，而非桥梁。在丈夫开始冲妻子发火并威胁她后，二人进入了治疗，这个时间点恰好也是丈夫的父母首次出现愤怒爆发的时期。

随着孩子越长越大，一位母亲可能会因为4岁的女儿对丈夫产生的俄期爱恋而感到愤怒，因为她觉得这两个人都在回避自己。对有些父母来说，生育一个男孩可能是一种威胁，因为它激起了有关过往痛苦事件的回忆；而对另一些父母来说，生育一个女孩象征着某些痛苦的东西。生育好几个孩子可能让那些在家庭规模比较小时还能应对自如的父母变得不堪重负。孩子在青春期萌发的性欲可能会给父母带来挑战，因为他们还没能哀悼自己逝去的青春，或是开始性发育的年轻孩子与自己日渐衰老的身体形成了令人痛苦的反差。

对伴侣来说，并不是某个特定事件会自动引发压力，而是任何事件都可能是有毒的，如果它在另一个情境中出现，或者发生在其他伴侣身上，就不一定会造成压力。重要的是这个事件对这对伴侣的意义。几乎任何伴侣，即便是在最为健康和充满爱的婚姻中，都可能因为孩子的严重慢性疾病或死亡而濒临破碎。

疾 病

相同的思路可用于理解成年早期或中期出现的发展压力,这类压力在整个人生阶段中会继续施加影响。中年伴侣会持续体验到发展危机。女性的停经和男性的性衰老过程会造成生理上的损害,随着日渐失去激素的支持,性欲可能减退:男性可能会经历勃起困难,而女性可能会经历润滑度下降、阴道干涩和性交困难。这些事件会带来个体层面的变化,继而影响到伴侣关系。有些伴侣能比另一些伴侣更好地处理这些问题,但是当变老时,所有的伴侣都会面对挑战,包括躯体疾病带来的挑战。无论疾病是急性的还是慢性的,伴侣在维持亲密感和继续支持彼此方面所面对的挑战可能是巨大的。疾病越严重,持续时间越长,挑战就越艰难,因为伴侣要努力维持稳态。丧失、内疚、愤怒或是之前婚姻紧张的重现可能会登上舞台。对临床工作者而言,重要的是要知道特定的疾病对性功能所造成的障碍:癌症、心脏病、风湿性关节炎、妇科问题。我们也有必要去寻找那些导致伴侣出现焦虑和恐惧的心理因素,这些伴侣曾经能和睦相处,如今在情感和性方面却渐行渐远。当然,衰老和疾病及残疾的增多是同步发生的,因此,当这些因素共存时,我们必须去审视这些因素复杂的互动关系。疾病可能会对情感和性生活造成深远的影响,无论它发生在生命的哪个周期。下面的例子是关于一对相对年轻的夫妇所面对的妇科问题。

罗伯特(Robert)和艾琳(Irene)是一对30多岁的夫妇,他们都在有着躯体虐待问题的家庭中长大,并且发誓不会对彼此或孩子表达愤怒或动手。"如果事情发展到那个地步",罗伯特对我说,"我会首先离开。"因此,艾琳为了治疗子宫肌瘤引发的大量月经出血而接受的全子宫切除对他们来说成了一个挑战。因为难以哀悼自己丧失了生育能力,她变得抑郁,并立即出现了性交疼痛。尽管没有发现任何躯体原因,但是由于阴道疼痛,她变得不愿意性交,并开始感到喜怒无常、疲惫和易激惹。罗伯特感受到了她的退缩,而喜怒无常和新发展出来的愤怒和易激惹让她的退缩更为严重。他也变得满腹怨气,而由于他决心不表达愤怒，他也开始退缩。如今，艾琳不仅觉得抑郁，还觉得自己被抛弃了。她告诉我："我知道罗伯特很想发生性关系，但是我因为他想要性而怨恨他，即便他从来没有坚持一定要有性生活。"随着时间的推移，他们的关系变得疏远而充满怨恨，完全不像婚姻最初几年里那段充满爱和合作的关系。

不　忠

治疗师常常过于焦虑，以至于忘记询问婚外情的问题。如果患者或伴侣曾经有过外遇，多数治疗师都不知道该如何去思考。即便如此，直接询问常常不会带来直接的回答，但至少这么做能让患者明白治疗师想要知道这个信息，并且认为这个信息是重要的。在技能熟练后，治疗师可以学会带着相同的清晰思路去思考外遇，就像思考其他的婚姻议题一样。对多数婚姻来说，外遇表达的是失望和被剥夺感，在导致外遇最终发生之前，这些感觉可能已经逐步发展了很多年。伴侣一方或双方都在尝试寻找另一个人的邀请——或者容易受到上述影响——这个人能提供伴侣无法提供的东西。外遇是刚才讨论的幻想的一种鲜活的延伸，但当外遇真的以性关系的形式发生时，它会戏剧化地重组伴侣关系。此时，伴侣会对几乎不可避免地伴随出现的秘密感做出反应，也会对伴随的爱和兴趣的转移，以及外遇被发现时产生的越轨感做出反应。外遇被发现可以催化出新的机会去成长和重新发现，或者，在最糟糕的情况下，它会对婚姻造成致命一击。第二十三章将更深入地对外遇进行阐述，但是在这里，在全生命周期的伴侣发展的背景下，也需要对它们进行一定的思考。

扎卡里（Zachary）是一位成功的投资经理人，他理想化自己的妻子萨拉（Sarah），而对自己的人生和职业感到空虚。他把萨拉看成是一位美丽的、成功的医生，而自己则是缺乏成就和无价值的。他无法解释为什么在一年前他和他的办公室主管发生了一段婚外情，他觉得是对方勾引了自己，在朋友面前吹嘘这段外遇。萨拉雇用了一位侦探来收集证据，但是扎卡里仍然否认外遇的事实，直到有一天真相大白。他结束了外遇关系，恳求萨拉的原谅。他可以看到，这一行为源于他的抑郁以及一位内在的苛刻的母亲，但是他觉得妻子没有做任何对不起他的事。当我与他们见面时，我觉得扎卡里的外遇是对萨拉具有攻击性的控制行为的反应。他并没有觉察到她那种主导一切的风格，但我认为，他在无意识中对此做出了反应。她要求扎卡里完全屈服和忏悔，并要求他去"接受治疗"。扎卡里接受了她的要求，承认错误都在自己身上，而且我同意除了伴侣治疗外，他的确还需要接受个体治疗，我将他转介给了一位同事。萨拉对自己在这次婚姻危机中扮演的角色毫无觉察，继续表现出责怪扎卡里的模式，而我认为，这会极大地限制他们在婚姻中成长的机会。

离婚和其他丧失

离婚是一段失败婚姻的终点，无论造成失败的原因是什么。但生活还要继续。人们常常难以投入接下来的人生。不过，恢复单身，或者成为一位单亲父母，会迫使人们对人生发展出新的视角，引入新的挑战，也要求人们寻找到新的资源。一位主动离开一段不快乐的婚姻的男性，仍然可能在面对需要自己独自生活的前景时踟蹰不前；而一位因为结婚二十五年的丈夫离开或去世的女性，可能会发现，新的生活具有她从未梦想过拥有的新机遇。能成功地协调这些成年期结构重组的关键是哀悼的能力，放下已经失去的爱人，并能度过由愤怒的抗议、悲伤或绝望以及新的希望组成的变化的过程。

托马斯（Thomas）来见我是因为他的第二任妻子抱怨他对她缺乏性兴趣。他在第一段婚姻中和她有了外遇，之后就娶了她。尽管他对第一任妻子更感兴趣，但无法放弃她，因此他迫使第一任妻子陷入极度的苦恼，最终提出离婚。如今，八年以后，他仍然执着于第一任妻子，无法投入第二段婚姻。离婚本应让他的人生重组——通过哀悼，获得一种投入与某人的新关系的能力。他无法对两个女人中的任何一个许下承诺，持续留恋他失去的第一任妻子——即便事实上她已经再婚，并过得很快乐——如今正在让他失去第二次机会。

无法哀悼一段失去的婚姻，无论离婚的过错在谁——通常双方都对此负有重大责任——会让人难以在生命中前行。但是当丧失的婚姻能够得到哀悼时，悲伤就会让位，个体就能以开放的态度与下一个阶段的人生重新建立联结，无论是单身还是结伴状态。所有的人生过渡阶段皆是如此：哀悼的进展会决定，丧失究竟是发展的死胡同还是新的开端。

衰老和死亡

因为死亡而丧失伴侣，以及与患有慢性致残性疾病的伴侣生活在一起，是成年晚期发展阶段会面对的阻碍。这些处境会让生活重组，想要成功地协调这些变化，需要主动重新安排生活。对老年伴侣而言，常常需要与因疾病不断衰弱的躯体，或是因阿尔茨海默病或中风导致的痴呆共存多年。然后，相对健康的一方不得不决定是限制自己的人生来照顾和陪伴不断衰弱的一方，还是为自己留出时间和空间。

一位年逾七旬的女性有一位比自己小几岁的丈夫，当他因为弥漫性的心血管疾病变得越来越虚弱时，她还能够照顾他，他的运动功能和力量受到了影响，但心智没有。十年来，他的失能以及间或需要住院治疗的健康危机限制了她的生活。在他生命的最后两年，她无法离开这座城市去看望孩子和孙辈，因为每次她一离开，他就会发生危及生命的危机。当她年过八十时，他去世了。她深深哀悼他的离去，说自己失去了最好的朋友和性伴侣。但是她也拥有了新的自由，能够去旅行、去看望孩子和朋友。她说，自己健康状况良好的时间不多了，她打算在还能享受的时候尽可能享受人生。

因为死亡而失去伴侣对所有比配偶活得更长久的人来说都是一个挑战，无论是在一段年轻的婚姻中，还是在一段长期关系的尽头。有时候，活着的配偶会觉得自己没有能量去重塑人生，这种感受并不限于老年人。抑郁在老年时期更为频繁，但也可以让在任何年龄段遭遇丧失的人失去动力。

总结：当遭遇逆境时

所有人都有无意识的幻想，这些幻想会在每个阶段指导我们度过人生，也维系着深切的希望，希望能够修复童年的损伤，并想象一个更好的未来。这些幻想植根于过去的经历和关系之中。这些深层结构的幻想所具有的意识层面的衍生物包括白日梦和夜晚的梦境，包括幼年时就出现的希望和恐惧——孩子会梦想成为英雄或电影明星，成为一名流行歌坛巨星，或是与某个人产生一段恋情，以及那些被色情杂志和电影所浇灌的关于性伴侣的幻想。有些人会想象一段充满性激情的秘密生活，或是甚至在婚姻之初幻想有一段老套的婚外情，以此满足渴望和平复恐惧，而他们在无意识中觉得上述感受会玷污自己的婚姻。这或许是一个可以被婚姻涵容的小变调，但是对那些之后向治疗师求助的人来说，常见的状况是，因为精力被过多地投入幻想，所以婚姻所需的活力已被消耗殆尽。

伊恩（Ian）是一位举止温和、年逾30岁的男性，他很爱自己的妻子，但对她没有性欲。他认为自己从来都没有对她有过欲望，尽管他知道她是美丽的。他缺乏兴趣的原因似乎难以解释。因为二人没有性生活也没有孩子，她变得越来越愤怒。他会自慰，但是当她提议发生性行为时，他却会不开心。在治疗中，他告诉了我一段让他非常兴奋的、秘密的幻想生活。他被关在一个苏丹王的监狱里。苏丹美丽的妻子会来找他。他们会发生激情四溢的性关系，但是最后，因为害怕背叛，他带着强烈的悔意别无选择地杀死苏丹的妻子。在他自慰的时候，这个关于激情、后悔和暴力的循环会让他十分兴奋。

这个幻想包含着被分裂掉的对母亲的体验。作为一位诱人但却无法接近的女性,她也是一位令人害怕的女性魔(ball-breaker)。妻子在他的眼中是一位温暖和接纳的女性,因此她毫无竞争力。他的性幻想与恨深深交织,因此,他必须保护妻子不受到自己性幻想的影响,从而让她免于他充满恨意的内在客体关系的伤害。因为害怕和担忧她可能成为自己对母亲的无意识狂怒的受害者,他抑制了自己对她的性欲望。治疗帮助他意识到,他的幻想让他处于某种"瘫痪"状态,并能慢慢发展出与妻子的活跃的性生活。

最后的思考

治疗师越是能够在头脑中保持一个发展性的框架,就越容易为患者构造一幅生命地图。治疗师都有着可以借鉴的人生经历,因此在某种程度上,他们的年纪越大,个人地图就越发宽广。幸运的是,每个人能够汲取的经验远不限于自己的个人经历。所有读过的书、看过的电影、做过的发展研究,以及患者教给他们的一切都会进入他们的数据库。随着职业生涯的延长,这个数据库会变得更为丰富。这是这个职业最令人满意的元素之一:人生有着无穷的复杂性,但随着它的展开,它变得更能够被理解。理解终身发展的过程有着重要的辅助作用,在应对那些重组生活的动力时,这有助于伴侣的成长和改变。

第二十章

对性关系的评估

简·西摩

本章可用作一个在与主诉为性问题的伴侣（以及个体）会面时的指南。本章将概述一个基础的评估模型，以及对于常见主诉的一些思考。在这种篇幅的章节中，不可能涵盖更复杂的案例，因此我们提供了一些推荐阅读书目。简短的临床案例旨在为常见主诉提供一些鲜活的印象。本章还将突出那些需要转介进行医疗检查或性心理治疗的案例。

对于任何尽责的治疗，一次深入的评估是第一要务，因为它能够提出最初的假设，而任何治疗干预都建立在假设之上。有关伴侣动力以及一般测评的信息可以在本书的其他章节中找到，这些信息也应该纳入考虑范围。本章包含的则是当聚焦在伴侣关系的性方面时，需牢记在心的相关进阶议题的细节。

毋庸置疑，性困难会侵蚀整个关系，对患者和治疗师而言，它也是一个出了名的难以讨论的话题。有些伴侣能够开门见山地指出性困难的存在。而另一些觉得这个话题难度过高的伴侣可能会提出各式各样的议题作为"主诉"，而在进一步询问之后才发现，它们都源于性关系。因此，温柔地对性关系进行探索是所有评估中都很重要的一部分，即便只是为了排除它是问题的一部分。

一旦明确问题在于或至少部分在于性关系，那么治疗师就能够继续展开更有针对性的评估。这将导向一个暂时的诊断和治疗计划。心理、生物、医疗、教育和文化因素都对性功能有重要影响，因此需要在评估的每个阶段都予以考虑。不要心急，评估应该以让来访者感到舒服的速度进行，并且可能需要好几次会谈。可以肯定的是，若伴侣能够第一次以这样详细的细节和逐渐展开的速度来讲述他们的故事，要比连珠炮地提出一连串问题有用得多。一个准备好聆听故事和理解故事的治疗师，能为伴侣带来极大的慰藉。因此，评估过程本身就能提供一种强有力的治疗体验。

一次评估会包括对下列元素的探索：当前主诉，有关当前主诉的共享的历史，在性和医疗方面的个人史，当前主诉的易感因素、促发因素和维持因素。在做出一个暂时的诊断之前，治疗师或许需要了解一次典型性行为的细节。如果继续工作，那么这个诊断需要进一步的精练和修正。就本章而言，上述元素将按照特定次序一一呈现。但是，随着评估的推进，这些因素常常会相互重叠，并在不止一个类别下出现——重要的是理解病因。

在整个治疗中，重要的是记得性症状有多大可能是完全或部分地由未被诊断的疾病造成的。甚至在有充分证据表明存在心理和关系困扰时，这种情况也可能发生。在这样的案例中，有必要将伴侣转介至医疗机构，因为显然仅凭借伴侣治疗是无法解决问题的。若在性症状背后存在持久的器质性原因，那么治疗可以让伴侣接受这一处境，并设计出新的方式来管理他们的性生活。

当 前 主 诉

人们会以不同的方式描述自己的性生活，作为一个治疗师，重要的是确保自己真的能够理解他们在说什么，并抵御为了让双方免于尴尬而做出一些预设的诱惑。例如，"我性无能"可能的意思是"我无法勃起""我无法维持勃起状态""我无法射精""我在插入之前就射精了""我觉得自己没有办法挑战自己的伴侣"或是"我觉得我无法控制自己的生活"。治疗师还需要知道性症状如何对关系的其他部分造成影响。伴侣之间可能存在许多愤怒和怨恨，或者相反，除了这个问题，其他时候他们可能相处得都不错。通常，在能够对性关系进行工作之前，需要先处理关系的其他领域中的重要困难。在探索主诉前，需要记住的是，可能存在共病——例如，若主诉是他难以维持勃起，那么也可能存在她觉得插入会带来痛苦。还需要注意的是，伴侣常常对当前的处境有不同的看法。

在讨论主诉时，治疗师需要理解的是，"症状"对于谁来说是一个问题。比如，有些女性在插入时无法获得高潮，但是能够以其他方式快乐地获得高潮，因此不认为这是一个问题。但是，她的伴侣可能会觉得，他在她身体里的时候她无法获得高潮，那么就代表着他不是一个好爱人。

某个症状对伴侣可能具有特定的意义。因此，在长期进行接受不孕不育治疗的案例中，伴侣一方或双方都体验到性欲的丧失很常见。这一点是可以理解的，因为性行为无法成功地制造出婴儿，那么任何性交的尝试都在提醒伴侣，这是"没有创造力"的。

通常，在决定治疗之前，伴侣已经试过了各种办法。对这些尝试进行探索能让治疗师很好地了解到伴侣在多大程度上能够共同合作，以及他们能够获得什么样的信息。在这个阶段，能清晰地理解伴侣如何在他们的关系和生活风格的背景下去看待这个问题就已经足够了。之后，随着治疗联盟的发展，会有时间来探索性生活的细节。

主 诉 史

问题是如何开始的，是逐渐形成的还是突然出现的？性可能在一开始就成问题。而另一方面，如果在过去性生活曾经不错，那么至少还有可以取用的积极记忆。在这种情况下，他们（以及你）知道，他们曾经能够很好地行使功能。如果困难是突然发生的，那么或许意味着存在某些创伤事件。探索在问题出现的时候，伴侣在其他生活方面过得如何，在这样的案例中常常被证明是有效的尝试。若问题是逐步发生的，那么可能存在某些躯体问题或隐匿的关系问题。性关系质量的缓慢下降并不罕见。当二人变得过于熟悉，以及关系的优先级不断下降，这样的情况就可能会发生。工作、子女和交友方面的要求占了上风，而伴侣之间似乎开始有了裂隙。这样一来，他们在身体上日渐远离对方，哪怕并不存在特定的功能失调。对于这样的伴侣，治疗有助于推动他们逐渐重新建立联结。

个　人　史

　　最好分开收集个人史，这样伴侣各自能够自由地讲述过去的经历。一些伴侣没有觉察到的信息可能会被透露出来。这让治疗师进入了一种两难局面，他可能会获知一些伴侣另一方无法获得的信息。然而，重要的是去了解是否存在某些病理行为、被隐瞒的疾病或是在进行中的外遇，因为这些信息对当下的治疗有着重要的意义。对童年经历的探索能让人很好地理解个体的性心理发展史。调查家庭是如何处理性议题的——是将它作为美好的事，还是肮脏甚至是罪恶的事，能够提供一定的线索来揭示运作中的意识和无意识冲突。

　　这些年来，尤其是互联网出现以来，人们可以找到大量有关性功能的信息。尽管如此，有些来访者的性知识仍然很有限。这导致他们有不现实和不准确的预期。我们或许会疑惑，来访者是如何做到回避接触这些信息的。不过，在某些时刻，纠正一些错误的信念并建议阅读一些合适的材料是有帮助的。对于这类来访者，性心理治疗常常包含教育成分。

　　医疗史可在此时收集，这可能包括精神卫生议题、重大疾病和手术。使用消遣性的毒品、服用处方药物以及过度饮酒都会对性功能造成影响。之前性关系的某些细节可能会提示，在当前的关系之前，是否问题已经存在——如果是这种情况，可能预示着需要做一些个体治疗的工作。对性幻想的探索可能会揭示这类情况，即个体的性幻想是病理性的，或者和当前的伴侣不相容。会谈也会提供机会来探索伴侣各自真正的性欲水平，包括关于当前自慰行为的一些细节。尽管询问这个问题可能会让人感觉到被侵入，但是它对诊断有益：如果在自我刺激时不存在困难，那么可能意味着存在心理或关系诱因。若勃起障碍不仅发生在与伴侣在一起的时候，在自慰时也存在，那么就需要转诊至医疗机构。

易感因素

个体过去的经历中会有一些因素使这个人或是这对伴侣更容易在整体的成年亲密关系以及具体的性关系中经历困难。对任何评估而言，都有必要对童年早期和家庭生活进行探索，从而澄清在当前处境中起作用的所有意识和无意识影响。比如，我们知道，儿童性虐待对后来的性困难而言是一个易感因素。紊乱的依恋史、糟糕的体像和不充分或不准确的性信息也都会起到各自的作用。在一些案例中，严格的宗教背景可能会让个体难以进行性行为，尤其是在婚前。

促发因素

有些生活事件会促发性问题。重要的是去讨论症状首次出现的情况，以及当时伴侣的生活中还发生了什么事情。整体上对关系的不满可能是促发因素。另一方面，意愿外的怀孕、创伤性的生产或是伴侣某一方身上出现的某种严重疾病的症状也可能是躯体层面的促发因素。其他的可能性包括家庭成员的死亡、裁员或是持续发生的外遇。在有外遇的情况下，值得探索的是外遇发生前的性关系状态。外遇可能是一种让人去关注关系内部缺陷的方式。

有些伴侣并没有觉察到，自然的衰老过程会改变性功能。与过去相比，男性倾向于需要更多的刺激，而且可能无法像以前那样频繁地发生性关系。有些女性在停经后会出现阴道干涩和唤起困难。

在有些案例中，无法鉴别出特定事件作为问题开始的标志。伴侣可能会谈及（性生活）频率逐渐下降，甚至几乎难以明显地觉察到这种趋势。其结果是，他们会变得陌生和尴尬。焦虑会对唤起过程产生负面的影响，并且很可能会造成不规律的性交失败。一旦这种情况发生，就会启动恶性循环，当伴侣下一次尝试性交时，他们的焦虑甚至会变得更严重，以此类推。

维 系 因 素

这些指的是让困难持续存在的议题，因此在制定任何治疗计划时都需要加以考虑。有些流行杂志会让我们相信，每个人都有频繁的、令人极为满意的性生活。对于那些关系中没有性行为或者性行为存在困难的人们来说，这个迷思会给他们带来极大的困扰。伴侣常常觉得他们的性问题是羞耻的秘密，不能让家人和朋友知道。结果是，他们会觉得被孤立，或者自己是"不正常的"。在有些案例中，他们会怀疑，他们是否不再是一对"合适的伴侣"。关于这对伴侣想要什么样的关系的讨论常常是非常具有建设性的。因为这样的讨论可以让问题正常化。比如，有多少有三个5岁以下的孩子而且双方都全职工作的年轻夫妇真的有时间和精力频繁地做爱？

一次典型的性活动

在许多案例中，有必要讨论一次特定性活动的细节，从而精确地鉴别出问题所在。鉴于这对治疗师和患者而言都可能是有困难的，因此有时候治疗会回避这样的讨论，从而可能错失重要的信息。比如，在早泄的案例中，或许逐渐变得清晰的是，这位女性对于性行为存在矛盾的感受，并且试着"尽可能迅速地结束它"。缺乏前戏是常见的情况，因为性活动的焦点被局限在了生殖器官的功能上，其代价是缺乏任何性欲或情欲。这可能难以让伴侣双方获得完全的唤起。通过让一对伴侣详细描述他们性交的每个阶段，治疗师能够保证所有影响因素都获得充分的理解。这种探索包括伴侣在每个阶段都有什么想法和感受，以及在身体层面会发生什么。基于这类探索，就能够发现焦虑和他人的观望是否会抑制唤起。了解他们在一起是如何谈论性的，以及他们是否能就使用什么词汇是可以被接受的达成一致，这些信息可以提示在上述领域是否需要工作。同样重要的是，伴侣能够公开说出想要什么或是不想要什么，以及能了解对方想要如何被触碰。

诊断和进一步的治疗

到了这个阶段，治疗师将会处于一个能够回答"孰因孰果"问题的位置。也就是说，是否存在某种性困难，随着时间的推移，这种困难将会或者已经对关系的剩余部分造成负面影响？还是说存在整体的关系问题，这个问题对性关系造成了负面影响？在后面这种情况下，伴侣很可能适合持续的伴侣治疗。而在前面的情况下，他们或许需要被转介去接受医学治疗或性心理治疗。

《精神障碍诊断与统计手册》（第四版修订版）[*Diagnostic and Statistical Manual of Mental Disorders*, 4th Edition (DSM-Ⅳ-TR), 1994]包含了有关性功能障碍的诊断标准。不过，近年来的研究已经取得了进展，尤其是在女性性欲的领域，因此这些标准并不总是像预期的那样有用。下面列出了最常见的功能障碍，就像DSM-Ⅳ中列出的那样，根据卡普兰的"人类性欲的三阶段概念"分属于三个标题之下。也就是说，欲望、唤起和高潮阶段，以及增加的第四个分类——性交疼痛。

1. **性欲望障碍**
    a. 性欲减退障碍（hypoactive sexual desire disorder）：常被称为HSDD或性欲丧失。适用于男性和女性患者。
    b. 性厌恶障碍（sexual aversion disorder）。适用于男性和女性患者。
2. **性唤起障碍**
    a. 女性性唤起障碍（female sexual arousal disorder），被称为FSAD，指无法在生理上唤起。这会导致缺少润滑和充血反应。
    b. 男性勃起障碍（male erectile disorder），常被称为ED。
3. **高潮障碍**
    a. 女性高潮障碍（female orgasmic disorder），也被称为性快感缺失症。
    b. 男性高潮障碍（male orgasmic disorder），常被称为射精延迟。
    c. 早泄（premature ejaculation），常被称为PE。

4. 性交疼痛障碍

　　a. 性交疼痛（dyspareunia）：指个体（无论何种性别）在插入时产生疼痛。

　　b. 阴道痉挛（vaginismus）：这种情况是阴道肌肉痉挛导致无法插入。不应与处女膜未破裂相混淆。

　　（目前DSM-5将性交疼痛和阴道痉挛列在了生殖-盆腔疼痛或插入障碍的类别之下。我倾向于认为，尽管某些案例提示可以做出疼痛插入障碍的诊断，区分阴道痉挛和性交困难仍是有用的。本章最后列出了建议进一步阅读的书目。）

当障碍被鉴别出来，还需要进一步澄清两个细节。

1. 障碍是终身的还是获得性的？

　　终身障碍在成年性功能开始时就存在，因此属于个体问题；而获得性障碍在某种程度上是在当前或之前的伴侣关系中发展出来的。

2. 障碍是普遍存在的还是情境性的？

　　就普遍障碍而言，问题在所有情况下都会发生，而情境性障碍只发生在特定情境之下。

评估过程的下一个阶段是与伴侣分享你对于问题、病因和意义的理解，分享的方式应尽可能直接。这个概念化会让伴侣对他们的处境发展出一些洞见，同时还会提供有关后续工作建议的理由。

医 疗 转 介

此时，你可能会建议伴侣到医疗机构进行医学评估。这可能适用于上述所有功能障碍，但尤其针对勃起功能障碍、性交疼痛和阴道痉挛。

本章并不旨在给出一个面面俱到的指南以包含各类功能不良的细节，而是提供一些读者可记在心中的点评。

性欲减退障碍

这是最为常见（也可能是最复杂）的主诉。它可能是由某些激素失衡、抑郁或其他医学问题所导致的。另一方面，欲望也会受到整体关系满意度的影响。因此，也不奇怪有相当高比例的伴侣在来治疗时会报告欲望水平低。一个典型的例子可能是女性报告失去性欲，而在探索时发现，她对自己的伴侣非常愤怒。她认为他在育儿和家务方面没有提供支持，这让她难以体验到充满爱的性感受。在这些案例中，当关系有所改善时，性问题可能就会自动得到解决。在另一些案例中，失去欲望可能掩盖了背后的性功能障碍。比如，一位主诉为失去性欲的男性可能也无法在性交中射精。欲望丧失（意识或无意识层面）可以保护他和伴侣免于无法射精造成的痛苦。在这种情况下，处理射精问题很可能也能解决丧失欲望的问题。

在思考性欲望的评估时，巴森等人的研究很重要（Basson, 2003; Basson, Leiblum, Brotto, et al., 2004）。巴森提出，有些女性不会体验到自发产生的渴望。这样的女性要么无法接近，要么处于一种接受的状态。当处于一种接受状态时，若伴侣首先提出要求，她能够对伴侣做出回应，尽管她在此时并没有觉察到任何渴望。她可以进入唤起过程，但是欲望仅会在相当后期的阶段中产生，这些欲望是对于她体验到的生理唤起的反应。高潮可能会带来满足，但对她而言，或许更重要的是情感上的亲密。这个模型打破了有关"正常女性应该有欲望"的迷思。它也鼓励伴侣一同合作来鉴别出哪些事情能够帮助她获得更具有接受意愿的状态。这继而会让男性在提出性要求时有更多的信心，也意味着能够避免被拒绝的风险。尽管这个模型在发展过程中以女性为研究对象，但它有时候也适用于丧失性欲的男性。

勃起功能障碍

这可能是心因性的，但也可能是2型糖尿病或冠心病的首发症状，它可能会在任何其他症状出现前出现，最早可早于十八个月。

男性高潮障碍

通常而言，伴侣的性交时间会延迟，因为男性会试图射精。这可能会导致女性出现性交疼痛。

性交疼痛

这可能是心因性的，但也可能是女性阴道损伤或畸形所致。男性包皮损伤或包皮过紧都可能导致性交疼痛。未被诊断出的感染也可能是造成该问题的原因。性交疼痛的案例需做出医疗转介。

阴道痉挛

经常是心因性的，但也可能被误认为是处女膜未破裂或某些其他躯体问题。

性心理治疗

当存在某种性功能障碍，并且对伴侣的性生活给予特别关注以及加入一些认知行为练习可能让伴侣受益时，应该考虑做出性心理治疗的转介。不过，常见的情况是，在聚焦于性关系之前，需要先针对整体关系做一定的工作。理想情况下，伴侣需要处于一种"足够好"的状态，才能够开始探索对彼此的有爱意的性感受。如果伴侣对性功能有着不现实的期待和糟糕的认知，并且当前的治疗师觉得难以提供上述帮助时，也可做出转介。

总　　结

性关系对我们见到的绝大部分伴侣（和个体）而言都是重要的。一般来说，它是一个非常隐私的议题。治疗师处于一种理想的位置来对性关系进行深入的评估，因为他们花费必要的时间来了解伴侣，并赢得他们的信任。本章涵盖了评估最为重要的方面，可为那些与伴侣工作的治疗师提供帮助。希望部分读者会对伴侣关系这一令人着迷的方面产生足够多的兴趣，并进行进一步的阅读和训练。

第二十一章
伴侣治疗中性议题的处理

诺尔玛·卡鲁索

导　言

性是一段伴侣关系的基础之一。它以错综复杂的方式与伴侣的情感生活编织在一起，对他们的功能至关重要。当出现功能异常的状况时，性也会成为严重困扰的来源。虽然这个议题很重要，但治疗师常常觉得自己没有准备好去处理婚姻关系中存在的性困难。能给治疗师提供治疗性功能不良的指南的文献相当稀少，尤其是精神动力学视角的文献。本章旨在通过呈现有关伴侣动力、性症状的形成以及伴侣治疗中的治疗行动的理论来填补这一空白。我会讨论一对已婚伴侣的性功能障碍。我将呈现一个客体关系模型，用于对性困难进行概念化，这个模型聚焦在对内在客体的理解上，其参考了被潜抑之物的回归（Fairbairn, 1943）、癔症状态（Fairbairn, 1954）、无意识婚姻动力（Dicks, 1967）以及客体关系理论在家庭和伴侣治疗中的应用（D. Scharff & J. Scharff, 1987）。此外，我还将讨论对伴侣性功能异常的评估和治疗，并描述一种整合了精神分析和性治疗行为技术的治疗取向（Kaplan, 1974; D. Scharff & J. Scharff, 1991），该取向强调将移情和反移情作为治疗工具。

性和婚姻治疗的模型

迪克斯（Dicks, 1967）将费尔贝恩（Fairbairn, 1944）提出的心理内部结构的模型与他对被潜抑的坏客体的回归的描述（Fairbairn, 1943），以及克莱因（Klein, 1946）提出的投射性认同的概念合并在一起，创造了一个框架来诠释伴侣的婚姻和性功能。通过形成一个"联合人格"，配偶各自通过投射性认同的方式将被分裂和潜抑掉的自体的部分置于他们的伴侣身上，而基于他们过去对待这些部分的方式，他们要么将这些视若珍宝，要么去攻击它们。"联合人格"也让婚姻二人对的每一个成员在他们的伴侣那里——通过投射性认同——重历原初客体关系的某些方面。迪克斯对婚姻动力的概念化也适用于伴侣的性关系。

性困难呈现出的是双方的投射性认同过程渗入了一对伴侣的身体和情绪层面的亲密生活，而生殖器官被用作身体的屏幕，那些与依恋对象和亲密伴侣之间被分裂掉的冲突通过转换机制投射在这个屏幕上（Fairbairn, 1954; D. Scharff, 1982）。

案 例 说 明

这对伴侣

洛德丝（Lourdes）和辛格（Singh）是一对20岁出头的伴侣，他们寻求治疗的原因是，由于洛德丝对性的厌恶，二人没有发生性关系。这对伴侣在大学相识，在结婚前谈了几年恋爱。在关系早期，洛德丝认为辛格错误地将她朋友般的兴趣理解为一种性的邀请，因此他会尝试亲吻她和拉开她的上衣。起初，她决定终止二人之间的联系，但是最终共同的兴趣让他们进入了一种排他的关系，支持这段关系的是洛德丝对辛格的风趣幽默的欣赏，以及辛格对于洛德丝关爱他人和温柔的性格的喜爱。在开始恋爱关系几个月之后，他们发生了性关系，他们描述这些关系是令人愉快的。但当他们计划结婚时，洛德丝开始感到内疚，并觉得性是"无聊"的。辛格勉强同意直到婚礼之后再发生性关系。

在一年的婚姻中，洛德丝和辛格没有发生过任何性关系。洛德丝将缺乏性关系归结于他们在情感联系上出了问题。她把辛格描述为"粗鲁和贪婪的"，并且相信他的行为反映出他对她缺乏敏感。她也称辛格对他母亲的关心更甚于她，而他否认了这个指控。辛格认为问题纯粹是和性有关的，并且认为他们之间的性困难反过来影响了二人的情感关系，让他觉得自己被拒绝，既伤心又愤怒。

背景信息

洛德丝出生于哥伦比亚，为了上大学来到了美国。为了与压抑的文化以及天主教传统保持一致，她的家庭禁止约会，而且会密切监控她的穿着打扮。洛德丝服从了这些大多来自父亲的禁令。洛德丝的母亲放弃了一份有前途的职业，成为一名妻子和母亲，当洛德丝在青春期早期时，母亲变得极为抑郁。

辛格有印度血统，来自一个不会谈论性或公开表达情感的家庭。他接受了他的文化规范，即偏好男性主导而女性服从。辛格要负责照顾一位依赖的母亲，当父亲在他12岁时去世后，母亲的依赖需要变得更为强烈。

洛德丝羞涩的、笑吟吟的面容创造出了一种十分女孩子气的外表，这和辛格沉默而自信的气质形成了鲜明对比。二人在这段关系之前都没有谈过任何恋爱，也没有过任何性经历。

评估

在我花了多次会谈收集了他们的家庭、婚姻、关系和性历史后，我使用迪克斯的模型来对洛德丝和辛格的婚姻及性动力关系进行概念化。为了提升舒适感和开放度，我在个体访谈中采集了二人各自的性历史。我还使用了一个性调查（LoPicollo & Steger, 1974）来理解这对伴侣的性态度、实践、欲望和性互动，以及伴侣各自对于对方的欲望和体验的知觉。在评估之前，洛德丝的妇科医生已经确定，她的性问题不具有任何器质性的原因。此外，也不存在任何的药物使用或心理病理问题能够解释她的困难。

在向洛德丝和辛格解释了婚姻和性的功能之后，基于迪克斯的模型，我将概述我的治疗计划，并提供案例片段来说明如何整合精神分析和行为治疗技术。

动力学概念化：从客体关系框架出发

根据迪克斯（Dicks, 1967）的模型，生殖器官可以作为一种媒介来表达未解决的内心冲突，因此会使力比多能量的表达受挫。基于这一信息，我的印象是，洛德丝和辛格一起将欲望和恐惧之间的分裂投射至性交上。

洛德丝的阴道具身化地表达了恐惧。她将自己被否认的性渴求置于辛格，又因为他在性方面"过于贪婪"而攻击他。在无意识中，因为他能公开地表达性，因此她被他吸引，而这是她自己否认和分裂掉的一部分。她拒绝服从辛格在性方面的要求，这让她能认同那些压抑的宗教和文化教条，并将自己视为贞洁和温柔的。同时，洛德丝对辛格的攻击加深了她的幻觉，即她摒弃了她所处的文化中女性具有的从属角色。辛格的生殖器代表了欲望令人兴奋和危险的方面。虽然他表现得能够舒适地面对自己的性欲，但实际上他会潜抑和抑制它——考虑到他之前从未恋爱或有过性经历的事实。辛格否认他的抑制，将它们投射至洛德丝，然后因为缺乏性活动而责怪她。在无意识中，因为洛德丝的个人史让她具有能够接受这些投射的效价，所以他被她所吸引。辛格接受了洛德丝的投射，即他有着过多的性欲望，这加强了他的自尊，而婚姻中缺乏性行为则让他在无意识中能够维持与那位被他理想化和怨恨的母亲之间的原初忠诚。他并没有觉察到，他是如何和妻子共谋来回避性的。

反馈和治疗建议

在做完评估之后，我在一次二人共同参加的会谈中向洛德丝和辛格提供了反馈和治疗建议。我告诉他们，他们的性问题反映出的是婚姻中存在的更大的困难，这种困难的表现为他们相互攻击对方。同时，性问题加剧了他们婚姻中的紧张关系。我还提出，这对伴侣各自都深陷于婚前就存在的原生家庭冲突之中，这也形成了他们性功能异常的基础。

我建议在进行伴侣性治疗之前，洛德丝和辛格去接受一段时间的婚姻治疗，来处理他们整体的关系模式，这种模式让他们都觉得自己是受害者，被对方所拒绝，因此反过来觉得自己理应去伤害对方。此外，婚姻治疗能够改善他们处理冲突的技能，增加他们对对方观点的理解，理解性困难如何体现出他们婚姻中的冲突，并提升他们将各自的文化进行融合的能力。我还建议，之后可以将洛德丝的个体治疗整合到治疗之中。在做评估的时候，辛格已经和另一位治疗师进行了一年的个体治疗。

治疗

本文呈现了一种将精神分析工作和性治疗行为技术结合在一起来治疗性困难的治疗取向。在处理未解决的冲突方面，精神分析技术尤其有用。因为它需要时间才能将性困难和早期依恋历史联系在一起，所以治疗的早期阶段倾向于聚焦在伴侣的性活动和他们对彼此反应的细节上。在这个阶段，治疗师会布置一系列特定次序的行为练习。这些练习一般被称为感官聚焦练习（Masters & Johnson, 1970），旨在增加个体对自己和伴侣的需要的觉察，并且鼓励他们聚焦于感官体验。

海伦·辛格·卡普兰（Helen Singer Kaplan, 1974）在行为练习上增加了精神分析的部分，即将做出精神动力学诠释也包含在其中。戴维·E. 沙夫（David E. Scharff, 1982; D. & J. Scharff, 1991）改良了卡普兰的模型。他的治疗取向要求伴侣在后续会谈中回顾他们的体验，在伴侣每掌握一个水平之后再增加一个练习，如果伴侣遇到了困难，他会让他们重复这个练习。当伴侣讲述他们练习时的体验时，治疗师会致力于使用精神分析的技术，从精神分析的视角来理解上述材料。具体来说，治疗师让来访者做出联想，报告他们的梦，鉴别由身体练习激发出来的情感、幻想和焦虑。治疗师还会分析阻抗，并利用移情和反移情来理解伴侣的体验。通过聚焦在伴侣性活动中发生改变的行为成分以及他们对练习的想法和反应上，无意识的材料会浮现出来。这些材料的浮现是使用精神分析取向的结果，也源于练习具有的亲密互动。练习过程中的成功和失败会给伴侣施加心理压力，继而刺激了无意识材料的出现。将精神分析和行为技术相结合的治疗取向比仅依靠行为技术的取向时间更长一些，因为它会把焦点放在整个伴侣关系上。

练习以没有威胁的、不涉及生殖器官的方式给彼此带来愉悦感为开始，以性交为结束。这是一种现场脱敏的形式，即在一个令人害怕的情境中将其分解为不同的步骤，在安全的条件下体验这些步骤，以逐步获得掌控感。这些练习创造了新的学习体验，在这些体验中，随着压力成功减退，令人愉快的反应会被强化，而焦虑也会减少。与每次练习联系在一起的是客体关系议题（J. Scharff & D. Scharff, 1991），这些议题与个体的自体体验以及个体与他人的关系体验有关。每次练习会提供机会来修通这些作为冲突来源的议题。

在本章剩余的篇幅中，我将呈现与洛德丝和辛格进行的性治疗的片段。最初的几个片段来自治疗的开始阶段，伴侣当时正在做前两个练习；最后两个片段说明的是来自治疗中期阶段的练习。这些临床材料展示了在伴侣练习过程中出现的议题，如何使用精神分析技术来处理这些议题，以及身体和生殖器官如何作为媒介来表达内在客体关系。对整个练习的次序以及相关的客体关系议题的描述可见于沙夫夫妇关于伴侣治疗的著作中（D. & J. Scharff, 1991）。

伴侣治疗

在开始性治疗的这个部分之前，洛德丝和辛格花了十个月接受婚姻治疗。在此期间，他们开始觉察到他们不仅在身体亲密关系中感到不适，还在情感亲密关系中感到不适。他们逐步理解了他们的相互攻击是如何阻止了自己感受到渴望，以及这一动力如何体现在他们的性困难之中。以下是来自性治疗开始阶段的片段。

洛德丝报告说：“做练习的感觉太好了。我可以放松下来，因为我知道它不会导致任何后果。”她把这个情境与通常会发生的情况相比较，即当预期会发生性交时，她就会感到紧张。不过，辛格并没有按照要求来做。他试图去抚弄洛德丝的乳房。辛格笑着说：“我知道这么做不对，但是我觉得我想要试一下。”他承认，练习的限制让他觉得挫败。

第一个练习是后续练习成功的基础，因此尤其重要的是伴侣能够正确地完成这个练习。这也有助于澄清伴侣对性治疗的期待。在上面的片段中，辛格违反了要求，因此，这个练习需要重做。当他们在下一周回来治疗时，他们报告辛格又一次尝试触碰洛德丝的乳房。他的行为让她感到紧张，而且她会猜测辛格什么时候会再次违反要求。他无视了她的焦虑。但是这一次，洛德丝设定了限制，尽管是以一种开玩笑的口吻而非有力的方式。

我就辛格的行为可能造成的破坏影响和他进行了对峙，洛德丝看上去很开心。当我第三次布置这个练习时，我强调了通过恪守限制来降低洛德丝的焦虑和确立安全感的重要性，这是继续进入下一个阶段的前提。辛格觉得恼火，尽管洛德丝笑着说，她已经告诉辛格，他的行为会带来这种后果。

在最初两次的会谈中，伴侣表现出了相当强的阻抗。辛格无视我的要求。他的行为具有攻击和贬低的意味。他忽视了洛德丝对安全感的需要，并让她的体验打了折扣。尽管我怀疑，辛格这一行为的背后是他对性感受的恐惧，但是我在反移情中仍感到愤怒。他用攻击性掩盖他难以忍受自己的温柔，并将这种攻击性投射给了我。这样一来，我就采取了一种控制的姿态，就他的行为会产生的破坏影响与他对峙。此外，辛格因再次布置这个练习而感到恼火在我这里引发了一种感受，我觉得自己剥夺了他的性体验。我觉得愤怒，不想理睬他，而这种反应让我能够与洛德丝面对辛格时的体验产生共振。简而言之，我利用辛格对我的移情和我的反移情更好地理解了伴侣关系的运作方式。

此时，我对于洛德丝有更多的同情，但我相信，辛格对练习的破坏反映出的是二人共有的恐惧。在无法有力地面对辛格时，洛德丝的阻抗以微妙的方式呈现了出来。她的耐心掩饰了她背后的愤怒。我拥有了她的愤怒，并扮演了与辛格对峙的角色，这似乎让洛德丝感到开心。

在移情中，辛格暴露的是，他会使用攻击性来防御温柔的感受，而洛德丝则使用耐心和容忍来回避愤怒。这样，我能够更清楚地理解他们的关系模式，也就是说，他们会否认自己身上令人恐惧的部分，并将这些部分置于对方之上。

在接下来的几周里，这对伴侣的阻抗不断增加。洛德丝抱怨，自己感到疲倦，难以有足够的精力为辛格按摩。身体上的亲密似乎并没有给她注入活力，反而让她感到枯竭。他们报告难以找到时间来练习。为了解决这个问题，洛德丝建议他们缩短练习的时间,以及让辛格边看电视边做按摩。这种活力和激情的缺乏令人印象深刻。

在会谈中,洛德丝和辛格也表现出类似的困难。他们常常迟到,而进入会谈时,二人似乎都已经精疲力竭了。我觉得自己像是一个要求学生做作业的教师。他们的阻抗在干扰我能够给他们提供的学习体验。在背景式的移情中,伴侣难以在心理上被我抱持。在我这里上演的困境折射出的是他们难以从彼此那里获得乐趣。

面对伴侣缺乏活力的状况,在反移情中,我感到需要为他们提供能量和希望。因为他们频繁迟到,我也和他们一样,感到时间不够完成工作。因此,洛德丝建议同时完成两个任务时,我也有同样的想法。

在接下来的几周里,我再次布置了相同的练习,并继续探索伴侣在完成练习时经历的困难。他们承认,他们有一种在学校上"补习班"的感受,并且难以服从我的指令,也无法体验到愉悦。面对我对他们的阻抗所做的对峙,洛德丝和辛格解释,这是因为他们的日程安排很紧张。尽管如此,因为他们开始能够恪守边界,并能够去享受按摩,于是我布置了第二个练习。我告诉他们继续按摩彼此的整个身体,但是不要超过轻度的唤起程度。在报告第二个练习的情况时,洛德丝说,她穿上了内裤。当我提议,我们可以尝试去理解她为何需要保护自己时,发生了以下对话。

洛德丝说:"我不明白。我从来没有被创伤过,也不是因为我不信任辛格。当他拂过我的阴部时,我不觉得他会强奸我。或许这只是因为进展到了下一个练习。"洛德丝提到了她对治疗的移情,我把这一点记在了心里,但我只针对她和辛格的关系做了评论。我说:"我有这样一个印象,你觉得辛格会违背你的意志,因此你感到不安全。"她表示同意:"你说得对。"辛格补充说:"并不只是体现在性的方面,而是体现在我们整个关系中。"洛德丝说:"在开车和花钱方面我也会制造出不安全的氛围。"我说:"你常常觉得洛德丝的批评在攻击你。她挑刺的方式侵犯了你觉得自己是一个负责任的人的感受。"辛格说:"感觉的确好像洛德丝有一把来复枪,并在向我射击。"我说:"当我挑战你建立关系的方式时,你觉得我也在向你射击。洛德丝,你觉得我在把你推入一个不安全的地方,因此你需要防备我。"

在治疗的早期阶段,洛德丝和辛格在学习相互给予和接受的方面进展缓慢。他们在彼此的关系中保持着一种缓慢的节奏,这一点也同样反映在他们以一种缓慢的步调接受我给予他们的帮助。当洛德丝将需要掩饰自己与对治疗进展的恐惧联系在一起时,她代表伴侣表露出了对我的移情。也就是说,伴侣把我视为一个威胁,而面对这一威胁,他们从工作中撤离。其结果是工作进展变得缓慢,而我觉得和他们失去了联系。类似的,这种逐渐失联的动力也发生在他们的关系中。

总结来说,通过利用移情和反移情,我能够获得一种内在的理解,明白伴侣慢速进展的无意识意义是一种共享的无意识恐惧——恐惧被侵犯。洛德丝恐惧的是躯体层面的侵犯,辛格恐惧的是情感层面的侵犯。我使用这一理解来诠释这个动力如何在他们对我的移情以及对彼此的移情中显现出来。于是,伴侣有机会在治疗的安全氛围下,探索内在世界以及它对他们关系的影响,从而对我的诠释做出回应。

伴侣治疗:性治疗的中期阶段

数月之后,洛德丝和辛格的练习需要涉及插入式性行为。在开始这个练习后不久,洛德丝出现了尿道感染,而她将此归咎于插入行为。她透露说,她通常都不会觉察到排尿的冲动,直到这种冲动非常强烈。她还说,完成性交之后,她发现,性交后排尿能够让她"排出精液和清洁(她的)系统。"我说:"我有一种感觉,你将插入等同于变得肮脏,并且认为排尿能够将毒素从你的系统中清除。"她对我的评论做出了联想,说:"精液是黏稠的",而辛格补充说:"如果它接触她的皮肤,就好像是酸溶液一样。"

在辛格的建议下,洛德丝谈论了她童年患有压力性尿失禁的历史。由于她的家庭禁止接触未婚女性的生殖器,洛德丝报告她的父母在很大程度上忽视了她的问题。不过,在她十几岁的时候,父亲带她去看了一位医生,这位医生给她插了导尿管,但是并没有支持她进行随访。她父亲压制住了自己对她插导尿管这件事的愤怒,但当他在她的车里发现卫生棉条时,这种愤怒爆发了出来。

洛德丝说,"父亲纠结于在婚前有东西进入我体内的念头。他说,如果我在结婚时不是处女,那么他会感到无比羞耻以至于要离开这个国家。他的话十分严厉。"洛德丝开始哭泣,并且承认自己感到极为羞耻。我说,"我觉得你仍然带着那种羞耻感,而且仍然相信,性以及任何与它有关的东西都是伤人的。并不只是辛格的身体让你感觉到脏,你自己的身体也是如此。我怀疑你是不是已经切断了任何在生殖器和排尿系统中的感官感受。结果是,你不仅失去了对自己性冲动的觉察,也觉察不到排尿的冲动。你的父亲侵入了你的空间,而你很犹豫是否要重新收回属于你的空间。"她说,"他没有理由为我感到羞耻",并且承认感受到愤怒。

在之后的会谈中,洛德丝报告,我关于她尿道感染的身心成分的诠释让她觉得"愚蠢",而她想要提供科学证据,表明在性交后排空膀胱能够避免尿道感染。她对我的诠释的阻抗说明她在心理层面难以进入,也体现出她的性功能异常确实具有身心成分。于是,我诠释了她对我的愤怒,提出她觉得被我侵犯,就像是觉得被父亲的信念以及辛格插入的尝试侵犯一样。她表示同意。通过建议洛德丝谈论尿失禁的童年史,辛格开启了一个过程,让我们能理解洛德丝将心理插入与躯体插入等同,在面对任何方面时都会退缩。他将洛德丝推出来接受我插入般的诠释。看见她能从这个过程中存活下来,应该能够帮助他在此刻去面对他对情感插入的恐惧。

总　　结

　　我们会让这对伴侣停留在此处，留在治疗进行到一半的地方。他们的临床材料说明了如何使用客体关系理论来诠释形成这对伴侣的关系并让他们的性功能受挫的那些无意识的、心理内部的因素。它认为伴侣的性问题植根于与内化的原初客体之间未解决的冲突，而生殖器官则成为表达这些冲突的媒介。在协商他们的性关系过程中，二人对中的每一个成员都会通过投射性认同在对方那里重历他们被分裂掉的和被潜抑的冲突的某些部分。此外，它描述了性功能异常具有的身心成分。洛德丝和辛格无法在自己的内心和彼此之间容忍这些令人害怕的部分，因此伴侣关系的韧性受到了挑战。上述临床过程说明了如何整合行为技术和精神分析技术。尤其是广泛使用移情和反移情作为治疗工具来与复杂的议题进行工作，随着伴侣完成治疗师布置的性治疗练习，这些复杂议题便会浮现出来。本章旨在提供一种方法对性困难进行概念化、评估和治疗。

第二十二章

流产在伴侣生活中的无意识原因和后果

约兰达·德维拉

导　言

在治疗曾经有过流产经历，或知道他们的父母曾经有过流产经历，或被告知可以考虑做出流产决定的个体和伴侣时，我们常常会发现，他们会把这些视为一种拒绝。他们常常会重复流产，用这种方法来摆脱自己被分裂掉的一部分，这个部分封存了某种高需求的情感。自体的一部分去对抗自体的另一部分，扼杀了所有有关需求、脆弱、依赖或是因为丧失客体而感到痛苦的表达。通常，伴侣的另一方或者是他们在世的子女是这类投射的绝佳接受方。

我在许多案例中都曾看到过这种需要，即需要让自己的一部分流产掉。在第一个案例中，一位自幼被母亲拒绝的男性，知道母亲之后曾有过数次流产的经历，他害怕母亲的暴力，猜测她是否也曾想要杀死自己。他曾尝试从悬崖上跳下来自杀，想通过这种具体的方式来摆脱自己的一部分，但被一位朋友拉住了。在心理层面，他不断地表达他想要摆脱内在坏自体带给自己的沉重负担，而这部分会感受到被拒绝的情感痛苦。在另一个案例中，一位女性在某一天听到母亲告诉朋友她曾经流产过三次，"我躲掉过三次！"她报告自己有一种想要从阳台跳下去的冲动，但是她适应的防御系统阻止了她见诸行动，而是将这种冲动带入治疗。

将自体的一部分流产的主题会以许多形式被付诸行动。因为难以哀悼丧失和接受现实，这些患者通过象征等同性（Segal, 1957）的方式来处理现实。当无法确定与一个客体分离时，也就无法以象征来代表分离。象征等同于客体。流产意味着无法完成一次怀孕的过程。通过象征等同性，它也似乎等同于，比如：感觉到在治疗会谈中想要排泄的冲动；突然中断治疗；反复取消会谈；通过将他们高需求的自体投射至子女身上来拒绝自体的这部分，而这些子女之后会尝试自杀。

在《哀悼与忧郁》（Mourning and Melancholia）一文中，弗洛伊德（Freud, 1917）描述了这样一个过程，即外在客体的丧失带来的是一部分自我的丧失。这个被解离的未解决的哀伤的部分在弗洛伊德简要地谈及流产时（Freud, 1921）也曾被提及过。他指出，关于我们的情欲生活的意识和无意识信息之间存在差距，这一差距会导致我们毫无悔意地流产。弗洛伊德说，这些人爱而不自知，或者他们不知道自己是否爱着，或者他们认为自己在恨实际上却爱着。

流产可能是一种象征等同性的结果，因为胎儿被等同于、被用来代表自体的某个部分，由于母性剥夺，这个部分"从来没有在心理上出生过"。孩子知道父母是不是曾经想要自己，努力在一段关系中活下来，在这段关系中他必须遗忘和潜抑曾经被照顾者体验为额外负担的那一部分自体。外在世界中的动力被复制到内在世界中，然后被再次向外投射至一段伴侣关系上，在这段关系中，一方表达被拒绝的部分，而另一方控制和拒绝上述表达。在创伤的强迫性重复中，这些个体会通过无情地攻击和驱逐自体中受苦的部分，从而在头脑中持续流产的过程。面对分析师尝试接近这个不被承认的部分的所有力，患者的反应都好像自己的存亡就在一线之间。

我考虑了一组沿着代际连续体分布的症状集合，从母性剥夺，到对母爱的难以承受的渴求，对情感的解离（尤其是高需求有关的情感），将心智的这一部分流产，实际流产未出生的婴儿，到在世的子女出现自杀行为或自杀意念。我的主要兴趣在于流产对这些伴侣的子女造成的影响，以及流产背后的动力，即将其作为伴侣成员的一种联合无意识幻想来看待。对于许多案例而言，代际议题都是问题的背景。下面，我将用A夫妇的案例来说明我的观点。

A 夫 人

A夫人是一位身材高挑、有魅力的女性，她十分聪慧且有着成功的职业生涯。她的肤色、黑色的头发以及绿色的眼睛让她在人群中十分出挑。她是家中的第二个孩子。A夫人形容自己的母亲是一位冷淡而情感疏离的人。在她感到挫败的时候，她会说出暴虐的言辞，让A夫人觉得自己是不被需要和不被爱的。她记得，在小时候到朋友家里做客，目睹了朋友和母亲之间的爱与情感。在晚上，她会在睡觉时渴望一位母亲给予她亲密和温柔的对待，渴望她从未获得过的爱，但她却没有这样一位母亲。她很依恋年长5岁的姐姐，姐姐在长相和性格上都很像她们的母亲，但没有母亲那么防御。当姐姐结婚时，她备受打击，无法停止哭泣。当时是父亲安慰了她。她记得，一旦表现出一丝对自己智力或长相的自负，她就会得到惩罚，以至于她怀疑自己的直觉和对现实的知觉。结婚后，她得知了一个家庭秘密，那就是母亲曾经离过婚，并且为了和父亲结婚而流产了自己的第一个女儿。在成年后，她也发现，母亲的哥哥曾经性虐待过母亲。

A 先 生

A先生身材圆润，他的长相与其说是有魅力，不如说是可爱。他只有一个姐姐，他自小在一个高度情欲化和兴奋的家庭环境中长大，一直是母亲和姐姐宠爱的对象。父亲有着适度的情感表达，但非常疏远，他不被家人重视，就像是"数字左边的那个零一样"。在父亲忽视的环境中，A先生变成了姐姐和母亲获得乐趣的玩具。在青春期之前，她们经常会给他手淫，来看他勃起。父亲没有将儿子从妻子和女儿的虐待中拯救出来。在青春期时，或许是无意识中希望能够找回父亲以及自己失去的"阴茎（phallus）"，他表现出具体的行为——诱惑家中的年轻男仆多次给自己口交。A先生早在青春期的时候就遇见了A夫人。很快他们就开始了一段活跃的性生活，期间不时因为他对自己性别认同的怀疑而中断。他喜欢女性，但又觉得男性对自己有强烈的吸引力。在20世纪50年代早期这样一个高度压抑的社会中，在一个女性化的环境里，A先生没有机会自由地去探索性别议题。他是一个聪明且极为成功的银行家，同事和客户都十分尊敬和欣赏他，但是他在情感上很疏离，难以读懂情绪线索和理解情绪状态。他和自己原生家庭的关系仍然十分紧密，与姐姐之间的乱伦关系在如今以边界议题的形式继续存在，表现为在姐姐离婚期间处理她的经济事务，并允许她放任自己插手她的婚姻议题。

这 对 伴 侣

A夫妇因为性议题前来寻求伴侣治疗。在她17岁、他20岁的时候，二人因为她的怀孕而结婚。她形容自己的童年和青春期是孤独的，哪怕有许多朋友。她原生家庭中的关系是高度理智化的，因此她在A先生身上发现了非常不同的东西。他来自一个充满激情和爱意的家庭，但同时，就像她后来发现的那样，这个家庭也十分异常。开始，她觉得他的家人十分接纳她。他和A夫人的关系相当复杂。他曾好几次远离她，而她感到被拒绝，曾经变得抑郁，并且因为分手带来的无法忍受的痛苦而想去死。渐渐地，她会强迫自己往前看，再次开始生活，会在一段时间里过得不错，直到她会再次去找他，并且开始追求他。每次他们复合，A先生会意识到他曾经几乎失去了她，因此变得更专注而投入。她曾经对A先生有过慈爱的感觉，觉得自己需要亲近他。

A夫人在15岁的时候第一次怀孕，也第一次流产，根据她的说法，这是两次流产中的第一次。A先生记得有六次流产，而在最后一次流产之后，他感到有压力去娶她。她并不确定，但记得自己最多流产了两次。当他们回忆流产的经历时，两个人对于失去胎儿都缺乏任何感情。在A夫人最后一次怀孕时，他仍然在上大学，而他们决定再次流产。这一次A夫人对之前的流产感到内疚，告诉了她的父母，他们决定给予二人支持，直到他们能够独立，因此他们结婚并生下了这个孩子。这一支持让他们感到高兴且欣慰。生活由此继续，而因为她忙于抚养孩子们，她并没有觉察到自己是多么孤独。

A先生在情感上持续处于退缩状态。尽管他对她礼貌而温和，当她需要他时,他在情感上无法陪伴她。他们有两个儿子。当第二个孩子进入青春期时,危机爆发了。由于A先生忙于工作,因此A夫人承担起了父亲的角色,尝试给儿子们的教育立一些规矩,结果是她变成了一个惩戒和拒绝的母亲。她和幼子的关系恶化,他变得和父亲更亲密。他开始吸毒,并因为吸毒过量,有好几次差点送了命。每晚他都因为参加聚会而晚归且烂醉如泥,在学校的学业也非常失败。高中一毕业,夫妇二人就把他送去国外读大学。

第一次来找我咨询的时候,他们年近40。A夫人充满恐惧地面对空巢状态,她意识到二人之间的情感是如此淡漠。他们很少发生性关系,也没有什么可以交谈的。A夫人以此与A先生对峙,并且开始抱怨。在几次会谈之后,他坦白,自己远离她的原因是对自己的性身份认同存在一些困惑。他的困惑早在青春期就开始了,当时因为他不想伤害她,所以疏远她。他也坦白在他们结婚期间有过同性性行为。他的生活不能没有她,因此他尝试抑制自己的性冲动,向自己发誓不能再做出这种行为,而是尝试和她建立一段美满的婚姻。

备受打击的A夫人说,她曾经发现过迹象,却忽略了。如今她能够理解他为何退缩以及为何二人的性生活频率如此低。她觉得自己的性欲终于被唤醒了,并且变得更为强烈,但他会拒绝她。她在意识层面对丈夫的处境一无所知的情况下,开始和一位已婚邻居发生婚外情,在那个男人那里,她找到了情感上的契合,这是她在丈夫那里无法寻找到的。在和"这个人类"在一起时,她是一位职业成功的、聪明的、有情绪的、充满情感的、有精神追求的——而且是性感的人。他们有一些短暂的性行为,但这段关系主要是柏拉图式的。A夫人觉得非常内疚,但如今她明白自己是在寻找一些生活中缺少的东西。她建议A先生接受个体治疗,他答应了,但很快他就让治疗"流产"了,因为他觉得治疗师不重视他的同性恋议题。

治 疗 史

在个体评估过程中,二人都向我坦白了他们的不忠行为。A夫人觉得她的情人能帮助她承受丈夫的坦白带来的心碎之痛。A先生觉得,因为她拒绝把他当作性伴侣，所以他被推入了同性恋的婚外情之中。他们拒绝向彼此敞开心扉，各自都在对方面前保守了目前婚外情的秘密。不过，他们觉得要再给这段婚姻一次机会，因此都结束了各自的婚外情。

当他无法在她面前勃起，哪怕他服用了壮阳药物时，问题再次出现了。他把性困难归咎于她，说他感觉到她拒绝自己所做的一切。她说自己再也不想要给他口交。

然后事情开始变得更为复杂。他们的幼子在大学中遭遇失败。结果他又开始吸毒了。他们把他送往另一个国家继续学业。他再次失败了，并且因为问题行为而被暂停学业。这对父母拒绝再次给他提供支持，于是他搬去和朋友们一起住，他开始在情感和经济上都依赖于这些朋友的帮助。他变得甚至更为抑郁，几次尝试通过过量吸毒来自杀。

在会谈中，A夫妇在谈论自己的儿子时呈现出事不关己的状态，并且他们显然没有能力去理解儿子的情绪问题，这让我极为惊愕。A夫人成了一位控制的母亲，因为他的行为失当而斥责他。他们和儿子之间的问题越严重，A先生就变得越退缩。她对他让自己独自面对儿子而极为愤怒。最终，他们意识到，让儿子和朋友住在一起对他来说并不是最好的解决方案，于是他们决定，如果他同意去工作，他们会给他一些经济上的资助，他同意了。他们结束了伴侣治疗，但A夫人继续在我这里接受个体治疗。

后来，这对伴侣一起去墨西哥城旅行，在参观瓜达卢佩圣母堂时，A夫人崩溃了，想到儿子的事以及想到自己有可能会失去他，她就无法停止哭泣。这让治疗出现了突破，因为她能够超越自己的愤怒，第一次触及她的悲伤与恐惧。

A夫人又开始了和邻居的婚外情。她怀疑A先生也在做同样的事。我给她的诠释是，在大部分时间里，她的情人在给她提供父母般的建议，帮助她如何去应对孩子们，这是她的丈夫无法做到的事情。他帮助她抵御住了内心世界携带的那种破坏性的母性认同。

此时，之前一直都很成功的长子也变得抑郁，并且三次尝试自杀。A先生又回来做了几次治疗。A夫人抱怨到，他的情感疏离让她独自承担孩子们尝试自杀给她带来的恐慌的重负，之后她变得非常暴怒，以至于威胁要杀了他——

如果任何一个儿子出事的话。

在这件事过去几个月之后，如今极为害怕A夫人的A先生决定离开她来弄明白自己的困惑。他搬去和一个年轻的男人同居，在这段关系中，他没有任何性方面的困难。在他离开一个月之后，她也尝试自杀，事后他回到了家中。但是二人的关系并没有好转，因为他继续拒绝治疗。如今，她成了那个不计后果地发生婚外情的人，以至于我对她的安全充满担忧。我意识到，我内化了她在一个无爱的绝望环境中体验到的恐惧。

最终，她同意接受更为密集的个体治疗，一段时间之后，双方都能冷静下来，并承诺尝试再次在婚姻中共同生活。他们能够给儿子们提供更多的结构和情绪支持来帮助他们。A夫人在这个时候报告了一个梦，我认为这个梦是通过她向我传达的伴侣之梦。这个梦帮助我理解了被投射到关系上的内在动力，然后能够向他们讲述他们如何攻击自身感到害怕和脆弱的部分，以及代表了他们的脆弱的外在客体。在梦中，她吓坏了，躲进了一个黑暗的壁橱里。突然，她找到了一个灯泡。她点亮了这个灯泡，并为能够获得一些光而感到欣慰。但是她仍然害怕被外面的人发现。这个梦描述了这对伴侣所做的微弱的尝试——他们试图点亮内在的恐惧和需求，也展现出了自己的攻击性和迫害性的部分所具有的令人难以承受的力量，这些部分被向外投射给对方，投射给他们的孩子们，也投射给我，又回过来攻击他们自己，让他们没有空间从防御系统中脱身。

讨 论

当关系需要包含一个第三方，比如死去的婴儿、处于独立过程中的青春期孩子们，以及他们自己被分裂掉的脆弱自体时，这对伴侣就无法在一起。他们如此轻易地摆脱掉了婴儿，就像扔掉垃圾一样。他们无法哀悼那些婴儿，也无法思考他们的关系开始以及展开的方式对他们的影响。A夫人脆弱的自我需要一段共生关系，这种关系不允许她和丈夫之间存在任何差异。在她的孩子出生之后，她将自己的依赖从A先生转移到了第二个儿子身上，但是一旦他开始与她分离，由于她无法承受这种分离，面对失去儿子的威胁时，她的反应是将他送往遥远的地方读大学而摆脱他。

无意识层面的沟通以一种难以理解的方式发生，即他们的孩子不断尝试通过自杀来让父母卸去负担。尽管他们有魅力、聪明且富裕，他们却毁掉了所有成功的机会，把职业上的成功只留给自己的父母。

矛盾的是，这对伴侣在和孩子的关系中的矛盾感受部分是由于他们共享着一个防御系统，以全能感来对抗生命和死亡，认为只有让他们待在自己身边，才能让孩子们活着，就好像在说："我们创造了他们；我们能够选择到底是毁掉他们还是让他们活着。"这对伴侣尝试让自己摆脱被置于对方身上的糟糕投射，直到对方难以承受，然后不得不分开。随后，为了继续活下去，他们找到了新的、未被污染的伴侣，与这些伴侣在一起时，他们尝试将生命以具象的方式投射至生殖器官中，并且希望生命在那里可以变得繁茂（D. Scharff, 1998）。A先生无法通过和妻子的阴道性交来确认自己阴茎的生命力和男性力量的存在——即他自己男子气的部分，于是将注意力转向另一个更年轻的男性。这个男性给A先生提供了感觉更有男性力量的机会，而A先生无法允许一个女性这么做，很大程度上是因为早年的乱伦处境让他感到内疚。

A夫人不知疲倦地努力想从A先生那里获得阴茎力量，"成为"自己有阴茎力量的母亲，从而可以避免需要自己的母亲。她以一种分裂的方式表达了伴侣的男性气质，他则以分裂的方式表达了女性气质的方面。同时，她尝试找到一个可以提供母性关爱和温暖的男性，这些关爱和温暖是她没有从母亲那里获得的。她在一段性关系中寻找丧失的母亲的温暖，期待被一个阴茎插入（在象征层面是一个乳头），作为补偿，她是否从中获得性乐趣并不重要，重要的是她能获得的母亲的关爱，而这种关爱只有从一个男人那里才能获得。

A夫人想要一个像她父亲那样的男人，这个男人能够阻止母亲摆脱A夫人，就像她在之前的婚姻里通过流产摆脱了她的第一个女儿一样。这样一来，流产代表了母亲对她的拒绝。然后，她为这段关系在无意识中具有的乱伦的部分感到内疚。成为一个母亲也让她想"做自己的母亲"的渴望产生了冲突。当儿子离家上大学时，她体验到了儿子的"拒绝"，于是，一部分的她就认同了自己那位有拒绝特点的母亲的冷淡。这让她回忆起，事实上每次都是她的母亲带她去诊所流产的,母亲和女儿由此让历史重演,即通过流产掉的婴儿来去除被她们否认的自体部分。在哀悼这些丧失方面的困难源于她们把自己的这部分流产掉的方式,即重复流掉未出生的婴儿,这些婴儿无声地在她们的生活中消失,甚至都没有留下可以怀念的墓碑。这些未出生的、被拒绝的婴儿就这么消失在虚无之中。母亲抛弃孩子的这个代际议题在A夫人的人生中重复出现,首先是通过流产的行为,之后是通过对丈夫的拒绝以及那些尝试自杀的孩子们,这些自杀尝试有一部分是在满足他们父母内摄的死亡愿望。

A先生把他的人生都花在努力尝试控制表达自己具有男子气概的强大部分,这部分会迫使他与自己的母亲分离,成为姐姐手中的性玩物。与此同时,这会让他渴望一位能保护自己的父亲,这样的一位父亲本可以通过允许A先生认同自己来支持他的男性气质。自己的脆弱让他无法承受,因此他不得不从一位男性性伴侣那里获得保护。让妻子怀孕成为一种威胁,即自己的灾难命运会重演,让他的一部分因禁在她的身体内。他意识到妻子承担了他不想要的一部分,这和二人共享的一种对于未出生婴儿的联合幻想联系在了一起,代表了通过流产可以将他们自己的一部分抛掉。

个体和伴侣治疗的目标都是将他们自体的高需求和被拒绝的部分重新内摄。治疗让他们直面自己许多被流产掉的部分。这个过程是缓慢而痛苦的,紧密地围绕他们的关系和心智中重复流产的主题进行。作为一种强迫性重复的流产主题所具有的力量常常以一种象征等同性的方式在会谈中被表达出来。比如,A夫人会体验到腹部绞痛并且想要排便。她从来没有真正去排便,但是当我去理解她高需求的那部分搅动起的感受时,上述冲动就是想让这些被搅动的感受流掉。流产的主题出现在A先生进入和退出治疗的行为中,也出现在伴侣因为频繁度假而反复取消会谈的行为中。我自己的反移情对于理解他们的两难处境也提供了线索,因为许多时候我会发现自己希望摆脱他们。从这一意义上来说,我也有一部分在尝试"流掉"他们注入我内心的关于丧失、痛苦和暴力的这些无法承受的感觉。

在这个案例中同时出现了许多事。我们可以看到,母亲的丧失无法被哀悼,乱伦以忧郁情绪的方式传递至下一代,这导致对后续丧失的修通无法完成,并强化了自体的分裂，使得自体的一部分一直处于被深深潜抑的状态。他们的观察性自我无法意识到这个情感拒绝部分的存在，它只能通过一种"仿佛"或癔症的形式来表达。因为这个部分无法被涵容或代谢，因此它需要通过心理上的排泄从心智和身体中被排除出去，这一切均是以象征性等同的形式进行的。

这对伴侣共享的无意识幻想采取了一种信念的形式，即只有通过生殖器官，他们才能获得来自另一个人的爱和接纳。但是这种无意识的信念也是一个陷阱，因为当他们触及任何需求时，无论是性方面的还是其他方面的，想要摆脱这个部分的冲动就会再次见诸行动。最终，这对伴侣能够回到共同生活的状态之中，但是很少发生性行为。他们只有在这种方式下才能待在一起，并能抵御因为认同内在的迫害性客体而在内心激起的暴力和挫败的感受。

我们需要拓展我们对实际发生的流产行为的理解，诠释与之相关的各类象征性等同，并去理解它对个体、伴侣和家庭所具有的多重意义和影响。对于这些伴侣而言，我们能够提供帮助的唯一方式就是缓慢地帮助他们重新内摄曾经投射至外在世界中的被拒绝和流产的自体。我们完成上述工作的方式是通过仔细地跟随我们自己的反移情感受，当我们将自己暴露在他们共享的内在生活的暴力之下，就不可避免地会被搅起这些反移情感受。

第二十三章
与外遇工作

戴维·E. 沙夫

让伴侣来见我们的常见促发因素是婚姻中的外遇：从在一段相对忠诚的婚姻关系中一次冲动的放纵，到持续数年之久的长期关系。在有些案例中，一段长期的婚姻关系会与一段或多段外遇共存。

关于外遇是否道德的争论在许多不同的文化中已经持续多年。有些文化默许男性有外遇的权利，甚至可以有几位妻子，而另一些文化的道德立场坚决反对不忠。由于本书的焦点是治疗，因此我的观点是基于临床工作者的立场，即外遇是婚姻解体的症状。它标志着由婚姻关系紧张导致的崩溃无法止步于婚姻的边界之内。我们的工作是去理解外遇的意义，它指出婚姻中的弱点，以及是否存在修复的可能性。我们还应该去考虑外遇对整个家庭的影响和意义。

作为自己具有伴侣心态的治疗师，我们会尝试从伴侣的立场去理解呈现出来的事件，也会关注个体的意义。常见的情况是，伴侣一方会以一种道德捍卫者的心态去指责另一方。我们想要理解的是，什么导致了这位伴侣如此沉迷于对配偶的指责。我们尝试使用所有的方法理解这对伴侣关系，因为这将是指引我们的上层组织。

我们也会看到，有些婚姻是因为外遇而结成的。第二段婚姻的缔结往往是因为伴侣一方在和他人结婚期间有了外遇，而许多这类伴侣在之后也会陷入困境。常见的情况是，有过错的那一方或者双方在他们的婚姻开始的时候就带着第一段婚姻的子女的仇恨，或者具有依恋层面的困难，这种困难则导致了最初外遇的发生，而这些可能会困扰第二段或第三段婚姻。

外遇的类型

外遇的类型有着无穷的多样性。比如，一位男性在结婚伊始，就会定期去寻求生殖器按摩的服务；一位女性在出差时会有外遇，但在家中十分忠诚；一位女性和丈夫最好的朋友发生了婚外情，随后，因为配偶的外遇，这位男性发生了一段外遇，这段外遇是和一位有着高龄丈夫的女性发生的。外遇具有的意义和结果也有着无穷的多样性，从只此一次的机会主义式的性关系，到持续多年的关系。在一段垂死挣扎的婚姻中，外遇可能是宣告其死亡的信号。让一对伴侣待在一起并不总是最好的选择，因此，这对伴侣，或者说伴侣各自是否想要维持婚姻状态，就成了一个重要的问题。在每一个案例中，理解外遇具有的无意识意义才能给伴侣提供关键的帮助，无论这段婚姻本身有着什么样的结局。

当评估一段外遇的意义时，我们需要理解其发生的背景。他们所处的文化背景或是伴侣之间的"契约"是否允许外遇的发生？有些文化，比如拉丁美洲或法国文化，似乎允许外遇的发生。或者情况可能是，就像在20世纪70年代和80年代的美国，婚姻的契约包括了允许一种开放的或者"摇摆不定"的关系存在。不过，这些许可的态度并不能够让伴侣免于这些约定的伤害。即便是许可的文化或是契约也不过只是影响因素。在我们的文化中，因为在单一配偶制和婚姻承诺上达成的共识，开放式婚姻会增加破裂的可能性，而因为引入了第三方忠诚度的议题，这样的婚姻本身已经相当脆弱了。每当这段婚姻或伴侣关系因为人生的发展而处于压力之下，或者是因为脆弱的个体性格结构而承受压力时，就会受到进一步的考验。

从精神动力学的角度来看，外遇代表着伴侣之间的互动中发生了分裂，以至于要将第三者包含进来。从内心层面来说，外遇使得配偶各自内在世界中的内在客体关系以及他们共享的无意识组织或联结中的内在客体关系实实在在地发生了分裂。在他们之间，曾经在无意识层面被践行的东西，如今以一个第三者的方式被践行，而这个第三者成了双方的一个客体，并接收了他们的投射。

二人婚姻中的困难如今被散布至更大的场域之中。当这样一对伴侣来治疗时，我们的角色是提供一个机会，去成为一个非常不同的第三者，这个第三者想在失和之地提供治愈的机会。

外遇所代表的内在分裂是惨痛的，因为它具体地实现了心身亲密关系中的心理议题。身体在亲密感中的角色会与母婴互动具有的亲密感共振。因为这一共振，身体层面的亲密感总是具有一种特殊的影响力（Scharff, 1982）。当外遇是被性失败所激发的时候，对配偶双方而言，性亲密可能都会以替代的方式得到表达。

一对30多岁的伴侣认为二人是好父母和好朋友，但是从第二个孩子出生开始，性在好几年里一直都处于可有可无的位置，而在他们寻求治疗前的两年里，他们已经完全没有性生活了。一开始，他们曾经因为缺乏性而争执，妻子抱怨丈夫缺乏兴趣，但是最终她尝试自己放弃了。当她开始因为工作反复出差之后，与一位同事的亲密关系最终导致二人发生了性行为。如今，因为一直满意的婚姻生活出现了破损，丈夫感到了恐惧，恳求妻子再给他一次机会，他又感觉自己对妻子的欲望回来了。而她因为想要重新建立婚姻关系而放弃了外遇。这次外遇让他意识到，他一直忽略了她的需求，也疏远了她，而他之所以这么做是因为他在许多方面都感到无能，也一直害怕她会拒绝他。结果，退缩反而导致了他所恐惧的拒绝。

导致外遇发生的因素

相比于认为外遇只有单一原因，更有益的方式是考虑多个促发因素（见表23-1）。当伴侣提出上述理由时，都是可以理解的，但是很可能无意识组织要么导致外遇的发生，要么让它成为更大图景中的一部分。有些无意识动机是伴侣共享的，有些是个人具有的（见表23-2）。

有些外遇是在无意识层面试图将爱注入一个无爱的婚姻，我们可能会将上述无意识动机视为有着良好的意图（Dicks, 1967）。在这些情况下，如果被背叛的配偶最终能够看到，本质上是她和丈夫之间关系的缺陷将丈夫推向了其他人

表23-1

促发外遇的意识层面的原因

婚姻质量下降,包括日渐增长的怨恨

性无能

缺乏亲密感

缺乏相互理解

疾病或残疾

机会主义者

文化许可

表23-2

促发外遇的无意识层面的原因

将爱内摄入一个无爱的婚姻

获得伴侣的关注

无法与整个客体建立关系

害怕被吞没,害怕亲密

控制渴望的客体

将渴望的客体分裂为兴奋性的和依赖性的(圣母-妓女分裂)

俄期议题被投射至第三者

害怕身体层面的性关系(如,害怕插入;将坏客体置于性器官)

害怕衰老

子女的发展挑战了性能力和渴望

害怕死亡

性认同的议题

的臂弯,而他也通过投射性认同表达了她对爱的渴望,那么就存在修复的希望。在有些案例中,这样的领悟可能为时已晚。另一些无意识动机可能与保护配偶有关,比如,在圣母-妓女分裂中,一位男性可能觉得性客体会因为他的渴望而被污染,因此他需要将无意识中这种破坏的感受外置于第三者身上,同时让妻子处于纯洁无瑕的状态。或者是一位男性的衰老以及妻子的衰老激发了对死亡的恐惧，这迫使他去寻求一位更年轻的女性。还有一些情况下，个体性身份认同上的不确定会带来一段异性恋的外遇，而这段外遇可能是在尝试支撑起一种不确定的异性恋身份认同，或者可能发生的是一段同性恋外遇，这段外遇表达的是身份认同的分裂。重要的是我们面前的这对伴侣所具有的具体的、特定的无意识理由，以及它们如何在个体因素和共享的无意识议题上达成了平衡。有些个体的人格议题让忠诚变得不可能实现，或者伴侣认为忠诚是没有价值的。在每一个案例中，被背叛的伴侣必须决定，自己是否愿意忍受这样的处境。

秘密扮演的角色

秘密本身具有一种动力功能。分享秘密能发展出亲密感。儿童会因为拥有将别人排除在外的秘密而感到高兴，这样的秘密也会拉近距离。在婚姻中，伴侣会分享一些事情，这些事情让他们变得更亲近，并把关系之外的其他人排除在外。与之相反，将配偶一方排除在外的秘密会维持二人之间的裂痕，无论这个秘密是否与性有关。这样一来，幻想中的外遇或是过于亲密的工作关系可能会像性外遇一样让伴侣分道扬镳。

在婚姻关系中，托马斯（Thomas）夫人始终怀着一段爱的幻想，幻想对象是她的一位高中教师，她觉得这个教师一直都是自己理想中的伴侣，但她从未和丈夫分享过自己的幻想。然后，在社区的剧院里，她遇到了一个符合那个模板的男人。在她未曾说出口的幻想外遇中，他在无意识层面代表了幻想中那个令人兴奋但又危险的男人，这个男人在真实的生活中绝对不会看她一眼。这些秘密的幻想筑起了一堵高墙，让她无法和那位不令人兴奋但可靠的丈夫之间发展出亲密的关系，而她之所以选择他，就是因为他无法代表性兴奋中蕴含的危险。她一直都是父亲的掌上明珠，她父亲有过许多次外遇，这让母亲十分愤怒。在幻想的外遇中，她通过成为令人渴望的对象而战胜了失败的母亲。与此同时，通过不实际去实现这样的外遇，她保护自己不受到内在那个危险的、性感的男性的伤害。这个秘密让她远离了丈夫，其效果不亚于一段真实的外遇。

来自配偶的秘密会让二人的关系出现裂痕，而与另外一个男人或女人的秘密则将二人联合在一起。秘密具有的动力内涵在发展层面会出现在几个水平上：偏执-分裂心位状态下的分裂，在一种抑郁心位状态下以一种躁狂的方式完成联合以打败一个令自己恐惧的客体；与一个性客体建立依恋关系，并疏远与婚姻客体的依恋关系；对客体的控制，这种控制被认为发生在肛欲期水平；以及，在俄狄浦斯期水平上增进亲密感。在治疗外遇的秘密时，上述考虑都需要进行工作。

非性的、情感上的外遇

那些具有强烈情感但并未发生性关系的外遇可能与发生性关系的外遇具有相同的影响，因为上述外遇会产生相同的沉浸程度并带来疏远关系的效果，而投入另一段关系和疏远伴侣也会导致上述外遇的发生。需要直面的并非性层面的不忠，而是伴侣关系在情感层面上的裂隙，以及伴随而来的对另一个人的情感投入。有时候，鉴于这段外遇没有因为躯体层面的性行为而被坐实，我们的工作或许会更容易一些，但另一些柏拉图式的外遇所代表的情感上的沟壑和性外遇同样难以填补。

互联网外遇和秘密使用色情产品

由于互联网的发展，秘密使用色情产品和互联网外遇已成为转介的常见原因。这两种模式有所不同，但往往会交织在一起。使用互联网来满足性兴趣的男性或女性可能会把时间花费在浏览网站上，或是寻找同性或异性伴侣来进行情感互动或互联网性行为。这些外遇常常会因为另一半看见电脑中留下的线索而被发现，但实际发生时间已经很长了。两种模式中秘密的行为和配偶之间日益拉开的距离基本是相同的。对这一领域的探索会涉及我们在本章一直都在讨论的问题和技术，但如果出现了一种更具成瘾性质的态度，那么在进行动力学探索之前，必须首先直面这一问题。

无意识共谋

人们总是存在这样一个疑问，那就是被背叛的那一方在多大程度上支持了外遇的发生——无论是直接的，还是在无意识层面的。比如，如果妻子对性没有兴趣，她可能会公开授权丈夫去其他人那里寻找性满足。一位在情感上与配偶保持距离的人常常在无意识中支持外遇的发生，无论是通过非言语的信号，还是在无意识层面知道外遇存在的情况下但不做任何干预。从诊断的角度来看，我们想要评估的是，在多大程度上伴侣已经知晓了不忠的事实，却没有公开承认，以及在多大程度上它源于其他已知但未被处理的议题。

布朗（Brown）夫妇结婚已有30年，因婚姻和性层面的不满来治疗。布朗夫人说，她几乎从一开始就知道丈夫有过多次外遇。他说，是她在性上的无能迫使他进入外遇关系。她觉得他总是在责备她。她的怨恨以及敌意满满的态度在每一次会谈中都十分明显，甚至几乎对我也有了怨恨，因为她觉得我总是站在她丈夫那一边，尽管我实际上觉得他的行为具有虐待的性质，并且对她因此持续承受伤害而感到担忧。他对她和我的贬低也同样明显。他说，他会停止外遇并且尝试重建婚姻，但是当她发现他在一次旅行中再次背叛她时，她告诉他不必回家了。他同意婚姻已经结束了。如今她感到极为恐慌，央求他回来，变得非常抑郁以至于不得不住院。在出院后进行的个体治疗中，布朗太太慢慢意识到她的共谋行为，这是基于不会有人爱她的恐惧。因此，她没有力量去对峙丈夫在婚姻中一直在羞辱自己的事实。这种恐惧可以追溯至她父亲的拒绝（她的母亲从来都没有承认过这一点），及一种觉得自己不可爱的强烈感受。我推测，布朗先生之所以也待在一段彼此怨恨和不信任的婚姻中，是因为他的自恋被父母伤害了，而且他非常认同自己的父亲——他的父亲有许多外遇，因此也贬低了他的母亲。在我看来，在这个案例中，离婚代表着一个良好的结果，因为这段婚姻对双方而言都是极为令人不满的。在个体治疗中，当布朗夫人觉得我像她的母亲一样，没能肯定她受的耻辱时，她的怨恨进入了移情关系。通过对移情进行工作，我们直面了她始终具有的不被爱的那种感受，正是这种感受让她成为丈夫的俘虏。

外遇的发展性原因

评估外遇意味着在所有可能的维度上揭示其具有的意义。

个体发展层面的原因

发展层面的原因范围很广泛，从外遇一方本身具有的心理病理问题，到个体通过将好客体和坏客体投射至两个完全不同的人而完成二者的分裂，从而让兴奋性客体免受拒绝性的坏客体的伤害。当干净的好客体必须不同于令人兴奋的肮脏客体时，就像圣母-妓女分裂那样，那么被理想化为圣母的妻子就需要被保护，让她免受无意识幻想的伤害，即性会带来破坏。有些患者怀着一种恐惧，害怕依恋会导致自己被吞噬。对另一些人而言，性认同的压力促使他们进入一段异性恋的外遇，以此支撑起摇摇欲坠的性认同，又或者，进入一段同性恋的外遇，来表达他们对性认同的矛盾感受。

莱文（Levine）先生觉得妻子与女性朋友的关系正在压榨他们的婚姻。她对自己朋友的兴趣具有一段外遇所具有的标志，但她予以否认。在几周的评估后，莱文夫人说她打算结束这段婚姻。之后她缔结了一段女性同性恋的关系。多年以来，她对婚姻和性客体的选择一直心存怀疑，如今终于确认了同性恋的身份认同。

之前曾压抑了自己同性恋或双性恋倾向的个体在一段异性恋的婚姻中不再感觉自己需要这么做了。我们可能会将这些外遇视为被潜抑的认同显露了出来，另一方面，在这些外遇中有一些代表的是婚姻关系的紧张，只是以这种方式表达出来了。在许多后一类型的婚姻中，治疗需要将婚姻修复至足够好的程度才能让这种替代性的认同消失。

婚姻关系紧张

严重的婚姻关系紧张可能会促发婚外关系或外遇。经常出差、过度工作、性困难或是长期累积的愤怒都会产生不同的风险因素，这些风险因素可能来自个体发展层面的易感性。在成年人的生活和婚姻生活中也存在一些会增加风险的议题，比如某个孩子的出生在无意识层面给父母一方带来了威胁，无论是男孩还女孩，或是某个特定的发展阶段。对一些伴侣而言，有一个处于俄狄浦斯期的性化阶段的正常孩子，可能会让人觉得是对同性父母的一种攻击，而对于另一些伴侣，造成威胁的是十几岁孩子的性发育。因衰老而必然发生的男性或女性生殖能力的丧失、停经、父母的死亡或是职业走下坡路会给另一些伴侣带来威胁。长期的性困难或不活跃的性生活会引发风险。这些表面的因素会激发起无意识的议题。

同性婚姻和伴侣关系中的外遇

我多年来只治疗过几例同性伴侣的案例，这可能是因为人们将我视为一位异性恋的治疗师。一直以来有这样一种看法，那就是同性恋患者有更不安全的依恋风格，而且他们的性关系也很短暂。可能对一部分同性恋个体来说的确如此，但就同性恋伴侣整体而言，我们发现了同样的忠诚程度，这些伴侣在分手时有着同样的灾难临头的感觉，对于丧失的承诺关系有着相同的哀悼需要。如果一段同性伴侣关系中的一方发生了一段异性恋外遇，产生的背叛感受与一对异性伴侣之一发生了一段同性恋外遇是类似的。适用于异性恋伴侣的原则也适用于同性伴侣。

外遇对家庭的影响

我们常常会见到个体或伴侣患者,或是儿童患者,他们的父母曾经有过外遇。几乎不可避免的是,孩子们会感到深受伤害。他们会认同那位被背叛的父母感受到的伤害,或者自己感觉被背叛。又或者,他们可能在无意识中认同那位有外遇的父母,觉得这种行为是正当的,因为婚姻中存在着愤怒或不当的行为。

一位女性的父亲在婚姻中曾经有过许多次外遇,包括一段进行中的外遇。她深受打击的母亲曾经和孩子们一起站在那个女人的公寓大楼外面等待。这位母亲因为自己的悲惨遭遇而大哭不止,将孩子们晾在了一边。这幅画面成了患者在成年之后体验到的伴随自杀念头的抑郁的一部分。她嫁给了一位完全忠于她的男性,但是整个家庭都在贬低他,认为他不成功或没有吸引力。同时,她的兄弟们出于对父亲的认同也有公开的外遇行为,而她的嫂嫂们用她母亲同样的方式向她抱怨,她的母亲也仍然在不断抱怨。

另一个男人或女人

如果不对外遇中的另一个男人或女人进行思考,那么本章的总结将是不完整的。从婚姻的角度来看,我们会把这个人视为投射的接受者,是婚姻中被分裂掉的无意识议题的储藏库。但是作为个体治疗师,我们会见到那些作为"另一个人"的患者。许多人被自己无法获得的伴侣吸引,其背后的无意识原因源于各个不同的发展水平:不安全的议题,需要回避在一段完全可以获得的关系中具有的被困住或被吞没的感受,以及在俄期水平上被一个父母客体所吸引。在这些关系中,有一些最终会以婚姻收场,其中也有不少是成功的婚姻,因此我们不能说一个投入这类关系中的人就一定是病态的或是有过错的。但对许多人来说,这样的关系导致了发展层面的死胡同,他们因此前来求助。尽管这一视角并非本章的主要焦点，但我们仍需将其牢记在心（Tuch, 2002）。另外一个要点也会让我们重新思考有外遇的伴侣：当我们帮助他们对第三者形成一种共情但不带情感的立场时，我们也在帮助他们发展出一种关切彼此和做出弥补的能力。

外遇的评估和治疗

在评估有外遇的婚姻时，我们需要更多地审视外遇本身的意义（见表23-3）。我们会探索婚姻的优点，在这段婚姻中仍然存在的爱和渴望的程度以及伤害的程度，这些伤害或者导致了外遇的发生，或者是外遇带来的。我们会探索婚姻以及作为一个整体的家庭具有的优势，外遇具有的意义，以及在外遇发生之前就已经出现问题的方面。我们会询问多年来一直存在的以及外遇发生前出现的

表23-3

外遇需要评估的领域

婚姻的整体状态

信任、爱和承诺共度未来的程度

婚姻关系紧张、愤怒和怨恨的程度

经济压力

有兴趣共度未来

伴侣各自的发展议题

婚姻史中的发展议题

秘密和分享

性历史

无意识匹配度

伴侣心态的质量

外遇的促发因素

外遇的性关系质量

继续外遇的兴趣

重新做出承诺的意愿程度，哪怕目前心存疑惑

压力因素。我们会探索秘密的作用，也会探索围绕着秘密以及当前关系的信任和不信任的程度。在治疗早期，我们就会处理被背叛的一方体验到的伤害，因为如果不认识到这一点，那么任何其他工作都无法完成。这包括因为秘密而导致无法获得信息所带来的伤害。

透露秘密

在评估一段婚姻时，比如对性困难进行评估，我们会在个体访谈中发现没有曝光的外遇。在这些案例中，我的做法是和有外遇的一方围绕坦白外遇的议题进行一次审慎的个体访谈。外遇通常会带来危机，有可能摧毁这段婚姻。我们希望能将危机转变成有着积极可能性的机会。如果作为背叛者的丈夫向妻子坦白，获得了所有信息的妻子可能会决定现在就离开这段婚姻。如果不坦白，那么他们将会在一个不稳定的基础上尝试重建摇摇欲坠的婚姻。尽管是否坦白取决于当事人，但在不坦白外遇的情况下，我们很难为伴侣提供有效的治疗。另一方面，坦白可能会让一直蒙在鼓里的配偶清晰地看到自己的处境，而这可能会对治疗起到催化作用。在任何情况下，如果仍然维持外遇，我认为婚姻治疗将无法进行有成效的工作。如果伴侣一方拒绝结束外遇，一般来说我会退出治疗。和盘托出是带着信任去工作的最佳基础，通常它能建立起一个更为稳固的基础，在此之上开始重建（D. Scharff & J. Scharff, 1991）。

一旦我们能够去审视外遇必然蕴含的伤害，我就会进而尝试处理导致外遇的压力因素，包括秘密扮演的角色。通过探索那些造成外遇的意义来重建信任往往需要时间。因为痛苦的议题会重新浮现出来，这样的工作会暂时增加压力。在治疗师帮助伴侣建立起对他们自己更强有力的抱持功能的过程中，治疗师自己的抱持功能可能会受到严重挑战。

移情的角色

就像在所有的伴侣治疗中那样，对治疗师的移情是一个重要因素。治疗师接收到的投射与个体之前置于外遇中的第三者的投射是类似的。这会给伴侣提供一个重要的机会去重历那些曾转移到外遇中的议题。认为治疗师似乎在偏袒另一方而感到愤怒，感觉被误解或不被重视，或是感觉被治疗师伤害，都属于这一类型（参见上文布朗夫人的案例）。治疗师的反移情会提供进一步的一手信息，能够揭示伴侣的无意识生活。与这些移情与反移情的议题工作，正是婚姻治疗师的日常任务。

治疗进程

一旦我们开始对已经探讨过的议题工作，治疗就会变得类似于其他治疗——治疗对每一对伴侣来说都是独特的，而我们对这种独特性已经很熟悉了。我把自己看作一个婚姻治疗师，而不是离婚治疗师。大多数带着外遇来见我的伴侣能够重建一个更好的婚姻。尽管如此，有些婚姻最好还是结束，就像上文的两个例子。尽管必须对婚姻的结果保持开放，我们通常都会发现，在大多数婚姻治疗中，婚姻本身蕴含的治愈力会帮助伴侣克服他们的困难。

我将用与一对伴侣进行的分析治疗的例子来结束本章，在这个案例中，双方都有外遇，但是他们最终重建了婚姻。

在不忠发生后，共享的对亲密感的恐惧

罗伯特和戴安娜（Diane）都年近五十，在濒临离婚时被转介到我这里（D. Scharff & J. Scharff, 2011）。罗伯特供职于一家跨国企业，不停地出差，而戴安娜在家里照顾孩子们。他们在大学时建立了恋爱关系，但戴安娜提出了分手，她遇到了另一个男人，和他订了婚并且怀了孕。当她意识到，她并不尊重自己的未婚夫时，她结束了婚约并流掉了孩子。她回到了仍深爱着她的罗伯特身边。他们很快就结婚了，但是他仍然因为之前的分手以及她怀上了另一个男人的孩子而感到受伤。二人的性生活一直像是例行公事而非充满激情。戴安娜似乎在情感上和身体上都不投入，而罗伯特时不时会出现勃起困难。戴安娜怀疑罗伯特的爱，而罗伯特不仅怀疑她的爱，还怀疑自己的性能力。尽管如此，他们想要让婚姻重新开始。

在个体会谈中，二人都告诉我自己有未向对方坦白的外遇。在婚姻早期，戴安娜曾经有一段外遇，相比与罗伯特的性关系，她更享受外遇中的性关系。两年前，她有了另一段外遇，这段外遇中的性爱令她特别享受，包括在性交中她第一次体验到了高潮。罗伯特在频繁的出差中曾经使用性服务。在咨询开始前六个月，他和戴安娜的一位朋友有一段短暂的、充满激情的外遇，在这段关系中，他体验到了从未有过的被爱的感觉。罗伯特和戴安娜小心翼翼地向对方坦白了自己的外遇，开始探索它们的意义，并且意识到，婚姻中的空虚与外遇中体验到的完满有关。双方都觉得错更多在对方而非自己身上。在表达了受伤和暴怒的感受后，他们在情感和性层面带着新找到的激情向彼此敞开自己，直到激情逐渐在平凡的日常生活中褪去——就像通常会发生的那样。这段伴侣继续在伴侣治疗中缓慢地重建关系。

一个月后，罗伯特报告了一个梦。"我和戴安娜以及她的前任未婚夫一起在一家餐厅里。戴安娜吃了一部分我的烤牛肉三明治，而他也开始吃了起来。三明治是我们的管家拿来的，当时她也在现场，但她的脸上有可怕的黑点。我们最终坐上了我那辆旧奔驰，前任未婚夫在开车，而戴安娜在抚摸他的手臂。我在后座上想去揍他，但我没有办法给他重击。我也出拳打戴安娜，但是没有劲。他说'有本事就来打我呀。或许我是该打，但是你的力量不够，打不痛我。'我觉得，实际上是我的阴茎没有足够的力量。"

罗伯特说，当戴安娜在上周愤怒地威胁他要离婚时，他回忆起在三十年前，她因为那位未婚夫而离开自己时，他是多么崩溃。他回想起，当他有一段时间持续勃起不能时，她毫无同情之心，这让他感到非常屈辱。在对管家脸上的黑点进行联想时，他说这段婚姻似乎被下了毒。在对戴安娜和未婚夫分享他的三明治进行联想时，他回忆起，当她冲他大喊，他可以吃他情人的阴道，如果他想这么做的话，那时他感到非常畏缩。

戴安娜对餐厅的联想是，这是一个她偶尔会看到罗伯特的情人的地方。管家脸上的黑点让她想到，罗伯特会认为她——戴安娜，是丑陋的。

罗伯特还做了两个短梦。

"一个大个子男人想要打倒我。我告诉另一个男人，我会给他2500美元让他保护我,而且他也那么做了",以及"我在一个大家会带着情人去的那种汽车旅店。我和戴安娜以及一个印度男人在一间浴室里,我们对比了彼此的阴茎的勃起状况"。他对此的联想是一个曾经和印度男人发生外遇的女人,之后她的丈夫原谅了她。或许他也可以原谅戴安娜。

这些梦让戴安娜想起罗伯特曾经告诉过她,他的情人曾经在他们开车前往一家汽车旅店的途中进行了性挑逗。或许他在好奇戴安娜是否也对另一个男人做过这样的事情。她认为,作为他家里最小的孩子,罗伯特觉得自己不如其他男人,因此必须让自己的外遇比戴安娜的外遇更不糟糕。罗伯特认为,戴安娜的外遇之所以更糟糕,是因为她是一个女人。她说,他无法原谅自己和一个性能力更好的男人在一起,因为这意味着接受他的弱点和自卑。

罗伯特开始哭泣:"我们曾经有那么多美好的可能性。我们两个人都做了一些特别糟糕的事情。我在我人生中最重要的任务上失败了。"我说:"我注意到在今天,你,戴安娜在一开始非常沉默,让罗伯特暴露自己而你躲在他的后面。然后你强调了他的弱点和耻辱——这是你可能也感觉到的。"罗伯特说:"我感到既耻辱又愤怒。""你怎么看你花了2500美元让某个人来保护你?"我问。戴安娜说:"花2500美元来买别人的保护可是很大一笔钱。"罗伯特说:"这是在花钱让我摆脱无能。我会花钱雇妓女来让我感觉好点。"

"对于你们花钱让我保护你们的婚姻,你们怎么看?"我问。罗伯特的回答是:"我想要我的婚姻能维持下去。因此我购买你的帮助。你保护我们不会发生更多的外遇。"然后戴安娜对罗伯特说:"或者是他可能会保护你不去透露一段外遇,如果你再回去找那个女人的话。"

我说:"在我的鼓励下,你们各自都坦白了外遇。你们觉得自己受到了威胁,被打败了,但也感觉得到了保护和帮助。那么,是否存在这样一个幻想,相比于你们自己能够做到的程度,我从一个更有效的角度深深穿透了你们的婚姻?我是不是羞辱了你们?"

罗伯特回答说:"你让我在我不愿意的时候坦白了外遇,但是这么做让我们的关系进入了一个积极的轨道,而不是一场谁更能羞辱谁的比赛。"

我说:"戴安娜,你是不是也觉得我打败了你?"

戴安娜说:"我两种感觉都有,你把我打败了,但你也在帮助我。"

戴安娜的梦

两周后,戴安娜报告了一个梦,这个梦在一开始发生在一个游泳池里——这和我办公室附近有一个游泳池以及之前我们对于身处泳池之中的讨论联系在了一起。

"我在一个特别美的池子里和其他人一起游泳,它在一个瀑布下面,我穿着一件白色的比基尼,看上去非常漂亮。到点该回家了。一个男人和我一起出了池子。当我们走上山坡的时候,要穿过一些难走的地方,他把他的手放在了我的肩膀上。我说他在虐待我,他的反应是:'你是一个愚蠢的女人,竟然认为我做错了事情!'我们进入了一辆车子里。另一个男人坐在我旁边。车子里很挤,他的腿碰到我的腿,感觉很糟糕。此时,白色的比基尼似乎更像是内衣。我觉得自己是赤裸的,暴露的,但并不粗俗。我必须给司机小费,因此我在找一张1美元的钞票。我的钱包里有世界各地的货币,面值都不一样,有500的,800的,1000的,但是没有美元。我说:'这些货币都不值钱。'我感觉不好。这些男人在占我的便宜。"

戴安娜说,和这些男人在一起时,穿着像内衣一样的衣服让自己感觉不舒服,这让她想到了自己的外遇带来的不适感。钱让她想起丈夫会在世界各地召妓。罗伯特反击说,这个梦意味着她觉得自己像是一个妓女。

"我憎恨去想自己感觉像是一个妓女,"戴安娜说,"我从来不为钱发生性关系。在梦里我看上去比现实中的我感觉起来更好,但我觉得自己是脆弱的。"

我说,戴安娜觉得治疗仿佛让她脱光了衣服。她同意了。我问及那个把手放在她肩膀上的令人感到威胁的男人。她回忆起,曾经有一次,一个男人反复给她打电话,然后又否认有任何性层面的意图。她说:"当我走向车子的时候,有一种害怕的感觉,害怕我人生的地面会塌陷。"

罗伯特说:"那两个男人代表的是她的两段外遇。钱是不值钱的货币。"

戴安娜说:"我觉得自己不值钱。我最终表现得就像是妓女一样。我觉得特别抱歉。"

罗伯特以一种不带共情的、自我中心的方式补充道："我觉得自己好的一部分已经消失了。我自己有了外遇,这是我对她不好的地方,但是我花了二十五年的时间做好人,乞求她的爱。看看爱给我带来了什么!"

我说:"活跃在外遇和泳池中的性感女人在梦中觉得穿着内衣和男人在一起是不舒服的,就好像戴安娜不愿在家里和罗伯特坦诚相待,也不愿在治疗中暴露自己的感受。"(我当时也想到,和为了性从男人那里收钱的妓女不同,戴安娜从罗伯特那里拿钱却不和他发生性关系。)我问:"寻找给司机的1美元钞票可能意味着什么?"

戴安娜说:"汽车就是治疗,感觉太紧密了,所以不舒服。当你让我想起不愉快的事情时,就像在用令人不舒服的方式触碰我。我无法付钱给司机。如果我们不付钱给你,我们就不能见你。你只是因为钱才见我们的。"

我开始意识到,我也是妓女,是为了钱才以亲密的方式工作。在这样的方式下,我和他们的堕落联系在了一起。我说:"罗伯特,当你接近戴安娜的时候,你觉得自己的行为是不恰当的;而戴安娜,罗伯特的性邀请让你觉得唐突。或许你对于我做出的评论也有类似的感觉。你们是不是认为,用钱来'给我小费'会贬损我的尊严,仿佛你们会互相贬损来降低因为需要我的帮助而感受到的痛苦,这就像是你们尝试降低因为需要彼此而体验到的痛苦一样?"

戴安娜说:"罗伯特没有办法接近我,因为他忙于在全世界飞来飞去,去赚钱,但买不到我们最想要的东西。这是我们需要你的原因。我有一部分并不想要你的帮助,但是我也因为来这里而有好的感受。"

在这次会谈中,这对伴侣以分析的方式工作,去探索那些导致外遇发生的压力,那些让他们变得脆弱的个人议题,他们的无意识动力,以及他们对我的移情如何重新创造出了曾作为外遇的一部分的感受。上述因素既源于他们各自的个人史,也源于婚姻中的关系紧张。有关外遇的秘密成了问题的一部分,而如今,随着他们去探索无意识世界,他们开始处理上述问题,也将外遇的无意识起源和意义在移情中进行了重构——而在我的反移情中,我接受了他们共享的处境。在反复修通这些问题的过程中,我们努力整合所有这些力量,去重构信任和建立新的婚姻纽带。最终,这对伴侣完成了修复,并且能够持续拥有更好的性生活以及令双方都满意的婚姻。

外遇对任何伴侣治疗师而言都是一个重要的主诉。当它们作为主诉出现时，我们致力于去理解它们在功能不良的婚姻中的角色，这是任何其他工作的必要条件。外遇并不代表单一的症状，而是众多复杂力量的凝缩产物，它们拥有来自个体、伴侣和社会层面的动力，需要我们使用所有的技能来解码和工作。

第四部分

特殊议题

第二十四章

作为父母的伴侣：孩子在伴侣治疗中的角色

贾妮娜·万拉斯

伴侣关系具有的为人父母的维度会通过不同的途径进入治疗。作为一名儿童治疗师，我会经常接到来自忧心忡忡的父母打来的电话，要求给他们的孩子提供帮助。在这些情况下，孩子承担了作为索引患者的角色，而我与父母的工作也始于这一背景。比如，一位父母可能会因为学龄前的孩子有极为严重的分离焦虑而来电求助，或是因为一个五年级的孩子对作业的对抗态度，又或是发现了处于青春期的女儿的自伤行为。父母会把孩子视为治疗的焦点，而有关伴侣和为人父母的议题则被置于遥远的背景之中。另一方面，我可能会接到伴侣治疗的转介，而有关为人父母的议题会出现在伴侣最初列出的困难清单上，或者会从边门溜进治疗。比如，妻子可能会抱怨丈夫只关注工作，让她独自承担父母的职能，而且忽视了孩子们的需要。在这些例子中，伴侣关系是治疗的焦点，而为人父母的议题被作为关系具有的某个有问题的方面来讨论。这些进入治疗的不同入口能够传达有关伴侣和家庭动力的重要信息，每个入口都会将为人父母的议题引入治疗的中心。在本章中，我将讨论父母工作和伴侣治疗之间的差异，伴侣治疗中有关为人父母的领域会出现的常见议题和改变机制，并介绍旨在说明这些概念的两个临床案例，以及治疗师在伴侣工作领域会遇到的挑战。

父母工作与伴侣工作

我在开始治疗伴侣的时候并不太情愿，我深信自己需要伴侣工作方面的培训和经验才能让我的儿童患者们获益。就像多数儿童治疗师一样，我很快就假设，我的儿童患者的父母具有的行为和心态要么会帮助他们取得进展，要么会成为阻力。此外，失去一个儿童患者最容易的方式就是忘记父母是组合的一部分。除非他们自己的需要得到满足，并且形成一种治疗关系，否则孩子能接受治疗的时间可能十分短暂，而且任何治疗的进展都可能被破坏。

拉斯廷（Rustin, 1998）提出，儿童治疗师是与父母工作的理想人选，因为我们理解父母人格中退行的方面。我们不仅能看到父母如今的样子，还能看到他们曾经作为孩子的样子。她说："我们对患者具有的婴儿的部分所做的调谐让我们能够触碰到成年人的那些需要处理的困扰和他们为人父母功能方面的困难"（Rustin, 1998, p. 244）。儿童治疗师习惯于在会谈中同时进行多个治疗任务，一面在一个木偶游戏中扮演巫婆的角色，一面监控自己的反移情并形成下一个诠释。这一点能够很好地迁移至伴侣和家庭工作的复杂性上，因为在这样的情境下治疗师要自发地考虑多重角色（如，父亲、丈夫、男人、孩子）、发展水平、交互关系以及参与者的动力冲突。此外，儿童治疗师会习惯于去观察自体在"他者"身上所做的具象化的投射和表征，它们会在儿童游戏中鲜明地表达出来，在这些游戏中，动物、玩偶、神奇的生物成为儿童表达内在冲突的"声音"。当伴侣一方将自体不想要的部分移置于另一方或孩子身上时，或许这会促进治疗师更好地调谐。此外，儿童治疗师会行使多种父母功能，为过于强烈的原始情感提供涵容，促进某种思维能力的发展，从攻击中幸存，以及修通创伤。每一位父母和每一个儿童治疗师都曾经感觉自己就像是学步儿童四处拽着跑的破旧毯子——以各种儿童所需要的方式被爱过、恨过和使用过。

作为儿童治疗师，我们会例行处理父母教养的议题。但是在所谓的父母工作和伴侣治疗中存在哪些相似和差异呢？父母咨询会谈和伴侣心理治疗会谈有什么区别呢？拉斯廷（Rustin, 1998）和卢德拉姆（Ludlam, 2006）都提出，父母工作的某些方面和伴侣治疗具有的常见目标有所重叠。拉斯廷（Rustin, 1998）认为，父母工作有助于在发展危机发生的时期促进父母功能的改善，可能会解决父母一方的个人问题，而且应该能够让整体的家庭功能朝向健康的方向发展。伴侣工作可能会同样实现上述这些目标，因为在伴侣关系中，如果能创造出一个积极的改变，就会改变家庭的动力。卢德拉姆（Ludlam, 2006）认为，父母和伴侣工作都会探索孩子对伴侣而言到底代表着什么，并强调伴侣个人的童年经历的作用，包括伴侣父母的教养方式、冲突解决策略以及婚姻关系。

除了这些相似性，父母工作和伴侣工作的确有所不同。在父母工作中，儿童是做出诠释和指导的焦点。治疗师会将儿童放在心上，将父母作为父母而非婚姻伴侣来与其互动。除了父母教养功能之外的伴侣关系的方面，例如性功能、共享的无意识幻想、个体对待伴侣冲突的反应风格和伴侣共享的反应风格、伴侣系统内的投射性认同，一般而言并不会获得太多关注或压根儿就不是关注的对象。伴侣治疗包含所有这些元素，而儿童以及为人父母的议题通常会被认为是伴侣关系的延伸。因此，相比于在父母工作中获得的关注程度，孩子的个体需求，或是亲子互动的特定方面可能在伴侣工作中获得的关注更少。这些在重点和范围上的差异很重要，但这两个工作取向都能够让儿童和伴侣获益。无论在哪种工作取向中，治疗师都会觉得自己好像一个孩子，一个被伴侣二人对排除在外的第三方，一个已经发生的历史的入侵者。

伴侣治疗中的父母

为人父母的议题及其子女的忧虑如何出现在伴侣治疗中？在本章中，我将讨论两个案例，在这两个案例中，为人父母的议题是伴侣工作的焦点。在两个案例里，孩子都承载了伴侣的冲突以及父母否认或渴望的部分。比如，父亲否认了自己的需求，将这种需求投射在儿子身上，并对他进行了严厉的斥责。此外，亲子关系提供了一个途径，使未解决的代际创伤得以传承（Faimberg, 1986; Fraiberg, Adelson, & Shapiro, 2003），这种传承既是一种重复，也是修复的机会。比如，安德烈·格林（Andre Green, 1986）提出，死去的母亲会以诡异的方式从上一代传递至下一代，这种传递是父母无法觉察的，但让孩子获得了一种冻结的渴求，继而直接复制了母亲的童年。不仅如此，各自案例中的孩子还成为发展层面的警示，带着情感上的效能与力量将父母拉回他们自己的童年。孩子让俄期竞争的议题浮出水面，凸显了伴侣关系中的裂痕，成为投注和排空伴侣情感的客体，在伴侣和治疗师那里都创造出了多重认同的可能性，并且承担了伴侣的秘密。他们给伴侣提供了一个透镜、一种手段，让他们看到和修通现存的议题。此外，在对子女做出反应时，伴侣发现他们自己处于父母的角色之中，这让伴侣看清了与他们自己的父母的认同。因此，孩子为伴侣提供了动力以及潜在的空间，去修通之前伴侣具有的某些僵局。

临床案例片段一

在杰克（Jack）重新酗酒之后，杰克和萨莉在三个月前再次进入伴侣治疗。萨莉打电话来预约，询问我是否还做伴侣治疗以及是否有空余时间。五年前，他们在我坚持杰克要为酒精滥用行为接受更密集的个体治疗时，二人突然结束了他们的伴侣治疗。尽管他勉强接受了我的建议，但结束住院治疗后，他就再也没有回到伴侣治疗中。他在五年中不再酗酒，但他的个人议题和伴侣间的困难仍维持原样。在重新开始治疗后的第一次会谈中，萨莉表达了对杰克的饮酒行为和说谎行为以及他们亲密关系的困难的担忧，并且她觉得仍然无法触及和了解杰克核心的部分。杰克担忧萨莉会放弃自己，表达了对成瘾行为的挫败感，并且谈及了他在教养孩子方面遇到的困难［11岁的伊丽莎白（Elizabeth）、7岁的山姆（Sam）和4岁的凯文（Kevin）］。他认为，萨莉并不会优先考虑他和他们的婚姻关系，而是把大部分注意力都放在孩子身上。两个人都认为，在他们的关系中，信任和沟通都存在严重的问题。

杰克43岁，是一家科技公司的总裁，事业有成。他是家中的第二个孩子，也是四个孩子中唯一的男孩。他的母亲总是"生病"，让她无法留在孩子身边。他对她的形容是缺席的、被动的和空虚的。他的父亲极为努力，是一位一心扑在事业上的、高功能的酗酒者。他对孩子们有很高的期望，尤其是杰克，而杰克总是觉得自己令人失望。在多数时间里，杰克的父亲在情感上都处于疏离状态，但是他会因为孩子们犯的小错误而突然暴怒。尽管他的饮酒行为对家庭造成了影响，但他们从来没有对此进行过讨论。在4岁到7岁期间，杰克被诊断出白血病，不得不长时间住院，在他的回忆中，这段时间里自己感觉被孤独地留在医院里。回过头来看，他相信父母是因为无法承受可能会失去他，但在当时他只感觉到被抛弃了。杰克在高三时遇见了萨莉，他22岁的时候，二人结婚了。他的父母非常不喜欢萨莉，认为杰克对自己的原生家庭投入有限完全是萨莉的错。杰克是一个有魅力、风趣而聪明的男人，但是他所有的人际交往只流于表面。他很少有真正的朋友，实际非常孤立。

萨莉是一位41岁的平面设计师，她大部分时间都在家里和孩子们在一起。在她的原生家庭中，萨莉在五个孩子中排行第三。在6岁到8岁的时候，一个体操教练，也是家里的亲密朋友，对她进行了性猥亵。在猥亵暴露之后，那位犯罪的教练自杀了。萨莉的父母很支持她，但是当父亲在生意上遭遇失败且她处于青春期的哥哥们开始见诸行动时，她的需要就不再被重视了。母亲变得一心只关注儿子们，过于顺从的萨莉则被遗忘了。萨莉如今和哥哥们的联系不多，但是她觉得和两个妹妹在情感上是有联结的。她的丈夫是家人偏爱的姻亲，她笑着说起这个事实，但其中夹杂着嫉妒。孩子们以及母亲的角色对她来说是重要的。尽管她一直想要有自己的孩子，但是她也害怕把他们带来一个糟糕的世界。

作为一对伴侣，杰克和萨莉似乎是一对奇怪的组合。他来参加会谈时会穿着完美无瑕的昂贵西装。萨莉的打扮看上去整洁、休闲且低调，很少穿任何时髦的衣服。她表面的平静下隐藏着的是难以应对的惊恐发作，有时候会在会谈中突然爆发。杰克是一个滔滔不绝、拐弯抹角、有趣而有魅力的自恋的人。他会占用会谈绝大部分的时间——如果允许他那么做。他有一种习惯，那就是以相当戏剧化的方式重复说同样的话，但是他的语言传达出了一种内在的空洞感。萨莉在沟通时使用的是清晰而直接的词语，偶尔说话但很有分量。在伴侣中，杰克会采取一种受害者的立场，把他的饮酒行为都怪罪在其他人身上。在将自己作为一对伴侣来思考时，萨莉表现出了更好的能力，她能考虑到二人共享的脆弱会产生的相互作用。当我倾听他们并与他们互动时，他们似乎更像是一对母子而非已婚伴侣。

他们的孩子们，伊丽莎白、山姆和凯文，是伴侣会谈中频繁出现的话题。尽管表达了对孩子们的爱，但杰克是一个缺席的父亲，将管教和照顾的任务都留给了萨莉。当孩子们不服从指令时，他似乎显得很惊讶，就好像期待他在工作中的总裁角色也能在家中实现一样。他在和孩子们设立界限的方面存在困难，害怕他们恨自己和拒绝自己。当他最终实施作为父亲的权威时，他会采用一种愤怒的、胁迫的方式。本质上，他成了他憎恨的那位愤怒的父亲，以及他鄙视的那位缺席的母亲。他和山姆的关系尤其紧张，而山姆复制了他在自己原生家庭中的排行位置。萨莉倾向于填补杰克在为人父母方面的缺失，这和她母亲面对她父亲时的做法十分类似。她同意，因为优先考虑孩子们，她把婚姻关系撇在了一边。萨莉表示，自己在杰克饮酒这件事情上对孩子们撒了谎，对此她感到难过，也对她与杰克共谋了一个家庭秘密而感到怨恨，这个秘密人尽皆知，却没有被公开讨论过。尽管二人在父母教养行为上彼此支持，但他们看上去并不是一对父母伴侣。

那么，什么样的个人困难和共同困难会被置于孩子以及伴侣的父母教养功能之上呢？对杰克和萨莉而言，孩子不仅代表的是他们童年议题的重复，还代表了修复的机会。萨莉成为她童年中那个过度投入的、控制的母亲，为了母亲的功能牺牲了她的婚姻。杰克一会儿是他童年中缺席的、"死去"的母亲，一会儿是他恐惧的暴怒的父亲。杰克会通过说谎来掩盖自己的秘密行为，这是他父亲家族秘密的一个翻版。他对山姆既表现出了一致性认同，又表现出了互补性认同（Racker, 1957），与不守规矩的坏男孩和苛责的父亲形成了联盟。他嫉妒又憎恨山姆公开表现出的违抗行为——这个孩子可以对抗自己的父亲，但杰克无法做到的。凯文被看作一个"无忧无虑"的孩子，表面上看来有趣且令人愉快。他承托了代际家庭中的那块遮羞布，营造了一种"一切安好"的假象。伊丽莎白承载了母亲过度行使功能的特质，被看作强壮的孩子，较少受到家庭困境的影响。伊丽莎白和山姆镜映了他们的父母伴侣，在这对伴侣中，杰克被视为出现损伤的一方，而萨莉是有韧性的一方。萨莉将自己作为受害者的、被损害的那一部分置于杰克，而杰克则承担了高需求和脆弱的部分。她注意到，他的那一部分是无法被触及的，很像是她自己作为受害者的那部分，其中有一些被修通了，而剩余的则通过某种全能感来加以应对。

通过检视他们的父母功能，伴侣鉴别出了他们如何承担起了他们的父母曾经扮演的角色。杰克因为他对山姆说的那些严厉的话而感到懊恼："我从来都不想成为我父亲那样的人，但是我现在就是他的翻版。"不过，他们非常难以观察到，他们是如何使用孩子们来承载更不明显的代际议题，或是接收他们自己不想要的部分。在这一工作的早期阶段，这些认同仍处于无意识之中，同时发生的是杰克对山姆的嫉妒，以及他与山姆为争夺萨莉的关注而进行的俄期竞争。杰克似乎因为孩子们迫使他成长而感到怨恨。他出现了一次口误，"萨莉总是离开（我），和其他的孩子们在一起"，这在无意识中表达了他的退行状态以及他在童年患白血病期间感受到的被抛弃感。萨莉难以看到她需要一直成为那个被理想化的、历经痛苦的父母，这表现为她会让孩子们去表达她对杰克的挫败和怨恨。他们会说出诸如"父亲不在乎"的话，或是嘲笑他尝试设立界限的行为。凯文会注意到，"母亲，父亲变得特别严厉，对我们指手画脚。他不知道这是你的活儿吗？他没办法做好。"

随着治疗的进展，正是孩子们提供了改变的手段和动机。当杰克出了一次差点就致命的车祸时，萨莉无法表达的暴怒和伤痛浮现了出来，这场车祸清晰地表明，她无法保护孩子们不受丧失的影响，而是将他们置于危险之中，就像她父母对她做的那样。当山姆表达对杰克的恨意时，杰克想要伤害山姆的愿望让他被自己的那些坏客体所淹没。杰克生平第一次决定，他要停止饮酒。当我指出，伴侣针对山姆产生的巨大冲突可能和他们自己在山姆那个年纪时遭遇的创伤有关，这对伴侣开始为他们体验到缺席的、无效的父母的共同经历而哀伤。我们开始理解让这对外表不匹配的伴侣走到一起的无意识匹配。尽管孩子们从来没有在治疗中出席，但他们的"在场"成了父母改变的一个媒介。

临床案例片段二

凯特和特拉维斯（Travis）进入了我的咨询室，他们是7岁的亨利的父母。亨利是一个焦虑的、充满恐惧的男孩，在情绪调节方面有困难。在一次家庭度假期间，亨利爆发式的行为"毁掉了旅行"，之后凯特打电话来为儿子寻求治疗。在进行儿童评估时，我通常会做的是会见父母来收集发展史，理解他们对问题的看法，并形成最初的工作关系。尽管这对父母表现得合作、有问必答且表达清晰，有些地方仍会让人感觉不太正常。他们带着防备和谨慎的态度对一些基本的发展问题进行了回答，但这些回答显得过于克制。特拉维斯对儿子的发展史知之甚少，就好像他在亨利人生最初的几年里都不在家一样。父母二人都把亨利体验为一个迫害性客体，他们似乎没有觉察到亨利强烈的恐惧，而在我的反移情中感受到了这一部分。

当我例行询问了亨利出生前的受孕历史时，亨利为他的父母所承担和代表的东西变得更为清晰。咨询室变得压抑而安静，我仿佛无法呼吸。我当时的印象是，我犯了一个无法被原谅的社交错误，因此我评论了房间里的不适感。特拉维斯和凯特对视了几分钟。最终，特拉维斯开口说："我真的不太明白为什么你有必要知道这方面的信息。"最终，特拉维斯和凯特开始向我讲述他们的外遇，这场外遇因为凯特怀上了亨利而曝光，而凯特起初并不想怀孕。凯特不确定二人是否会在一起，所以紧紧抓住还是婴儿的亨利来寻求情感上的安慰，而在这段时间里，特拉维斯回避与凯特联系。在这次讨论中，我感到这对伴侣仍然冻结在那段暴风骤雨的时期，无法去解决有关内疚和丧失的感受，以至于没有办法成为一个新的混合家庭中一对相爱的伴侣。

亨利的存在不断提醒着这对父母所犯下的错误和制造出的糟糕局面，具体表现为他在家中会爆发式地发脾气，而在我的咨询室里交替出现过度克制和混乱的游戏行为。在初始访谈中，他画了一块美丽的、未受污染的草地。他把画递给我，但是很快又把画抢了回去，添上了黑色的乌云和闪电。他谈论暴风雨如何把东西打得七零八落，又说到下坡风会把想要待在一起的一丛丛叶子吹散。

尽管他在意识层面否认担忧他家庭的脆弱，但他似乎的确有这样的担忧。亨利开始接受个体治疗后，他的父母几乎就从治疗中消失了，不断取消我们计划好的父母咨询会谈。我感觉就好像他们把这个孩子交给我来"修好"，但我深信，亨利的任何进展都是暂时的，除非他的父母有相对应的变化。当我在接待室遇到他的兄弟姐妹时，我被强烈的哀伤、无助和绝望所冲击。我看着凯特，她简直就像是安德烈·格林（Andre Green, 1986）描写的那位死去的母亲的翻版，如此抑郁，如同在自己生活中梦游。从死亡般的睡梦状态清醒过来的我坚持要进行一次父母会谈。

凯特和特拉维斯迟到了，又花了20分钟抱怨亨利。当他们报告说，他们告诉亨利的兄弟姐妹，因为亨利的问题，所以家庭的夏季旅行被取消了，这时，我感觉自己变得越来越恼怒。在那一刻，当我努力去理解亨利的父母时，我感受到了自己的不耐烦，尤其是对凯特，她似乎对儿子的困难无动于衷。他们对亨利缺乏共情的状态让我感到震惊，在我的体验中，亨利是一个焦虑但能够和人建立关系的孩子，因为努力将破碎的家庭聚拢在一起而承受着痛苦。这对父母对亨利的看法带有一种愤怒的、评判的意味，我很努力地想要代谢这一特点，也怀疑这是他们的伴侣关系模式的一个核心特征。在努力帮助这对父母发展出某种省映功能的过程中，我描述了在我看来，亨利是如何体验他的世界的。渐渐地，凯特开始变得软化，她听到这和她自己的童年有几分相似，在她的童年中，困难的事情也是不能说出口的。之后，我得以听到，她的妹妹因为一场车祸而残疾了，也听到凯特的内疚以及因为创伤而导致一位母亲变得麻木和死气沉沉。当凯特谈及她对亨利的认同时，特拉维斯开始被悲伤击倒。在这个高情感载荷的时刻，他开始意识到，亨利是如何承载了他们的伴侣议题。

特拉维斯：我简直太难过了。我们都对他做了什么？我一直都在责怪他，因为我自己的问题而对他感到挫败。这实际上是一个家庭的问题，对不对？我们的那摊事情影响到了孩子们，凯特，就是这样的。

凯　　特：没有那么严重。

特拉维斯：不，我们必须面对这件事。亨利承担了我们之间没有解决的一部分问题，对不对？我们让他替我们承担本该是我们的责任。这就是他没有好起来的原因之一。我们一直都对他非常没有耐心。我从来都不想要发生这样的事,让我的孩子们因为我的缘故而受到伤害,因为我们的缘故。

当特拉维斯探索他与亨利的紧张关系时,凯特谈到了特拉维斯如何把亨利推开。我描述了这个家庭是如何停留在过去,受到内疚、怨恨和没有哀悼的丧失的阻碍,无法成为一个更为团结的整体。

治疗师:或许你们一直背负着你们之前的关系在往前走,就像你们在第一次会面时描述的那样。特拉维斯,你让自己与凯特以及亨利保持距离,因为你当时不知道你是否能抚养亨利,或者是否能和凯特在一起。而凯特,你提到自己抓着亨利不放,又在某种程度上怨恨他。就好像你们三个人的关系从那时起一直都没有改变过。

某种理解就此解锁了,这对伴侣能和我一同工作来帮助亨利。在之后的几个月里,凯特和特拉维斯定期参加父母咨询会谈。他们各自都接受了个体治疗,而亨利的症状也有所改善。当凯特不那么抑郁时,我看到在她与亨利的互动中出现了一种游戏般的轻松感,但是她对自己婚姻的痛苦却更甚。凯特对伴侣治疗持谨慎态度,详细地讲述了过去那些有害的、无效的经历。这对伴侣如今在父母咨询会谈中感到舒适,因此询问他们是否可以和我继续做伴侣治疗。我难以决定,于是寻求了一位同事的同辈督导。我怀疑我是否被他们拉入了某种动力当中,因为我的接待室如今感觉像是这家人的生活空间一样。我是不是在活现亨利的全能愿望,希望让一切都变得好起来?如果我更密集地与他的父母工作,亨利会有哪些损失和收获?倾向于继续伴侣会谈的我和亨利谈论了帮助他父母沟通的可能性。他似乎松了一口气,并且说:"也许我母亲就不会那么伤心了。"

与凯特和特拉维斯进行伴侣治疗是艰难的。他们既防御又互相指责,常常会升级为亨利恐惧且活现的那种暴风雨般的争斗。在伴侣之间间或出现的是憎恨和死气沉沉。最为痛苦的是,他们会利用孩子们来战斗。特拉维斯无情地批评凯特，因为她对他亲生的儿子布拉德（Brad）态度不好。特拉维斯的报复是忽视凯特的女儿汉娜（Hannah），而后者极为渴望一位父亲。特拉维斯将他们的伴侣困难归咎于凯特，把她描述为一个愤怒的、抑郁的和不爱他的女人，而他在竭力做一个好丈夫。面对他的批评，凯特要么爆发要么崩溃，而这些行为似乎验证了特拉维斯的看法。当特拉维斯似乎可以工作的时候，凯特就会对治疗进行攻击。他们之间任何美好的事情都会迅速被摧毁。如今，当困难被置于伴侣身上，孩子们的情况有所改善，但我担忧的是，他们的进步都是暂时的。

我一次又一次地诠释伴侣需要摧毁彼此之间的美好，并且指出他们自己不想要的部分是如何被置于孩子们身上。特拉维斯开始承认，他不喜欢继女身上的高需求，这反映出他自己对获得爱和安慰的愿望。凯特承认，她对继子情感疏离的批评既反映了自己的退缩行为，也是对丈夫的反击。二人开始能够意识到，他们是如何与他们最年长的孩子配对，而不是彼此配对。两年过去了，这对伴侣取得的进展十分有限，而我开始怀疑他们是否会继续在一起。这是不是一个由恨结成的联结，一种极为牢固但充满敌意的纠缠关系？伴侣工作的改变非常缓慢，甚至几乎难以觉察到。孩子们被提及的频率变少了，而伴侣努力处理着他们自己的困难。

特拉维斯谈到了为什么他会去激惹凯特，他透露了自己令人绝望的渴求以及被投射出去的自我憎恨。

特拉维斯：好吧，我只是想要关注。我只是想要你能注意到我，甚至是消极的关注。（转向治疗师）消极的关注也好过没有关注，对不对？（对凯特说）我认为，我只是想要被爱，或者是想要知道你爱我。

凯　　特：但是你的做法必定让我觉得恼火，这意味着我很可能要么忽视你，要么说一些讽刺的话回击。我知道，有时候我看你的方式就好像你是一个疯子一样，但这就是我的感觉。

特拉维斯：我知道。这是挺疯狂的。我自己也不能真的理解。也许这个话题更适合在我的个人治疗里谈。也许我应该在那里把它想明白。

治 疗 师：但是它现在发生在这里，这让我觉得，它和你们作为一对伴侣是有一定关联的。

特拉维斯：她恨我。

凯　　特：看吧，这就是我说的意思。我并不恨你，特拉维斯。当然，在我感到挫败的时候，我的确恨你，但不是现在。

特拉维斯：我肯定凯特会同意我的说法，那就是她在85%～95%的时间里都觉得我令人厌烦。对不对？你是不是会说有90%的时间？

凯　　特：我不会那么说。

特拉维斯：那么，92%的时间。承认吧。你恨我，我会不断地让你感到恼火。你就想要我滚到一边去。

凯　　特：真的，特拉维斯，我现在不恨你，但是我要开始恨你了。

我指出，尽管特拉维斯想要凯特的爱，但是他把她置于某种桎梏之中，直到她最终认可，她的确恨他。凯特谈到了窒息的感觉，没有空间容纳自己的感受和体验。她告诉特拉维斯，他对她怀有一种僵化的、拒绝的看法，即她是不会改变的。特拉维斯对亨利也怀着一种类似的看法，坚持认为他也恨自己。凯特的回应是："他只是一个小男孩，他想要一个父亲。也许我是应该被你批评，因为我们的关系真是一团糟，但是他不应该承受。我们必须停止把我们的烂摊子堆在他头上。而且，他真的爱你，我也爱你，但是，（你表现得）好像这都不重要。"凯特开始大声哭泣。

我们一次又一次经历了这样的回合。我安慰自己说，事实上这对伴侣对他们的孩子们发展出了一种更共情的姿态。亨利离开了治疗，表现得不错，尽管不确定他父母的婚姻是否能继续下去。他和父亲之间的关系变好了，后者终于相信亨利是爱自己的。孩子们更平静，也显得更有乐趣，对他们父母的冲突也没有那么痛苦了。凯特和特拉维斯开始对彼此讲述自己的成长经历，这使他们从那种将所有好的事情都摧毁的僵持不下、重复出现的立场中走了出来。双方都讲述了他们的内疚，因为他们无法拯救他们的手足，或是遏制母亲的不快乐。当凯特理解了自己被忽视和被剥夺的经历，她在愤怒以外的情感中找到了更多的活力。特拉维斯开始以不那么极端的方式去看待别人，找到了对待凯特的和善态度，也在凯特身上发现了善意。渐渐地，这个家庭继续发生着改变。偶尔，凯特和特拉维斯会在会谈中笑话对方，找到了一种长久以来都缺失的幽默和风趣。

大约一年后，他们结束了治疗。尽管我认为这次结束过早，但我希望他们已经取得的进展会帮助支持他们。就我的估计，如果没有他们的孩子们，他们是无法走到这一地步的，正是孩子们让他们进入了治疗。我认为，我认识他们的孩子们这一点也起到了作用。当然，我们通过孩子让这对伴侣走出了僵局，寻找到了他们创造性的伴侣关系中美好的部分。尽管如此，仍然有许多未完成的内在工作。

伴侣治疗师面对的挑战

与作为父母的伴侣相遇，既会在治疗空间中引入更多的复杂性，又会引入更多的机会。它会将代际视角（Faimberg, 1986; Fraiberg, Adelson, & Shapiro, 2003; Siegel, 2004）带入咨询，让伴侣能够看到他们代际模式的具体表现。通过亨利对她的体验，凯特找到了深埋在内心的死去的母亲。萨莉发现她在重复母亲对子女们的过度投入，这让她能够在失去杰克之前找回了自己的婚姻。孩子们为父母提供了多重的认同机会。他们作为接受者，接受了伴侣关系否认的部分，也提醒着父母自己童年的经历。伊丽莎白和山姆公开表达了对彼此的攻击，揭露了父母用酒精和情感退缩隐藏的东西。山姆的年龄和气质让他父母未解决的童年创伤浮出了水面。孩子们对内在伴侣的表征，就像是亨利那堆很容易就被风吹散的叶子，为伴侣提供了另一个审视自己的视角——距离既近，也足够远。孩子们还代表了父母创造性的关系联结，成为父母获得成长和进步的动力。最终，正是孩子们帮助这些伴侣找到了彼此。

不过，对伴侣治疗师而言，处理为人父母的议题可能会是困难的。所有儿童治疗师都知道，与父母谈论他们的孩子们可能是个雷区。对于被认为是"坏父母"的强大恐惧会让父母感到脆弱、防御和被攻击。伴侣治疗师可能会感到压力，继而过快地做出行动，如果他们认同了那些受到父母困境的消极影响的孩子们，那么这种认同会增加过快行动的压力。发展层面的需求和阶段并不会等待父母的疗愈。无助感可能会占据上风，因为治疗师会看到，具有破坏性的代际模式在此刻被重新活现。在治疗师的反移情中，或许难以追踪与场域内的各类对象发生的多重认同和移情（Ferro，2005）。咨询室可能会令人觉得拥挤和窒息，充满了那些难以涵容的强大原始情感。极化也变得很容易，就像我在面对亨利的父母时所经常发生的那样，我失去了对伴侣的追踪，而是与一方或孩子结盟。因此，复杂性既是礼物，能让我们能够有多个切入口；也是一种挑战。处理为人父母的议题会一如既往地让我们自己作为孩子和父母的议题浮出水面，这样反移情就增加了另一层复杂性。

伴侣关系具有的为人父母的维度在伴侣文献中的探讨并不充分。鉴于它不仅对我们治疗的伴侣，也对伴侣身后的孩子们具有临床意义和重要性，这个话题值得进一步的关注、思考和讨论。

第二十五章

离婚和父母之战

凯特·沙夫

　　为了与处于危机中的伴侣和家庭工作，临床工作者一方面必须通过由移情、反移情、投射和投射性认同组成的密网来整理头绪，另一方面要关注作为一个团体的家庭成员的需求，以及作为处于不同的认知和发展水平的个体的需求。在处于困境中的伴侣能够在无效的关系模式中做出改变之前，他们必须承认自己痛苦的部分被投射至对方。他们必须意识到，如果继续以同样的方式对待彼此，那么期待新的结果的发生只能是徒劳。他们必须接受，他们永远无法蜕变成为彼此心目中理想化的版本，也无法补偿彼此在各自的原初客体那里受到的伤害。当他们承认幻想是无望的，那么伴侣就可以——有时候，顺利的话——获得帮助来承认和收回自己被否认的部分，并建立一种新的关系模式。

　　与处于分居和离婚过程中的家庭工作的临床工作者会见到这样一些伴侣，他们要么无法让自己进入治疗，导致治疗无效；要么经历了成功的治疗，意识到彼此在根本上是不匹配的。离婚，以及随之而来令人心碎的丧失和分离、自恋受到的攻击、经济上的打击，以及生活各个层面上的失衡不仅是令人创伤的，还会重复发生。所有经历过离婚的人都熟悉它强大的力量，这种力量会唤醒沉睡的恶魔，调动起我们以为早就放弃的防御策略，甚至还会让这些策略变本加厉——在与这次对自我应对能力的新攻击进行搏斗的过程中，过去的存在方式和感受如今变得更为强烈。在分手后的两年内，头脑中闪过杀人和自杀的想法并不罕见——尤其是对那些没有主动提出分手的一方来说。

对一些伴侣而言，离婚的可能性是逐步被引入婚姻之中的，这一缓慢增长的"毒性"会在某个具体时刻显现出来。对于另一些伴侣，离婚的可能性并不是突然出现，它是被某个改变人生的事件催化的。对大多数伴侣而言，离婚的概念在多年以来都是婚姻中的一个幽灵，随着时间的推移，他们在一种不对称的互动过程中离这个中心点或近或远。但是一旦它被说出来，就会形成一种婚姻断层，这个断层常常难以完全被修复。

在进入我们的咨询室后，有一些伴侣中会告诉我们，他们在离婚的边缘打转。另一些来访的伴侣会有着明确的意图，希望对婚姻做一些工作，但是你很快就会发现，这对伴侣中的一方或双方实际上是在寻求一个离开婚姻的途径。最有问题的伴侣是那些深陷困境之中却仍然告诉你，在任何情况下都不考虑离婚。伴侣必须能够思考丧失婚姻的痛苦，否则他们将无法容忍在探索创伤过程中伴随的心理痛苦，而这种探索对于重新找回他们丧失的自我，并发展出一种新的关系模式来说是至关重要的。

本章描述了使用受精神分析取向启发的伴侣工作方式，在三种特殊时刻类型中与伴侣工作。首先，我将会探索和这类伴侣工作时的挑战，这些伴侣要么在心理治疗工作过程中决定离婚，要么在来诊时已经在纠结上述决策，最终决定分手。其次，我将探索与准备分手的伴侣进行的工作，要么是在工作刚开始的阶段，要么是工作让他们准备分手。再次，我将阐述在与已经离婚但想要处理他们作为父母的共同关系的伴侣工作时所需的技术。最后，我将以一些反思来结束本章，我的思考是关于处于离婚过程中的伴侣与美国司法系统之间的互动所带来的重要影响，这可能与英国系统中的法律技术细节略有不同。我在这里不打算讨论那些在离婚边缘悬崖勒马，然后继续进行心理治疗来修复婚姻的伴侣，因为这个话题已经在本书其他许多章节中出现过。

在与正处于分手过程和已经分手的伴侣工作时，我们要依靠评估的能力，我们需要不断地评估伴侣投射性认同系统的性质。它们是在偏执-分裂心位还是抑郁心位行使功能？是作为个体还是作为伴侣？在伴侣治疗中，我们在很大程度上会依赖对反移情的检视，以及大量使用聚焦式抱持和背景式抱持。与处于分手中的伴侣进行的工作是一种危机干预式的工作，主要聚焦于涵容，而与已经分手的来访者工作则能让我们做出一定的诠释,因为我们虽然并不尝试重新建立亲密关系,但仍在有可能和必要的情况下试图改变关系模式。不过,在上面两种情况下,我们的工作比其他心理治疗工作的焦点都更窄一些。我们并不强调探索移情,而是仅在有必要的情况下才与之工作。离婚后的咨询,甚至是受到精神分析取向启发的工作模式,也是指导性的,并且会大量使用父母教练技术和教育。

在治疗中考虑离婚的伴侣

一些处于痛苦之中,甚至是处于急性应激之下的伴侣,他们身处一段"活着"的婚姻之中,无论这段婚姻有没有创造用来探索的心理空间的潜力,与这样的伴侣进行工作的体验,和与一对处于正在解体的婚姻中的伴侣是很不同的。在与婚姻解体的伴侣工作的过程中,我们的治疗工具中没有任何一种能够穿透这对伴侣适应不良的防御策略。谈话回路无止境地处于相互指责和防御的循环,并且常常以一种强烈的施受虐的意味为特征。这些伴侣通常在之前已经经历了几次失败的治疗,经常会报告他们曾经"解雇"过治疗师,或者被治疗师"踢出"了治疗,而这些治疗师曾经告诉他们,他们是"帮助不了"的。在反移情中,我们可能会在全能感的幻想与无能、无聊、暴怒、焦虑和角色混乱之间摇摆。有一对伴侣在我身上诱发了一种重复出现的幻想,那就是我站在一位我所爱的人的床边,这个人身上插满了管子,处于生命监控的状态,而我的任务是决定什么时候"拔插头"。在和另一对伴侣工作的过程中,我常常发现我的思绪飘入一种白日梦的状态,在这个白日梦中,我在指导一场足球比赛,眼看着天空变得乌云罩顶,琢磨是否要在暴风雨降临之前"让比赛暂停"。最终,我们能做的一切就是向伴侣反馈我们观察到的东西。他们没有取得进展,其中一人或双方都变得更为愤怒或抑郁,孩子们的应激也在不断增加,或者(一如普遍的事实),伴侣一方似乎已经放弃了。

离婚的决定很少是双方同时做出的。也就是说,通常是婚姻中的一方向另一方宣布了这个决定。这段婚姻常常在一开始就已经出了问题,或者多年以来一直麻烦不断。其特征是糟糕的争执，或是缺乏亲密感（我经常给伴侣的描述是，要么处于"热战"，要么处于"冷战"中）。有些时候，不情愿的配偶（令人困惑地）听到这则消息会感觉好像是晴空霹雳，即便是离婚的提议（或是威胁）已经提出过很多次（有时候甚至是他们自己提出的！），或是他们多年以来一直在口头上对配偶表达愤怒，或是鄙视，甚至是在有外遇的情况下。事实上，经常是曾经不忠的配偶觉得"离开"婚姻的宣告令人惊讶。虽然存在无数种"事实模式"，但是几乎普遍存在的表现是伴侣一方先是感到意外，然后感到惊恐、丧失、羞辱和绝望，而另一方可能会也可能不会对此表示共情——他们可能早已经在情感上离开了婚姻，但仍然会因为自己的决定造成的影响——情感上、经济上、为人父母的角色上和社群中——深感恐惧。

如果你是一对分手已经不可避免的伴侣的治疗师，那么你已经抵达了你的分析工作的尾声。他们如今已经进展至严重的危机阶段。普通的认知和反思过程被临近的巨大丧失压倒。治疗师的任务是通过涵容暂时地将家庭稳定下来，这种涵容则是基于这样一个位置，即治疗师能够理解婚姻瓦解的早期阶段所具有的基本影响。让我们来看一看这些影响。

不相信、乞求和提出离婚者的回应

当伴侣一方宣布想要离婚，而另一方不想离婚的时候，在现场体验到痛苦几乎是无法忍受的。对于被剥夺关系的配偶而言，在一瞬间，生活呈现出了一种不真实的、噩梦般的样子。对那一方来说，人生的一个核心契约被打破了，他们通常会去寻求安慰的那个人突然之间不再能提供安慰，反而成为折磨他们的元凶。同样，伴侣会去理想化对方，从而应对婚姻带来的焦虑，而选择离婚的伴侣那方必须去除理想化，才能够应对伴随丧失而来的痛苦。这会导致那位并不情愿离婚的配偶感觉到无法想象的背叛。

配偶对决定分手以及因对方的反应而产生的内在反应和人际反应在很大程度上会受到以下因素的影响，即目前的创伤在多大程度上呼应了过去的创伤。但是，无论这对伴侣是否有重大的创伤历史，当在他们成年核心的身体和亲密关系背景下获得的承诺被打破，其结果是不可避免地会唤醒更早年痛苦经历的记忆，混杂着令人害怕的婴儿期或儿童期幻想，这些幻想与他们最早期的、躯体层面的亲密关系有关。因为这些记忆和幻想的一部分是前语言层面的，而且总是原始和基本的，所以它们驱使的情绪力量令人难以承受。第一次知晓丈夫正打算离开自己的妻子成了那个被抛弃的女儿。突然要面对一个可怕的事实的父亲，即自己将会至少在人生一半的时间里见不到孩子们，突然就成为那个原初客体曾如幽灵般蒸发的男孩。

提出离婚一方的无意识防御反应，以及他们因此展现的外显反应是各式各样的。有些人会觉得配偶的恳求令人恼火，因此会无视或鄙视对方。随着配偶变得愈加绝望、不断恳求、讨价还价、自我责备和摆出受虐的姿态，这种反应常常变得更明显。另一些人似乎仅在名义上做出分开的决定，然后陷入无休无止的由内疚的诠释和安抚的尝试组成的循环，极为痛苦但又无法进入一种拉开情感距离的姿态，虽然这种姿态能够反映现实处境。

在这些时刻，临床工作者的工作要不偏不倚地保持在配偶双方的心理空间之中，他们各自都会给我们施加巨大的心理压力，让我们与他们结盟。做出离开决定的一方将会对我们是否在溺爱或诽谤他们的配偶极为敏感。感觉自己被扔下的一方将会密切监控我们是否存在支持他们分开的想法，或是与做出离开决定的配偶共情的证据。

一对伴侣的情感稳态（由他们的无意识匹配所创造出的稳态）出现崩溃的时刻会向我们提出技术层面的挑战。在那个时刻，我们被要求去调整我们的容器，让它能够去抱持不再是被伴侣关系所代表的那个"第三者"，而是两个刚分开的、极为脆弱的、在对支持和空间的需要上相互竞争的"单身人士"。我们面对的艰难任务是，同时去关照两个人，而在那样的时刻，他们都如此退行以至于他们的客体永存能力很可能处于低谷，或是暂时没有了踪迹。

刚面临这种工作的临床工作者经常发现自己彻底处于失语状态，而事实上，密切的躯体关注（前倾、目光接触、注意力聚焦）往往是最有力量且最恰当的反应。

罗伯特和埃伦

罗伯特和埃伦（Ellen）是一对年逾六旬的夫妻，他们结婚已经十年了——二人都是二婚。他们寻求治疗的催化剂是罗伯特在最近的一次争吵中坦白，他曾经和大学时期的一位女友有过一段外遇。埃伦极为愤怒，也备受打击。罗伯特说，自己觉得内疚和难辞其咎。双方都说他们彼此相爱，并且想要拯救这段婚姻。

在会谈中，二人以一种无情的"针尖对麦芒"的方式争吵，令旁人无法插手。各自都在细数对方的越轨行为，这促使我好几次表示，他们似乎想要我做一位法官来宣布其中一位有罪，而另一位是无辜的。罗伯特承认，他从一开始就对这段婚姻怀有矛盾的态度，因为埃伦有着"无法控制的暴脾气"。埃伦承认，当觉得罗伯特让自己失望时，她的确容易大吼大叫，尖酸刻薄地展开攻击，哪怕是因为看似无关紧要的错误。她把这种行为的起源追溯至自己的青春期，她对父母怀有的强烈的愤慨和暴怒，因为父母无法看到她本来的样子，也无法回应她的需要。

而罗伯特承认他有"亲密关系问题"。他胆怯地承认，在许多次他和埃伦的争吵中，他会威胁要离开（关于他到底是在威胁要离开这段婚姻，还是要离开家一段时间，总是含混不清）。有几次，通常是在家庭节日庆祝活动或是其他场合下，因为觉得和埃伦一起参与活动即代表公开对她许下了某种承诺（在他的头脑中），罗伯特在没有给出任何解释的情况下消失了好几天。之后，他会灰溜溜地回来。埃伦会收留他，但是她的愤怒变得越来越明显，而随着时间的推移，他也越发觉得自己是一个受困的烈士。

仅仅接受了很短一段时间的治疗之后，埃伦同意被转介至个体治疗，并在管理自己的脾气和愤怒发作上取得了进步。罗伯特承认二人之间的关系变好了。但是有一天，埃伦发现，虽然罗伯特做了保证，但他仍然在和那个曾经有过外遇的女友保持电话和邮件联系。

此刻，埃伦变得极为愤怒和绝望。她给罗伯特下了最后通牒：要么他寻求治疗，要么她提出离婚。罗伯特很抗拒。在伴侣会谈中，他第一次谈到自恋的母亲和他的父亲，后者是一位精神分析师——一个情感淡薄的人，迫使罗伯特在小小年纪就充当他执业时的接待员，并且实行被罗伯特称之为"斯金纳式"的父母教养技术（即，使用睡眠剥夺作为糟糕行为的惩罚方式）。在几次伴侣工作之后，罗伯特同意接受治疗，但是最终选择了在另一个城市居住和工作的精神分析师，他只能通过电话来进行工作，偶尔才会面对面参与。在几个月里，伴侣报告二人的婚姻有所好转。他们计划去苏格兰旅行，去参加罗伯特原生家庭的聚会。在旅行的当晚，罗伯特告诉埃伦他没有办法带她去。即便她愤怒地抗议，他仍然独自上路了。

　　登机后不久，罗伯特满心后悔。他尝试通过电话联系埃伦，但是没有成功，他惊恐的感受在不断增加。在持续一周的旅行中，他继续上述尝试。回到家后，他发现埃伦已经搬出了他们的家。在绝望的恳求下，他劝说埃伦来见我，而埃伦把这次会谈称之为"最后一次会谈"。

　　罗伯特在整个会谈中不断啜泣。他声称自己在离开的那段时间里有了一次"生命的顿悟"，他如今已经明确想要拯救婚姻，要为婚姻中绝大多数的困难承担责任，而且不惜"赴汤蹈火"也要让埃伦信服自己对她的承诺。但是，用埃伦的话来说，她已经"受够了"。罗伯特一直否认早年创伤对他维持亲密感的能力造成了影响，在这个过程中，埃伦一直都处于一种预期的哀伤中。她已经放弃了对罗伯特的情感投注。另一方面，罗伯特如今要独自承受他的自我挫败行为造成的后果。和他在一起的体验就仿佛是和一个希望父母死去的孩子在一起，对这个孩子来说，这个父母是既令人渴求也让人暴怒的客体，而在一种魔幻思维中，这种愿望造成了父母的死亡。与他体验到的这种存在层面的不公（他怎么能够为控制之外的行为负责呢？）、惊恐和哀伤所联系在一起的令人难以承受的情感似乎对他的妻子而言只是"擦伤"。在过去，她成了他的迫害性父母，而如今他更像是早先痛苦不已的她的一个翻版，而她成了毫无情感的父母。埃伦建议我接受罗伯特作为我的个体患者，他恳求她继续伴侣工作。在反移情中，我想要逃离——逃离她渴望我从她手上把罗伯特接过来的建议，也逃离他希望我强迫她宽恕他的恳求。我所能做的是命名这些动力，共情他的痛苦，建议他们继续各自的个人治疗，以及，让他们知道，如果未来有需要，我会继续为他们作为一段伴侣服务。离开时，她感到松了一口气，而他感觉被独自扔在了绝望的街上，这种彼此并行的痛苦感觉不可避免。

已经决定分手的伴侣

一旦做出了分手或离婚的决定，临床工作者的工作就变成了某种心理层面的分诊。对这对配偶而言，最主要的情绪需要和实际需要是什么？孩子们最主要的情绪和实际需要又是什么？我们在这个案例中还会工作多久？我们的角色是什么？伴侣下一步要做什么？我们是否需要将他们转介给新的专业人士？

在伴侣决定离婚和物理分居之间的这段时间是最有挑战的。这是一个"地狱边缘（limbo phase）"。无论来访者的行为是什么，如今临床工作者开始感受到了内在压力，要鼓励伴侣更快完成物理上的分居。偶尔伴侣的一方会火速搬走，但更为通常的情况是，在分居之前，他们首先需要解决经济和法律方面的议题。

对"不情愿"的配偶而言，同居会让挽救婚姻的幻想继续存活。他们通常会在一段无效且令人屈辱的恳求期和一段愤怒攻击期之间摇摆——这让他们感到自己也成了婚姻解体的共犯，且备受打击。更焦虑地希望分居的配偶常常会搬入客房。他们会感觉自己被困住了，并开始对另一方施加压力，让其更快进入离婚的法律进程——常常会在经济或监护权层面做出骇人的威胁，这些威胁大部分不会得到法律的支持，但是会让对方感到极为恐惧，并且会使争吵的激烈程度上升至临界水平。有些配偶会开始过上平行的生活，在同一屋檐下过着彼此独立的日子。另一些配偶表面上似乎一切如常。还有一些配偶似乎相处得"分外融洽"，这通常是因为，提出分手的配偶如今觉得胜利就在眼前，但对于不情愿离婚的那一方，这种局面是一种令人迷惑且折磨人的动力，因为这一方可能在此刻发展出重修于好的幻想，或者是发出疑问："为什么日子不能总是这样过下去？"

孩 子 们

有些父母对于他们的失和与即将到来的分手（即便这个话题并未得到公开讨论）会如何影响孩子们有清晰的认识。另一些父母则会固执地坚守一种信念，即"孩子们从来都没有看到过我们争吵，所以他们压根儿就想不到"，或者"不会察觉"。还有一些伴侣因为心理觉察程度不一，所以产生严重的分歧（常常会争执在什么时候以及如何"告诉孩子们"，或者是否需要给孩子提供心理治疗）。有些时候，提出离婚的配偶会将另一方有关为人父母的忧虑视为一种引发自己内疚感或给予自己心理惩罚的尝试。偏执的来访者可能会将一方提出的建议——孩子正在受苦，应该去看心理治疗师——视为预先在为之后争夺监护权的诉讼布下暗线。有些时候也的确如此。但无论孩子们的处境是什么，对伴侣治疗师而言，重要的是从孩子的视角去理解分居和离婚（Johnston, Roseby & Kuehnle, 2009）。

离婚的过程对孩子们而言常常是最困难的时期，无论父母有多大程度的觉察，孩子们总是至少在无意识层面对父母的失和产生了高度的共振，而且一直（常常是很多年）都生活在一种预期焦虑之中。大多数孩子都会潜抑自己的恐惧，一些孩子曾询问过父母离婚的可能性，但这些问题会被他们的父母轻描淡写地搪塞过去或者断然否认。这些孩子经常有着严重的症状。他们的困难种类各式各样，但通常都发生在以下领域：学业失败、社交困难、品行困扰、退行或黏附行为（例如不愿意独自入睡、尿床等）、焦虑和抑郁。

伴侣一方有外遇或是新的亲密关系创造出的动力对另一方和孩子可能会造成打击。对于觉得自己被"戴绿帽"的那一方，这自然是一个令人痛苦的挑战。在对方忙于新恋情的同时，自己处于痛苦之中。对孩子来说，这可能意味着要被"招募"成为被抛下的那位配偶的同盟军，一起对抗邪恶的未来"前任"，或是在情感上被召唤成为一个爱的客体的替代品。或许最有问题的情境是孩子的情感现实（"这是一件正发生在我家里的令人伤心的、害怕的事情！"）与在情感上处于分心状态以及处于一段新恋情的心理光环中的父母不同步。

外遇也常会对被我称为"共享叙事"的发展带来挑战。我们帮助来访者作为父母发展出一个故事（包含了他们各自现实中的部分，但在情感上对彼此而言都是真诚的），目的是让孩子具有发展层面上的能力以接受和加工信息，并去诠释在他们的生活中发生了什么。更健康的父母能够理解，对孩子们最有好处的是父母双方在叙事中都不被描述成为恶人。他们已经做了功课，知道在决定孩子是否能成功地适应离婚这件事上，最重要的两个因素是父母有能力让孩子不受到父母冲突的伤害，以及父母各自有意愿和有能力来支持孩子与另一方拥有完整的、丰富的关系。但是当存在外遇时，即便是最健康的来访者，即便他们自己知道外遇通常是双方共同构建的一种不适应的关系模式所具有的痛苦的症状，也很难掩饰他们在自己的处境中体验到的不公平感。

威廉和梅兰妮

在一段维持了十五年充满争执和无性的婚姻之后，威廉与一位比自己年轻很多的女性发生了外遇，并向梅兰妮宣布，为了娶那位女性，他要离开这段婚姻。在这段婚姻中，威廉作为一个律师一直在长时间工作，而梅兰妮始终在家里照顾他们的儿子山姆，他如今8岁了。威廉承认他在为人父母的"具体事务"方面做得很少，但是表达了对于梅兰妮与儿子有着"过度卷入"的关系以及除了儿子之外没有其他兴趣的担心。

尽管梅兰妮在意识层面希望在离婚过程中以及离婚之后，山姆都能够继续和父亲有一段持续的关系——山姆如果想要这样，就需要梅兰妮在情感上的许可——她仍然和儿子分享了威廉"坏行为"的细节。当威廉搬出二人的家后，他必须要在梅兰妮不在场的情况下和儿子共度时光，而梅兰妮会变着法子在山姆离开自己去见父亲的时候增加他的焦虑。她会说："如果你想妈妈，只要一给我打电话，我就会来的"，或者"我知道你对爸爸很生气，但是他爱你，而且需要你"。为了满足梅兰妮，山姆会告诉她，自己不想和父亲在一起，并且开始在晚上和她睡一张床。而威廉无法完成预先安排好的时间表，将迟到和临时改变归咎于脱不了身的工作。在威廉的监护时间里，他继续在很大程度上依赖梅兰妮为山姆制订计划。

分居之前的同居

许多患者会将他们决定结束婚姻之后和能够成功分居之前的这段时间描述为备受折磨的"地狱边缘"时期。因为多数伴侣无法负担起迅速安置两处住所的条件，所以即便他们有分居的需要，分居所需的经济基础也必须等待法律程序跟进，他们被迫要以某种方式应对在一段不确定的时间里一起居住的复杂局面。有些人会把这种局面形容为在判了死刑的情况下继续活着。

为了努力减轻通常无法忍受的关系紧张，有些治疗师会和伴侣一起工作来发展出某种"家内"分居的版本——即父母分时段和孩子在一起，以及轮流留在家或离开家（比如日间和晚间轮流在家中居住）。尽管这些安排能够减轻对家庭的某些压力，因为它能够降低伴侣待在一起的时间，逐渐让处于否认状态的那位伴侣能够面对即将到来的分居，但是它们很少能够顺利实施，而且一般情况下都会导致琐碎的争吵（"你把一池子的脏盘子留给我洗"）、侵入感（"如果你不在属于我的时段里离开家，我觉得你就是犹豫不决！"）、一种无家可归的感觉（"在属于你的时段里我该去哪里？我没有办法在健身房里待八个小时，而且我也不想待在某个装修得没有一丝人情味的公寓里！"），并且让孩子们感到迷惑（"如果在属于母亲的晚上时段，父亲待在楼下他的办公室里，是不是代表我不能找父亲来辅导我的作业？"）。

不过，最有问题的情况是同居拖延了伴侣必须面对家庭将重组的现实。在这个阶段，婚姻动力中最有毒性的方面会马力全开，其力量甚至会被放大。一般而言，我建议治疗师鼓励来访者和律师合作，尽快达成物理上的分居，哪怕伴侣中有一方需要寻找暂时的住处。我并不鼓励家内分居，也不鼓励"驻巢"（即父母轮流在家中居住，而孩子们始终待在家中），除非是作为非常短期的临时安排。

有些时候，在父母中谁将永久离开家这个问题上会有一番角逐。即便事实上女性提出离婚的比例是男性的三倍，女性仍然更有可能留在家中。不过，这个趋势在发生变化，同时在变化的还有认为母亲应该获得主要监护权的司法假设。多数父母将留在家中视为一种为人父母上的优势。对于那些预期自己会继续从事高要求的工作而难以在工作日花时间和孩子们待在一起的父母，留在孩子们已经投注了诸多感情的家里常常让人觉得是一条捷径，从而创造出一个空间，让孩子们想要在另一方父母不在的情况下花时间待在这个空间里。对治疗师而言，一种有益的做法是向伴侣解释，尽管让家人居住在婚内住房中的优势在于将孩子们生活中的变动降至最小，但是如果这么做，就会让留在家中的一方获得优势，因为家本质上是一种心理契约。我常常会说，我们的目标是达成一种安排，即存在两个家庭基地，而不是一个基地和一个卫星。

布莱恩和吉姆

布莱恩（Brian）和吉姆（Jim）一起生活了二十五年，并且收养了三个不到14岁的儿子。当同性恋婚姻在二人居住的司法管辖地变得合法以后，吉姆并没有同意布莱恩想要结婚的愿望。这对伴侣继续待在一起。布莱恩，作为一名律师，他的职业处于上升期。吉姆做着兼职工作，打理家事，是孩子们主要的照顾者。二人都有过短暂的、重复发生的性外遇。当吉姆拒绝和一位男性结束一段亲密的友谊关系，而布莱恩坚持认为这是一段浪漫的爱情关系时（尽管吉姆否认了这一点，并坚持说对方是异性恋），布莱恩决定结束二人的伴侣关系。二人都想要留在目前的家中。他们正在和律师一起处理复杂的经济事务安排，为了应对暂时需同居一段时间的处境，二人前来求助。

尽管二人都报告他们不断发生恶性的争吵，但他们拒绝考虑做出任何临时分居的安排，害怕这样可能在经济事务和监护权问题上将其中一人置于法律层面的不利境地（这种恐惧并没有得到双方律师的证实）。虽然布莱恩一直都是家中主要的经济来源，而吉姆承担了大多数照料孩子们的工作，但布莱恩否认自己在照料孩子们上参与得更少，并且要求同等的监护权。同时，在伴侣的金钱和其他财产分配方面，他觉得自己应该获得更大的份额。他单方面停止了所有联合使用的信用卡，关闭了联合银行账户。他将吉姆"踢出"了共同的卧室（让他降级至只能使用更小面积的客卧）。吉姆因为害怕被切断经济来源，觉得自己别无选择，只有服从。他增加了自己和孩子们相处的时间（这意味着他甚至得进一步缩减他的兼职工作时间，继而导致收入进一步减少）。这让布莱恩觉得自己被剥削的感受变得更强烈，也加剧了他对自己被逐出孩子们生活中的焦虑。

即便事实上二人接到了来自儿子们的教师的电话，告诉他们这些男孩似乎显得抑郁和退缩，二人都不支持给孩子们提供心理治疗的主意。不过，他们的确意识到了持续不断的争吵正在对儿子们造成消极影响。我们尽最大努力设计了一个分享时间的日程安排，在这个安排中，二人彼此接触的可能性被降至最低，一方负责早晨的生活，一方负责晚上的生活，周末的时间则二人平分。"不在岗"的父母那一方同意在另一方"在岗"期间离开家。

二人的关系紧张加剧了。吉姆抱怨他没有办法花钱，并认为布莱恩突然坚持要平分和孩子相处的时间是一种虚伪的行为。布莱恩坚持认为他一直都是一个承担了同等责任的父亲，而他也不再允许吉姆在经济上再依靠自己——尤其是考虑到吉姆有所谓的不忠行为。他们的互动，即便是在孩子们在场的情况下，从沉默的敌意变为一方或双方尖叫和变得暴力，将玻璃器皿向墙上砸，甚至，有一次，一方将一盘食物倒在另一方身上。

二人都抱怨对方不服从分享时间的日程安排。双方都不能容忍自己被排除在孩子们生活的任何方面之外。尽管他们各自都想方设法拖延法律进程，但这个进程显然最终会造成物理上的分居（而且各自都在责怪对方在无理地拖延），他们会让每一步的计划破产。会谈成为某种拙劣的表演。他们可能在这一刻相互谩骂，在下一刻就开始讨论孩子们"作为一家人"一起活动的重要性。他们计划和孩子们每周进行"周日午餐"，二人都会参加这个活动，而在此期间他们在每件事务上都会争吵，从谁准备餐食，到一方在另一方的"时间"里是否有"权力"管教孩子。布莱恩计划和孩子们进行一次滑雪旅行，他邀请了吉姆，但拒绝支付吉姆这部分的旅行费用。只有当我说我不打算再继续他们这个案例的工作之后，二人才同意租一个临时的公寓，重新设计他们暂时执行的时间分配计划，从而让双方都能在另一方住在其他地方的时候和孩子们待在一起。

探索下一步

确定正确的时机将伴侣转介至新的服务,继而终止目前的治疗关系,这可能会是一件困难的事。有些伴侣在决定分居时就会逃离治疗。有时候,伴侣一方想要和治疗师继续个体治疗,这个愿望也常常得到另一方的全力支持(将他们的配偶留给治疗师照顾可能会减轻他们的内疚感,或者是他们觉得治疗师可以在彼此之间,在配偶的愤怒情绪或充满痛苦的沟通之间起到缓冲作用)。有些治疗师可以接受将伴侣一方留下来做个体治疗,另一些则不接受。我倾向于不接受,出于以下三个理由。第一,伴侣可能会尝试重修于好,也可能在未来选择再回来接受伴侣治疗。第二,伴侣在未来可能会想回来就协同照料子女的议题进行工作,或者可能想要伴侣治疗师在未来治疗他们的孩子。第三,如果他们有孩子,那么这对伴侣如今进入了一个重新建构关系的时期。如果治疗师继续治疗伴侣中的一方,那么不仅这一工作中的移情可能会被污染继而造成潜在的问题,而且治疗师曾经说过的话也很可能在伴侣出现分歧的时候以一种有计谋的、被歪曲的方式被引用。对于并不继续接受治疗的配偶而言,这可能会让他们感觉到治疗体验在其心智中代表的内部客体受到了一种令人迷惑的、痛苦的攻击,而且会让治疗师觉得自己也成了分裂行为的共谋者——或者事实上被拉入其中。

有些伴侣会为了处理分居的复杂局面而寻求帮助。在这种情况下,我们可以提供的帮助是向个体治疗师做出必要的转介,以及,如果我们精通儿童发展和离婚这个领域,那么我们可以帮助伴侣理清诸如何时以及如何告知孩子这样的议题。在分居和离婚方面有独特专长的治疗师可能能够有效地帮助伴侣发展出暂时的分享时间的日常安排,以及可用于告知家人和朋友的共同叙事。如果伴侣治疗师在这方面有特殊专长,那么他们可能会尝试继续和伴侣工作,但本质上是以调解人或顾问的身份帮助他们发展出为人父母的计划,即抚养权协议。我不鼓励这种从治疗师角色向顾问角色的"转型",因为两个角色是不相容的(前者是非中立的,基于移情的角色,而且主要是非教育性;后者是中立的，并不基于对移情的工作，而且是具有高度的教育性质）。当伴侣要求寻找家庭调解人的服务时，我会建议治疗师将伴侣转介至一位在调解领域受过良好训练的同行。

将孩子转介至儿童治疗师

一对最近决定离婚的伴侣，他们的子女是否应该见儿童治疗师，这个问题并不容易回答。有些时候，愤怒的父母或被抛下的父母会把自己的体验投射到孩子身上。他们可能会坚持认为，治疗师"要听孩子是怎么讲"另一方的，或者报告说孩子有症状。另一些时候，父母一方或双方会出于防御而拒绝——甚至拒绝考虑——给孩子提供心理治疗的可能性，他们要么坚持认为孩子挺好的，要么提出担忧治疗会"让这件事显得很严重"，或者是污名化孩子。

我一般不建议在宣布离婚之后的几天、几周和最初几个月里让孩子接受治疗，因为需要给孩子空间来表达各类情绪反应。这也会给专业助人者一个机会去观察可能形成的新的父母动力，并注意到父母置于孩子身上的有毒的投射。让孩子进入治疗的风险是强化了孩子认为自己对离婚负有责任的幻想，但如果他们在争夺抚养权的背景下成了父母一方或双方的有毒投射的对象，这也会将他们置于风险之中。

另一方面，对于所有主动想要接受治疗的孩子，如果他们的父母过于焦虑或抑郁，以至于无法提供情感支持，或者这个孩子难以加工与离婚有关的感受，那么这样的孩子理应接受治疗。对于有这样的孩子的父母，我们应该提供转介。

将伴侣转介至律师或调解人

最为常见的情况是，伴侣各自会寻找自己的律师或家庭调解人，而我一般建议治疗师不要参与这些事宜。决定寻求法律咨询是一个重要的关口。有些配偶这么做时并不会寻求对方的意见，这种行为可能被视为"发起攻击"或者被认为是放弃的迹象。另一些人抗拒这么做，或许是为了拖延不可避免的结局，或是争取时间,希望对方改变主意。许多伴侣会为了支付律师的费用而在金钱上发生争执,或者是指责对方雇用了过于昂贵的律师。尽管如此,有些时候他们会寻求治疗师的帮助,这也是合理的。我们是他们想要依靠的专业助人者。不过,在这种情况下,我会谨慎行事,仅仅在明确伴侣双方都支持的情况下才会做出转介。我也会鼓励那些对这一领域并不熟悉的治疗师先做足够的功课,再给出有根据的建议(见总结部分)。

分居后就有关协同父母事宜而进行的"咨询"

有孩子的离婚伴侣,即便他们无法有效地做一对协同父母,他们也很少会因此寻求干预。一个理由是,低冲突的伴侣通常不会需要来自外界的干预,而处于中等到高冲突水平的伴侣通常无法就是否需要帮助达成一致(因为各自都把困难怪罪到对方头上),也无法同意选择某个特定的治疗师(因为各自都不信任对方的建议)。出于这些理由,如果咨询师面对离婚后为了协同父母的问题而来咨询的父母伴侣,在接受前最好三思而后行。治疗师可以考虑以下问题。

法庭是强制伴侣一方或双方寻求咨询,还是说作为法庭裁定的一部分他们同意接受咨询?如果是,为什么?

有时候,处于冲突中的伴侣(极为勉强才完成监护权的协商或实际上处于诉讼之中)会由法官裁定或自愿选择将争议解决途径写入监护权协定之中,使用心理健康专业人员也包含在内。这个角色一般是调解和仲裁功能的混合体。它通常不是一个被保护的角色(承担这个角色的治疗师经常会作为法庭证人被传唤)。在某些司法系统中,这个角色被称为父母协调人,但在另一些系统中它并不具有独立的称呼,因而容易被误认为具有心理治疗的性质。请确保问是否有任何文件建议或强制使用这样一位专业人员的服务,以及它们是如何描述这位专业人员应具有的职权和保密性义务的。除非你接受过特殊的训练,否则请避开任何被卷入司法诉讼的案例。

父母各自是否在过去使用过律师或心理健康专业人员的服务,或者是向任何认证委员会提交过投诉?

在针对心理健康专业人员的起诉和投诉中,有很高的比例来自不满的离婚父母。

父母一方是否目前或曾经向儿童保护机构举报另一方,或者是否针对另一方申请过保护令?

治疗师常常会惊讶于有关虐待和性侵的指控(经常是虚假的)如此频繁地成为离婚叙事的一部分。它们的存在或许并不能成为拒绝个案的理由,但是,如果你在相关领域并无专长,或者并没有与高冲突伴侣工作的经验,那么它们或许会成为你拒绝个案的理由,而且,如果你不问,你也不会知道这些文件是否存在。针对虐待的虚假指控是一个庞大的话题,已经超出了本章的范畴。

父母一方或双方是否希望能够修改目前的监护权协定,或修订共同养育孩子的日常安排?

如果回答是肯定的,在开始和这对父母工作之前,请确认这一情况。如果他们都愿意考虑做出改变的可能性,而你有促进这类谈话的经验,那么你可能是安全的。但是对你以及这对父母,都要非常明确你有资质或有意愿做出某种具体的建议——如果你打算这么做。如果这个领域并非你的专长,那么可以建议他们去别处寻找服务。

父母一方或双方是否对彼此的"健康状况"存在根本质疑,或者是否疑似有未接受治疗的物质滥用的情况?

如果上述两个问题中的任意一个答案为"是",那么我建议伴侣从律师那里寻求专业人员的转介,这位专业人员可以给他们提供必要的评估。

排除了会被卷入法律事务的可能以及其他高风险因素之后,留在你这里的可能会是一对由以下因素所驱动的父母伴侣：

1. 渴望提升他们有效地做协同父母的能力；
2. 渴望以不那么争执不休的方式来沟通；
3. 渴望获得有关儿童发展的信息，以及如何处理为人父母方面的挑战（即，如何向孩子介绍新的重要他人，或者处理在不同的家庭中如何保持管教方式一致的问题）；
4. 渴望考虑双方都同意的、对为人父母计划的修改，以适应生活中的变化（即，父母一方搬家）以及孩子不断改变的发展需要。

这些和其他一些目标代表了一对协同父母伴侣来寻求帮助的良好理由，在这些目标下，熟知儿童和家庭发展知识且接受过良好训练的治疗师可以提供有效的帮助。

处理再次浮现的婚姻动力

如果由三人组成的工作组能够在一开始就清楚这份工作的范畴，那么和离婚父母进行的工作将会是最成功的。如果你能够明确指出，你并不尝试去修复婚姻，甚至也不尝试让二人成为好朋友，那么多数父母伴侣都会感到松了一口气。可以进行的有益探索是，一方或双方是否都焦虑于对方可能又会翻旧账，让过去的困难再次出现，以及二人需要同意，当下过程的本质是向前看。承认过去的分歧、受伤害的感受以及旧的行为模式不可避免地又会出现是有必要的，但只有当跟随相关的情感能够帮助推动解决他们带来的议题时，我才建议你这么做。

马克和琳达

马克和琳达（Linda）是一个13岁男孩的父母，二人已经离婚五年了。分手是马克提出的。最初，琳达因此备受打击。然而，随着时间的推移，她开始看到他们的婚姻在很大程度上建立在一种共同的渴望之上——渴望创造一种"家"的感觉，这是双方在成长过程中都缺失的——除此之外，二人完全不匹配。她因为他在婚姻中无法满足她的各种期待而产生了怨恨，感到愤怒和鄙视（这是她的母亲对她的感受），而这让马克觉得自己在情感上被抛弃和被看不起（和他父亲让他产生的感觉很类似）。一旦琳达能够意识到自己在婚姻解体中扮演的角色，并将其视为她在别处寻找幸福的机会，她对马克的愤怒在很大程度上就消失了。随着时间的推移，马克也承认，自己撤回了对琳达的情感，并依赖她承担各种责任——管理孩子、打理家庭经济事务以及他们的社交生活，又觉得她高人一等且控制欲强（同样，就像他的父亲一样）。二人从未公开交流过，但他们已经对于发生在二人之间的事情有了更多的理解。作为一对离婚夫妇，相比于还在一起时，他们能更有效地做一对父母——在管教子女的风格上更不那么两极化，并且能够在孩子面前更好地形成统一战线。

但是，当他们的儿子杰西（Jessie）进入青春期后，事情开始变糟了。这个男孩突然开始说恨自己的父亲。他拒绝和父亲见面，宣称父亲对自己有不合理的严厉和惩罚行为。琳达尽管并不想卷入这样的争吵，但发现自己无法强迫杰西去遵守时间分配的计划。马克指责琳达以过于"温和"的方式来对待儿子，以此和他结盟来对抗自己，并让自己站出来做"坏人"。因此二人寻求咨询，都希望能够让马克和杰西的关系回归正轨。

我见了这对父母一次。马克起初对琳达感到愤怒和不满，但他很快就能够触及被儿子拒绝的痛苦感受。当他看到，她并不因为二人之间的距离日益增加而开心，便没有否认她在两个事实之间做的联结，即杰西如今是一个十几岁的孩子，而马克的父亲曾经在他13岁开始"有自己的想法"时拒绝了他。马克承认，他极为害怕自己表现得像父亲一般，或者是儿子对他的体验会像自己当时那样。他承认，把前妻视为反派会更容易一些（就像他在二人结婚时所做的），因此不必去体验到儿子所搅起的那种令人极度害怕的感受，如今他的儿子已经到了和父亲之间的关系开始出问题的年龄了。

就琳达而言，她探索了自己在婚姻期间和离婚后曾经以何种方式把儿子作为情感依靠。她承认，他给自己提供了一种无条件的爱，这是她未曾从自己的母亲那里获得过的，也给她提供了一种有能力的感觉——她的母亲不曾有过，而她内化了她母亲的感受，觉得自己受到了损害，同时又会损害别人。她承认，当他们的儿子进入青春期并且开始远离她时，她也觉得难以应付。她在无意识中因为杰西对父亲的拒绝而感到满足，她允许这样的事情发生，因为这让杰西能够离她更近一些——事实上她可能通过以微妙的方式来贬损马克，在无意识中加剧了二人的不和。

伴侣对做进一步的探索工作没有兴趣，也无必要。他们已经完成了一次"重启"。在离开办公室时，他们决定让马克（如今他的焦虑已经减少了很多）和杰西就马克获得的洞见做一次坦诚而简洁的讨论，即他如何造成了他们最近相处时出现的困难。琳达同意她会重新尝试不要和杰西讨论他的父亲，而是以一种干脆利落、就事论事的方式去执行他们时间分配的安排，并且在她的个人治疗中努力更好地允许杰西从她那里完成健康的个人分化。

总　　结

离婚和司法系统

双方的心理觉察程度（什么导致了什么），达成离婚过程中的意志力，相对心理健康的程度应该能够预测正处于离婚过程中的个体有多大能力去处理哀伤、收回投射，以及以一种相对健康的方式和较短（一到三年）的不应期（refractory period）来走完离婚的过程。但是事实上，在最开始和伴侣工作时，难以知晓哪对伴侣在离婚过程中只会遭遇普通的困难，哪一对会玉石俱焚。对于处于分手之中的伴侣而言，他们婚姻系统具有的相互投射性认同所提供的稳态已经崩溃，这让伴侣各自都处于情绪不稳定的状态，而司法系统则成为设计精良的放大镜，让这些个体的分裂和投射火力全开。

如今从统计的角度来看，离婚十分普遍。它不再是少数人承受的折磨，而是许多家庭都会经历的生命中的关卡，会影响到社会中的所有成员，但是我们仍然生活在一个鼓吹婚姻神话和抹黑离婚的世界。法庭成了战场，而你不可能在没有敌人的情况下战斗。尽管在美国所有地区如今都可以申请"无过错"离婚，但这种说法本身就是一种误导。的确，你不再需要说服法官，是配偶抛弃了你，或是犯下了通奸，又或是存在心理虐待，才能让离婚生效。但是法庭仍然甚至没有准备好去处理缺乏过错这个概念，因为这个系统基于一种对抗和冲突的场景，在这个场景中需要鉴别出一名失范之人，并予以相应的责罚。并不是所有的律师都是嗜血的角斗士，但他们都接受过训练来发现"对手"的弱点，将他们消灭。他们被教授如何布阵、发低位球、打攻守战，最终获取胜利。在这个世界中，永远不要问自己不知道答案的问题，而采取第三个位置——做出妥协，让最终的解决方案能满足所有人的需求——更是不可想象的，这样的世界恰恰满足偏执-分裂心位的定义。

近年来，远离传统的诉讼模式而向被称为"治疗性质的法学"概念转变的运动，例如调解和合作法（Scharff & Herrick, 2010）开始站稳脚跟。但是，来自传统诉讼系统的许多成员对此有明显的抗拒。很大一部分问题在于，在专业人士和来访者之间的心理内部界面和人际间界面上，缺乏针对律师的培训，也缺乏对可与之联合工作的专业人员的培训。甚至是能理解输赢心态具有的潜在破坏性后果的开明律师，在他们遇上某个从偏执立场来运作的对手顾问时，也会觉得无力。在这些案例中，反移情体验是极为强烈的。在与一个处于离婚中的家庭进行工作时，不免会感受到我们的内在伴侣、我们自己的兴奋性和拒绝性客体被扰动。面对和这些扰动相关的情感，也不可能体验不到防御的激活。尽管如今法学院的课程提供替代诉讼的解决模型，但没有课程是针对离婚动力的。律师们没有接受过培训，教他们理解离婚会如何影响当事人的客体关系以及他们自己的心理状态，如何理清交互作用，以及如何使用理解来避免大规模的活现。

律师并非特例。据我所知，没有任何针对心理健康专业人员的研究生课程是关于如何与离婚伴侣工作的，更不用说在法律系统的背景下与离婚伴侣工作。

尽管有关以动力学方式与离婚伴侣进行工作的文献很少，但有大量文献是关于如何与高冲突伴侣工作的。据推测，离婚人群中有10%~20%属于高冲突伴侣。但是冲突是以连续谱的方式存在的，不仅取决于伴侣成员的病理程度，最为重要的是取决于在这个案例中工作的专业人员的病理水平和自我觉察程度。这都会影响当事人对离婚程序的选择。在我的经验中，几乎每个涉及司法系统的案例都会变成某种高冲突案例的版本。

当伴侣选择了一位离婚律师，就登上了一辆列车，他们的律师是列车长。这个过程是会变成对抗式的、有毒的，还是合作式的、人性化的，完全取决于这一选择。离婚在每个临床实践中都会出现，而治疗师常常会处于给予建议的位置。我以这样一个呼吁来结束本章：请了解在你所居住的地区，来访者可以选择的合法离婚方式，考虑接受关于多领域离婚工作的培训，以及最后，如果有可能，请引导来访者选择一个非对抗性质的庭外过程，这个过程不仅能照顾到家庭的经济和司法需求，也能将焦点主要放在当前和未来的情感需要之上。

第二十六章

伴侣中的创伤

吉尔·萨维奇·沙夫

我将从依恋模式、客体关系和解离的视角讨论伴侣内的创伤（Ainsworth, Blehar, Waters & Wall, 1978; Fairbairn, 1952; D. Scharff & J. Scharff, 1991, J. Scharff and D. Scharff 1994）。我将创伤的影响考虑为一种起到组织或解构作用的伴侣动力，它以各种不同的方式对伴侣双方产生影响。我将思考伴侣一方将创伤历史带入关系所造成的影响，并在最后提供一个伴侣本身就带着创伤的案例。

创伤可会由自身具有创伤史的伴侣一方带入婚姻中，也可能来自双方，这些创伤史既可能来自他们自己那一代，也可能来自他们父母那一代，或者伴侣会因为他们关系中发生的一些事件而被创伤。创伤的原因多种多样（见表26-1），它可能是各式各样令人震惊的单次事件，也可能是随着时间累积起来的影响。无论是哪种方式，创伤都可能成为伴侣的一种组织原则。在上述情况下，双方被牵引成为伴侣来与创伤共振，并维系了它的存在，又或者与其抗争。伴侣关系会发展出涵容或是否认和回避创伤的方式。当创伤被否认或回避时，它就会在伴侣关系中重复发生，或是被投射至下一代。还有一种可能，即创伤无法被涵容或回避，在这种情况下，它成为一个解构性的原则，最终将伴侣关系摧毁。

表26-1　创伤类型

依恋创伤	父母一方、保姆或祖父母患病、不可靠或死亡
家庭创伤	孩子的死亡，流产，祖父母死亡，失去收入，失去住所，搬家，不忠或离婚
躯体创伤	挨打，打屁股，在事故中受伤，家庭暴力或谋杀
性创伤	性虐待（由家庭成员实施时最容易造成病理问题），强奸，乱伦或社交恐惧
医疗创伤	先天畸形，因病住院，侵入性医疗程序，手术以及失去任何躯体部分，尤其是性器官：乳腺切除、全子宫切除、输精管结扎
灾难创伤	地震、火灾、海啸，失去家园
社会创伤	种族和宗教歧视，生殖器损毁，迫害，欺凌，屠杀，经济萧条
战争创伤	创伤后应激障碍，失去国家，娃娃兵，因军队部署而导致父亲或母亲缺席或处于危险之中

创伤对个体的影响

首先，让我们来思考一下创伤对作为儿童的个体产生的影响。因为未成熟的自我，儿童无法承受创伤的影响，无法从中逃脱，并且处于依赖他人的状态。创伤会破坏成长和发展所需的安全环境，并让主要的依恋关系变得紊乱。按照温尼科特的概念来设想对安全环境的根本需要是有帮助的，即充当母亲的个体可以作为环境母亲和客体母亲。环境母亲提供了一个良好的背景式抱持区域——我们将其称为"手臂环绕式"的关系——这包含了安全的家、舒适的摇篮和婴儿推车，以及充满爱的怀抱（D. Scharff & J. Scharff, 1987）。客体母亲提供的是四目相对的、"我-对-我"的关系，通过凝视、嗓音和触摸这类敏感的互动途径来实现（见图26-1）。当母亲具有的环境和客体方面——她所提供的背景式抱持以及直接的客体关系——令人满意，就会发展出一种安全的依恋关系。当这个安全的环境在遭遇创伤时崩塌了，那么个体周围的边界就会被破坏，他的思维和语言表达也会被侵入和破坏，有时候这些影响是永久性的（见图26-2）。相比于没有被创伤的大脑，他的大脑会变得更小、更不灵活，调节功能也更差。右半球的损伤限制了产生联结感的能力，其中包括神经通路和对情绪刺激的反应性。在缺乏整合良好的更高级中枢的调节的情况下，杏仁核会因

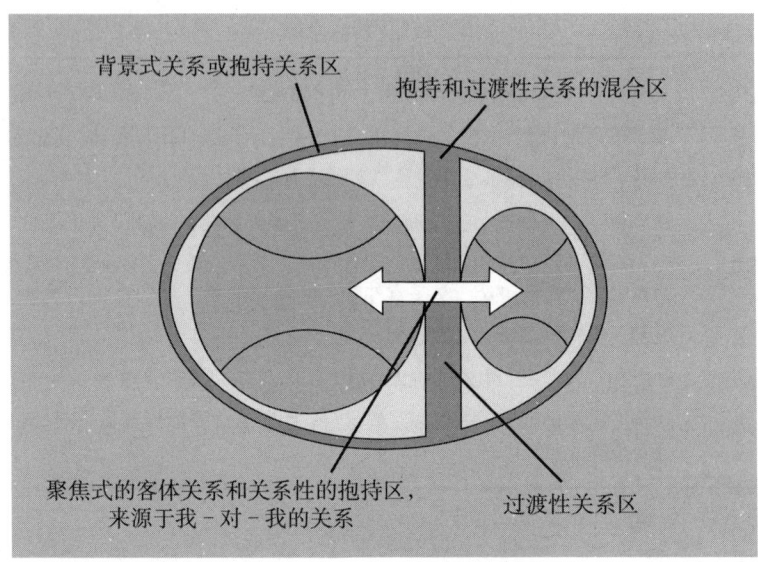

图26-1 温尼科特的抱持环境

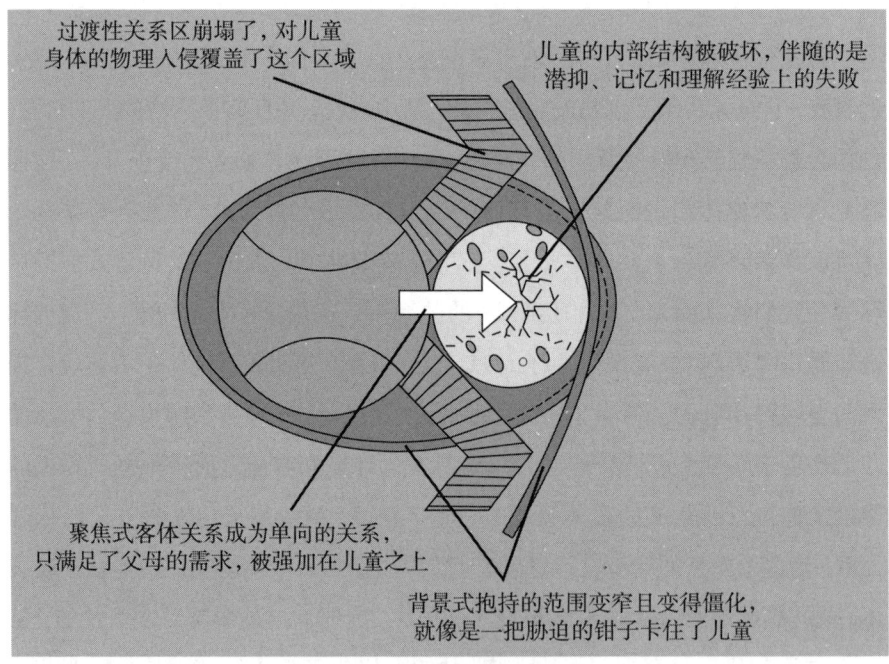

图26-2 抱持环境的崩溃

注：虚线代表的是心理内部结构的分裂；小圈代表的是处于无序状态下的自体和客体部分的联结和失联。过渡区域出现了崩溃。

为应激反应而反射性地放电,并创造出攻击性的反应,这种反应不能帮助个体在情感领域中应对自如。这导致婚姻中的沟通变得困难,并且剥夺了伴侣建立安全背景所需的最简单的机制,而一段新的、持久的依恋关系恰恰需要这样的安全背景。

发生在儿童身上的创伤会得到父母的调节。如果父母曾在临近孩子出生的时候被创伤(包括一方的死亡、搬家、失去家园或是配偶),或者带着来自过去的创伤,就无法提供一致的、安全的环境,或者无法作为一个能与之建立直接的、亲密关系的客体可靠地存在,因此也无法解毒儿童的创伤。有些时候,父母实际上就是那个让创伤持续存在的人(这是所有可能性中最糟糕的一种),或者被误解要为创伤负责,或者至少无法去修复它(无论这种修复是不是力所能及的)。因此,创伤会对现存的依恋关系产生消极影响。

当安全的依恋关系在儿童期被破坏时,儿童就无法发展出安全依恋,而是发展出各种形式的不安全依恋,包含两种主要类型:对分离和重聚表现出"抗拒"(在这种情况下儿童表现出黏附行为),或者表现出"矛盾"(在这种情况下儿童无视依恋的需要)。当父母有创伤史,因此无法修正发生的破坏时,就会出现一种紊乱的、失序的依恋(Ainsworth, Blehar, Waters & Wall, 1978)。无论依恋模式是什么,个体成年后的关系建立和维持模式都会被其主导,并最终在与配偶的关系中表现出这一依恋风格(Clulow, 2001)。

当伴侣成员都有安全的依恋风格时,他们就能够更好地处理任何降临在伴侣中的新创伤。即便如此,创伤仍是令人不堪重负的,至少会暂时地破坏伴侣关系。但是当伴侣一方或双方是不安全或紊乱的依恋风格时,他们就难以信任彼此,也不可能应对任何起到干扰作用的创伤。伴侣会在既往创伤的背景下应对新的创伤。最初的痛苦会重新回来,并放大目前的痛苦。伴侣在成年后使用的应对策略可能更适用于最初的创伤来源,因此不足以应付当前的创伤。

被破坏的依恋只是整幅画面中的一部分(D. Scharff & J. Scharff, 2012)。在依恋的背景下,我们看到,标志性的心理内部动力会发展出来。为了应对创伤,个体的自体会分裂掉令人无法承受的体验,并从中解离,就像是身体在面对大规模烫伤时会进入休克状态一样。被解离的心理内容会聚合成为创伤核团,从内心汲取创伤材料，将它们包裹成为紧密封存起来的心理容器，然后将其埋葬（Hopper, 1991）。这种心理内部内容被打包的类型会在心理空间中留下空隙。作为治疗师，当突然之间出现某种无法穿透的沉默，或是觉得我们正在坠入一个虚无之中，或者觉得我们的内心有一种徒劳无益的感受和空虚感时，我们就能够捕捉到这样的空隙。被创伤的个体对他们分裂的部分可能有所觉察，也可能无法觉察。自体的分裂可能是相互排斥的，因此这个人可能在这一刻有这样的表现，而在下一刻却不记得上一刻的表现，可能在90%的时间里都是一位令人愉快的伙伴，突然之间在一小段时间里会表现出高度施虐的行为，却不承认它们。这让配偶和伴侣难以理解到底是什么激活了这种行为，也难以对此进行修通。

在有些案例中，创伤是如此严重，以至于解离得非常彻底，使得个体具有多重自体，各自有着独立的记忆库，而且彼此不会沟通（J. Scharff & D. Scharff, 1994）。这个人可能对此有所察觉，也可能没有，但哪怕他的确知道这种情况，也可能因为过于羞耻而无法承认。这让配偶难以和他建立关系，因为她不知道自己面对的到底是谁。更常见的是，我们会注意到幻想和象征化的能力受损，以及一种按字面意义行事和具体化、沉迷于琐事的倾向。被创伤的个体有时候无法用语言来表达感受。鉴于早年的创伤体验是在图像记忆系统中被编码的，被创伤的个体会通过意象来沟通，这些意象会以行为和躯体症状的方式表现出来，而非通过语言。这些躯体症状或许会成为某种疑病症式的先占观念，或者会通过性功能障碍来表达，对个体和伴侣而言，这些症状都让他们感到极为挫败。

让我们思考一下，不同的儿童期创伤类型会在伴侣关系中以怎样的形式表现出来（见表26-2）。伴侣可能会沉浸在攻击性和破坏、责备和痛苦之中。不忠、家庭暴力和对孩子实施的乱伦的性攻击行为可能会作为一种已有创伤的直接表达而出现。在意识层面对某个创伤的憎恨可能会导致一生都致力于避免重复，而这种努力本身就会带来限制——比如，为了避免暴力而出现一种被动姿态，这实际上会吸引配偶施加暴力；为了避免不忠而出现一种令人窒息的专注，这会驱使配偶离开；为了避免乱伦而出现性功能障碍或是拒绝——创伤总是能够找到方法来表达自己。这是因为，在内心水平上，让个体感到恐惧的与制造恐惧的痛苦的自体元素和内在客体关系会通过投射性认同被置于配偶身上，仿佛将它们寄存在那里，个体就不需要在意识记忆中拥有和处理这些自体的部分。有些伴侣似乎能处理自己的创伤史，但是当命运给他们带来打击时，他们会在之前创伤的背景下体验新的创伤，先前的创伤会因此重燃，让修通变得更为复杂。一次地震、一次火灾、一次入侵、一处珍贵的身体部位被截肢都会让最健康的伴侣受创，但是相比于有创伤史的伴侣，他们恢复得更快。

表26-2　儿童创伤对发展造成的影响

1. 正常的父母抱持和管教被侵入、控制和强迫所代替。
2. 这种力量会让关系的过渡区域崩溃，压制所有互动，因此让成长受阻。
3. 成年人会突破儿童的躯体和情绪防御屏障。
4. 成年人有时对儿童心理健康的打击是如此严重，以至于被分裂的部分无法一同成长，导致儿童的心智变得碎片化和充满恐惧。
5. 创伤越严重，自我越虚弱，儿童就越有可能通过闭锁化来做出防御，即仿佛创伤是可以被封印、埋葬和遗忘的。
6. 这让心智出现了空隙，创伤性的内部客体关系会在这些空隙中秘密地发展。

当伴侣一方或双方遭遇的新创伤过于严重，围绕着原先创伤的心理容器在经过一段时间后会变厚、变硬，在个体层面阻碍自体不同部分之间的无意识沟通，并因此在关系层面阻碍伴侣之间的无意识沟通。这会导致一种僵化的个体人格，并在婚姻中出现重复的互动死循环。伴侣关系受到了一种投射性认同循环的维系，这种循环会阻止可能重新激活创伤的材料的出现。它还可能通过投射性认同将创伤置于下一代，这样他们就会出现症状。

如果具有安全依恋的伴侣受创，那么他们最有可能在不发生分裂的情况下从创伤中恢复。如果是具有不安全依恋的伴侣，那么他们可能会面对暴力、抛弃、离婚威胁、分居，甚至可能是谋杀。他们过度的攻击性是拒绝客体构型的产物，多数情况下被作为一种防御来抵御过度兴奋以及对爱和安全感的未被满足的渴求。配偶担心他们身体上统合感，会寻找客体来支持他们自己——诸如枪、刀具这样的实物客体，以及朋友、家人和情人这样的人物客体。他们作为部分客体而存在，处于一种偏执-分裂的焦虑状态，无论是在一起还是分开，都没有任何可供呼吸的空间来让这段关系发展得更为成熟，即能够具有抑郁心位的忧虑和补偿彼此的能力。具有专注和恐惧型依恋风格的伴侣比具有疏离型依恋风格的伴侣有更大的风险，因为疏离型的个体更可能会离开关系。单纯恐惧型的个体受到虐待的风险最低，因为他们不会表现得强势或自我决断（Bartholomew, Henderson & Dutton, 2001）。一种对虐待模式的刻板印象是，这类伴侣由专注型男性和恐惧型女性组成，但是，女性施暴者的比例要比已经识别出的更高。在创伤发生之后，最为常见的虐待关系是双方配偶都具有专注型风格。

针对创伤的分析取向伴侣治疗

当受创的伴侣前来治疗时，他们看上去可能在回避近在咫尺的话题，而我们或许会很想将这种行为称为阻抗——抗拒处理创伤。但更为有益的做法是将他们的回避视为有必要的行为。我们必须记住，他们对谈话的价值并无信心，而且他们需要时间来确立信任感，之后才能和治疗合作。我们在做自己的分析工作时，需要随时随地监控我们所提供的照护，并努力维持一个安全的抱持环境。

受创的伴侣会花费许多次会谈在日常的琐碎之事上，还会阻挠任何尝试通过探索琐碎之事的潜意而让谈话深入的努力。我们需要将此视为他们在重新创造创伤事件发生时、发生前和发生后的时间。我们的治疗态度是对这种自我运作（going-on-being）表示欢迎——这个概念借用了温尼科特的话，他以此描述婴儿会将提供一种能够促进生长的安全环境视为理所当然（Winnicott, 1975）。偶尔他们会扎入创伤之中，就像是翠鸟突然去捕鱼一样，它们会同样迅速地出现，安静地停留在表面，直到下一次的突然尝试。我们珍视直接对创伤进行工作的机会，但也同样珍视至关重要的自我运作时刻。我们会保持一种有兴趣但不侵入的治疗姿态。我们既作为用以直接建立关系的客体存在，也作为关系在其间建立的背景，有时还以缺席的状态存在。我们会被视为折磨他们的人，也会被视为虚无,这些痛苦的反移情是令人难以承受的(尤其是虚无的感觉),而这就是为什么我们和伴侣都需要定期自我运作来维持治疗关系。

为了尝试与受创的伴侣进行分析取向的伴侣治疗,我们可能会因为缺乏梦的材料而感到挫败,这就阻塞了触及无意识的入口之一。我们不得不去寻找伴侣关系的投射性认同系统。他们是如何对待彼此的?他们在彼此那里看到了哪些自己的部分?哪些被分裂并投射至伴侣,或者投射给我们?如果检视躯体语言,我们就可能会甄别出需要被命名的情感和投射。如果我们检视自己有什么感受,以及会有何想象,我们就可能会找回那些承载着创伤记忆的失落的意象。在做了这些尝试之后,我们就可以将意象变成叙事形式——并不一定是在字面上准确回忆,而是一种可工作的重构,足以理解那段经历,从而放手并向前发展。我们的目标是提供一种治疗体验和用以反思及讨论的模型,让伴侣能够重新找回这段关系给它的成员提供一种治疗性、支持性环境的意义。通过解毒创伤和建立起良好的体验,伴侣将创伤转变为了种子。作为个体,伴侣会收回他们的投射性认同,而他们各自会重新寻回自体,将其作为自己的客体。

临床案例:与心理创伤核团和空隙工作

有时候,伴侣的主诉是抑郁、焦虑或者性困难,并没有任何有关当前或过去创伤的迹象。直到一段时间的治疗之后,创伤史才浮现出来。伴侣分裂了所有对创伤经历的觉察,将它以创伤核团的形式隔离在婚姻内部。一段表面上令人满意的婚姻关系可能会掩盖这些创伤核团,但是,正如我之前解释的那样,将创伤收集至这个核团内会在内心世界中留下空隙。分析取向的伴侣治疗师该如何触及这些空隙以通达核团呢?他们会检视治疗过程中的空隙(未提前计划的缺席、迟到和沉默)或者自己出现不适感和心理阻滞的情况。

托尼和特雷莎[在第一章中提及,沙夫夫妇的书中有更详尽的描述(J. Scharff & D. Scharff, 1994)]曾经有一段幸福的婚姻和家庭生活。二人在同一家公司工作,在家中会分担家务和照料孩子。因为一次意料之外的医疗创伤,托尼出现了一次重大感染,导致右臂被截肢。托尼无法从这次创伤中恢复过来，拒绝接受帮助，并且无法工作。特雷莎把二人的工作都接了过来，但是托尼在家里除了争吵之外什么也不做。在治疗中，之前令人满意的生活显然建立在一个双方尊重且忠实执行的承诺之上——避免虐待重复发生。在还是孩子的时候，他们在自己的家庭中都是那个挨打的人，为的是保护其他人不受虐待。作为配偶和父母，他们都会感到愤怒，但是他们从来都不会伤害对方：他们会转而砸墙，有时候甚至会弄伤自己的手，尽管他们避免了虐待其他人，但是并没有代谢来自早年虐待的伤痛，而是一直以一种共同的方式重复它。这种行为让他们在暴怒的感受周围建立了一堵墙。医疗创伤冲破了这堵墙，夺走了托尼表达愤怒的方式，留给他满腹的暴怒和哀伤。托尼和特雷莎的关系陷入了混乱。

托尼和特雷莎来寻求治疗，带着情感直接谈到了曾经发生的事情。他们没有去处理梦或象征物，而是具体地聚焦在曾经发生的事件上。在治疗中分享这些信息给他们带来了一些安慰。因此，当这对伴侣陷入沉默并开始缺席会谈时，治疗师感到惊讶。然后他想到，他们正在创造一个空隙，这提示存在另一个创伤核团。他对托尼和特雷莎说，他们正在回避另一个痛苦的话题。结果我发现，这对之前快乐的伴侣已经有好几年没有办法享受性交了。托尼并不知道特雷莎在回避性交（因此也在回避他），因为在接受全子宫切除术之后，她在性交时会产生疼痛。

如今治疗师了解了这对伴侣过去和目前存在的创伤。他们切实地失去了托尼的右臂和特雷莎的子宫，而在功能层面，他失去了工作和表达攻击性的能力，而她失去了对性交做出反应和表达爱与兴奋的能力。如果重新坚持接受分析取向的伴侣治疗，托尼和特雷莎将需要花时间来哀悼他们的丧失，并重新找到表达爱和愤怒的方式。

有些伴侣会通过重复创伤来应对创伤。比如一位曾在童年被性虐待的个体可能会寻找一个伴侣，并与伴侣强迫性地发生性行为，这显然是通过与非乱伦客体发生性关系来释放紧张感和内疚感，但是这种应对方式实则延续了被作为一个性客体来使用的感受。另一个被性虐待的个体可能会回避性，而这给他的伴侣带来的挫败感可能会导致躯体虐待或者被强迫发生性行为。还有一些伴侣，像是托尼和特雷莎，试图避免创伤的重复，他们可能会连亲密感都回避，并可能抑制他们的孩子发展出有关亲密感、性和恰当地表达攻击性的能力。

分析取向伴侣治疗的过程让我们能够重新创造出一个过渡领域，在这个领域中，伴侣可以将躯体症状或症状行为中包含的内隐记忆转变为外显的思维和幻想。针对创伤的分析取向伴侣治疗支持"种子"的发展，这是一个治愈性的核团，它能收集好的经验用于修复和替代关于伤害和自我摧毁的创伤核团。

第二十七章

代际创伤的治疗：在我身上爆炸的炸弹持续轰炸着我的家庭

汉妮·曼-沙尔维

本章聚焦于那些发生在因恐怖袭击而经历丧失的家庭和伴侣身上的无意识过程。多年以来，以色列一直都暴露在不同种类的恐怖袭击之下，这些袭击的目标是平民孩子和成年人，会发生在日常生活中最令人意外的场景下。基于经验，我知道在这样的场景下会出现独特的无意识过程。

弗洛伊德（Freud, 1920）使用了"创伤"一词，这个词在希腊文中的意思是"伤口"，他用这个词来强调心理会如何被事件伤害，这些事件过于突然或是过于极端，以至于无法适应和加工，从而让心理过程难以承受（Freud, 1916）。与因恐怖袭击而经历丧失的家庭工作多年来，我意识到潜在和外显的攻击性是危害家庭成员作为个体和作为家庭的主要情感成分，它会通过以各种不同的新的情感模式来累积持续发生的破坏性能量。众所周知，攻击性是对创伤的一种反应。弗洛伊德（Freud, 1920）将其诠释为一个人试图通过将被动的角色转变为主动来控制创伤情境。安娜·弗洛伊德（Anna Freud, 1936）将其解释为一种认同攻击者的防御机制。

精神分析对创伤的观点认为，只能通过深入理解这些事件对个体的特定意义，将其整合入个体的意识存在之中，创伤事件对心理的影响才可能被治疗。创伤会触及并破坏个体认同的核心，还可能会损坏个体象征化的能力。鉴于幸存者永远都不可能重新回到创伤前的状态，哀悼就成为治疗的一部分，除此之外，还要哀悼死去的亲密家人。需要直面人类的破坏性让治疗任务变得非常困难（Garland, 1998）。

在家中变得无法控制的"火球"

根据弗洛伊德的观点，在有机体内"守恒原则"调节能量的分布，为的是让刺激的水平尽量保持在接近零的程度（Freud, 1895, p.197; 1920, p.9）。当一枚炸弹爆炸，杀死了一名家庭成员时，致命的破坏能量会穿透家庭系统，带着持续存在的爆炸性质，寻求一个可以容纳、吸收以及允许它释放爆炸材料的容器，从而"解放"其他活着的家庭成员。

鉴于涵容过度的攻击性意味着摧毁内心和人际稳态的风险，所以致命的"火球"会在家庭成员之间扔来扔去，他们则会努力把它推开。严重的创伤事件会搅起童年期未解决的痛苦和冲突（Garland, 1998）。在恐怖袭击的案例中，它被已有的未加工的无意识暴力势力"磁化"，这些势力隐藏在人格或关系中，将"利用"幸存的家庭成员作为锚点。

经过增强的攻击性突破了之前组织的防御，会导致病理性的反应，例如精神崩溃、自杀、离婚等，甚至在那些过去并没有遭受任何情绪病理问题的家庭中也是如此。症状表现距离源头可能非常遥远，以至于它们很容易被误解为与之前发生的死亡毫无关联。

因此，除了艰难的哀悼过程，这些家庭还不得不直面经过增强的攻击性，这些攻击性被锁闭在家庭系统中，将他们置于持续经历意想不到的、无止境的爆炸体验的威胁之下。

治 疗 过 程

所有与客体关系伴侣和家庭治疗有关的治疗功能都可以用在对曾经经历过家庭成员暴力死亡的家庭进行的治疗中。

- 打开探索的潜在空间

- 抱持关系
- 接受个体和家庭的投射性认同,并将其反馈给家庭(J. Scharff & D. Scharff, 2000, p.15)

在极端的家庭创伤中,攻击性具有的爆发式的性质会塑造上述所有情感过程。如果这个过程没有被鉴别出来(治疗师鉴别并在治疗过程中进行再体验和解毒),那么治疗就会在持续存在爆发的风险下进行,这些爆发可能来自各类无法被预见的来源和方向,导致无法形成治疗的安全空间。

治疗过程有如下要求。

a. **对家庭进行彻底的评估**。
   1. 关系模式,以及它们因创伤发生了何种改变。
   2. 家庭成员的情感人格结构,以便鉴别未解决的、被潜抑的冲突,这些冲突可能会让爆发式的攻击性得到释放。
   3. 追踪攻击性能量在每个家庭成员身上以及在家庭动力中发生的难以捉摸的路径。
b. **鉴别脆弱的家庭成员和关系模式**,当一线的"症状主诉对象"("弱联结""替罪羊"等)得到了治疗后,他们就可能有风险成为二线的"吸收者"。
c. **维持治疗过程**,让被鉴别出的、未解决的冲突得以修通,因为这些冲突可能会让某个人或某段关系陷入风险。
d. **允许进行哀悼的空间**,牢记家庭中的攻击性力量仍会找机会被释放。
e. **涵容急性的暴力力量**。这让家庭成员能够面对极端的暴怒,并对其进行修通。
f. 针对关系和人格动力**形成新模式**。

治疗永远无法消除心爱之人暴力死亡所带来的痛苦。家庭也不可能回到过去的情绪动力之中。但是治疗可以保护家庭免于持续的强烈危机的连锁反应,同时,也能让他们体验到在继续生活的过程中有所成长和发展,从而达成新的稳态。

巴克尔（Buckle）一家

阿维（Avi）今年68岁，哈达（Hadar）今年66岁，他们育有两子伊兰（Eran）和伊力（Eli），以及一女米娅（Mia），有十个孙辈。他们已经结婚四十年了，二人的关系被描述为一种"良好的紧张"关系。争执是他们日常关系模式中的一部分，在他频繁出国出差的大部分时间里都会上演。阿维的父亲在阿维4岁的时候离开了家庭。阿维从来都没有原谅过他，也不会说起这件事。

哈达来自一个严格的父权家庭。她7岁的时候，母亲被一个阿拉伯狙击手杀死了，她是由父亲的第二任妻子抚养长大的，她并不喜欢继母。巴克尔一家似乎是一个主流家庭，拥有富足的经济条件、社交和家庭生活。哈达是延伸家庭中的核心。孩子们都满足了父母的期待；所有人都和"正确"的人结了婚，有着令人尊敬的工作，过着"体面的生活"。

但当他们的长子伊兰被杀死时，这幅田园牧歌般的画面变得粉碎。哈达告诉我："有一天早上，我在新闻中听到，一个自杀袭击者在特拉维夫的一个金融中心引爆了自己。我立刻知道，伊兰被杀死了。我给阿维打电话，大叫：'我们去医院！'到了医院，我尖叫着：'我是伊兰的母亲，我要见他'，但是已经晚了。"

从这一刻起，他们的生活变了，"破坏性能量"击穿了这家人，对他们的人际关系和内心稳态进行了攻击。

治疗氛围在不断改变，因为新的攻击力中心不断引爆，在家庭中掀起危及生命的危机。为了能够处理这一状况，我们需要一个强大而有韧性的框架。就像沙夫夫妇所说的，"家庭治疗提供了一个框架，工作在这个框架中得以进行。通过提供治疗的时间、空间和结构，我们为抱持空间赋予了具体的形态……设置需要与所做的工作相称……"（J. Scharff & D. Scharff 1987, p. 170）。

全面的家庭评估

核心家庭中的关系模式

对"表面上的完美家庭"的仔细审视揭示了父母之间存在的一种被动-攻击模式。这体现在哈达不断的指责以及阿维的服从反应中,但阿维的服从反应始终无法让哈达满意。

母亲-孩子的关系模式被母亲"受害者"的位置所控制。孩子们总是能够觉察到"如何才能避免让母亲不开心",但母亲有无穷无尽的理由感到不开心。唯一的例外是哈达与长子伊兰的关系,她最爱这个儿子,觉得他所做的一切都是完美的。这导致他的弟弟妹妹感到嫉妒,这种嫉妒被反向形成为服从反应,那就是尝试表现得"像伊兰那么好"。

哈达说,"他出生的那一刻,我看着他蓝色的大眼睛,我就知道他是特殊的。我爱所有的孩子,但是对于他,总是不一样的……"。直到伊兰去世之后,在一次个体会谈中,这种特殊的爱的秘密来源才开始展现,伴随它的还有多层的家庭嫉妒。

鉴别脆弱的家庭成员和关系模式

最为脆弱的家庭成员有吸收攻击力量的风险,而这个成员就是哈达,她还是小孩子的时候,在一个类似的处境下失去了母亲,从那时开始她就一直承载着被潜抑的无意识情绪冲突的负担,而她从来都没有处理过这些冲突。或许她与家庭之间的控制型的关系模式就是对这些感受的一种防御。

事实上,在伊兰死后不久,哈达与家人的关系开始恶化。她具有破坏力量的攻击性会朝各种方向"开火"。带着攻击性的冲突在不同的家庭成员之间接二连三地爆发。

- 在个体会谈中,哈达告诉我,嫁给阿维是和一位前男友的关系的替代,因为她的父亲反对这段关系。她显然将自己对前男友的爱转移到了她的长子伊兰身上。这种被阻塞的爱以失控的方式淹没了她。当那位前男友听说她的儿子被杀的消息后，他给她打了电话。二人之间的爱意再次萌发。她在考虑嫁给他。这种力比多能量成为她哀伤的"止疼药"。但是，破坏性的攻击性和无法接受的力比多吸引组合在一起，让人无法同时承受。

- 阿维和哈达之间的紧张关系变得更强烈、更具攻击性。
- 处于和自己孩子们的"共生"关系中的哈达，带着她破坏性的攻击性击穿了他们的个人和婚姻空间。
- 年轻伴侣中的新老冲突都被重新激活，尤其是在认同母亲的女儿和她的父亲之间。女儿和丈夫正在考虑离婚。
- 伊兰的"两任妻子"之间的潜在冲突，即他的遗孀娜奥米（Naomi）和他的母亲哈达之间的冲突恶化，直到娜奥米不允许哈达再见她的孙子孙女。
- 破坏性的攻击性迁移到了第三代，让他们成为下一个脆弱的对象。攻击性水平开始升级，以至于伊兰的长子出现了自杀想法，他不仅失去了父亲，而且失去了与父亲的家庭的联系。
- 哈达的攻击性没有完全爆发，而是指向了自己，并且变得更虚弱、更不适、更消瘦、更愤怒，几乎让她的生活处于危险之中。
- 阿维对于消失的父亲怀有的未解决的愤怒被重新激活并淹没了他，与此同时，这种愤怒也让他从他儿子的死亡中分心。
- 伊力对父亲的愤怒被重新激活，因为在他的整个童年中，父亲都不在他的身边。二人关系之间出现了紧张的缺口，表现为伊力在家庭聚会时会出言讽刺父亲，并表现出长时间疏离的沉默。
- 阿维在家庭中变得越来越孤立，成为下一个会吸收攻击性的、脆弱的候选人。
- 阿维开始插手米娅的生活。米娅的婚姻危机让他从哀伤中分散了注意力，也成为了解决他在家庭中被情感孤立的途径，因为他"被召唤来"帮助女儿，所以不能让自己"沉湎于"情感危机之中。

展开、分化和修通

显然整个家庭都处于风险之中，攻击性能量从一代人移至下一代人。下一场灾难显而易见。由于多重危机是恐怖袭击引发的连锁反应，并不是所有的危机都需要治疗。我选择了四个治疗焦点，在我看来，这能够停止危险的分心过程：

1. 哈达的情绪动力；
2. 阿维的情绪动力；
3. 哈达和阿维的婚姻；
4. 米娅和尤里（Uri）的婚姻。

由于自杀威胁已经出现在了第三代人身上，我觉得停止第一代和第二代人身上的过程能够"解放"孙辈。为了让哈达能够就她和前男友的关系进行工作，我不仅单独会见哈达和阿维，还同时会见这对伴侣。我向米娅和尤里提供伴侣治疗。这个治疗过程持续了三年。

治疗过程

1. 在哈达的个人治疗中，她开始能够意识到，她对伊兰这种特殊的爱源于她对前男友的爱。她的前男友回到了她的生活中，这让她能够直面真实的感受，而不是对他怀有幻想。
2. 她重历了对母亲的哀伤以及愤怒。这让她更容易完成与母亲以及孩子们之间的分离个体化过程。
3. 阿维着手处理对父亲未解决的愤怒。他开启了一个建立关系的新空间。他能够面对在和儿子们维持一种有意义的、温暖的关系方面存在的困难。结果是他和伊力的关系有所改善。
4. 上述过程让哈达和阿维的关系从过去无意识冲突的张力中解脱出来，并为伴侣治疗铺平了道路，在伴侣治疗中，他们一方面可以讨论过去的冲突，另一方面允许不同的观点和情感需要存在。在治疗结束时，阿维和伊力之间新发展出的亲密感开始增加了伊力和哈达关系中的张力，这把他们推回到了熟悉的"不错，但有时候关系紧张"的关系模式中。

5. 米娅和尤里的伴侣治疗的核心是在不同水平的家庭关系中如何设立边界。
6. 关系的新常态出现了：对情绪、需要、愿望的表达，以及练习建立个人空间和共享空间的边界变成了正当合理的行为，并且开始以一种新的行为风格从接受治疗的家庭成员那里向整个家庭扩散。

为哀悼过程和涵容急性的暴力力量提供空间

在哀悼的治疗过程中，被释放出来的破坏性攻击性和哀伤纠缠在一起，尤其是和愤怒缠绕在一起。爆发出的极端的痛苦、折磨人的感受、暴力的愤怒、哀伤以及更多其他的感受淹没了家庭成员，冲击着他们，让他们对这些极端失控的力量感到无助。

在这些阶段中，我的功能是一个可靠的容器，能够吸收极端的情感，又不被它摧毁，并且允许通过语言来表达感受。一旦承认了这些原始的感受，它们就变得合理而正当，也就可以被消化。理解背后的动力能够帮助我做到上述这些。在破坏性的攻击性可以在治疗的安全空间中释放后，修通过程就变得可能。爆发性的能量被逐渐释放，这个家庭形成了新的稳态模式。

形成新的模式

哈达决定不离开她的丈夫，他们回到了"正常的紧张"的关系之中。边界和个人空间代替了哈达和孩子们之间的共生关系，这让米娅和尤里能够去建立自己的婚姻。哈达第一次允许自己告诉孩子们，她太累了因此周末不邀请他们来吃饭，当她不愿意替他们看管孩子的时候也会告诉他们。哈达变得更平静了，和她的儿媳重修于好，并且和伊兰的孩子们有了更健康的关系。她的孙子不再有自杀的想法。在与儿媳的合作下，哈达承担起了向伊兰的孩子们讲述伊兰童年故事的角色，这个角色赋予了她一个新的、建设性的身份。所有的家庭成员都形成了更令人满意的新关系模式。

在治疗的最后，整个家庭参与了伊兰的悼念活动。

总　　结

因为时间的关系，我无法对治疗过程做出更为详细的描述，也无法详细说明组织了治疗师的理解的焦点式和背景式移情与反移情（D. Scharff & J. Scharff, 1987）。

我已经试图呈现出在极端创伤下家庭和伴侣治疗的特殊方面。这个家庭，以及和他们在一起的治疗师，面对的是极端破坏性的攻击性，这种攻击性不断扩张，让所有的心理内部水平和关系水平都无法承受。随着持续爆发，它蔓延至上一代和下一代人，并且进入了内化的客体关系。

这些创伤的处境创造出了无法预测的、艰难的危机。治疗师需要完成复杂的治疗功能：在整个治疗中必须时刻睁着"诊断的眼睛"，以评估个体和作为一个单元的家庭的动力，包括那些在治疗圈子之外的人；还要关注破坏性能量的行进路径——在目前的宿主已经得到治疗后。同时，治疗师和家庭需要一个安全的空间，让治疗工作不受打扰。从这个安全基地出发，我们可以鉴别出生活风险的焦点，并对此进行干预，同时对移情和反移情的过程保持警惕。治疗师不能从攻击中撤退，也不能因为感觉自己能够应对这一切而采取全能的姿态。涵容的工作会对治疗师提出很高的情感要求。治疗师需要做更多的工作来鉴别处于极端创伤中的家庭所具有的不同特征，并让他们能够获得专业的治疗。

第二十八章

伴侣"就是"问题：在精神分析伴侣治疗中对成瘾、心境障碍以及精神疾病的处理

贾妮娜·万拉斯

倍感挫败、魂不守舍、无比绝望，42岁的凯瑟琳在我的电话答录机上留了一条语音："我想来问问你是不是还做伴侣治疗，还有你是不是可能有时间会见布拉德和我。这是他的最后一次机会了。如果他不停止饮酒，我不知道我是不是还会继续留在婚姻中。他在毁掉我们这个家，而且他似乎一点不在乎。我不能处理好他的问题，他不把它当回事。"

伴侣治疗师经常会遇到的情况是，参加伴侣治疗的伴侣一方或双方存在成瘾行为和心境障碍的迹象，但是除了人格障碍之外，其他严重的心理健康议题在精神分析文献中得到的关注极为有限（Morgenstern & Leeds, 1993）。从历史上来看，这些问题几乎完全是在个体背景下得到治疗的。最近，来自斯堪的纳维亚地区的针对精神分裂症的研究显现出了系统干预的益处，凸显了家庭治疗在更好的治疗结果中的作用（Buksti, Munkner, Gade, Roved, Tvarno et al., 2006）。来自成瘾治疗中心的经验证据（anecdotal evidence）表明，向家庭成员进行有关成瘾的教育，并提供论坛让大家能够抒发挫败、理解共谋的动力很重要。针对抑郁的人际方面的研究将婚姻关系紧张作为导致抑郁发作无法缓解的因素（Gupta, Coyne, & Beach, 2003; Kouras, Cummings, & Papp, 2008）。当然，我并不提倡仅仅使用分析取向的伴侣治疗来对抗严重的精神疾病。而是说，我

建议伴侣治疗在药物治疗、定期住院治疗、支持小组和个体治疗组成的联合治疗中也占有一席之地。

为什么在伴侣一方或双方有严重的心理健康主诉时，要考虑伴侣治疗呢？首先，疾病存在于伴侣的背景之中，会极大影响伴侣的动力。可以考虑一下无意识伴侣匹配，伴侣被极化为"生病"和"健康"的角色（Vincent, 2007），以及被否认的、投射的和移置的"疯狂"和依赖。作为"索引患者（identified patient）"，伴侣一方承载着关系中那些未被承认的精神病性、无序和破坏性方面。其次，症状本身可能就是伴侣动力某些方面的表达。比如，可卡因对一位丈夫的吸引力可能代表他尝试将活力带入一段死气沉沉的婚姻。一位妻子缺乏性欲被完全归结于她服用的抗抑郁药物，这样就可以免于考察关系层面的影响因素，继而维持对婚姻的理想化看法。酒精被用来医治一对伴侣在情感亲密上的困难，因此创造出了一种可以忍受的情感距离。在每一个例子中，除了对个体的意义之外，疾病的症状都在表达伴侣关系中有问题的方面。

在有些例子中，经过诊断的成瘾或心理健康议题成了伴侣的防御。比如，我遇到这样一对伴侣，妻子将婚姻中所有的分歧都归结于丈夫的双相情感障碍。当他对她表达愤怒时，她会问他的药物是否需要调整。伴侣关系中的问题就那么简单地被归因在双相情感障碍上，被看作生物性原因和医学问题。在另一些例子中，心理健康议题会让婚姻枯竭，导致诸如"怀念我曾经娶的那个女人"这样的抱怨，或者在反复住院后表达哀伤和疲惫，这和我们在慢性躯体疾病中看到的十分类似。心理健康议题的出现或恶化可能标志着伴侣涵容的失败、被闭锁的创伤的浮现或是重复的代际模式。本质上来说，除非我们采取一种伴侣心态（Morgan, 2005）并且创造出一个心理空间来探索相关问题，否则我们就无法知道疾病对于伴侣的动力意义和功能。

对治疗师而言，治疗这些伴侣是复杂且富有挑战的。治疗师必须维持双重焦点，在考察伴侣动力的同时牢记疾病对个体的意义和对疾病的管理。错失任何一个焦点都会让治疗打折扣，因为破坏性的伴侣动力会让疾病恶化，或者疾病本身也会让伴侣治疗败下阵来。这种针对伴侣和个体病理问题的双重焦点，维持伴侣心态上的挑战，以及伴侣治疗在精神疾病中的价值将在下面两个临床

第二十八章　伴侣"就是"问题：在精神分析伴侣治疗中对成瘾、心境障碍以及精神疾病的处理

案例中呈现。

亚当和戴安娜

亚当和戴安娜年逾40，结婚十二年，有两个女儿，分别是8岁和10岁。二人都在司法领域全职工作，亚当的职业生涯要比戴安娜相对更成功一些。亚当透露了他们的恋爱故事，提到当他们第一次见面时，戴安娜正陷在一段和上司的情感虐待关系之中。两个人都把亚当描述为戴安娜的拯救者，而戴安娜当时难以让自己从这段有问题的关系中脱身。亚当继续扮演着明显的照顾者的角色，而戴安娜则表现出一种无助的、高需求的、孩子般的气质，抱怨任何短暂的分离都要求她独自照顾女儿们。亚当对戴安娜的抱怨感到气愤，指出工作要求他偶尔出差，并暗示他需要定期给自己留出时间。

亚当和戴安娜在贫乏的环境中长大，无论是物质上还是情感上。亚当的父母没受过什么教育，也没有什么资源，他们长时间干着低薪酬的工作。他们的九个孩子经常处于无人监管的状态。亚当的哥哥姐姐在青少年时就开始饮酒，经常逃学，而且会犯些小罪。躯体暴力在他的家庭中很常见，亚当会目睹哥哥们被打，他自己也被一个堂兄性侵过。他的弟弟在15岁时死于一场车祸。戴安娜的母亲总是"生病"，但更多反映出的是心理健康问题而非躯体的衰弱。在戴安娜5岁的时候，她的父母离婚了，她母亲因此处于一种心理崩溃的状态，再也没有从中恢复过来。五个孩子只能自己照顾自己，为了生存而被迫发展出某种虚假的自主性。五个孩子都被抑郁和成瘾所困，在维持长久的亲密关系方面存在困难。亚当和戴安娜下定决心要改善他们的人生处境，两个人都各自独立地完成了高等教育。在进入大学之后，酒精和毒品滥用成了亚当成年早期的标志，他不得不长时间待在一家酒精康复治疗机构。在出院后，亚当保持戒断有十年之久，他遇见了戴安娜，二人组建了一个家庭。回过头来看，亚当认为他第一次躁狂发作是在大约21岁的时候，被毒品滥用掩盖了，又或者可能因此而加剧。

亚当和戴安娜的关系逐渐变差。最主要的表现是关系上的死气沉沉或情感上的空虚（Vincent, 2007）。这对夫妻会因为钱、亚当的工作时间、为人父母和

性而争吵，但是甚至争吵都缺乏激情。亚当曾经在出差的时候有过两段短暂的婚外性关系，据称戴安娜并不知道。这些秘密的性关系让亚当兴奋，但也感到内疚。亚当开始偶尔饮酒，逐渐发展为每天大醉。他觉得自己的酗酒行为是控制过度兴奋的头脑和越来越严重的抑郁的交替的方式。私下里，他艰难地应对逐渐渗入生活的疯狂状态，这通过他第一次离开我的办公室时所说的话表达了出来："我认为我正在变疯。"在第一次见面时，他在我看来的确是偏执的，而戴安娜对他的困境似乎处于一种防御式的视而不见。

在接受治疗两周后，亚当在我的办公室里明确地表现出一种精神病性的状态。他的饮酒行为完全失控了，偶尔还会滥用开具的抗焦虑处方药物，它们加剧了他的心理健康问题。我告诉戴安娜，他需要住院治疗。起初，戴安娜表现得既愤怒又迷惑，她说他只不过是"喝得有点多"。住院之后，当酒精从他的身体系统中被清除出去，他的躁狂状态无疑变得十分明显。在接下来的一年里，他又住了三次院。他需要服用大剂量的抗精神病药物，艰难地尝试恢复认知功能和住院前的人格状态。戴安娜如今能够认识到他的疾病，她必须反转二人的角色，因为她成了他的照顾者和主要的经济来源。

在亚当稳定下来后，他开始第一次处理自己创伤的童年。尽管他在治疗中努力地对这些议题做工作，也按时服用抗精神病药物，他仍然在偷偷饮酒，这对治疗和他的婚姻都造成了破坏。戴安娜一直立场鲜明。她可以接受他患有双相情感障碍，但是不能容忍他的任何饮酒行为，因为她假定酒精会造成他的不稳定，而这种假定是正确的。回过头来看，即便是治疗刚开始时，我相信亚当都想要离开这段婚姻。亚当重复了他们相遇时戴安娜和上司的窘境，那就是他既无法表达自己想要结束婚姻的渴望，也无法让自己解脱。二人一起摧毁了他们关系中美好的部分。他们都责怪对方，而戴安娜责怪我。我感觉到挫败、被打败，并且很害怕亚当会做出自毁行为。有时候，我会认同亚当对戴安娜把一切"有病的"和"坏的"东西都投射给他而感到的愤怒。她表现得像是一个"好女孩"，坚持认为二人关系中的所有问题都是亚当的错。在另一些时候，我感觉被拉向戴安娜，为亚当走上这条自我毁灭的地狱之旅和自恋式的自我专注而愤怒。他似乎忘记了自己是父亲，还有两个处于恐惧之中的女儿，她们觉得已经

第二十八章　伴侣"就是"问题：在精神分析伴侣治疗中对成瘾、心境障碍以及精神疾病的处理

认不出自己的父亲了。当亚当的状况不断恶化，我才得知戴安娜有过酒精滥用和住院的历史，这个未经加工的创伤被亚当的反复住院再次激活。

这对伴侣的关系是如何变得如此"有毒"的？这个关系进程和结果是否能够被预测？亚当的物质滥用和心境障碍在伴侣关系中具有何种动力性的功能？表面上，亚当和戴安娜在意识层面似乎十分般配。他们有相似的价值观、兴趣爱好、职业道路、教育水平以及对于养育孩子的渴望。戴安娜表示，亚当提供了安全感、可预测性和照顾——这是在她童年的家庭中所缺乏的。亚当感觉自己作为照顾者的角色是有价值的、重要的和有能力的，认可了他的男性气质和作为供养者的成功。他是一个慈祥的、负责的父亲，这是他童年时期一直缺失的父亲形象。但是，在更深的水平上，这对伴侣的无意识匹配是什么呢？一开始，亚当否认他早年创伤的受害者形象，将有待拯救的、高需求的孩子的部分投射至戴安娜。戴安娜选择了一位情绪不稳定的伴侣，镜映出早年她与父母的互动。亚当的"崩溃"把她置于混乱和恐怖之中，这与她曾经在母亲那里，之后又在自己身上所经历的类似。亚当的疾病承载了戴安娜人格以及伴侣人格中精神病性的方面，让她和自己的"疯狂"拉开了距离。她对于亚当住院的暴怒，有一部分是因为它激发起自己曾经入住精神病院的记忆，这就像亚当的性虐待史一样，是一个令人羞耻的秘密。这是一对因为被闭锁和未代谢的早年创伤以及内化的迫害性客体而被绑在一起的伴侣。

亚当的双相情感障碍和成瘾行为对伴侣而言具有动力性的功能。他的心境在严重的抑郁和躁狂之间交替，体现出了二人关系中的死寂，以及间或出现的无法被涵容的情感泛滥。从费尔贝恩的理论出发（J. Scharff & D. Scharff, 1998），我们看到亚当的双相情感障碍和成瘾行为同时表达了拒绝性和兴奋性的坏客体，这些坏客体主导了二人的童年生活、他们内部的自我建构以及他们的伴侣关系。被拒绝所困却又充满渴求的亚当，他的疾病活现了死气沉沉的、未知的伴侣动力。我并不认为关系上的困难导致了双相情感障碍和物质滥用；不过，伴侣冲突放大了现存的易感性，也导致伴侣以一种破坏性的方式去管理亚当的疾病。

亚当的疾病对关系有何影响呢？他成了那个索引患者，这要求关系重新分

配权力和责任。因为亚当的崩溃，戴安娜被迫成为更成熟的伴侣并行使父母功能，再也无法成为哼哼唧唧的孩子。当然，亚当的疾病让双方大量的童年创伤浮出水面，被潜抑的坏客体以一种夸大的方式回归。戴安娜感到被抛弃和背叛，她最初的反应是成为童年时期那个照顾别人的小孩，继而愤怒地谴责那些"无能的专业人员"。像她的父母一样，在移情中，我成为施加伤害和痛苦的那个人。我无法让她安全地免于亚当见诸行动的伤害，而坚持考虑亚当的疾病代表了哪些伴侣议题，又挑战了她采取的坚定的防御立场，即认为他才是问题所在。对亚当来说，他坠入疯狂的过程重演了他童年期的那位失控、危险的父亲，以及在重复发生的童年期创伤中他的心智变得碎片化的状态。他既是施暴者，又是受害者，以施虐的方式攻击着自己，也让他的妻子和孩子们失去了保护，受到了创伤。

最重要的是，亚当的崩溃预示了他们伴侣关系的崩溃和最终的离婚。从某种程度上来说，他疾病的恶化在行动层面传达了二人都无法直接面对或公开讨论的事情。之后，亚当说，他无法提出分手，这是他想要又害怕的东西。的确，他以一种内在心境分裂的方式将其见诸行动，还做了他的妻子无法容忍的事情——一而再，再而三地饮酒。他拒绝重视自己的酒精成瘾，直到二人离婚。这让戴安娜能够带着她无损的"好女孩"身份离开婚姻，她是那个充满爱的伴侣，一直陪伴在丈夫身边，直到他让她无法再留在婚姻里。以这样的方式，我们可以说亚当保护了她不受到自己破坏性的行为的伤害。对伴侣各自来说，亚当的症状成为一种攻击婚姻和转移婚姻问题的手段。有问题的是他的精神疾病和成瘾，而不是婚姻。

那么，伴侣治疗对于亚当和戴安娜有什么作用和价值呢？对这对伴侣而言，离婚是一个积极的结果，因为他们无法在继续这段婚姻关系的情况下，让共享的病理问题和个体的病理问题脱钩。他们无法面对分手，但也无法在一起生活。伴侣工作暴露了他们并不想看到的那对死气沉沉的伴侣，它被投射和隐藏在了亚当的疾病中。他无法同时变好和维持婚姻，这是一个不相容的组合。如果亚当一直替她背负，她就无法承担起自己个人的病理问题和伴侣的病理问题。戴安娜相信，伴侣治疗失败了，因为他们不在一起了。但是自从离婚之

第二十八章 伴侣"就是"问题：在精神分析伴侣治疗中对成瘾、心境障碍以及精神疾病的处理

后，亚当的状况一直很稳定，也没有再酗酒，尽管他要努力应付不定期恶化的双相障碍，而且害怕开始新的关系。戴安娜经历了好几段关系，最终回到个体治疗中来处理自己的抑郁。因此，尽管他们的婚姻关系已经结束了，但是如今他们各自拥有了心理空间来面对自己的心魔，并希望在未来能有更成功的伴侣关系。

布拉德和凯瑟琳

布拉德和凯瑟琳是一对40多岁的夫妇，结婚二十年。布拉德在一家高利润的政府机构担任全职主管，这是一份他享受且看重的工作。凯瑟琳在家中开设了一个半天的托幼服务，并照顾他们8岁、10岁和13岁的三个孩子。这对伴侣在高中时相识，五年后，不顾布拉德虔诚的天主教徒父母的反对，二人结婚了。布拉德决定娶一个不信奉自己宗教的人，这成为他的家庭争吵的来源，并且完全被怪罪在凯瑟琳头上，尽管布拉德从15岁开始已经拒绝参加弥撒了。在高中时期，布拉德开始偶尔饮酒和抽烟，主要是作为一种反抗父母的无声宣言。布拉德的父亲是被一对酒精滥用的父母抚养长大的。这段艰难的早年经历让他禁止家中任何的饮酒行为，而他也不断地警告布拉德酒精的危险。布拉德和凯瑟琳在不同的州上了大学，学业成绩优异，并一直维持着远距离的恋爱关系。毕业后，这对伴侣结婚了，布拉德换了一系列不喜欢的工作，并不确定他的职业方向在哪里。布拉德和凯瑟琳把头几年的婚姻关系描述为"快乐的"，但是这对伴侣在性关系上一直有困难。布拉德开始喝更多的酒，而凯瑟琳以惊恐发作的形式体验到更强烈的焦虑。最终，她告诉布拉德，自己曾经被一位邻居长期性虐待，而布拉德鼓励她接受个体治疗。

凯瑟琳是三个兄弟姐妹中的老二。她的父亲出生赤贫，白手起家成为一个非常成功的商人，堪称美国梦的典范。但他是一个工作狂，把养育子女的工作都留给了凯瑟琳的母亲。她父母的关系比较疏远，导致她的母亲需要通过孩子们来满足自己的亲密需要，而这个模式也在凯瑟琳自己的婚姻中被重复。凯瑟琳在5～10岁之间被一个年长的邻居家的男孩性侵，对方还在情感上威胁她。

这个男孩会充当小孩子的保姆,并经常到她家去。直到成年之后,她才把这件事情告诉自己的父母,因为这个男孩曾经威胁她,如果她对任何人透露任何他们之间的事情,他就会伤害她在发展上有一定障碍、中度自闭的弟弟。她潜抑了这些虐待事件大部分的细节,直到在二人快要结婚的时候开始和布拉德发生性关系。布拉德是七个孩子中的长子,排行第三。他的父母是一对虔诚的宗教信徒,恪守道德、情感疏离。在童年的大多数时间里,他的母亲都在"生病",受到各种模糊的躯体症状的困扰,她会给自己弄点药吃。他的父亲经济成功,在房地产行业每天工作很长时间,对清洁和秩序极为强迫。由于母亲的健康问题,还不到学龄的布拉德和两个姐姐被送去和爷爷奶奶待了一段时间。他们成了酒鬼爷爷反复性侵的受害者。回过头来看,布拉德不明白,曾遭受酒鬼父母虐待的父亲为什么会把自己的孩子们留给他们照顾。我们能够猜测的是,布拉德的父亲一直都把自己的创伤闭锁了起来,让其与意识觉察解离,这有助于他成为一个保护孩子的父母。这个在家庭系统中的解离过程让这样未被代谢的创伤从一代人传递至下一代人,被继续重复而不是被修通。

布拉德在高中和大学时代都很成功且受欢迎。不过,在反思二人的关系时,凯瑟琳注意到,布拉德总是有一部分她无法触碰到的。尽管外向而友善,但布拉德并没有什么亲密的朋友。布拉德似乎在性方面有冲突,这是凯瑟琳观察到的,但被布拉德否认。他对自己男性生殖力的不确定明显地表现在以下反差中:在工作上他承担着"全能"的角色,而在家中和妻子及孩子们在一起时则处于被动的姿态。在二十年的婚姻中,他的饮酒行为一直是其中的一个特征,有时候喝得多,有时候喝得少一些。在他妻子的坚持下,他完成了三个酒精治疗项目,但是最初的成功很快就以复发收场。布拉德和凯瑟琳曾短暂地尝试和我进行伴侣治疗,但是他们在大约三个月之后就离开了。当时布拉德已经成功戒酒三周,二人就这样逃入了健康之中。

五年后,凯瑟琳再一次打电话来要求伴侣治疗,说这是"布拉德的最后一次机会"。当他们来赴约时,布拉德外表的变化让我十分吃惊。他看上去好像老了20岁。他的眼神看上去毫无生气且空洞,他说话的音调令人恼火且充满拒绝的意味。疲惫不堪、挫败不已和十分害怕的凯瑟琳直接谈到了布拉德的饮酒行

第二十八章 伴侣"就是"问题：在精神分析伴侣治疗中对成瘾、心境障碍以及精神疾病的处理

为。布拉德不承认他酒精滥用行为的严重程度，而凯瑟琳则认为这是他们关系最主要的问题。来接受治疗的促发事件是在凯瑟琳离家看望母亲期间发生的。布拉德在醉酒状态下开车送孩子们去参加活动，儿子们和一位担忧的邻居都把这件事情告诉了凯瑟琳。当凯瑟琳表达愤怒和担忧时，布拉德回以一连串咒骂，宣称凯瑟琳唯一在乎的就是孩子们。当我听他们陈述时，我能够听见的是布拉德对他年幼儿子们的嫉妒，他们能够获得布拉德渴望但似乎没有获得过的母爱。凯瑟琳则表示，自己在母亲和妻子的角色中都感到孤独。

最初，他们都责怪对方。布拉德喋喋不休地抱怨凯瑟琳在情感和性上的疏离，完全忽视她对他的饮酒行为的评论。凯瑟琳把自己情感上的退缩归结于布拉德的饮酒行为，她感到伤心和不信任。各自似乎都防御地固守着一个道德正确的立场。在接下来的几个月里，我尝试剥离他们共享的防御，但并不成功。有些时候，凯瑟琳能够思考自己扮演的角色、他们无意识配对的方面以及她在艰难地设立界限和边界。布拉德似乎更难以被触动，对于前来治疗也有更多的怨气。尽管他口头表达了想要戒酒的愿望，但感觉并不真诚，就像是一个表面接受禁足令的青少年，之后还是会偷偷溜出去。我努力维持一种伴侣心态（Morgan, 2005），在认清布拉德的成瘾行为的同时，思考它在伴侣背景下有何意义，就像下面这次会谈中发生的那样，这是在治疗进行的第六个月。

布拉德： 好吧，我一直在参加我的康复小组，虽然我特别讨厌它。因为那个小组领导者，他又不是全世界最聪明的人。（我认为这个信息是说给我听的。）我的意思是，他还行，小组也还行，但是我们最终谈论的大多都是肤浅的事情。贾妮娜，我接受你对做个体治疗的建议。我怀疑它没什么用，但是管它呢，也许会有用。所以说，凯瑟琳，在治疗方面能做的我都做了，而且我也没有再饮酒。（他看着他的妻子，对方也很专注，但是没有做出口头回应。）我觉得我就像是一个在祈求父母确认的小孩子。

凯瑟琳： 我也在想类似的事情。我并不是监控治疗的警察。

布拉德： 你是那个坚持要来治疗的人。你有控制权。

凯瑟琳： 我不知道你为什么要那么说。我的确坚持我们来接受伴侣治疗，但

是，在酒精治疗这方面，我并没有真的告诉你要做什么。我已经不再那么做了。

布拉德：好吧，但是你话中有话。

贾妮娜：凯瑟琳，我注意到你在摇头。

凯瑟琳：听起来好像他是被强迫的一样，就好像治疗是法庭命令的。我甚至不知道他是不是真心想要那么做。

布拉德：我当然想。当然，我想要停止饮酒。你不知道我是一个酗酒者吗？我只不过是厌烦了你的道德评判。一直都有，哪怕你不说出口。

贾妮娜：评判？

布拉德：她认为她嫁给了一个失败者。我有酗酒这个问题。我懂的。（他转向妻子。）我只是不知道你有没有懂。

凯瑟琳：我能够知道你因为有些事情对我很生气。我不懂的是什么？

布拉德：我每天都在和酒精搏斗。我不认为你作为一个发号施令的人能明白这件事情。每一天，我都在和酒精搏斗。我认为，好吧，我不会再饮酒了。在这一天，我做了这个承诺。但是下一天又得重新开始，然后是下一天。每一天，都是同样的事情。你想要我向你保证我不会饮酒了，我做不到，因为每一天都是一场搏斗。但是你接受不了。在你完美控制的世界里，这是你不能理解的事情。

凯瑟琳：完美控制？

布拉德：我知道你把我看成是一个软弱的人，无能的，低人一等的。（他们都沉默了几分钟。）好吧，你是不是那么想的？

凯瑟琳：你说得对。我不知道每天和酒精搏斗是一种什么滋味。但是你认为我是个控制狂女人，这太奇怪了，太怪异了。我完全不觉得我能够控制什么。我不能决定你是不是饮酒。

布拉德：你可以决定你是不是信任我，而你已经说过，你不相信任何从我嘴巴里说出来的事情。

凯瑟琳：那是因为你为饮酒的事情说了那么多次的谎。我们说好你要跟我讲真话，但是你没有。我知道你会在某一天复发，我只是想要你亲口告诉

第二十八章 伴侣"就是"问题：在精神分析伴侣治疗中对成瘾、心境障碍以及精神疾病的处理

我。可是总是需要我来抓现行，得找到一个空瓶子才能让你承认。当你说你不饮酒的时候，我那么多年都信了你的话，而如今你告诉我，你一直在说谎。所以说，不，我不再相信你了，而且我的确开始在想，"还有其他什么事情他也说谎了？"

布拉德： 好吧，我没有外遇，如果这是你话里的意思。好吧，我的确在饮酒的问题上说谎了。这并不表示我在其他方面也说谎了。你认为我在和其他人约会？你是这么想的吗？

凯瑟琳： 我没有那么想，布拉德。我的确问过一次，但那只是因为你看上去离我那么远，那么远。（对我）我知道我在变得防御，但是我觉得就好像是在接受审判一样。或许我没有像我应该做到的那么善解人意，但是我没有办法信任他，现在不行。（对布拉德）我明白当你尝试在做那么艰难的事情的时候，这听起来不能支持到你。我想要信任你，但是我不觉得我做得到。

布拉德： 因为我就是一个彻底的失败者，让你失望了。

贾妮娜： 布拉德，当凯瑟琳说她不信任你的时候，你把这句话当成一个证据，证明你是一个失败者，而且它听起来不能支持到你。但是我认为，凯瑟琳，你想尝试传递的信息是，你很害怕，害怕信任他，然后发现他又饮酒了。

布拉德： 好吧，那为什么你不能直接说，直接告诉我你很害怕？

凯瑟琳： （开始哭泣）我不知道。我猜因为我也不想要有那种感觉。你并不是唯一一个把事情屏蔽掉的人。我非常害怕这就是我们的人生了，害怕你会一直饮酒，害怕我不得不做出选择——和一个喝醉的你在一起，还是离开你——这不是我想要做的选择。但是，诚实地说，并不只是饮酒这件事。我的意思是，这是让我们来这里的原因，但是我一直在尝试说的是，你有很多秘密。有一部分的你被你保留在我们的关系之外，而我不知道为什么。我不知道这是不是我也在做的事情。你把自己的一部分藏起来，周围的任何人都不知道这一部分，包括我。

这对伴侣继续谈及，各自都觉得对方在控制二人关系的未来。布拉德抱怨凯瑟琳只在乎孩子们。

布拉德： 凯瑟琳是这个世界上对我最重要的，比我的孩子们更重要，比我的工作更重要。但是我对她不重要，不是那么重要。孩子们总是第一位的。

凯瑟琳：（愤怒地）那么为什么会这样呢，布拉德？为什么呢？我觉得你不知道你饮酒这件事情对我们有多大影响。没这个概念。是的，我是对孩子们很投入。这是我对亲密感的需要被满足的来源，这是一个问题。我想要在你这里获得满足，但是我已经不再抱希望了。你总是心不在焉——大多数时候都喝醉了，我估计。你不会出现。你觉得我和孩子们都看轻你，好像你没什么可以给我们的。但是你就是处于缺席状态——你的人回到家里，但你的心并不在。（她又哭了。）这是他的问题，不是我的问题。我不打算为他的问题负责。

贾妮娜： 他是那个饮酒的人，但这是你们两个人都要背负的问题，是你们关系中的一个问题。

凯瑟琳： 是布拉德的问题。

贾妮娜： 毫无疑问布拉德要为他的饮酒行为负责，但是或许我们可以考虑一下，从关系出发——你们都谈到了在你们之间长期存在的一种令人痛苦的距离感。布拉德饮酒这件事只是让事情变得更复杂了。

布拉德：（愤怒地）你为什么要嫁给我？我对你来说是不是只是一张饭票，一个生孩子的工具？

凯瑟琳： 不是。（她停顿了一下。）我嫁给你是因为我爱你。我觉得你是一个很出色的男人，而且我们曾经很开心。我们曾经有相同的价值观，有一些相同的兴趣爱好。我们有不同的地方，但这些差异是有好处的。就像你的确会让我的节奏慢下来，不会总是安排过多的事情。我害怕慢下来，害怕和自己待在一起。我认为我们必须诚实，布拉德。我们在一起的一部分原因是我们的过去。我不觉得我们在当时明白这些事情。所以，我当然会被有秘密的人吸引，因为我也有秘密。我们被彼此吸引的一部分原因一定是因为我们过去被虐待的历史。

第二十八章 伴侣"就是"问题：在精神分析伴侣治疗中对成瘾、心境障碍以及精神疾病的处理

布拉德：而你已经处理好了你那部分，你已经和它妥协了，但是我做不到。

贾妮娜：或许在这方面你会觉得凯瑟琳在评判你——一种她已经克服了过去，而你没有做到的感觉。

布拉德：嗯，那就是我的感受。我的意思是，她的确似乎已经和她的过去和平共处了，但是我没有办法和我的过去妥协。我没有办法让自己解套。我知道我当时只是一个孩子，但是我仍然觉得自己是有责任的。或许我在嫉妒你，凯瑟琳。你现在似乎已经没问题了，但是我就是觉得自己已经碎了。（他停顿了一会儿。）你知道吗？我喜欢饮酒。这是在表达，"去你妈的"。这是一种表达反抗的行为。

凯瑟琳：是反抗我，还是反抗你的家庭？

布拉德：你们所有人。我不知道，我糊涂了。我不知道我在生谁的气。我只知道，我想要凯瑟琳重视我。我不在乎发生在我身上的事情，不那么在乎。我不在乎我会饮酒到死。除了凯瑟琳。我不想要显得很夸张，但是她真的是唯一让人生还有价值的事情。

凯瑟琳：但是我不想要那样。

布拉德：这很明显。你不想要我。

凯瑟琳：不是的，我的意思是我不想要成为你活下去的唯一理由。我想要你为自己而活，为我们的家庭而活。我想要你在乎自己。我想要你成为那个我能够依靠的人。

这对伴侣的无意识匹配是什么？布拉德的成瘾行为在他们的伴侣动力中扮演了什么角色？就像凯瑟琳曾经说的那样，这对伴侣从共享的被闭锁的创伤历史中走到了一起。他们各自都有一个创伤的性秘密，不让彼此知道，也不让自己觉察到。在和布拉德的婚姻中，凯瑟琳重现了她父母的婚姻——一个疏远的、工作狂丈夫娶了一个可爱的、不堪重负的居家妻子。尽管布拉德在工作中觉得自己是有力量的，但在婚姻中他觉得自己是无能的，将他所恐惧的阴茎力量投射至凯瑟琳。凯瑟琳与布拉德的投射共谋，一起防御具有侵入性的男性，他们则击穿了她的脆弱。这对伴侣把他们的性困难看成"凯瑟琳的问题"，这让布拉

德免于面对他冲突的性欲。他是男同性恋吗？布拉德不确定，甚至没有办法去考虑这个问题。因为对他的信仰的拒绝，凯瑟琳成了布拉德家庭的替罪羊，这重复了她为了保护自己的弟弟而被虐待的经历。布拉德对于凯瑟琳能够以他做不到的方式直面他的父母而感到极为愤怒。凯瑟琳和布拉德共享了对情感依赖的鄙视和回避，转而用攻击性、投射和酒精来防御它。

布拉德的饮酒行为帮助维持了这对伴侣需要的情感距离，也成为涵容伴侣未被表达的渴望和渴求的容器。酒精调低了布拉德的恐惧和暴怒，创造出了一种缺席的、麻木的、解离般的反应，很类似他小时候熟悉的母亲。麦克杜格尔（Mcdougall, 1989）认为，成瘾是一种心身表征，代表了某些无法被思考的事情，被移置的情感通过行为得以释放。这对伴侣难以加工过去的虐待和当前的性欲。儿童期的暴怒既无法找到表达它们的声音，又无法找到健康的涵容。布拉德的成瘾行为呈现出了未解决的创伤，它出现在布拉德身上，对伴侣双方而言都是真实的。布拉德因为在饮酒时私下里感到的快乐而内疚，这是一种兴奋又羞耻的感觉，他将其与童年期虐待中的性唤起联系在一起。布拉德通过饮酒行为来让自己的愤怒噤声，而饮酒反过来又给凯瑟琳的愤怒提供了一个安全的目标。作为布拉德饮酒行为的"受害者"，凯瑟琳为她的愤怒找到了一个出口，把所有其他目标都掩盖了。她不需要对她的父母或其他人感到愤怒，因为布拉德给了她一个替代选项，一个"更安全"的目标。

当这对伴侣似乎深陷泥潭且无法对治疗有反应时，凯瑟琳做出了一个改变。通过伴侣工作，她开始意识到，她憎恨布拉德说谎，但谎言也存在于她自己对家庭秘密的保护之中。当孩子们对布拉德饮酒生疑时，她一直否认存在困难，否定了他们体验到的现实。尽管知道布拉德是一个严重的酗酒者，她仍然允许他接送和照顾孩子们。凯瑟琳被自己对孩子们的幸福的忽视吓坏了，她因此设定了清晰的界限，告诉布拉德她不再信任他来照顾孩子们。她坚定地宣布，如果他继续饮酒，她就会离开他。"我不会看着你毁掉自己。"通过对峙，凯瑟琳也在支持着他。凯瑟琳对布拉德设定了界限，这是她在自己童年的虐待中无法做到的。"这必须停止。我们不能再这么继续生活下去，而且我说的不只是饮酒这一件事。"当她能够承认他们都具有情感亲密和性方面的困难，问题就从只和

第二十八章 伴侣"就是"问题：在精神分析伴侣治疗中对成瘾、心境障碍以及精神疾病的处理

布拉德有关转变为了和伴侣有关。诊断从布拉德的酒精成瘾变为还包括他们都因为创伤而恐惧亲密感。二人都放弃将布拉德的酗酒行为作为一种破坏性的手段来展现他们关系上的困难，这种困难一直都被隐藏了。

在伴侣治疗中，布拉德面临的是针对他饮酒行为的清晰限制。如果他继续饮酒，那么凯瑟琳就会离开。此外，我也用很清晰的语言解释，联合治疗起到的帮助作用最大——匿名戒酒者小组、药物治疗、个体治疗以及持续的伴侣治疗。过去他曾经对这种方式十分抗拒，坚持认为可以凭借自己的努力来停止酗酒，但是从来没有真正有动力去戒酒。当凯瑟琳承担了自己在伴侣困难和布拉德的饮酒行为中的责任，他就从他死死地抓住的坏客体中被解放了出来。我第一次觉得，我和一对伴侣在做治疗，在对伴侣的问题进行工作。一开始布拉德对凯瑟琳所设定的限制极为愤怒，但是他听到了她在真诚地提供支持，不仅仅是围绕他的饮酒行为，还在创造一种一直以来都缺失的伴侣关系。布拉德开始认真地对待自己的饮酒问题——对自己、对孩子们，以及对可能创造出一种健康的伴侣关系进行投入。尽管结果并不确定，但一种治疗性的改变发生了。如今伴侣关系成了患者，而不只是布拉德和他的成瘾行为。在之后的三年里，布拉德一直保持清醒状态，这对伴侣探索了他们的亲密关系问题以及平行的创伤历史。在我看来，如果没有伴侣治疗，布拉德不可能戒酒。布拉德的饮酒行为是一种将伴侣推入治疗的手段，让我们有机会同时处理伴侣和个体议题。

就伴侣治疗在一方或双方都明确罹患精神疾病的处境下的重要性而言，我们从这些例子中可以学到什么呢？在两个例子中，疾病都成了接受未被承认的破坏性伴侣动力的容器。伴侣的问题落在了"索引患者"身上，与"有病的"伴侣的症状纠缠在一起，不仅以某种方式让针对疾病的治疗败下阵来，还让对关系问题的治疗铩羽而归。对这两对伴侣而言，疾病都成为一种共享的攻击婚姻的手段。它将"没有困扰"的伴侣一方以及伴侣关系的病理部分倾倒入另一方的个体症状之中。由于伴侣问题被注入了疾病，疾病就无法有效地得到治疗。疾病隐藏了伴侣的问题，而真正的关系层面的困难一直无法被甄别和解决。

对亚当和戴安娜来说，伴侣治疗成为一条通往离婚的道路。亚当的疾病成为了结束一段破坏性伴侣关系的途径，这一点只有在创伤性的分手之后才能被

理解。二人在一起的时候，亚当和戴安娜都无法看到各自对问题起到的作用，无法看到他们如何让自己的早年创伤重复发生，也看不到各自的病理问题和伴侣的病理问题又是如何以破坏性的方式毁掉了他们成为有创造力的伴侣的可能性。伴侣治疗让他们至少能够用语言表达了想要分开的愿望，并承认他们关系的终结让亚当从自我毁灭的道路中脱身。这里的伴侣治疗呈现的是，为了寻找洞见、稳定和希望，需要让配对关系解体。二人分开之后，亚当就能够以一种负责的方式去管理他的双相障碍和成瘾行为，而戴安娜也能够为曾否认掉的抑郁议题寻求治疗。

相反，布拉德和凯瑟琳使用伴侣治疗找到了他们的创造潜能。这给布拉德提供了支持和治疗自己的成瘾问题的动机，尤其是凯瑟琳能够看到自己在维持成瘾问题中起到的作用。二人得以共同面对他们曾经如何使用布拉德的酗酒去回避性关系和情感关系中的核心困难。在此之前，他们都没有解决童年的创伤。这建立起了一种无意识匹配，让二人彼此吸引，但随后又阻碍了他们作为伴侣的创造潜能。当布拉德在伴侣关系中不再那么孤独，他就能够接受别人的帮助来帮助自己停止饮酒。他不再是婚姻中那个实施破坏的施暴者，因此能够处理自己的受害者经历以及与性虐待有关的困惑。凯瑟琳开始对自己的幸福负责，让自己从一个受害者的立场转变为一个能够支撑起想要的婚姻的人，而不是被动地接受曾经拥有的婚姻。伴侣各自做出的改变让他们的婚姻从一种死亡的状态转变为鲜活的、生机勃勃的联结。

当成瘾行为和其他的精神疾病在伴侣治疗中出现时，伴侣治疗师要面对什么挑战呢？或许最为核心的挑战是双重焦点，即承认疾病的存在，同时维持一种伴侣心态（Morgan, 2005）。治疗师必须从症状着手来尝试触及背后有问题的伴侣动力，也需要在症状之外做同样的工作。从共享的视野来看待疾病能让伴侣理解，疾病如何在二人的关系中发挥功能，这就提供了更大的可能性来更好地管理精神疾病带来的困难，并改善伴侣的关系。精神科诊断是一则强大的信息，但也可能遮蔽了伴侣同时需要聚焦在他们作为一对伴侣的关系上的需求。鉴于存在可能危及生命的风险、情感泛滥、频繁的创伤史以及强烈的移情和反移情反应，涵容是困难的。并且，因为有必要采取一种全方位的治疗取向，

第二十八章 伴侣"就是"问题：在精神分析伴侣治疗中对成瘾、心境障碍以及精神疾病的处理

并利用多重联合服务（如，药物治疗、住院治疗、康复小组、个体治疗和伴侣治疗），治疗师必须和其他心理健康专业人员建立工作关系，而对方可能并不同样具有精神分析的视角。在这里呈现的两对伴侣中，他们对议题的回避都让问题变得更为复杂。我们不能像他们一样，共享他们的盲点，即假装成瘾行为和精神疾病不会进入与伴侣的工作之中，否则我们就会付出高昂的代价。我们需要找到一种方式去讨论、理解、研究和撰写这些困难的治疗议题，这些议题需要我们承认、理解那些创造和维持了个体及伴侣的虚弱状态的因素之间具有的复杂互动。

第二十九章

与一对找回喜悦的伴侣结束治疗

皮埃尔·卡夏和吉尔·萨维奇·沙夫

在分析取向的伴侣治疗开始前所做的评估中，配偶或伴侣会简要说明他们期待以及希望在伴侣治疗中达成什么目标。从那一刻起，当治疗师开启一段没有预先设定何时结束的分析取向伴侣治疗时，随着经历治疗过程的不同阶段，我们会始终将这些期待牢记在心。我们的目标是一个足够令人满意的结束，伴侣在那时会感觉他们完成了目标，或者已经为伴侣关系做了调整，以获得一个更为现实的结果。我们不会在突然的某一天抵达结束日。相反，我们会将结束放在心上，并且从一开始就为它做好准备（Blum, 1989; Sabbadini, 2007）。我们会处理在每次会谈结束时和每次休假前面临分别时的反应，并在每次分别前和重聚后处理这些反应，以此为结束做好准备。我们以这样的方式为最终的分离做彩排，当伴侣准备好结束时，那一刻就会到来。如何知道是时候了呢？我们会通过讨论来得出结论，在伴侣和我们的目标之间达成某种妥协。

有时候，我们不得不满足于我们帮助伴侣所达成的生活目标远远达不到我们想要成就的目标，即解决婴儿期的冲突（Ticho, 1972）。我们更愿意从"足够好的结束"这个概念来思考这个问题，而不是假定能获得一个"理想的结束"（Gabbard, 2009）。"不完美"并不是为一对伴侣进行没完没了的分析的理由。当我们对治疗的结果感到失望时，我们的态度实际上可能会阻碍进展的发生。正如弗洛伊德（Freud, 1937）曾谈及个体精神分析的目标，"我们的目标并不是为了达成某种'正常'的范本而将人类性格的每一个棱角都磨平"（Freud, 1937, p.250)。弗洛伊德已经理解到"一个正常的自我,就像是通常所说的正常状态,乃是一个理想化的虚构之物"(Freud, 1937, p.234)。我们必须学会接受什么是力所能及的,处理我们的失望,以及让伴侣继续以自己的方式来待人接物。我们已经竭尽全力了。

一对伴侣可能会觉得,自己已经准备好结束治疗,但治疗师可能心怀矛盾和不确定。因为这个原因而迟疑可能会阻碍伴侣继续生活,但更常见的情况是,它可能有助于支持对结束过程进行彻底的思考。

一对和治疗师工作得不错且取得了相当大进展的伴侣可能会因为有了更好的感受而深感欣慰,以至于他们想从治疗中跳开,以免再次变差。这种令人喜悦但也欠考虑的"逃向健康"很可能具有一种躁狂式的修复性质(Segal, 1986)而且需要加以挑战。我们需要时间来考虑一种可能性,是否会有这样一对伴侣,在已经很好地利用治疗的情况下,就此从治疗中撤离,而不是留下来体验有益的扰动,并将此作为结束过程的一部分加以检视。另一方面,希望将伴侣治疗必然具有的不适感留在身后的愿望,可能代表着渴望一种更"不受打扰的"具有修复性质的游戏状态(Klein, 1975),其中渗透着对彼此的真诚关怀以及对亲密联结的真实的渴望。让事情更为复杂的是,这种具有修复性质的、由发展动力所驱动的过程,有时候会和更具防御性的、可能会阻碍修复目标的过程共存。结束带来的应激会在伴侣关系中搅起防御性和破坏性的力量,让我们有机会去分析它们。这样,治疗师或许可以用好奇、确认和真诚的支持来应对伴侣想要离开治疗的渴望。

我们总是希望治疗的结束能够让一个具有创造力的过程得以发生,在这个过程中可以总结、整合和巩固伴侣在治疗中的收获。然而,经验告诉我们,结束有许多种形式。一个和谐的、合作良好的结束对所有人来说都是愉悦的、没有那么有压力的,从许多方面来看似乎也是令人向往的,但是我们必须警惕一种理想化的结束——将仍需要工作的消极方面都排除在外。在某种程度上,更具战斗性质的结束仍可能带来良好的结果,而且或许实际上对伴侣的康复来说是极为关键的。有时候我们会建议伴侣推迟结束,从而能够有计划地进行。有时候我们会建议继续治疗一段时间。伴侣可能会接受我们的建议,或者可能会坚持结束，因为他们觉得已经准备好了，并且想要试验如何解决有关自主和依赖的议题。那些没有接受我们的建议而是坚持结束的伴侣很可能处于一种发展驱动的过程，想要掌控与周围世界打交道的方式有关的焦虑。不同意结束的治疗师可能会一边尝试避免与婴儿式的需要共谋，一边支持伴侣在管理关系的焦虑方面发展出来的能力。伴侣是否能够接受准备结束的建议取决于治疗师是否有能力欣赏和认可上述需求，而不是单纯地反对伴侣的决定。

准备结束伴侣治疗

或许有一些标准能够在我们与夫妻或伴侣工作时帮助评估他们是否准备好结束，但这些标准并不包括完全治愈：我们不期待痛苦完全消失，也并不试图消除所有的冲突来源。我们的确期待从挫折中恢复以及对另一半产生关爱和关切的能力有所提升。我们盼望相对自由地摆脱内在无意识阻碍的限制，能够自我分化和成长——但并非剧烈的人格改变。我们希望能够减少自恋，它是无法开展伴侣合作的根源（Scharff & Bagnini, 2003）。我们期待有更好的能力去面对阉割焦虑，它可能来自个体对伴侣的敌意感受和反应，也可能被伴侣对个体的敌意感受和反应所激发。

我们盼望伴侣有能力应对与彼此的分离，以及与治疗师的分离，如果工作、社交生活或家庭责任打扰了他们共度时光，或者让他们无法来见治疗师。我们盼望伴侣有更少的分裂，能对彼此、家庭成员以及治疗师有更为整合的知觉，同时能够承认自己的投射，并将其重新整合入自己的自体之中（D. Scharff & J. Scharff, 1991）。我们想要看到个体能够更好地调节情绪，同时也能对伴侣的心境和感受变得更为敏感。我们盼望个体能够更好地涵容自己和他人，因此对他人有更多的尊重、更多的感激，并能更好地补偿错误和伤害。我们盼望存在一个更强大、更能加工体验的婚姻容器（Colman, 1993）以及出现富有创造力的伴侣功能（Morgan & Ruszczynski, 1998）。

我们希望，对于伴侣各自而言，他们能够修复自己的内在客体，尤其是能够让他们心智中的父母意象成为一对有创造力的伴侣。如果伴侣对各自父母伴侣的体验具有创伤的性质——被严重破坏或是完全缺失,那么我们会希望,他们能够依靠另一对毒性更低的伴侣,将他们作为更好的基础来形成内在伴侣,并在治疗中继续浇灌这对内在伴侣。或许伴侣各自可以反思兄弟姐妹之间、祖父母之间或是他们钦慕的一对伴侣之间的关系。对治疗行动而言,最为核心的是,他们也可以依靠各自与治疗师创造出来的关系,将治疗师作为一个和伴侣建立关系的第三方,接收与治疗师的关系体验。治疗经历常常会促进确立一个更有希望的幻想,这个幻想和一对有生命力的二人对关系有关,随着治疗的进展,逐渐被注入具有治疗性质的希望。重新确立这样一对内在伴侣,无论伴侣各自内心采用何种形式,都是建立伴侣心态的关键促成因素。

我们想要看到他们作为一对伴侣,能够忍受面对的丧失,能够哀悼并且帮助彼此哀悼这些丧失。我们想要看到他们有更好的能力去反思和分析困难。在结束的时候,最让我们欣慰的是,治疗的分析功能已经被内化。他们有所成长而不再需要我们。他们已经准备好面对接下来的人生阶段,能够去应对整个生命周期中遇到的发展压力。

结束前阶段

处于治疗晚期的伴侣会进入一个结束前阶段,这个阶段或许是由一个梦、一次对休假的成功反应、一种新获得的工作能力或是一次令人雀跃的受孕所引发的。我们会注意到一种更为自由的氛围。我们会寻找是否存在证据表明上述标准已经达成,如果发现了证据,我们就会尝试考虑结束治疗。当双方对结束的日期达成了一致,我们常常会看到退行的发生,过去的关系模式和处理冲突的方式再次出现。治疗师可能会因此受到诱惑,认为这是在证明治疗必须继续,但是经验告诉我们,症状的回归不过是为了完成最后一次告别演出。治疗师应该坚持结束的过程,并开始推进。退行和进步的交替出现会给予向前看的治疗师一个机会,让他们重新总结学到的东西并巩固治疗的收获。如果伴侣已经做好了结束的准备,那么退行持续的时间会是短暂的,而且比治疗早期的强度更低。

对于做好准备继续人生的伴侣而言，感觉到工作有成效会让他们感到安心，治疗师则会充满喜悦。但它也是令人伤感的。当夫妻或伴侣能够投入关系之中，能够进行反思，变得灵活和有韧性，对治疗师来说，也是时候去认可他们的成长并且为他们的离去做好准备。在分析取向的伴侣治疗中，最后这部分的工作在于回顾治疗中好和坏的部分，并哀悼即将到来的上述体验的丧失。

临床案例：再次找到喜悦的伴侣

下面我们将呈现一个有关分析取向伴侣治疗的结束的例子，这个例子来自一对处于治疗晚期的伴侣，这对曾经失去了喜悦的伴侣在治疗中期阶段的情况曾在本书第十八章中提及。在下面的陈述中，治疗师皮埃尔·卡夏总结了他对这段伴侣的印象以及治疗中期阶段的进程（我们在之前的章节中详细地呈现了上述进程）。然后，他会总结最后几个月的治疗会谈情况，并呈现倒数第二次会谈的过程。

伴侣和他们的历史

当我第一次见到他们的时候，凯瑟琳和埃德蒙堪称纯粹的毫无喜悦的人类范例。他们郁郁寡欢，被生活所累。他们的关系贫乏无趣、死气沉沉。凯瑟琳与日俱增的挫败让她不断紧逼埃德蒙，而埃德蒙则退缩至一种冷漠而沉默的愤怒之中，继而导致更多的紧逼行为。他们曾经尝试寻求一些对生活技巧的简单指导，但这并没有帮助，因为他们知道他们不快乐的生活是源于其伴侣关系以及个人历史。随着时间的推移，一个更为完整而复杂的故事逐渐呈现出来。

在凯瑟琳的经历中，占据核心位置的是她母亲将职业看得更重要而无视了父亲，这让她很受伤（和凯瑟琳所做的恰好相反）；她还困惑于父亲职业的崩溃，并为他即将不久于人世感到悲伤。埃德蒙的父母曾数次分分合合，直到埃德蒙12岁时最终分手。埃德蒙让自己远离父亲，在他眼中，父亲是一个享乐主义者，而且伤害了他的母亲，但尽管如此，他母亲不允许他表达任何对父亲的负面看法。

凯瑟琳和埃德蒙都是成功的职业人士，他们曾经享受彼此在一起的时间。他们的安全港因为第一个孩子的出生而日益枯竭，他们儿子的出生是创伤性的，因为凯瑟琳一直在生病，之后才发现是过敏造成的。凯瑟琳越来越关注孩子们，而埃德蒙则努力地赚钱养家。进入为人父母的转换阶段后，他们开始走下坡路，再也没有从中恢复。为此，这对伴侣创造出了一个防御性的结构，这个结构虽然有作用，但却毫无喜悦可言。

治疗中的伴侣：随时间推移出现的伴侣动力

和凯瑟琳及埃德蒙进行的分析取向的伴侣治疗有三个不同的阶段。开始阶段持续了七个月，在这个阶段中凯瑟琳描述了二人关系中无法忍受的冰冷和距离感，而埃德蒙谈到了因为凯瑟琳破坏了自己做父亲的信心和乐趣，他因此对她感到愤怒。在某种程度上来讲，这些故事是稀松平常的，但其中的痛苦和悲伤却非常强烈。在这个开始阶段中，我为他们的转变提供了涵容，即围绕着这些普通的烦恼和长期存在的抱怨，他们以一种试探性的方式开始和彼此建立关系，以及与我建立关系，直到在和我的伙伴关系中去思考和感受，从中发展出一种更具创造力的空间。

在中期阶段（持续了九个月），关于早年性虐待、忽视和羞辱的重要经历浮现了出来。对此的修通让他们产生了一种新的能力来享受家庭假期。在第十六个月时的一次会谈（第十八章中有完整的呈现）被证明是通向下一个阶段的转折点。

在最后的阶段（又持续了九个月），埃德蒙和凯瑟琳意识到他们没有能够庆贺自己取得的成就，并且贬低了他们新发展出来的亲密感。随着他们能够开始对他们的需求和爱敞开心扉，我感觉到他们以象征的方式邀请我到他们的家中做客：他们告诉我，他们在分享彼此对食物的热爱中找到了亲密感，就像在性行为中分享亲密感一样，两种活动都能满足需要，所以都属于非常亲密和隐私的事情。埃德蒙和凯瑟琳能够享受这些良好的体验而无须过于担心我可能毁掉他们的体验，也无须担心他们可能毁掉彼此的体验。

我们的工作变得更具有有益对峙的性质，这样的改变得以发生，是因为我们的关系变得更为强韧，而伴侣也变得不那么脆弱。在这个过程中有好几次这对伴侣都提出了结束治疗的想法，但并非因为已经成功地达成了治疗目标。在这些时刻，我以不同的方式对他们的提议做出了诠释——作为一种退出的威胁，一次撤退或是一种无望的信号——他们最终同意继续留在治疗中。在中期阶段的最后一个月里，我能够更为直接地谈及他们的攻击性、抑郁和渴望，而他们似乎也更愿意在我的诠释没能准确把握他们的体验时表达不满。正是这时，结束的可能性开始变得真切——并非作为一种撤退，而是因为达成了他们的目标——这是在正式结束前五个月左右。

处于结束阶段的伴侣

结束前四个月

埃德蒙和凯瑟琳对于是否要结束治疗持有不同的意见。二人都表达了失望：埃德蒙想要让凯瑟琳能够更好地接纳他的不快；凯瑟琳想要埃德蒙接纳她会因为他的不快而不快。他对抱怨表达了歉意，强调目前的局面要比以前好上一千倍，并且希望这意味着他们已经准备好结束了。另一方面，他们表达了与即将到来的复活节假期有关的焦虑和痛苦，担心这个时期可能会搅动起恐惧的感受——尤其，这次休假是凯瑟琳父亲去世一周年的忌日。因此，凯瑟琳的母亲会觉得脆弱（就像他们所有人都会感受到的那样）。凯瑟琳意识到，她对失去父亲的恐惧和对失去治疗的恐惧相似，她害怕失去治疗，因为治疗是可以让伴侣思考和修复艰难体验的空间。

凯瑟琳表达了对在没有治疗的情况下生活的焦虑，而埃德蒙将继续治疗和一种缺陷感、一种有什么地方出错了的感受联系在一起。我说，埃德蒙对于在自己有需要的时候能获得帮助感到焦虑，好像有需要是一件糟糕的事情。我提出，与这类似的情况是当埃德蒙的抑郁感受变得更为强烈的时候，他很难承认自己需要凯瑟琳的帮助。他对这样的想法很感兴趣，即或许当感到痛苦时，他可以靠近自己的妻子来寻求关爱，或许这也可以用一种浪漫的方式来进行。当埃德蒙允许自己表露出对安慰的渴望时，这对伴侣能够分享一刻亲密的情感联结。

当埃德蒙和凯瑟琳的焦点停留在恢复亲密感和身体接触上时，二人共有的对结束的焦虑开始出现。在对此进行探索后，这对伴侣将焦虑和一种恐惧联系起来，即害怕若没有我的帮助，他们新找寻到的亲密感受会就此枯萎。埃德蒙以一种相当自发的方式表达了一种渴望，渴望二人能够再次开始手拉着手并排走。凯瑟琳对如何回应这种渴望感到迷惑和不确定。她表明自己不相信他真的想要这么做，因为"他真的很讨厌这样的事情"。

下一周，埃德蒙独自来见我，说他希望凯瑟琳在明天的试镜之前能够休息。我单独见了他，尽管这并非理想的情况，因为个体会谈可能会导致分裂的移情，创造出无法工作的秘密，并加剧偏执的感受。然而，考虑到这对伴侣的处境，我觉得有必要时不时地进行一次个体会谈来维持连续性。埃德蒙告诉我，上次会谈是"最好的一次"，因为自从在那次会谈中谈到了拉手的事之后，他们拉着手睡着了。我觉得他的这种兴奋有好几层意义，包括他想要传达给我他的感激和兴奋，即他已经能够成功地让凯瑟琳和我明白他的渴望，而且她对他的渴望做出了回应。我将他独自参加会谈视为他在要求我认可他是一个有充分反应和充满感激的患者，也在展示他对我工作的欣赏，以及，这对伴侣已经获得成功。

结束前三个月

埃德蒙和凯瑟琳一起进来，坐了下来。房间里立刻又一次充满了某种紧张的气氛。埃德蒙再次提出，他相信如今情况已经比以前好多了，他们目前都能够手牵手了。这番对关系改善的充满感激的认可在凯瑟琳那里却激起了强烈的愤怒，她对峙了埃德蒙，觉得他总是不能肯定她的努力，而是对她感到愤怒。埃德蒙僵住了，不知道如何回应，也无法承认他之前的冷酷行为。他反驳到，自己也承受着她的恶语相向。然后他将自己的愤怒转而发泄在门外的学生身上，因为他们正在从教室离开，在走廊里制造出了不少噪音。

凯瑟琳因为埃德蒙不允许自己在父亲去世前最后一个圣诞节去看望他而感到愤怒。埃德蒙无法做出任何事情来减轻这种痛苦。我们共同思考了，面对这样令人难以承受的感受和一段如此痛苦的历史，做出补偿是极为困难的。我注意到，他们仍然难以应付过去几年曾被抛之脑后的感受。尽管二人如今都对此感到愤怒，他们仍然投入在一段充满情感的关系之中，虽然这段关系令人疲惫，但没有导致二人像治疗早期那样彻底分开。

结束前两个月

在三周的复活节假期之后，埃德蒙和凯瑟琳报告他们过得不错，虽然他们不得不面对失去一位朋友的处境。他们感到难过，但是他们分享了这份难过，在面对巨大的悲伤时能够向彼此寻求支持，也没有出现极化的状况。他们认为这一改善与他们有更好的能力去计划和享受离家度假有关。他们又提出了结束治疗，这次二人达成了一致。在持续讨论之后，我们共同商定了在两个月后的某一天结束治疗。他们马上就开始谈到，埃德蒙的母亲是一个不允许需要产生的女人，凯瑟琳的母亲也是如此。那么，他们是否把我看成一个拒绝需要的人，因为我同意按计划结束治疗？埃德蒙随后谈到自己在考虑几个月后开始接受个体治疗——或许在我这里。我有一种鲜明的感受，那就是，临近结束的时候，他们的这个要求实际上是在试图作为一对伴侣和个体将我留住，从而确保我能够继续出现在他们身边。我没有回答，而是让它成为一个值得讨论的开放问题。我们讨论了埃德蒙的要求，以及如果我答应了这个要求并把凯瑟琳排除在外，或者像他们的内在母亲形象那样拒绝了这个要求，对伴侣而言会有什么后果。我希望他们能够内化对共享的体验进行思考的能力，在我不在场的情况下，仍然能够继续使用这一能力。

最后一个月

埃德蒙和凯瑟琳告诉我，他们对于自己曾经透露的需要感到羞耻，即需要和一个能提供滋养的、有反应的他人建立联系。他们的历史让他们很容易在别人批评或拒绝他们的需要时感到丢脸。即便如此，埃德蒙和凯瑟琳已经变得能够作为一对伴侣来一同思考。他们之间出现了一种更具有创造力的关系模式，这让埃德蒙和凯瑟琳开始相信，他们最终能够靠自己过上美好的生活。在治疗的后期阶段，他们开始能够允许我去了解他们体验中更好的部分。在这个阶段中，谈话常常围绕着身体接触和食物带来的乐趣：他们不仅能够去享受充满感情的牵手和热情的拥抱，也能够在性行为中找到乐趣。二人都渴望将艰难的岁月抛在身后，走向更好的未来，哪怕结束的前景依然会搅动起相当强烈的焦虑和矛盾感受。如今，面对共享的美好体验时的喜悦让他们害羞。他们有能力去思考自己的内心有什么被搅动了起来，这种能力无疑是他们曾经经历的这段旅程的佐证。

计划中的结束所遭遇的意外

接待员打电话给我，告诉我凯瑟琳已经准时到了，而她的丈夫会迟到十分钟。我被告知，她想问我是否能到咨询室来，按点开始本次会谈。我同意了，因为过去曾经有过无数次治疗被打断的情况，和一些伴侣不同的是，他们能够以一种有创造力的方式去使用这种不连贯性。

凯瑟琳走进了我的办公室，走向了她的扶手椅，像平常那样脱掉了外套，将它扔在她那个体积相当大的皮包上，就好像是从它庞大的体积中将自己解放出来一般。咨询室是一个他们可以卸下许多层内心意义的地方。她告诉我，几周前她曾经提到自己参加了一次试镜，她在那次试镜中成功了，因此得到了一份工作，但这份工作需要她离开伦敦。我意识到，这意味着伴侣治疗将不得不在下周就结束，比预期的早两周。我们将只剩下一次会谈，而不是我们曾经计划和考虑的两次。

我的头脑飞快地运转，计算着我们曾经花了多少个月来考虑结束，却发现实际的结束如此突然。我回忆起，在去年凯瑟琳曾经拒绝了一个需要她离开伦敦的工作机会，如果她答应了，那么就会导致治疗结束。一年前的结束肯定是不成熟的。如今，我认为，这对伴侣感觉自己更有韧性了。

这一次，凯瑟琳说自己真的想要接下这份工作。她认为他们能够应对她离开家和结束治疗的挑战。对她来说,这似乎是在确认我们一直在推进的可能性,即治疗应该结束了。此时埃德蒙敲了门。他为在来诊所途中有所耽搁而道歉,对凯瑟琳说了几句话,脱下了外套,将它扔在他靠墙的包上。凯瑟琳转身冲着我们两个人,告诉埃德蒙她已经告诉我关于工作的事情了。他加入了对话,对这份工作表现出了一定的兴奋,觉得凯瑟琳接下这件工作是件好事。这提醒我在之前的那个夏天(或者是两年前的夏天?)当凯瑟琳接下了一件重要工作时,埃德蒙曾经是如何兴奋,以及这份工作在后来又如何成为焦虑和冲突的来源。

埃德蒙向我保证,无论如何他们都会很好地应对,而凯瑟琳表达了有信心一切都会安好,即便她仍然因为要离开孩子们而感到糟糕。她知道孩子们会没问题的,但是她没有办法不担心自己的决定可能会以这样或那样的方式对他们造成伤害。埃德蒙安慰了她几句。他说,在她上次不在家的时候,孩子们真的挺享受和他待在一起的,而且他会保证早回家,和他们一起度过愉快的时光。我询问凯瑟琳是不是要比之前离开的时间更长一些,埃德蒙解释说,她可能会连续好几天没法回来,但是多数时候她能够在两地通勤。

我指出,在他们讨论要彼此分开而且要应对照顾两个年幼孩子的负担的时候,谈话间有一种松弛感。埃德蒙承认,需要挪出时间来照顾孩子们,这让他很有干劲。自己上一次做得不错,他说,因此他有信心这一次会做得更好。孩子们能够平安度过上一次分离,而且过得挺开心的。此时,凯瑟琳提醒埃德蒙,他曾经做过一些蠢事,比如让年长的孩子试着穿上年幼孩子的校服。两个人都笑了。

我注意到,凯瑟琳不再纠结于他们曾经的那些不良互动。她提到,在她离开的时候,他难以维持和她的沟通,无法及时告诉她近况,把她撇在一边。这表明他们对彼此的信心有所增长,但我认为我不应该再次提到这个积极方面,以免掩盖对困难的细微回避。然后,我想到,完全没有被谈及的是,实际上他们要忍受无法和对方在一起。考虑到我们最近所做的工作——关于他们有更好的能力去表达对联结的需要,通过食物、牵手、拥抱和性来联结在一起,我说,他们似乎再次觉得,通过孩子对母亲和对父亲的需要让他们联结在一起要比讨论对彼此的想念更容易。他们对此的回应是转向彼此,二人的目光都变得柔和了,也都点了点头。我从他们看向彼此的目光和看着我的方式中看到了他们的悲伤。或许我在尝试确认已经与这对伴侣做了足够好的工作，因此结束是合理的，但是我把这种将彼此联结起来的凝视看成是一个小证据，表明这对伴侣真的走过了一段漫长的旅程，抵达了一处更美好的地方。我开始构思一个能够引入结束、也是对结束做出反应的故事，去描述伴侣对治疗的某些体验。

我说，治疗的结束是围绕着一个故事发生的，这个故事代表了新的可能性。这对伴侣需要面对凯瑟琳的职业生涯重新启程，以及埃德蒙又有了机会去成为一个深度卷入的父亲。这种欢迎机会和挑战的态度包含了要去应对真正的丧失，不仅仅是失去伴侣关系和家庭时光，也要失去他们和我的关系。凯瑟琳立刻回答，"有时候我会害怕，如果没有这里每周一次的会面，生活会变成什么样子。到这里来意味着我们总是能够谈论困难的时刻，但是未来就不会有这样的机会了。不过，我们之间的情况是变好了。"埃德蒙以他标志性的话来回应她："事情不可能是完美的。"这引发了我对他的焦虑，不知道他是否有能力为自己牢牢把握住足够好的生活。然后，他进一步说了一句更深思熟虑的话："不过，我们能够更好地让自己从困境中脱身了。"此外，他还表明，继续留在这里意味着他们仍然没有好起来，而他们不能永远不好起来。我强调，真正的两难困境是——治疗在本质上是为了让治疗变得不再有必要存在而存在的。寻求治疗的帮助是重要的，但是真正的目标是伴侣能够继续为自己创造出好的体验——从一个共享的资源出发来满足他们的需要。我说，或许他们最终已经抵达了这样一个地方，那就是他们感觉到自己内心已经有了足够多的美好，能去滋养他们和他们的孩子们。

我回忆起（但是没有讲出来，因为我觉得我已经说得有点多了）治疗的过程中，他们已经不再把自己视为无能的父母，相反，他们经常会报告孩子们的行为有了积极的改变，以及孩子们又有了哪些新进步。

埃德蒙重申，他很肯定他们是能够应付的，如果状况再次变得过于糟糕，他们知道可以来找我。我说，这是我们可以讨论的事情。在理想的情况下，他们不需要回到治疗中来，但是谁也说不准他们的处境是否会发生变化。不过，我意识到，已经到点了，于是我宣布会谈结束。这对伴侣起身离开，重复熟悉的仪式行为：穿上外套，拿起各自的包，埃德蒙先离开了房间，他的妻子紧跟着他。

两个人都笑着点了点头。当他们离开的时候，凯瑟琳对我说，他们会在下周再来见我。

在他们离开时，我感到既满足又忧虑。我已经喜欢上了这对伴侣，而他们很快就要离开我了。我是不是已经做得足够好了？他们在六个月之后会是什么样子的？如果有需要，他们能够找到我吗？万一这就是最后一次会谈呢？我必须加快速度，匆匆写了几笔治疗记录，然后踏上了回家的路。我把自己的忧虑放在一边，去做我必须要做的事情。

最后一次会谈

在最后一次会谈中，凯瑟琳和埃德蒙告诉我，他们一直在感到安全和对失去治疗会谈而焦虑的状态之间来回切换。让他们感到欣慰的是，他们能够在彼此之间找到一种可靠的能力来容忍这类感受，涵容焦虑，也没有让恐惧再次引发他们的"瘫软"或不安。凯瑟琳的新工作合约会带来新的挑战，而如果他们继续留在治疗中，也会对治疗产生持续的严重干扰。我们讨论到，在讨论了好几个月关于如何走向结束之后，在最后一次会谈中，我们似乎被迫接受要结束这件事情。我们沉默地共享了这一刻的悲伤。剩余的时间被用来回顾治疗的过程。我们向彼此告别，也在询问我们自己：这个结束到底意味着什么。

将理论和案例联系在一起

当根据之前呈现的理论来反思上述临床材料时，我们同意有些人的观点，即第一次看到结束治疗的可能性是当伴侣能够对一个美好的假期产生积极反应的时候，这是他们第一次在共同的生活中找回了一些喜悦的感受。每次治疗的中断都能折射出之前的分离状况，也在为最终治疗关系的结束做好准备。我们注意到，就他们历史中被抛弃和忽视的元素，他们对凯瑟琳父亲即将不久于人世的反应，以及之后这次死亡的忌日展开工作时，治疗师将这些工作和这对伴侣难以在休假时与他分离联系在了一起。当治疗师能够更直接地谈论他们的攻击性、抑郁和渴望，以及他们能够更正他对他们的理解时，治疗师第一次开始觉察到，的确可以结束埃德蒙和凯瑟琳的分析取向的伴侣治疗了。这对伴侣不再那么脆弱，治疗也变得更为强韧。当他感觉到自己在象征层面被邀请到他们的家中，听闻他们对食物、情感和性的乐趣时，上述的发展就出现了。

当结束变成了一种真实的可能性，这对伴侣表达了失望和不同的意见。关于结束的矛盾感受被分裂，并被投射至伴侣各自身上和治疗师身上——埃德蒙迫切地想要结束已经比之前好了一千倍的局面，而凯瑟琳因为埃德蒙无法满足她的需要而感到难过和焦虑，治疗师则担忧他是否做了足够多的工作好让他们在未来能够维持下去。取得进展的状况释放了一种暴怒，愤怒于他们在治疗前的状况是多么糟糕。随之而来的伤痛和弥补伤害的困难本可能会让治疗师相当绝望。但是，治疗师的任务就在于去涵容这一切并提醒自己，这是一次不可避免的退行，是最后一次表达抱怨和寻找涵容的机会。

即便当凯瑟琳感到愤怒，而埃德蒙感到被指责的时候，这对伴侣仍然能够保持联结和亲密的状态。他们能够在伴侣关系中涵容他们的困难。这不是说他们之间的一切都会顺顺利利。这只是表明他们能够"更好地让自己从困境中脱身了"。他们的愤怒具有沟通的功能，而不是在制造距离，而且他们能够从一种具有活力和希望的抑郁心位来行使功能。面对一位朋友的死亡，凯瑟琳和埃德蒙能够支持彼此，并且在他们要面对另一个丧失时维持相互联结的状态。即便在哀悼时，他们也能够享受他们的关系和家庭生活。同样，尽管作为一对伴侣二人取得了巨大的进步，也存在某种退步，那就是凯瑟琳无法满足埃德蒙作为一个个体的需求。在结束阶段，我们并不意外地会看到伴侣退行至之前的行为方式，但是当他们准备好结束时，这种退行是暂时的，而关系也能够从中恢复。

随着伴侣治疗面临结束，伴侣成员之一要求接受个体治疗的情况并不少见，就像埃德蒙提出的那样。这可能是一种进步的迹象，因为伴侣能够将双方的需求分化，并且计划以一种负责的方式去满足这些需要，而不是去责怪对方。这可能代表着一种渴求，退行至自恋性的自我专注之中，依赖地黏附在治疗师身边，将其视为一个理想化的客体。这可以被视为一种对于富有创造力的伴侣的强烈攻击，以及对于治疗师将伴侣关系作为患者的这一宗旨的强力攻击。简而言之，治疗师不会接受也不拒绝这样的要求。就像所有其他事情一样，伴侣和治疗师会去讨论要求的意义和后果。

如果伴侣治疗师同意成为成员之一的个体治疗师，那么当伴侣另一方想要回来接受伴侣治疗，就会出现问题，因为这一方会觉得，之前处于中立位置的治疗师似乎只能被迫接受一方的观点。其他可能出现的问题是，处于个体治疗中的丈夫和妻子之间的发展速度不再同步，并且进展到分手和离婚的地步。如果妻子感到难过并想要回到治疗中，但丈夫的愿望是继续自己的个体治疗，那么妻子就被挡在了门外。她就失去了一位了解自己和丈夫的、值得信赖的治疗师。在实现这样的要求之前，治疗师会邀请伴侣考虑上述后果。在那个时候，治疗师需要评估他是否有能力应对可能面对的伦理困境。在这个案例中，埃德蒙的要求并没有实现。

总　　结

凯瑟琳获得了一次能够促进她职业发展的工作机会，这让二人面对分离和分化的挑战，而凯瑟琳和埃德蒙已经准备好去面对这样的挑战。埃德蒙能够为她的成功感到高兴，并且表达了自己有信心在她不在的时候照顾好孩子们。因为凯瑟琳已经发展出了足够的信任，相信埃德蒙在自己不在的情况下有能力照顾孩子们，也能够维持和自己的联系，所以她能够在他的全力支持下接受这份工作，二人都有信心在分开的情况下维持关系，并保留获得喜悦的能力。

在最后一次回顾了整个过程，并认可了这个过程对于伴侣和治疗师都意味着什么之后，治疗结束了。这次治疗的结束经过了一番思考，也是计划中的结束，尽管如此，就像经常会发生的那样，实际的结束被一个生活处境提前了。这并没有破坏结束，也没有让治疗变得不完整。治疗的目标是让他们作为一对伴侣过着有意义的生活，而不是做一次教科书般的标准结束。治疗必须有益于伴侣在咨询室之外的人生。一旦伴侣能够为他们自己"解毒"糟糕的体验，并且创造出美好的体验，那么他们就不再需要治疗师，也是时候为治疗画上句号了。

后　　记

　　对于许多寻求我们帮助的人来说，作为伴侣中的一员是他们生活的核心，无论治疗是针对个体，还是发生在团体中，或是身处伴侣或家庭治疗之中。对于任何治疗取向，为了对问题形成概念化和解决方案，有关伴侣动力的理论都能提供基础，而我们自己对于每个个体和每对伴侣独特的无意识动力体验则提供了必要的细节。我们面对的压力是要尝试通过治疗干预，以一种清晰且有益的方式表达我们对伴侣问题的理解，这种压力让我们的思考变得更锐利，无论是在咨询室中和伴侣在一起，还是在网络教学演示会谈中，或是在计算机上写就我们的工作记录的时候。

　　同样，它可能会激发焦虑，让我们难以按照我们希望的那样去思考，因此我们并不总能在治疗中保持正确。我们可能会失策，也可能会言不及义。在类似伴侣治疗或督导这样高度精密的情境中，犯错或轻忽是不可避免的，因此就像在所有关系中那样，在治疗和培训中，能够做出弥补很重要。鉴于治疗师不可能不犯错，如何和伴侣一起修复错误对于我们能传达何种信息是至关重要的。亲密感总会让伴侣容易受到轻忽和误解的伤害。他们需要发展出一种共享的能力，从这样的错误中恢复过来，能够修复彼此之间的不和。治疗之所以有效，很大一部分原因是它能够增强伴侣的上述基本技能。在伴侣治疗中，我们能明显地学到这一课，这让我们在面对工作的复杂性时心怀谦卑。

　　来自IPI和TCCR的作者们聚到一起来教学和写作，他们做了深入的探讨，也给出案例来诠释我们是如何思考的——或者至少呈现出我们如何努力地在治疗实践中进行思考。未来还有许多话题值得思考：作为独立治疗师和协同治疗师工作的体验有何差异，性成瘾问题，过高的性需求，网络成瘾、职业问题和全球化经济带来的挑战，婚前适应的议题，以及在整个生命周期中有关怀孕、婴儿期和为人父母的问题。我们的治疗中有很大一部分工作与伴侣子女的行为对伴侣的扰动，以及子女的人格特征如何代表了伴侣关系的议题有关。对中年伴侣而言，随着年龄的增长，照顾日渐衰老的、出现躯体残障和心智退化问题的父母成为一个迅速增长的问题。看到那么多未完成之事会令人感到谦卑，但想到还有新的疆域要去探索也让人兴奋。

我们希望，在这一合集中我们能够做到的是概述基本的观点，并对其中的一些进行深入的探索；给行业新手以鼓励，给资深老手以思考的素材。伴侣工作始终是一个让人着迷的领域，时而令人挫败，时而令人深感满足，但总是引人入胜。渴望、寻觅和维系伴侣关系深深植根于我们的基因和心智之中，即便在这个现代世界里，形成伴侣的特定方式在不断扩展和分化。作为伴侣的一员而存在是人之为人的重要方面，它是如此丰富而无比复杂。面对伴侣建立关系的诸多方式，我们总是会面对挑战，要不断拓展我们的理解。本书的作者们传达了他们对伴侣治疗的热诚。我们希望，你也会因此受到鼓舞，想要更多地学习和投入伴侣治疗之中。我们也希望你能从中获得启发，在与伴侣进行精神分析工作这个回报丰厚的领域中贡献自己的观点。

参考文献*

第一章 精神动力学伴侣治疗概述

Ainsworth, M. D. S., Blehar, M., Waters, E., & Wall, S. (1978). *Patterns of Attachment: A Psychological Study of the Strange Situation*. Hillsdale, NJ: Erlbaum.

Bannister, K. & Pincus, L. (1971). *Shared Phantasy in Marital Problems: Therapy in a Four-Person Relationship*. London: Tavistock Institute of Human Relations.

Bartholomew, K., Henderson, A., & Dutton, D. (2000). Insecure attachment and abusive relationships. In: C. Clulow (Ed.), *Adult Attachment and Couple Psychotherapy*, (pp. 43–61). London: Brunner/Routledge.

Bion, W. R. (1961). *Experiences in Groups and Other Papers*. London: Tavistock.

Bion, W. R. (1967). *Second Thoughts*. London: Heinemann.

Bowlby, J. (1969). *Attachment and Loss. Vol. 1: Attachment*. London: Hogarth.

Bowlby, J. (1973). *Attachment and Loss. Vol. 2: Separation: Anxiety and Anger*. London: Hogarth.

Bowlby, J. (1980). *Attachment and Loss. Vol. 3: Loss: Sadness and Depression*. London: Hogarth.

Breuer, J. & Freud, S. (1893–1895). Studies on hysteria. *S. E., 2*: 1–305. London: Hogarth.

Clulow, C. (Ed.) (2000). *Adult Attachment and Couple Psychotherapy*. London: Brunner/Routledge.

Dicks, H. V. (1967). *Marital Tensions: Clinical Studies Towards a Psychoanalytic*

---

* 为了环保，也为了节省您的购书开支，本书参考文献不在此一一列出。如果您需要完整的参考文献，请通过电子邮箱1012305542@qq.com联系下载，或者登录www.wqedu.com下载。您在下载中遇到问题，可拨打010-65181109咨询。

Theory of Interaction. London: Routledge and Kegan Paul.

Fisher, J. & Crandell, L. (2000). Patterns of relating in the couple. In: C. Clulow (Ed.), *Adult Attachment and Couple Psychotherapy* (pp. 15–27). London: Brunner/Routledge.

Fonagy, P., Gergely, G., Jurist, E. L., & Target, M. (2002). *Affect Regulation, Mentalization, and the Development of the Self*. New York: Other Press. Reprinted Karnac, 2004.

Freud, S. (1905). Three essays on the theory of sexuality. *S. E., 7*: 135–243. London: Hogarth.

Freud, S. (1923). The ego and the id. *S. E., 19*: 3–66. London: Hogarth.

Kaplan, H. S. (1974). *The New Sex Therapy*. New York: Brunner/Mazel.

Main, M. (1995). Recent studies in attachment: overview, with selected implications for clinical work. In: S. Goldberg, R. Muir & J. Kerr (Eds.), *Attachment Theory: Social, Developmental, and Clinical Perspectives* (pp. 407–474). Hillsdale, NJ: Analytic Press.

Main, M. & Solomon, J. (1987). Discovery of an insecure disorganized/disoriented attachment pattern: procedures, findings and implications for the classifications of behaviour. In: M. Yogman & T. Brazelton (Eds.), *Affective Development in Infancy* (pp. 95–124). Norwood, NJ: Ablex.

Masters, W. H. & Johnson, V. E. (1970). *Human Sexual Inadequacy*. Boston: Little, Brown.

Pincus, L. (Ed.) (1955). *Marriage: Studies in Emotional Conflict and Growth*. London: Methuen.

Racker, H. (1968). *Transference and Countertransference*. New York: International Universities Press.

Scharff, D. E. (1982). *The Sexual Relationship: An Object Relations View of Sex and the Family*. London: Routledge. Reprinted 1998: Northvale, NJ: Jason Aronson.

Scharff, D. E. (2002). The interpersonal sexual tie to the traumatic object. In: J. S. Scharff & S. Tsigounis (Eds.), *Self Hatred in Psychoanalysis* (pp. 47–68). London: Routledge.

Scharff, J. (1992). *Projective and Introjective Identification and The Use of the Therapist's Self*. Northvale, NJ: Jason Aronson.

Scharff, J. S. & Scharff, D. E. (1991). *Object Relations Couple Therapy*. Northvale, NJ: Jason Aronson.